全国高等学校中药资源与开发、中草药栽培与鉴定、中药制药等专业
国家卫生健康委员会“十三五”规划教材

中药生物技术

主　编　贾景明　余伯阳
副主编　高文远　徐　红　高　伟

编　委(以姓氏笔画为序)

开国银　上海师范大学
方进波　华中科技大学
邓　薇　成都中医药大学
包桂花　内蒙古民族大学
向蓓蓓　天津中医药大学
刘　勇　江西中医药大学
刘吉华　中国药科大学
许　亮　辽宁中医药大学
杜晨晖　山西中医药大学
余伯阳　中国药科大学
张　岗　陕西中医药大学
范慧艳　浙江中医药大学
胡高升　沈阳药科大学
贾景明　沈阳药科大学
徐　红　上海中医药大学
高　伟　首都医科大学
高文远　天津大学

人民卫生出版社

图书在版编目（CIP）数据

中药生物技术 / 贾景明，余伯阳主编 . —北京：人民卫生出版社，2020

ISBN 978-7-117-29967-1

Ⅰ. ①中… Ⅱ. ①贾…②余… Ⅲ. ①中药学 —生物工程 —医学院校 —教材 Ⅳ. ①R28

中国版本图书馆 CIP 数据核字（2020）第 067029 号

中药生物技术

主　　编：贾景明　余伯阳
出版发行：人民卫生出版社（中继线 010-59780011）
地　　址：北京市朝阳区潘家园南里 19 号
邮　　编：100021
E - mail：pmph @ pmph.com
购书热线：010-59787592　010-59787584　010-65264830
印　　刷：北京铭成印刷有限公司
经　　销：新华书店
开　　本：850 × 1168　1/16　**印张：**21
字　　数：510 千字
版　　次：2021 年 2 月第 1 版　2025 年 9 月第 1 版第 2 次印刷
标准书号：ISBN 978-7-117-29967-1
定　　价：68.00 元
打击盗版举报电话：010-59787491　E-mail：WQ @ pmph.com
质量问题联系电话：010-59787234　E-mail：zhiliang @ pmph.com

全国高等学校中药资源与开发、中草药栽培与鉴定、中药制药等专业
国家卫生健康委员会“十三五”规划教材

出版说明

高等教育发展水平是一个国家发展水平和发展潜力的重要标志。办好高等教育，事关国家发展，事关民族未来。党的十九大报告明确提出，要“加快一流大学和一流学科建设，实现高等教育内涵式发展”，这是党和国家在中国特色社会主义进入新时代的关键时期对高等教育提出的新要求。近年来，《关于加快建设高水平本科教育全面提高人才培养能力的意见》《普通高等学校本科专业类教学质量国家标准》《关于高等学校加快“双一流”建设的指导意见》等一系列重要指导性文件相继出台，明确了我国高等教育应深入坚持“以本为本”，推进“四个回归”，建设中国特色、世界水平的一流本科教育的发展方向。中医药高等教育在党和政府的高度重视和正确指导下，已经完成了从传统教育方式向现代教育方式的转变，中药学类专业从当初的一个专业分化为中药学专业、中药资源与开发专业、中草药栽培与鉴定专业、中药制药专业等多个专业，这些专业共同成为我国高等教育体系的重要组成部分。

随着经济全球化发展，国际医药市场竞争日趋激烈，中医药产业发展迅速，社会对中药学类专业人才的需求与日俱增。《中华人民共和国中医药法》的颁布，“健康中国2030”战略中“坚持中西医并重，传承发展中医药事业”的布局，以及《中医药发展战略规划纲要（2016—2030年）》《中医药健康服务发展规划（2015—2020年）》《中药材保护和发展规划（2015—2020年）》等系列文件的出台，都系统地筹划并推进了中医药的发展。

为全面贯彻国家教育方针，跟上行业发展的步伐，实施人才强国战略，引导学生求真学问、练真本领，培养高质量、高素质、创新型人才，将现代高等教育发展理念融入教材建设全过程，人民卫生出版社组建了全国高等学校中药资源与开发、中草药栽培与鉴定、中药制药专业规划教材建设指导委员会。在指导委员会的直接指导下，经过广泛调研论证，我们全面启动了全国高等学校中药资源与开发、中草药栽培与鉴定、中药制药等专业国家卫生健康委员会“十三五”规划教材的编写出版工作。本套规划教材是“十三五”时期人民卫生出版社的重点教材建设项目，教材编写将秉承“夯实基础理论、强化专业知识、深化中医药思维、锻炼实践能力、坚定文化自信、树立创新意识”的教学理念，结合国内中药学类专业教育教学的发展趋势，紧跟行业发展的方向与需求，并充分融合新媒体技术，重点突出如下特点：

1. **适应发展需求，体现专业特色** 本套教材定位于中药资源与开发专业、中草药栽培与鉴定

专业、中药制药专业，教材的顶层设计在坚持中医药理论、保持和发挥中医药特色优势的前提下，重视现代科学技术、方法论的融入，以促进中医药理论和实践的整体发展，满足培养特色中医药人才的需求。同时，我们充分考虑中医药人才的成长规律，在教材定位、体系建设、内容设计上，注重理论学习、生产实践及学术研究之间的平衡。

2. 深化中医药思维，坚定文化自信 中医药学根植于中国博大精深的传统文化，其学科具有文化和科学双重属性，这就决定了中药学类专业知识的学习，要在对中医药学深厚的人文内涵的发掘中去理解、去还原，而非简单套用照搬今天其他学科的概念内涵。本套教材在编写的相关内容中注重中医药思维的培养，尽量使学生具备用传统中医药理论和方法进行学习和研究的能力。

3. 理论联系实际，提升实践技能 本套教材遵循“三基、五性、三特定”教材建设的总体要求，做到理论知识深入浅出，难度适宜，确保学生掌握基本理论、基本知识和基本技能，满足教学的要求，同时注重理论与实践的结合，使学生在获取知识的过程中能与未来的职业实践相结合，帮助学生培养创新能力，引导学生独立思考，理清理论知识与实际工作之间的关系，并帮助学生逐渐建立分析问题、解决问题的能力，提高实践技能。

4. 优化编写形式，拓宽学生视野 本套教材在内容设计上，突出中药学类相关专业的特色，在保证学生对学习脉络系统把握的同时，针对学有余力的学生设置“学术前沿”“产业聚焦”等体现专业特色的栏目，重点提示学生的科研思路，引导学生思考学科关键问题，拓宽学生的知识面，了解所学知识与行业、产业之间的关系。书后列出供查阅的相关参考书籍，兼顾学生课外拓展需求。

5. 推进纸数融合，提升学习兴趣 为了适应新教学模式的需要，本套教材同步建设了以纸质教材内容为核心的多样化的数字教学资源，从广度、深度上拓展了纸质教材的内容。通过在纸质教材中增加二维码的方式“无缝隙”地链接视频、动画、图片、PPT、音频、文档等富媒体资源，丰富纸质教材的表现形式，补充拓展性的知识内容，为多元化的人才培养提供更多的信息知识支撑，提升学生的学习兴趣。

本套教材在编写过程中，众多学术水平一流和教学经验丰富的专家教授以高度负责、严谨认真的态度为教材的编写付出了诸多心血，各参编院校对编写工作的顺利开展给予了大力支持，在此对相关单位和各位专家表示诚挚的感谢！教材出版后，各位教师、学生在使用过程中，如发现问题请反馈给我们（renweiyaoxue@163.com），以便及时更正和修订完善。

人民卫生出版社

2019 年 2 月

全国高等学校中药资源与开发、中草药栽培与鉴定、中药制药等专业
国家卫生健康委员会“十三五”规划教材

教材书目

序号	教材名称	主编	单位
1	无机化学	闫　静 张师愚	黑龙江中医药大学 天津中医药大学
2	物理化学	孙　波 魏泽英	长春中医药大学 云南中医药大学
3	有机化学	刘　华 杨武德	江西中医药大学 贵州中医药大学
4	生物化学与分子生物学	李　荷	广东药科大学
5	分析化学	池玉梅 范卓文	南京中医药大学 黑龙江中医药大学
6	中药拉丁语	刘　勇	北京中医药大学
7	中医学基础	战丽彬	南京中医药大学
8	中药学	崔　瑛 张一昕	河南中医药大学 河北中医学院
9	中药资源学概论	黄璐琦 段金廒	中国中医科学院中药资源中心 南京中医药大学
10	药用植物学	董诚明 马　琳	河南中医药大学 天津中医药大学
11	药用菌物学	王淑敏 郭顺星	长春中医药大学 中国医学科学院药用植物研究所
12	药用动物学	张　辉 李　峰	长春中医药大学 辽宁中医药大学
13	中药生物技术	贾景明 余伯阳	沈阳药科大学 中国药科大学
14	中药药理学	陆　茵 戴　敏	南京中医药大学 安徽中医药大学
15	中药分析学	李　萍 张振秋	中国药科大学 辽宁中医药大学
16	中药化学	孔令义 冯卫生	中国药科大学 河南中医药大学
17	波谱解析	邱　峰 冯　锋	天津中医药大学 中国药科大学

续表

序号	教材名称	主编	单位
18	制药设备与工艺设计	周长征 王宝华	山东中医药大学 北京中医药大学
19	中药制药工艺学	杜守颖 唐志书	北京中医药大学 陕西中医药大学
20	中药新产品开发概论	甄汉深 孟宪生	广西中医药大学 辽宁中医药大学
21	现代中药创制关键技术与方法	李范珠	浙江中医药大学
22	中药资源化学	唐于平 宿树兰	陕西中医药大学 南京中医药大学
23	中药制剂分析	刘　斌 刘丽芳	北京中医药大学 中国药科大学
24	土壤与肥料学	王光志	成都中医药大学
25	中药资源生态学	郭兰萍 谷　巍	中国中医科学院中药资源中心 南京中医药大学
26	中药材加工与养护	陈随清 李向日	河南中医药大学 北京中医药大学
27	药用植物保护学	孙海峰	黑龙江中医药大学
28	药用植物栽培学	巢建国 张永清	南京中医药大学 山东中医药大学
29	药用植物遗传育种学	俞年军 魏建和	安徽中医药大学 中国医学科学院药用植物研究所
30	中药鉴定学	吴啟南 张丽娟	南京中医药大学 天津中医药大学
31	中药药剂学	傅超美 刘　文	成都中医药大学 贵州中医药大学
32	中药材商品学	周小江 郑玉光	湖南中医药大学 河北中医学院
33	中药炮制学	李　飞 陆兔林	北京中医药大学 南京中医药大学
34	中药资源开发与利用	段金廒 曾建国	南京中医药大学 湖南农业大学
35	药事管理与法规	谢　明 田　侃	辽宁中医药大学 南京中医药大学
36	中药资源经济学	申俊龙 马云桐	南京中医药大学 成都中医药大学
37	药用植物保育学	缪剑华 黄璐琦	广西壮族自治区药用植物园 中国中医科学院中药资源中心
38	分子生药学	袁　媛 刘春生	中国中医科学院中药资源中心 北京中医药大学

全国高等学校中药资源与开发、中草药栽培与鉴定、中药制药专业规划教材建设指导委员会

成员名单

主任委员 黄璐琦 中国中医科学院中药资源中心
段金廒 南京中医药大学

副主任委员（以姓氏笔画为序）

王喜军 黑龙江中医药大学
牛　阳 宁夏医科大学
孔令义 中国药科大学
石　岩 辽宁中医药大学
史正刚 甘肃中医药大学
冯卫生 河南中医药大学
毕开顺 沈阳药科大学
乔延江 北京中医药大学
刘　文 贵州中医药大学
刘红宁 江西中医药大学
杨　明 江西中医药大学
吴啟南 南京中医药大学
邱　勇 云南中医药大学
何清湖 湖南中医药大学
谷晓红 北京中医药大学
张陆勇 广东药科大学
张俊清 海南医学院
陈　勃 江西中医药大学
林文雄 福建农林大学
罗伟生 广西中医药大学
庞宇舟 广西中医药大学
宫　平 沈阳药科大学
高树中 山东中医药大学
郭兰萍 中国中医科学院中药资源中心

唐志书　陕西中医药大学
黄必胜　湖北中医药大学
梁沛华　广州中医药大学
彭　成　成都中医药大学
彭代银　安徽中医药大学
简　晖　江西中医药大学

委　　员（以姓氏笔画为序）

马　琳　马云桐　王文全　王光志　王宝华　王振月　王淑敏
申俊龙　田　侃　冯　锋　刘　华　刘　勇　刘　斌　刘合刚
刘丽芳　刘春生　闫　静　池玉梅　孙　波　孙海峰　严玉平
杜守颖　李　飞　李　荷　李　峰　李　萍　李向日　李范珠
杨武德　吴　卫　邱　峰　余伯阳　谷　巍　张　辉　张一昕
张永清　张师愚　张丽娟　张振秋　陆　茵　陆兔林　陈随清
范卓文　林　励　罗光明　周小江　周日宝　周长征　郑玉光
孟宪生　战丽彬　钟国跃　俞年军　秦民坚　袁　媛　贾景明
郭顺星　唐于平　崔　瑛　宿树兰　巢建国　董诚明　傅超美
曾建国　谢　明　甄汉深　裴妙荣　缪剑华　魏泽英　魏建和

秘 书 长　吴啟南　郭兰萍

秘　　书　宿树兰　李有白

前　言

作为生物技术研究领域的一个分支，中药生物技术经过几十年的发展，已经在教学、科研和产业开发等领域中，形成了具有鲜明特色的知识和技术体系。目前国内已有众多综合性院校、医药院校、农业院校和科研院所，针对本科生、硕士研究生和博士研究生不同层面，先后开展了中药生物技术的教学和科研工作。多年的教学实践表明，中药生物技术课程丰富了传统中药学教学内涵，体现了中药学和现代生物技术相融合的特色，呈现出多学科交叉的属性以及理论与技术快速发展的趋势。

作为一本本科生教材，《中药生物技术》以本科生教学要求、人才培养特点和应用实际为核心，以重点培养在中药资源、中药制药和中药材种植等方面的高级应用型人才为己任，教材在内容的筛选和编排上兼顾背景知识与前瞻性的介绍，通过学习使学生熟悉当今中药生物技术发展的前沿、任务与技术，充分体现知识的系统性和实用性。通过广泛搜集文献，进一步凝练出反映中药生物技术的最新研究成果的理论与技术思想。

为了体现中药生物技术符合现代中药研究与开发领域的需求，本教材保留并更新了细胞培养、组织培养、有效成分合成途径、分子鉴定技术、药用真菌培养和生物转化等内容。

为了体现知识的有效衔接，便于学生能很好地领会教材的知识点和技术方法，本教材增补了两章基础知识内容，即植物生理学基础和分子生物学基础。在教材开始将这些基础知识的介绍呈献给学生，对于学生理解和探究药材的生理学特性、生长发育规律和有效成分的产出与生物合成途径之间的相互影响有很好的帮助。结合分子生物学基础知识的学习或者温故知新，为学生更好地学习和理解中药生物技术目前研究的热点问题如组学、基因条形码、合成生物学、药材道地性、基因编辑等奠定了良好的基础。

为了体现知识拓展和与时俱进的想法，本教材还增加了中药生物技术研究领域的前沿内容，如系统生物学、功能基因组学、合成生物学、生物和化学信息学几个方面，这些内容对于学生从教材中真正了解本学科前沿知识的理论、技术原理和应用等具有很好的引领作用。本教材力求做到和体现：知识点明确、理论联系实际，形成“基础、创新、应用”三位一体的编写思路和教材特色。

本教材编委由当今在国内中药生物技术领域作出重要贡献的专家、学者和青年科研工作者组成，他们长期在一线开展教学与科研工作，积累了丰富的教学经验和研究成果，并将这些宝贵的经验和成果融入到教材编写中，一方面体现了内容的原创性，另一方面也体现了教学的目的性和实用性，使学生学习深入浅出、学以致用，最终实现中药生物技术高级应用型人才培养的任务要求。

本教材的编写由主编和副主编共同负责拟定写作提纲，全体编委会商议分工和交叉审稿，最后由主编统稿、定稿。具体章节分工如下：第一章由贾景明编写，第二章由刘勇、林贵兵编写，第三章由向蓓蓓编写，第四章由徐红、许亮、包桂花编写，第五章由高文远、王娟编写，第六章由刘吉华编写，第七章由杜晨晖、刘吉华编写，第八章由余伯阳编写，第九章由张岗、邓薇编写，第十章由范慧艳、开国银编写，第十一章由高伟编写，第十二章由胡高升、方进波、刘俊军编写。

在教材编写过程中，我们要特别感谢为中药生物技术发展做出贡献的老一辈教育家和专家学者将丰富的教学、研究成果与我们分享。感谢各位编者所在院校的大力支持。感谢所有编委辛苦和开创性的工作。

中药生物技术的发展日新月异，新的思想与技术不断涌现，我们将矢志不渝走好这条路，培养高质量人才，多出成果回报社会。在教材编写过程中，我们虽然尽职尽责，严谨求实，但不可避免有各种疏漏。本教材存在的诸多不足，敬请广大读者和师生提出宝贵意见和建议，以便进一步修订和完善。

《中药生物技术》编委会

2020 年 4 月

目　　录

第一章 绪论

ER-01 章 课件

学习要求

掌握：中药生物技术的概念。

熟悉：中药生物技术研究的主要内容。

了解：中药生物学技术原理及应用。

第一节 中药生物技术概述

生物技术（biotechnology）最初由匈牙利工程师 Karl Ereky 于 1917 年提出，于 20 世纪中后期蓬勃发展，其相关研究领域遍及农业、医药、食品、环境和材料等各个方面。传统意义上的生物技术是指在人的干预下，对生物、生物原料或生物成分在分子水平上进行设计、改造、开发与应用的技术。随着科学技术的进步与发展，生物技术形成了以生命科学理论为基础，结合工程技术手段和其他科学发展成果，通过设计、改造生物体或生物原料，生产生物产品或某种目标产物的一系列技术。这不仅局限于分子水平上的生物研究，还涵盖了分子、细胞、组织、器官、个体和群体等的改造与生产的各个方面，由微观到宏观、由部分到整体、由静止到动态、由个体到群体的研究理念，已经渗透到生命科学和计算机工程等多个领域。自生物技术出现起，它就是一个综合性和交叉性很强的学科门类，这是推动该技术能够日新月异快速发展的主要动力。

20 世纪 70 年代 DNA 重组技术的发明，奠定了生物技术的重要分子理论基础，极大地拓宽了分子生物学的影响范围和应用领域，使生物技术渗透到多个行业门类中，推动了各个行业的快速发展。随着现代生物技术的发展，生物技术的内涵更加丰富和细化，依据研究对象与技术手段差异分为细胞工程（cell engineering）、基因工程（genetic engineering）、发酵工程（fermentation engineering）以及蛋白质工程与酶工程（protein engineering and enzyme engineering）。目前，合成生物学、表观遗传学、结构生物学、生物信息学和化学信息学、免疫学、再生医学等领域的研究成果快速渗透到生物技术研究的各个方面，出现多个学科分支，异彩纷呈。

中药是指以中国传统医药理论指导采集、炮制、制剂，说明作用机理，指导临床应用的药物的统称。简而言之，中药就是指在中医理论指导下，用于预防、治疗、诊断疾病并具有康复与保健作用的物质。几千年来，中医药一直是中华民族繁衍生息的关键保障，也极大地推动了世界范围内卫生保健事业的发展。中药主要来源于天然药及其加工品，包括植物药、动物药、矿物药及部分化学、生物制品类药物。据第三次全国中药资源普查统计，我国共有中药资源数量为 12 807 种，其中植物类有 11 146 种、动物类 1 581 种、矿物类 80 种。中药是中华民族值得骄傲的防病、治病的世界级成果，中药的发展之路跌宕起伏、前途光明。

基于中药发展中出现的实际问题和人们对中药生产、应用过程中的思考，20 世纪 80 年代，随着分子生物学领域具有划时代意义的 PCR 技术的发明和发根农杆菌介导的遗传转化体系的建立，国内学者迅速将这两种前沿技术应用到了中药的鉴别和次级代谢产物的生产上，成为中药生物技术的萌芽。黄璐琦院士在 1995 年发表的《展望分子生物技术在生药学中的应用》一文中系统阐述了分子生物学技术在生药学方面的潜在应用价值之后，国内一大批相关学者纷纷开展了将现代生物技术融入传统中药的研究工作，主要的方向包括组织细胞和器官培养、中药分子鉴定、优良种苗繁育、道地性形成机制、活性成分生物合成、药效物质基础、作用靶点和天然产物的可控体系生产等方面，并取得了骄人的研究成绩，形成了中药生物技术（biotechnology of Chinese materia medica）的基本思想。该方面的教材也不断涌现，主要有黄璐琦院士、肖培根院士 2000 年主编的《分子生药学》，张献龙教授、唐克轩教授 2005 年主编的《植物生物技术》，余伯阳教授 2005 年主编的《中药生物技术》，贾景明教授 2008 年主编的《中药生物技术》，胡之璧院士 2009 年主编的《中药现代生物技术》，刘吉华教授 2015 年主编的《中药生物技术》和魏建和教授 2017 年主编的《中药生物技术》等，这些研究成果和教材共同建立了中药生物技术的学科体系和研究方法。中药生物技术不断地将国际先进技术和传统中药研究相融合，加快了中药产业的发展步伐。作为中药研究领域的前沿技术，迄今为止，我国已有许多综合院校、医药院校以及农业院校等开设了中药生物技术课程，培养了大批专业人才，不断开拓新的研究领域，科研水平快速提高，促进了中药生物技术理论和技术的快速发展与成熟。

经过几十年的积累，中药生物技术已经发展成为一个学科交叉活跃、发展前景广阔的学科门类，研究方向涉及中药组织、细胞工程的技术原理与应用、中药分子鉴定、药用真菌发酵培养与次级代谢产物生产、生物转化、中药活性成分分类及生物合成途径、基因的克隆和表达、药用植物功能基因组学、系统生物学、中药活性成分合成生物学、生物信息学等特色鲜明、目标明确的优势研究方向。同时，在解决和阐明中药发展中存在的诸多科学问题方面取得了重大的科研成果。

总之，中药生物技术是运用现代生命科学理论和技术，在中药学框架下研究中药资源保护与开发，中药分子鉴定，中药活性成分代谢、转化与合成规律的一门综合性学科。

第二节　中药生物技术的主要研究内容

一、中药组织、细胞工程的技术原理与应用

中药产业要健康发展，离不开大量优良种苗，组织培养技术可进行工厂化无性育苗，能够

最大限度保留原植株的优良性状，对于扩大濒危珍稀药用植物人工种植面积具有重要意义。组织培养条件对于药用植物的遗传转化体系的建立也具有重要的科研价值。药用植物组织、细胞培养体系的建立使得在细胞层面上对目标产物进行代谢调控成为可能，如紫草细胞培养生产紫草宁、人参不定根培养生产人参皂苷、南方红豆杉细胞培养生产紫杉醇等成功案例，预示着中药细胞工程的良好应用潜力。此外，植物细胞培养体系也为活性天然产物的生物转化提供了转化载体。

二、中药分子鉴定技术

中药材和药用动植物的准确鉴定对于相关科研工作、育种与种养殖产业、企业生产和临床疗效研究都具有重要的先决意义。要实现准确鉴定，往往需要综合运用多种鉴定技术，包括传统鉴定方法中的基源、性状、显微和理化鉴定等技术，这些技术均是基于药材或原植物、动物表型的鉴定技术，具有反映质量优劣的技术优势，能够对长久以来形成的可反映药材品质的表型特征（如苍术的朱砂点、何首乌的云锦花纹、药材活性成分含量等）进行定性或定量考察，但对于物种的准确鉴定，尚有力所不及之处，如近缘物种的区分、多基源药材的区分、深度炮制后药材的物种鉴别、混合药材粉末的物种鉴别等。此外，随着中药标准化的进展，有很多中药的入药形式的部分表型特征已消失，如中药免煎颗粒剂、中药提取物、各种剂型的中成药等。因此，这些难点和实际需求都要求有一种能够对物种进行准确鉴别的技术，随着分子生物学技术的发展和基因条形码技术的突破性进展，中药分子鉴定技术应运而生。目前我国药典中已经收载了多种动植物来源中药材的分子鉴定标准，基本上还是以 PCR 技术为基础的 DNA 扩增技术，主要包括特异性 PCR 技术、PCR-限制性长度多态性技术（PCR-RFLP）这两种，这些方法具有灵敏性高、样品需求量低、样品范围广等优点。除此之外，还有基于核酸杂交的技术和 DNA 测序的技术，目前已经开发出具有高通量特征的具有自主知识产权的自动化仪器平台，能够大大加快中药材的批量准确鉴定。随着技术的发展，相信将会有更多更好的技术，辅助进行中药材、基源动植物和中成药、提取物以及配方颗粒的准确鉴定。

三、真菌发酵培养与次级代谢产物生产

微生物一直与人类日常生活和身体健康密不可分，从自古以来就有各种食品和调味品的发酵技术，到引起食物腐败的微生物原因被发现；从微生物纯种培养，到深层培养生产抗生素；从热稳定性 DNA 聚合酶的发现，到基因编辑技术的发现；从致病细菌的确认，到目前如火如荼的肠道微生物研究，都是围绕微生物开展的。中医药不仅有利用发酵技术进行中药材炮制的方法，还包括了众多含有丰富次级代谢产物的药用真菌，如灵芝、茯苓和猪苓等，除此之外，还发现了很多能够产生新颖活性成分结构的动植物内生微生物。因此，有必要介绍通过微生物的分离、纯化、培养以及发酵技术来进行活性成分生产的技术原理和代表性案例。

四、中药的生物转化

生物转化(biotransformation)是用生物体中的酶系统对外源化合物进行转化的操作,其本质是酶促催化反应。生物转化中用的转化系统主要包括植物、动物、微生物及纯化的或未纯化的酶等。利用生物体对单味中药材和多种药材混合物进行发酵的过程自古已有记载,如青黛、淡豆豉、红曲及六神曲等,微生物的转化又赋予了原药材在化学成分上的更多变化。目前已经从中药材中分离得到了数以万计的天然产物,以这些天然产物为起始化合物进行化学修饰以获取更多新颖结构并进行药效筛选的工作方兴未艾。生物转化体系尤其是微生物转化体系中,具有多样性极高的酶系统,已知化合物和微生物转化相结合的方式必将产生出结构多样的更多化合物。在实际科研和生产工作中,往往需要对底物进行某一基团的修饰,在此过程中,筛选能够进行这一反应的转化系统是关键步骤,也是目前最耗时耗力的瓶颈环节。随着高通量测序技术的快速发展,越来越多的生物体,尤其是微生物的酶系统被人们认识,今后将反应过程与海量基因信息的分析进行结合,会大大减少活性转化系统筛选过程中的盲目性。

五、中药活性成分生物合成途径相关基因的克隆和表达

中药的活性成分多数是次级代谢产物,这些成分是动植物体内一系列酶促催化反应的产物,也往往是动植物对抗环境胁迫、增加自身生存与繁殖机会的适应性结果。随着生命科学的发展,人们对这些化合物,尤其是具有重要生理活性的化合物的生物合成过程越来越感兴趣,这些基因被找到之后,需要运用基因重组与蛋白纯化和活性验证的方法来对目标基因进行表征,在转基因植物或者微生物中验证基因功能,这些关键信息的获得,有助于人们更好地认识活性成分的代谢调控过程,有针对性地进行目标化合物的生物合成过程管理,对理解活性成分的组织特异性分布机理、药材品质形成机理及动植物与整个环境之间的相互作用也有重要的提示意义。

六、药用植物功能基因组学与系统生物学

功能基因组学(functional genomics)是利用结构基因组学提供的信息和产物,发展和应用新的实验手段,通过在基因组或系统水平上全面分析基因的功能,使得生物学研究从对单一基因或蛋白质的研究转向多个基因或蛋白质同时进行系统研究的一门科学,又往往被称为后基因组学(post-genomics)。功能基因组学代表基因组分析的新阶段,以高通量、大规模试验方法、统计与计算机分析为主要特征。功能基因组学的近期目标是采用高通量、大规模、自动化的方法揭示基因组的功能及调控机制;其长远目标是避开传统遗传分析的局限,采用系统化的途径及数据采集方法阐明复杂的生物学现象。目前,功能基因组学已成为国际研究的前沿,也是最热门的研究领域之一。系统生物学(systems biology)是研究生物系统组成成分的构成与相互关系的结构、动态与发生,以系统论和实验、计算方法整合研究为特征的生物学。系统生物学不同于以往侧重于关心个别的

基因和蛋白质的分子生物学，更在于研究细胞信号转导和基因调控网路、生物系统组成之间相互关系的结构和系统功能。

七、中药活性成分合成生物学

用传统方式从药用动植物来源的中药材中获取单一活性天然产物，一般要经过种植 / 养殖、采收、炮制、提取、纯化等方式，过程复杂，对季节、气候和地理环境有较高的依赖性，本部分内容将介绍一种新的活性成分生产方式——合成生物学（synthetic biology），其原理是运用功能基因组学技术获得，并通过表征的功能基因或调控基因在微生物中进行有设计的表达，通过一系列基因工程手段进行碳流优化，最终建立在微生物中生产某一活性成分或其半合成中间体的生产体系。这一技术具有周期短、效率高、对季节环境依赖度低等优点，已经成为药用活性成分和保健产品活性小分子最有潜力的生产方式，是中药材饮片、中药提取物等复杂药用方式之外的重要补充。

八、生物信息学和化学信息学常用数据库和软件的应用

运用数学算法根据已知信息来预测未知信息是生物信息学（bioinformatics）和化学信息学（chemoinformatics）的主要目的，随着海量核酸序列，蛋白质三维结构、基因功能的快速积累，生物信息学和化学信息学对于各自学科的作用已经不可忽视，人工智能的参与更是大大提高了这些研究的应用潜力。此部分将重点介绍核酸、蛋白、代谢重要数据库，并从药物研发的层面介绍化学信息学常用数据库和软件操作，这些知识和操作方法对于根据一条基因碱基序列来推测其可能的功能，或根据一个化合物的新颖结构来预测其可能的作用靶点具有事半功倍的效果和极具提示意义，是生命科学研究中实验的重要组成部分。

第三节　展望

中医药是我国得天独厚的伟大宝库，随着国家“大健康”战略的推进，中医药产业迎来了快速发展的巨大机遇。同时，产业发展也引起了植被破坏、环境污染、资源浪费、物种灭绝风险等负面影响，通过学科交叉与科技创新可以创造性地解决这些问题。目前，中药生物技术已经在部分药用植物优良种苗繁育、分子鉴定、活性成分生物合成途径解析及其合成生物学生产、药用植物的遗传转化体系建立、药用植物的分子育种、运用人工器官与细胞培养进行活性成分的代谢调控研究、天然产物的生物转化等方面积累了一定的实践经验，取得了一定的阶段性成果。这些成果固然可喜，但在生命科学领域的重要和顶尖创新性工具、理论方面取得的原创性和源头性的创新比较少。随着中药产业和生命科学技术的快速发展和第四次科技革命浪潮的到来，可以预见，中药产业和生命科学领域之间的交叉会越来越多、越来越深入，今后必将有更多的具有中药生物技术特色的产业解决方案和中药生物技术产品问世。目前急需培养出更多

高质量的中药生物技术人才，取得更多高水平的原创性研究成果，助力我国中医药事业的快速发展。

思考题

1. 什么是中药生物技术?
2. 中药生物技术研究的主要内容和任务有哪些?
3. 举例说明中药生物技术研究的热点问题。

（贾景明）

第二章　植物生理学基础

ER-02章　课件

学习要求

掌握：植物细胞壁、生物膜的结构特点和生理功能；光合作用机制；矿质元素与有机物种类、运输及其主要影响因素；植物激素的主要生理功能；植物胁迫和抗逆性的概念和类型。

熟悉：植物细胞器的结构与功能；影响光合作用的因素，叶绿体结构，叶绿素的性质；影响根吸收矿质元素的因素；三大植物激素的化学特性；胁迫对中药材品质形成的影响。

了解：提高光能利用率的途径；三大植物激素的作用机制；胁迫对植物生理代谢的影响。

第一节　概述

一、植物生理学的产生与发展

植物生理学是研究植物生长发育等生命活动规律的科学。不了解植物的生长发育规律，就很难对有效成分的生产进行干预和探明其转化及合成本质。作为本教材的基础知识部分，本章重点介绍植物的细胞生理、代谢生理、生长发育生理和环境生理等。细胞生理包括组成细胞的生物大分子及细胞结构与功能的关系等；代谢生理包括植物光合作用、呼吸作用、水分代谢、矿质营养、生长物质等；生长发育生理包括细胞生长分化基础、种子和芽休眠与萌发生理、营养生长特性及规律、成花与生殖生长、衰老与脱落等；环境生理不仅包括影响药用植物生长发育的适宜环境因素，也包括不利环境因素对药用植物的胁迫作用及药用植物的抗逆性等。

植物从种子萌发开始，在适宜的环境中生长发育，然后开花结实，又形成新的种子。在整个生活史中，药用植物需要不断从土壤中吸收水分、矿质元素，并从空气中摄取二氧化碳，利用光能合成有机化合物；同时植物通过体内物质的分解、合成和转化，形成各种类型的有机物，作为构建细胞和器官的物质基础，也就是通过同化作用和异化作用构成植物体复杂的新陈代谢。植物的生长发育和次级代谢活动需要适宜的环境条件，干旱、水涝、高温、冻害、病虫害、环境污染等不利的环境因子对植物生产影响很大。因此，学习植物对不良环境的抵御能力及抗性机制等内容，对进一步理解提高植物来源药材的产量和质量具有重要指导意义。

随着人类对自然认识的逐步深入，对植物的研究不再局限于形态学、解剖学及分类学等方面，而是从描述性研究逐步转到实验性科学上来，探索植物生命活动现象的本质，从而解决植物生长所遇到的各种问题。由于物质与能量的代谢是生命现象的基础，而对物质与能量代谢的研究和认识离不开化学和物理学理论与研究技术的发展。因此，植物生理学的产生是建立在化学、物理学及其他实验生物学发展的基础上的。例如，绿色植物光合作用的发现，就是建立在氧气的发现及其相关实验技术基础上的；植物矿质营养学说的诞生，依赖于化学元素的发现与化学分析技术的进步；植物呼吸作用的发现则受益于动物生物化学的发展和启迪。

19 世纪以来，细胞学说、能量守恒定律和生物进化论的提出，有力推动了自然科学各领域的研究发展。在植物矿质营养的研究方面，明确了植物生长所必需的氮素并不是直接自空气中获得的；固定配方营养液的研究，使植物的营养研究进入了精确化和定量化阶段，为植物必需的大量元素和微量元素的陆续发现创造了条件，也为农作物施肥奠定了理论基础。

基于化学和物理学基础理论的材料科学、激光与微电子技术的发展，为生命科学提供了一系列现代化研究技术和观测手段。同位素技术、电子显微镜技术、X 射线衍射技术、超离心技术、层析技术、电泳技术、微量与超微量分析技术等大大推动了植物生理学的发展。DNA 双螺旋结构的揭示、遗传密码的破译、其他分子生物学的成果以及计算机、网络技术、信息技术的推广应用，则极大地促进了植物生理学从宏观到微观各个层次研究工作的发展。

二、植物生理学与中药材栽培和加工

植物生理学是药材栽培、育种、繁殖、保护及资源开发研究的重要基础。所有的药材栽培措施都需要通过影响药材的各种生理代谢过程，达到提高药材产量和质量的目的。如果对植物生理学没有深刻的理解，就很难做到根据具体情况设计和指导中药材研究与生产。

（一）植物生理学与中药材栽培

植物生理学与中药材生产实践联系密切，尤其是在植物生理学研究成果对药用植物栽培的指导方面。例如，根据光合作用对药用植物有效成分的合成与含量相关性影响的研究，银杏叶内的黄酮和内酯含量受光合作用影响显著，且从光合产物碳水化合物到磷酸戊糖途径是黄酮和内酯合成的共同途径，表明黄酮和内酯可能具有相似的合成途径。因此，通过基因工程技术与传统杂交育种相结合方式提高药用植物的光合效率，可培育新一代高光效的药用植物优良品种。

根据药用植物的营养状况，做到合理施肥是提高中药材产量的重要措施，但如果长期滥施滥用化学肥料，则有可能带来诸如药材品质下降、土壤耕作条件恶化、能源消耗等负面影响。植物营养生理学结合分子遗传学的研究将逐步阐明植物吸收利用各种矿质营养元素的分子机制，挖掘植物吸收利用矿质营养的遗传潜能，可培育出能高效吸收低浓度营养元素并正常生长发育的药用植物新品种，将对节约型绿色高效中药农业的可持续发展作出积极贡献。

植物具有适应各种逆境的遗传潜能。近年来，随着对植物抗性生理研究的深入开展，阐明植物适应旱、涝、盐、碱及各种生物逆境的分子机制已取得突破，可培育出各种高抗逆性药用植物新品种。

（二）植物生理学与中药材贮藏加工

大多数情况下，药用植物需要经炮制后方可入药，但也有部分药用植物是以鲜活的全体或器官直接供临床药用，简称中药鲜药，如鲜人参、鲜石斛、鲜地黄、鲜姜等。无论是传统的中药贮藏保鲜方法，还是现代的保鲜技术，都是建立在植物呼吸过程中的调控原理上。在低温、干燥、缺氧等环境条件下保存鲜活中药材可有效抑制植物组织和器官的呼吸作用，从而延长中药材的保鲜时间。随着植物代谢途径调控机制和植物抗病机制的阐明，未来将开发出更多的天然产物来实现某些中药材的长期保鲜和保质。

（三）植物生理学与植物药研究

利用药用植物作为“生物反应器”生产植物药，尤其是高活性成分植物药是中药生物技术的重大突破。例如，抗癌药物紫杉醇是存在于红豆杉属植物中的次级代谢产物，如采用传统方法开发利用紫杉醇，不仅成本高昂，而且会严重破坏珍贵的野生红豆杉资源。根据植物生理学理论来阐明红豆杉属植物体内紫杉醇的代谢过程及其调控机制，利用基因工程技术有目的地改造植物的次级代谢过程，将极有可能有效提高紫杉醇的产量。与微生物发酵生产药物相比较，利用药用植物作为反应器生产药物的优势明显。

第二节　植物细胞结构与细胞器功能

细胞是构成植物体形态结构的最基本单位，是植物体生理代谢和生命活动的基本功能单元。植物细胞的分裂与分化是植物体生长和发育的基础。

一、植物细胞

药用植物主要来源于自然界中的高等植物，是由不同类型细胞组成的多细胞生命有机体。所有高等植物细胞都具有真核细胞共同的特点，一个成熟的高等植物薄壁细胞一般由细胞壁、原生质体、细胞后含物和生理活性物质组成。

与动物细胞相比，植物细胞具有特有的结构特征，即细胞壁、液泡、质体（包括叶绿体、有色体和白色体）。细胞壁与植物体的生长、发育、形态建成、物质转运、信号传递等众多生理过程密切相关；液泡则在植物细胞渗透调节、物质贮存及抗逆生理等方面起着至关重要的作用；叶绿体为高等植物进行光合作用的重要细胞器。植物细胞结构示意图如图 2-1。

(一) 细胞壁

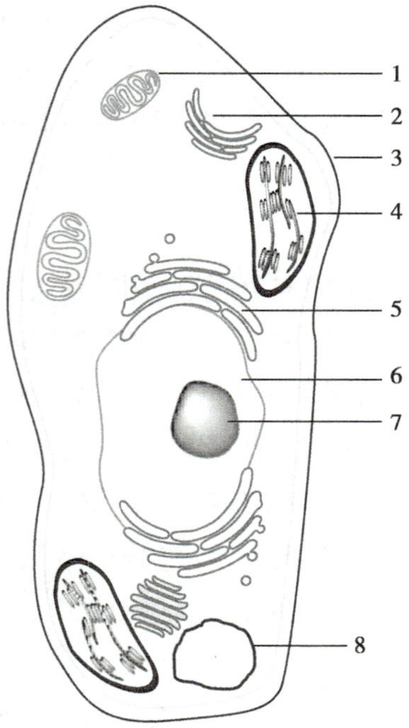

1- 线粒体；2- 高尔基体；3- 细胞壁；4- 叶绿体；5- 内质网；6- 细胞核；7- 核仁；8- 液泡。

● 图 2-1 植物细胞结构示意图

细胞壁（cell wall）是细胞质膜外具有一定硬度和弹性的薄层，是植物细胞所分泌的多种聚糖及其他多聚物通过共价键和非共价键所构成的网状结构。细胞壁具有保护原生质体、调节细胞体积、界定细胞形状、控制细胞生长、介导信号传递等重要功能。由于植物种类、细胞生理状态及功能分化的差异，植物细胞壁在结构上也存在较大差异，但高等植物的细胞壁一般可分为 3 层：胞间层、初生壁和次生壁（如图 2-2）。

1. 胞间层　胞间层又称为中层，是相邻细胞所共有的薄层，是细胞分裂时最早形成的分隔层。在细胞分裂的后期，细胞两极纺锤丝消失，近细胞赤道面的纺锤丝被保留下来，并在其周围增加微管的数量形成桶状结构，称为成膜体。富含成壁物质的高尔基体囊泡沿着成膜体的微管运输、集中并排列在赤道板上，高尔基体囊泡的膜彼此融合并连结形成新的细胞膜。高尔基体囊泡中的内含物（主要是果胶质）被释放出来形成细胞板，构成细胞壁的多糖沉积在质膜之间的细胞板上，并逐渐形成胞间层，其结构物质主要是果胶、蛋白质等。胞间层在细胞间起粘连作用。

2. 初生壁　初生壁是细胞分裂后在胞间层两侧最初沉淀的壁层。胞间层形成后，高尔基体囊泡继续运输，将合成细胞壁的前体物质释放到胞间层和质膜之间，形成初生壁。初生壁的主要成分是纤维素、半纤维素、果胶和结构蛋白等。初生壁形成后，细胞仍然可以继续生长，其生长过程中形成细胞壁的物质继续被合成和分泌，使得细胞体积进一步增大，直至细胞停止生长。

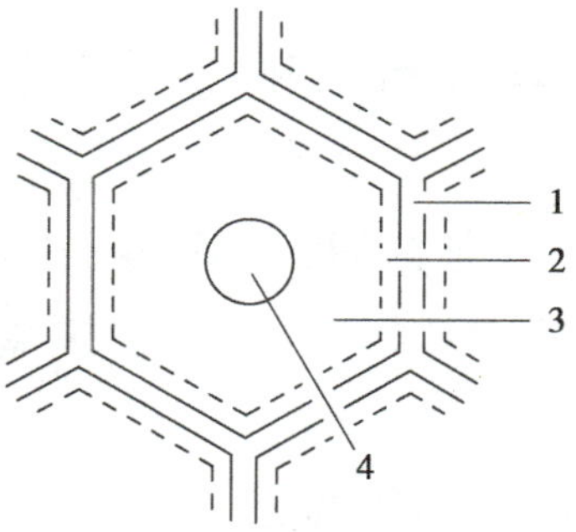

1- 胞间层；2- 初生壁；3- 次生壁；4- 细胞腔。

● 图 2-2 典型的细胞壁结构示意图

3. 次生壁　次生壁是细胞停止增大后在初生壁内侧继续形成的壁层。有些植物细胞的伸长生长停止后，细胞壁仍可继续生长加厚，形成次生壁。与初生壁不同，次生壁在结构和组成上高度特异化，表现为壁层较厚且多层沉积，纤维素含量远比初生壁高，纤维素微纤丝的排列也比较有规律，次生壁常含有木质素和木聚糖而不是像初生壁含木葡聚糖。木质素在细胞壁中与纤维素紧密交联形成一个疏水的网并阻止细胞继续伸长，增加了细胞壁的机械强度以及对病原物的抵抗能力。导管、管胞、纤维细胞、厚壁细胞等常具有发达的次生壁。

(二) 胞间连丝

胞间连丝是植物细胞间质膜的管状延伸，是相邻细胞间贯通细胞壁的细胞质通路。植物体中大多数细胞间都有胞间连丝，并形成一个原生质的整体，称为共质体。细胞壁、质膜与细胞壁间的间隙以及细胞间隙等空间为质外体。共质体和质外体在细胞间的物质运输和信息传递中起着非常重要的作用。

胞间连丝具有非常复杂的超微结构，其孔道外围是相邻细胞膜延续和连接所形成的管道，在管道中央是内质网压缩成的狭窄小管，称为连丝小管。连丝小管的两端分别同两边细胞的内质网膜相连，形成原生质的连续整体。中央连丝小管和胞间连丝外膜间是一个环形结构，称为环孔。环孔中有一些球状蛋白，这些蛋白质通过另一些辐条状的蛋白质将连丝小管和胞间连丝外围膜联系起来，进一步将外围膜和连丝小管的空间分为 8~10 个微通道，微通道的直径在 2.5nm 左右，与可以通过胞间连丝扩散的分子大小是大致相符合。

（三）生物膜

生物膜又称细胞膜，是构成细胞的所有膜的总称，包括细胞质膜及细胞内的内膜系统。有关生物膜结构公认的模型是流动镶嵌模型（fluid mosaic model），认为生物膜液态的脂质双分子层中镶嵌着可移动的蛋白质，内有蛋白或其聚合体可横穿膜层，两端极性部分伸向水相，中间疏水部分与脂肪酸部分呈疏水结合，外围蛋白与膜两侧的极性部分结合。该模型特点解释了关于膜的不对称性和流动性原理，如图 2-3。

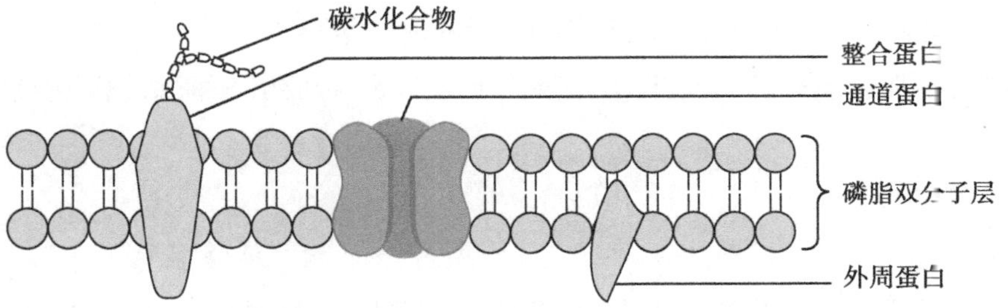

图 2-3　生物膜结构示意图

二、细胞器

细胞器是细胞质膜内具有一定化学组分、形态结构和功能的微小器官。细胞质是各种细胞器的分布场所，这些由膜包围而形成的细胞器在质膜内形成一个连续性的膜系统，称为内膜系统。

（一）内质网

内质网是由封闭膜系统以及互相沟通的膜腔而形成的网状膜层系统，是真核细胞重要的细胞器。内质网大部分是由两层平行排列的单位膜组成，多呈片状，有些呈管状。可以分为两种类型，即粗糙型内质网和光滑型内质网，主要功能有以下 3 个方面。

1. 物质合成　粗糙型内质网是蛋白质合成场所，光滑型内质网参与糖蛋白的寡糖链和脂类的合成。

2. 运输、贮藏和通信　内质网形成了一个细胞内的运输和贮藏系统，并可通过胞间连丝成为细胞之间物质与信息的传递系统。

3. 分隔　内质网将细胞质分隔成许多空间，使各种细胞器处于相对稳定和相对独立的环境中，有序地进行各自的代谢活动。

（二）高尔基体

高尔基体是由2层膜所构成的平行排列的扁平囊泡、小泡和大泡（分泌泡）组成的细胞器，主要分布于细胞核的周围，是普遍存在于真核细胞内的重要细胞器。其主要功能是将内质网合成的多种蛋白质特别是糖蛋白进行加工、分类与包装，然后分门别类地运送到细胞特定部位或分泌到细胞外。构成细胞壁的木质素、半纤维素、果胶等非纤维素物质均在高尔基体内合成；细胞壁上的糖蛋白也是由高尔基体小泡运送到细胞质膜的，小泡与质膜融合，把内含物释放出来，沉积于细胞壁中，参与细胞壁的构建。

（三）溶酶体

溶酶体是内含多种酸性水解酶的由单层膜包被的囊泡状结构，主要功能有以下3个方面。

1. 消化　溶酶体内的消化酶可分解蛋白质、核酸、多糖、脂类等大分子化合物，进行细胞内的消化作用。

2. 吞噬　溶酶体通过吞噬等方式消化、溶解部分因损裂而丧失功能的细胞器和其他细胞质颗粒或侵入其体内的细菌、病毒等，所得产物可被再利用。

3. 自溶　在细胞分化和衰老过程中，溶酶体自发破裂，释放出水解酶，把不需要的结构和酶消化掉。

（四）液泡

液泡是由单层膜包裹的囊泡，是植物细胞特有的细胞器。液泡起源于内质网或高尔基体的小泡。在分生组织细胞中，液泡小且数量多，随着细胞的生长，小液泡融合、增大，最终形成几个大型液泡或合并成一个大的中央大液泡。具有中央大液泡的细胞质和细胞核被挤压到贴近细胞壁的位置。液泡的功能如下：

1. 吞噬和消化　中央大液泡内含有多种水解酶，可以分解蛋白质、核酸、脂类及多糖等多种物质。也可通过吞噬作用，消化分解细胞质中的外来物或衰老的细胞器，起到清洁、隔离和再利用有害物质的作用。

2. 物质转运、吸收和贮藏　液泡膜上具有大量载体、离子通道、离子泵等物质转运装置，执行细胞质与液泡间的物质运输。液泡可选择性地吸收和积累各种物质，如无机盐、有机酸、氨基酸和糖等。液泡中还贮藏重要的次级代谢产物，如生物碱、酚类、糖类、苷类、有机酸、挥发油等，其中很多次级代谢产物具有较好的生理活性，是药用植物的主要活性成分。

3. 调节细胞水势和膨压　中央大液泡通过跨液泡膜的运输积累物质，导致细胞吸收水分，提高细胞的膨压。液泡膜具有特殊的选择透性，具有高渗性质，引起水分向液泡内运动，与调节细胞渗透压、维持膨压有很大关系，并且能使多种物质在液泡内贮藏和积累。

4. 防御　一些植物的液泡中积累贮藏有大量酚类、生物碱或氰苷等成分，能有效阻止病虫害侵袭及食草动物啃食。

（五）质体

质体是植物细胞所特有的具有双层膜结构的细胞器。质体与植物体内碳水化合物的合成和贮藏密切相关。根据所含色素种类的不同，质体分为叶绿体、白色体和有色体。其中，叶绿体是进行光合作用和同化的场所；有色体中的胡萝卜素和叶黄素不直接参与光合作用，负责把吸收的光能传递给叶绿素，起辅助光合作用的功能；白色体多见于块根、块茎等不见光的植物器官中，主要与积累贮藏营养物质有关。

（六）线粒体

线粒体是由内、外两层膜构成的细胞器，呈颗粒状、棒状、丝状或分枝状。线粒体由外至内可划分为线粒体外膜、线粒体膜间隙、线粒体内膜和线粒体基质 4 个功能区。它是细胞中碳水化合物、脂肪和蛋白质等物质进行氧化的场所，在氧化过程中释放出细胞生命活动所需的能量，因此被称为细胞的“动力工厂”。线粒体的化学组分主要包括水、蛋白质和脂质，此外还含有少量的辅酶等小分子及核酸。

第三节　植物的光合作用

碳元素营养是药用植物的生命基础。植物干物质的 90% 以上是有机化合物，而碳元素则是植物体内含量较多的元素。碳原子组成了所有有机化合物的主要骨架，与其他元素不同形式的结合决定了化合物的多样性。地球上绝大多数自养植物利用吸收二氧化碳，将其变成有机物。其中绿色植物光合作用最广泛，合成有机物最多，与人类关系最为密切。源于绿色植物的多数药材的产量和品质都与光合作用紧密相关。

一、光合作用概述

光合作用（photosynthesis）是绿色植物吸收光能，同化二氧化碳和水，制造有机物，并释放氧气的过程，其主要产物是碳水化合物。光合作用的总反应式可表示为：

$$CO_2+H_2O \xrightarrow{\text{光，绿色细胞}} (CH_2O)+O_2$$

光合作用对整个生态系统及人类社会的发展和进步具有重要意义，主要包括以下 3 个方面：

1. 把无机物转变成有机物　光合作用生成的有机物不仅用于构建植物自身，同时也为异养生物和人类制造了大量的有机物。据估计，地球上的自养植物通过光合作用每年同化 2×10^{14}kg 碳元素。以葡萄糖计算，整个地球每年同化的碳元素约等于 5×10^{14}kg 有机物，因此绿色植物被喻为“庞大的绿色工厂”。这些有机物不仅是人类食物，还是医药、轻工等工业的原料来源。

2. 将光能转化为化学能　绿色植物通过光合作用同化二氧化碳的过程，把光能转化为化学能，贮藏在有机物中。全世界植物每年光合作用所贮藏的太阳能为 3×10^{21}J，约为人类所需能量的

10倍。因此绿色植物被称为“巨型能量转化站”，是地球上大多数生物赖以生存的能量来源。这些能量除供给植物自身生长发育需要，还是高产优质药材的能量来源。

3. 维持大气氧气和二氧化碳的相对平衡，保护环境　绿色植物不断进行光合作用，吸收二氧化碳并释放氧气，清除了空气中过量的二氧化碳并补充了氧气，使得大气中氧气的含量维持在21%左右，二氧化碳的含量至今为0.033%，平衡了大气中的氧气与二氧化碳含量比例。从这一角度讲，绿色植物被认为是自动的大气成分调节器，为地球上一切需氧生物生存提供了良好的生存环境条件。

光合作用的研究在理论上和中药材生产实践上都具有重大意义。在栽培药用植物时如何提高其光合作用效率？如何得到高产优质的中药材？如何探明光合作用产物在植物体内的转化和代谢进而产生更多的有效成分？诸如这些问题，都依赖于对光合作用正确和全面的认识。

二、叶绿体

叶绿体是质体的一种，由存在于植物胚胎及分生组织细胞中的质体发育而来。质体在植物生长发育、功能特化与响应环境变化时，其大小、形态、内含物及功能上可发生很大变化。当叶原基形成时，其细胞中的质体在有光条件下发育为叶绿体。叶绿体是进行光合作用的主要细胞器，叶片中的叶肉细胞是绿色植物进行光合作用的主要器官。

（一）叶绿体的形态结构

在光学显微镜下，高等植物的叶绿体多呈椭圆形，直径约3~6μm，厚度约2~3μm。低等植物的叶绿体形状多样，有带状、杯状和星状等，如图2-4。

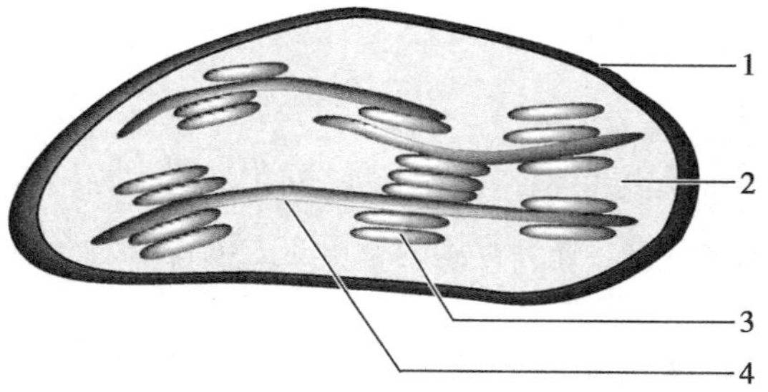

1-叶绿体膜；2-基质；3-基粒类囊体；4-基质类囊体。

● 图2-4　叶绿体结构示意图

超显微结构显示，高等植物的叶绿体由外膜和内膜构成。叶绿体内膜控制代谢产物进出，具选择性屏障作用。叶绿体内含基质（stroma），成分与光合作用相关，具高度流动性。基质中存在着像镍币一样垛叠在一起的膜状结构，称为基粒（grana），呈圆饼状，直径约0.5~1.0μm，厚度约0.1~0.2μm（在干的状态下测量）。一个典型高等植物的叶绿体，含20~200个甚至更多的基粒。

基质中存在许多片层系统，每一片层由自身闭合的薄膜组成，压扁呈包囊状，称为类囊体(thylakoid)。类囊体腔内充满溶液。构成基粒的类囊体称为基粒类囊体(grana thylakoid)。贯穿不同基粒之间的片层称为基质类囊体(stroma thylakoid)。基粒类囊体在不同植物或同一植物不同器官的数量不同。如玉米叶绿体的基粒有15~50个类囊体，烟草叶绿体基粒有10~15个。

光合作用的能量转换在类囊体膜上进行，基粒类囊体的垛叠能更有效地收集光能，膜是酶的排列支架，垛叠如长的代谢传送带，使代谢能够顺利进行。

(二) 叶绿体的成分

叶绿体含约75%的水，其他成分主要有蛋白质、脂类、色素和无机盐。蛋白质是叶绿体的结构基础，约占叶绿体干重的30%~45%，主要是光合作用过程中需要的各种酶，如光合磷酸化酶系、二氧化碳固定和还原酶系等。所有光合作用色素均与蛋白质连成复合体，如细胞色素、质体蓝素。色素占叶绿体干重的8%左右，在光合作用中起关键作用。脂类占20%~40%，为组成膜的主要成分之一。叶绿体中含有灰分元素，如铁、铜、锌、钾、磷、钙、镁等，还含有贮藏物质(如淀粉等)。此外，叶绿体还含有各种核苷酸和醌等，在光合作用过程中传递质子或电子。

三、光合色素的化学特性

光合作用色素有三类，即叶绿素、类胡萝卜素和藻胆素。

(一) 叶绿素

叶绿素主要有叶绿素a和叶绿素b两种(如图2-5、图2-6)。均不溶于水，但能溶于乙醇、丙酮和石油醚等有机溶剂。绝大部分叶绿素a和全部叶绿素b具有收集光能的作用。少数特殊状态的叶绿素a具有转化光能为电能的作用。

叶绿素化学组成如下：

叶绿素a　$C_{55}H_{72}O_5N_4Mg$

叶绿素b　$C_{55}H_{70}O_6N_4Mg$

叶绿素是叶绿酸的酯，叶绿酸是双羧酸，羧基中的羟基分别被甲醇和叶绿醇所酯化。叶绿素分子结构中含4个吡咯环，分别与4个甲烯基(=CH—)连接成的大环称作卟啉环，镁原子居卟啉环中央。另还有1个副环含羰基和羧基，其中羧基以酯键和甲醇结合，叶绿醇以酯键与在第Ⅳ吡咯环侧键上的丙酸结合。

叶绿素分子是一个庞大的共轭系统，吸收光能形成激发状态，改变它的能量水平。在第Ⅳ吡咯环上的叶绿醇是叶绿素的非极性部位，使叶绿素具亲脂性，对其在类囊体上的固定极其重要。叶绿素分子的金属卟啉环部位，镁原子带正电荷，氮原子偏向带负电荷，呈极性，可以和蛋白质结合。

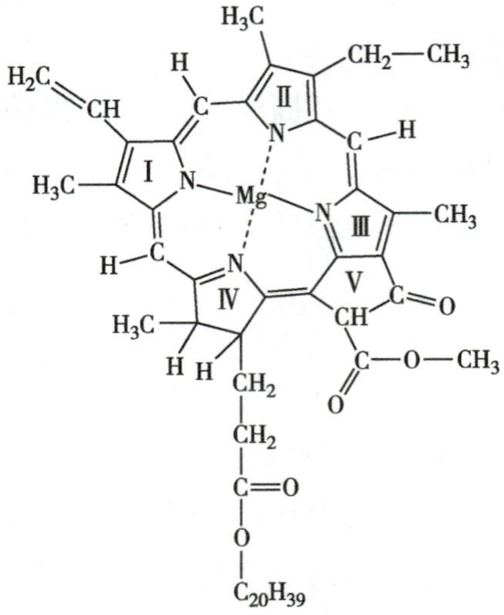

● 图 2-5　叶绿素 a 分子结构

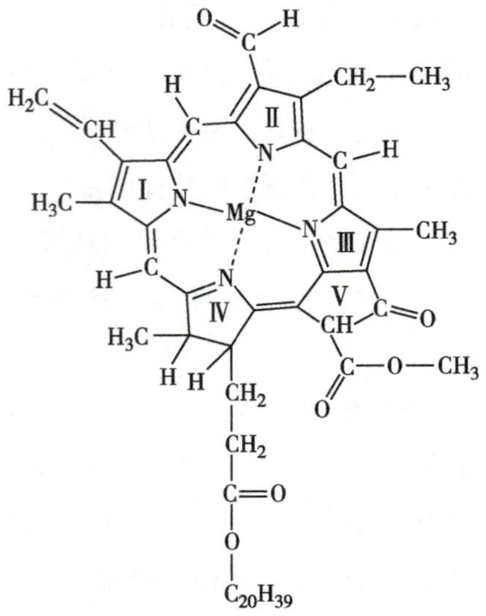

● 图 2-6　叶绿素 b 分子结构

(二) 类胡萝卜素

类胡萝卜素有两种，即胡萝卜素(carotene)和叶黄素(xanthophyll，又称胡萝卜醇)，都不溶于水，可溶于有机溶剂。胡萝卜素为橙黄色，叶黄素呈黄色。类胡萝卜素不但能收集光能，还能防护多余的光照伤害叶绿素。

胡萝卜素的化学结构为不饱和碳氢化合物，分子式 $C_{40}H_{56}$，存在 3 种同分异构体：α- 胡萝卜素、β- 胡萝卜素与 γ- 胡萝卜素。植物叶中常见的为 β- 胡萝卜素，分子结构式中两端分别具有一个对称排列的紫罗兰酮环，中间相连的是共轭双键(图 2-7)。叶黄素是胡萝卜素衍生的醇类(图 2-8)。

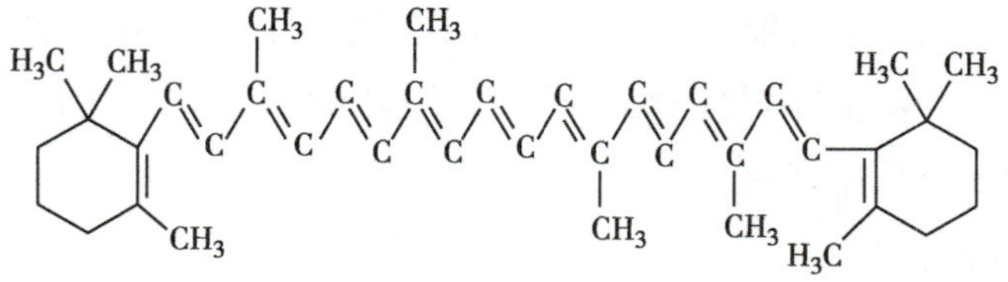

● 图 2-7　β- 胡萝卜素分子结构

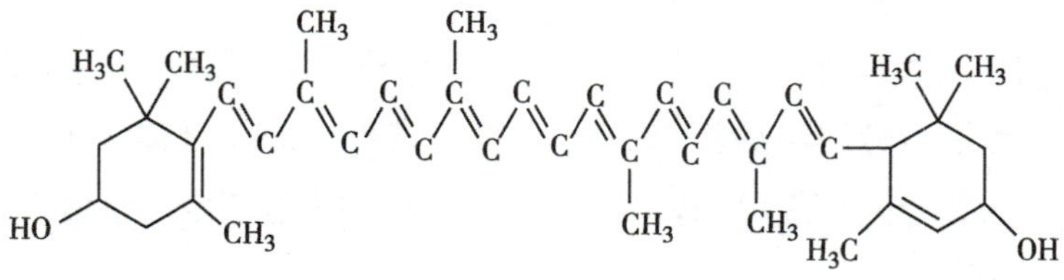

● 图 2-8　叶黄素分子结构

(三) 藻胆素

藻胆素(phycobilin)是某些藻类光合作用的主要色素，在蓝藻、红藻等藻类中常与蛋白结合为藻胆蛋白(phycobiliprotein)。根据颜色差异，可分为红色的藻红蛋白(phycoerthrin)(图 2-9)和蓝色的藻蓝蛋白(phycocyanin)(图 2-10)。藻蓝蛋白是藻红蛋白的氧化产物,两者都能吸收光能且传递光能。藻胆蛋白生色团的化学结构与叶绿素有相似之处。裁下叶绿素分子的卟啉环,伸直 4 个吡咯环,并脱去镁原子,就形成一个有 4 个吡咯环的直链共轭体系。

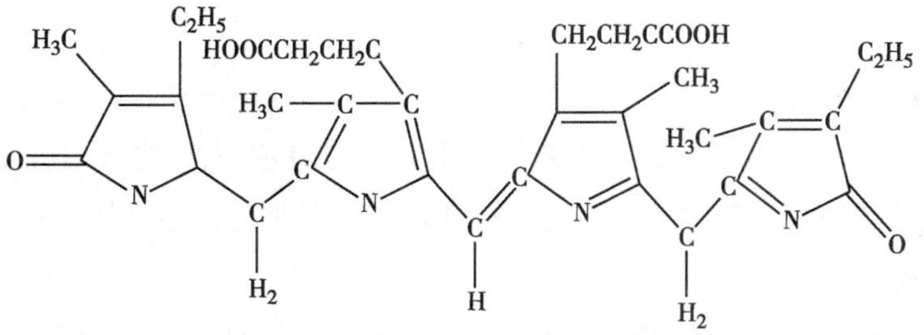

● 图 2-9　藻红蛋白生色团分子结构

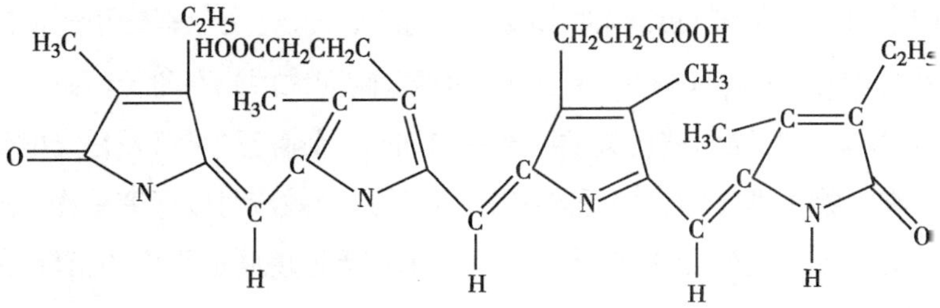

● 图 2-10　藻蓝蛋白生色团分子结构

四、光合色素的光学特性

绿色植物光合作用时,光合色素对光的吸收和利用起着重要作用。光波是一种电磁波,对光合作用有效的波长在 400~700nm 之间;同时又是运动着的离子流,这些粒子称为光子或光量子。

(一) 吸收光谱

把光合色素溶液放在光源和分光镜中间,可观察到光谱中某些光波被吸收,在光谱上出现黑带或暗带,这样的光谱称为吸收光谱(absorption spectrum)。

在三种光合色素中,叶绿素的吸光能力极强,最强的吸收光谱有两个区域:一个是波长为 640~660nm 的红光部分,另一个是在波长为 430~450nm 的蓝紫光部分。而对于橙、黄、绿光部分吸收带不明显,尤其是绿光被吸收得最少。叶绿素 a 和叶绿素 b 的吸收光谱很相似,但也略有不同(见表 2-1)。

在胡萝卜素与叶黄素的吸收光谱中,最强吸收带在蓝紫光部分,但不吸收红光等长波光。藻胆素的吸收光谱与类胡萝卜素相反,主要吸收绿光和橙光。藻蓝蛋白最大吸收值在橙红光部分,藻红蛋白最大吸收值则在绿光和黄光部分。

表 2-1 叶绿素吸收光谱特性

	叶绿素 a	叶绿素 b
红光部分	吸收带较宽，偏长波方向	吸收带较窄
蓝紫光部分	吸收带较窄，偏短波方向	吸收带较宽

(二) 荧光现象和磷光现象

荧光（fluorescence）现象指叶绿素溶液在透射光下呈绿色，发射光下呈红色（叶绿素 a 为血红光，叶绿素 b 为棕红光）。荧光寿命短，约 10^{-9}~10^{-8} 秒。其他光合色素如胡萝卜素、叶黄素和藻胆素均有荧光现象。

根据光子能量与光波长关系，波长与光子能量成反比的规律，反射光波长比入射光波长要长些，因此叶绿素溶液在入射光下呈绿色，反射光下呈红色。叶绿素在溶液中荧光很强，但在叶片和叶绿体中却很弱，可能是因为被吸收的光用于光合作用的化学反应而不再重新辐射出来。

当去掉光源后，叶绿素还能继续辐射出极其微弱的红光，这是色素分子一种激发态回到基态时所产生的光，称为磷光（phosphorescence）。相对而言，磷光比荧光寿命长，为 10^{-2} 秒。

荧光和磷光现象均是叶绿素被光激发后产生的，而叶绿素分子被激发是光能转化为化学能的第一步，荧光效应在植物生理学中有广泛的应用。依据这个效应可以研究植物的抗逆生理。因为在逆境下，植物的叶绿素会发生变换，荧光可以作为植物受逆境胁迫程度的指标，因此研究叶绿素的荧光性质意义重大。

五、光合作用机制

光合作用机制包括一系列光化学反应步骤和物质转变。光合作用过程中根据是否需光参与，分为光反应（light reaction）和暗反应（dark reaction）。光反应必须在光下才能进行，也是由光引发，在类囊体上进行的；对暗反应而言，光不是必需的，在暗处或光照下均可进行。暗反应是由若干酶催化的，在叶绿体基质中进行的化学反应。

光合作用积蓄能量并形成有机物，把光能转化为电能，进一步形成活跃的化学能，最后转变为稳定的化学能。在无机物（二氧化碳和水）形成有机物的同时，能量就积累在有机物中，如表 2-2。

表 2-2 光合作用过程各种能量转化概况

能量	光能	⟶	电能	⟶	活跃化学能	⟶	稳定化学能
贮存能量物质	量子		电子		质子、ATP、NADPH		糖类等
完成能量转变过程		原初反应		电子传递、光合磷酸化		碳同化	
进行转变部位		基粒类囊体		基粒类囊体		基质	
光、暗反应		光反应		光反应		暗反应	

（一）光能吸收

1. 原初反应　过程包括光能的吸收、传递与转换。在叶绿体类囊体上有两类色素：一类是聚光色素，无光化学活性，只收集光能，并聚集光能。叶绿体中绝大多数色素都属聚光色素，如大部分的叶绿素 a、全部叶绿素 b、胡萝卜素、叶黄素、藻红蛋白和藻蓝蛋白。另一类是反应中心少数特殊状态的叶绿素 a，具光学活性，不但能捕捉来自聚光色素传递过来的光子，还能转化光能为电动势能。原初反应的光化学反应是在光系统的反应中心（reaction center）进行的。反应中心是由反应中心色素分子、原初电子受体、次级电子受体与供体等电子传递体，以及维持这些电子传递体的微环境所必需的蛋白质等成分组成的，它是发生原初反应的最小单位。反应中心中的原初电子受体（primary electron acceptor）是指直接接收反应中心色素分子传来电子的电子传递体。反应中心色素分子是光化学反应中最先向原初电子受体供给电子，又称原初电子供体（primary electron donor）。

聚光色素将光能吸收、传递到反应中心，激发反应中心色素（P）成激发态（P^*）释放出电子，留下一个空位，使原初电子受体（A）被还原而带负电荷（A^-）。色素分子被氧化而带正电荷（P^+），留下的空位，由从原初电子供体（D）得到的电子来填补，使得被氧化的色素分子（P^+）恢复到原来状态（P），原初电子供体被氧化（D^+）。这样不断氧化还原，就完成了光能转换成电能的过程。过程如下：

$$D \cdot P \cdot A \xrightarrow{h\nu} D \cdot P^* \cdot A \longrightarrow D \cdot P^+ \cdot A^- \longrightarrow D^+ \cdot P \cdot A^-$$

2. 光系统　在 20 世纪 40 年代，以藻类为材料，研究不同光波的光合效率，发现当光波大于 685nm（远红外光）时，虽仍被叶绿素大量吸收，但量子产额急剧下降，将这一现象称为红降（red drop）。到了 50 年代，埃默森（Emerson）等观察到在波长大于 685nm 条件下，补充红光（波长约 650nm），则量子产额大增，且比这两种光单独照射的总额还要多，这两种波长的光协同作用增加光合效率的现象称为增益效应（enhancement effect）或称埃默森效应（图 2-11）。这现象让研究者推测，光合作用可能包括 2 个光化学反应接力进行。后来证实，这 2 个光化学反应是分别由不同的光系统完成的，即光系统 I 和光系统 Ⅱ。

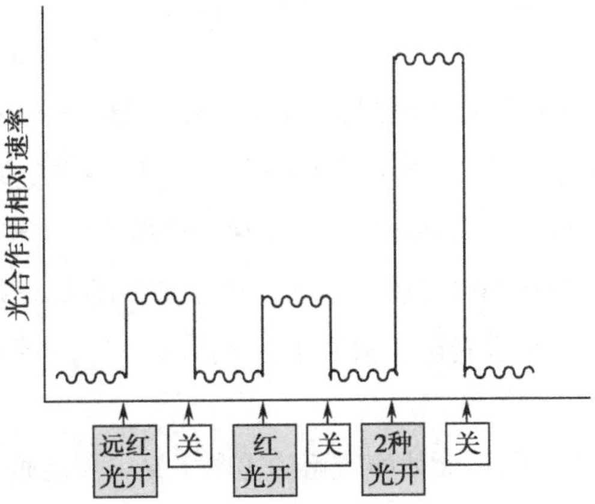

图 2-11　增益效应

直接从叶绿体可以分离出的这 2 个光系统，均具有特殊的色素复合体及相应的电子传递体。光系统Ⅰ(photosystem Ⅰ,简称 PS Ⅰ)的颗粒较小，直径约 11nm，主要分布在类囊体膜非叠合部位的外侧；光系统Ⅱ(photosystem Ⅱ,简称 PS Ⅱ)的颗粒较大，直径约 17.5nm，主要分布在类囊体膜叠合部位的内侧。两者组成成分不同，功能也有差异。除草剂敌草隆(diuron)，化学名称为 3-(3,4-二氯苯基)-1,1- 二甲基脲[3-(3,4-dichlorophenyl)-1,1-dimethylurea]，简称 DCMU，能抑制 PS Ⅱ的光化学反应，却不抑制 PS Ⅰ的光化学反应，而百草枯的作用却相反。

(二) 电子传递与质子传递

在光反应中，由水至 $NADP^+$ 的电子传递是由 PS Ⅱ和 PS Ⅰ经过串联方式协同完成的。中间连接的电子传递是由几种排列紧密的电子传递体($Cytb_6$、Cytf、Rieske 铁—硫蛋白和分子量为 17kDa 的 4 条多肽链组成，即 $Cytb_6/f$ 复合体)完成的。各种电子传递体按氧化还原电势由低到高排列时，形成“Z”形，电子定向转移，称为 Z 链或光合电子传递链。PS Ⅱ作用色素中心为 P-680，PS Ⅰ作用中心色素为 P-700。由水光解产生的电子经 PS Ⅱ依此传递给电子传递体(如质体醌 PQ、$Cytb_6/f$ 复合体、质体蓝素 PC)和 PS Ⅰ，最终交给 $NADP^+$ 产生 NADPH，如图 2-12。

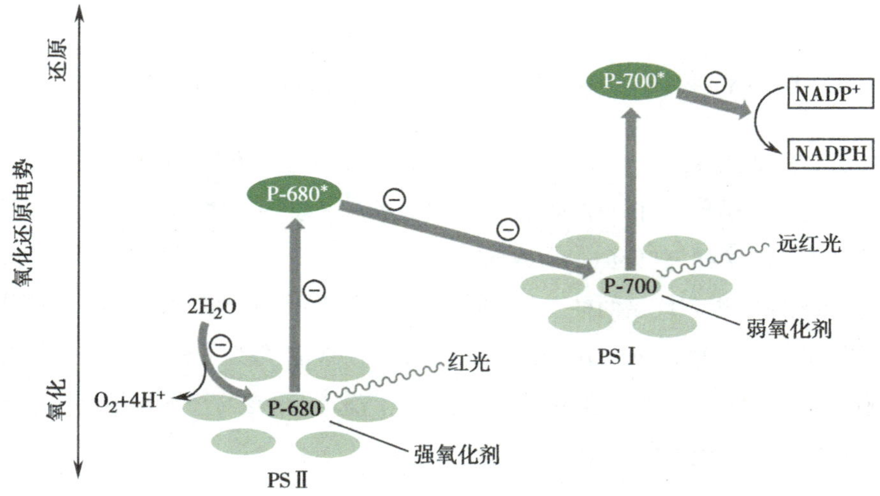

图 2-12 非循环电子流“Z”形方案

除 Z 链外，还有循环式电子传递和假循环式电子传递。循环式电子传递是由 PS Ⅰ产生电子，传递给 Fd、再到 $Cytb_6/f$ 复合体，然后经质体蓝素返回给 PS Ⅰ的路径，这一过程不产生 NADPH，可能是光过饱和会起一定散热作用。假循环式电子传递途径最早由 Mehler 提出，又称 Mehler 反应，指光解水产生的电子经 PS Ⅱ和 PS Ⅰ，最终传递给氧气。此路径的产物是超氧阴离子自由基 O_2^-。这一过程往往在光过饱和特别是强光且逆境条件下、而 $NADP^+$ 又不足时发生，也是光抑制的主要原因之一，如图 2-13。

绝大部分传递体只传递电子，但质体醌既可传递电子又可传递质子。质体醌把 H^+ 从叶绿体基质转运到类囊体腔中，加上 PS Ⅱ光水解在囊腔中产生 H^+，产生跨类囊体膜的质子动力(proton motive force，pmf)，即质子电化学势差，这为光合磷酸化提供了动力。

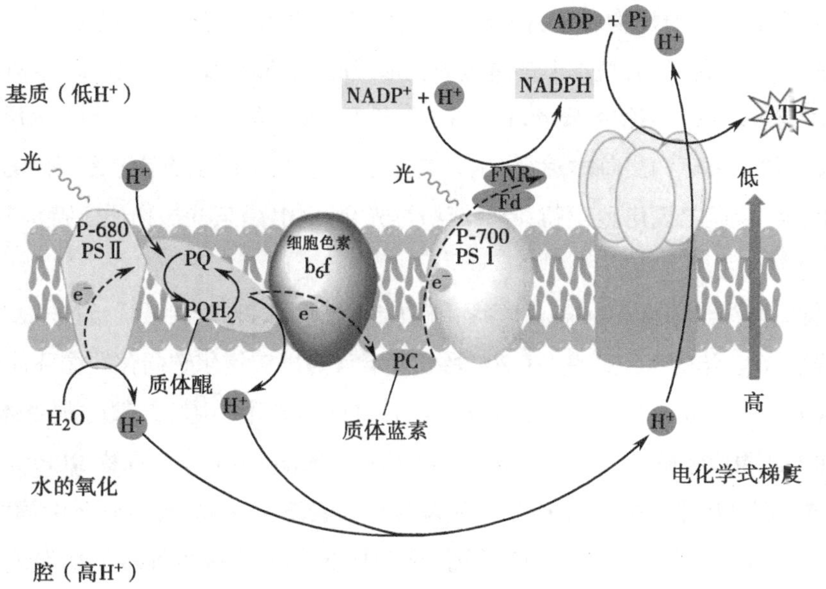

● 图 2-13　电子传递链示意图

（三）光合磷酸化

叶绿体或载色体在光照下把无机磷和 ADP 转化为 ATP，形成高能磷酸键的过程，称为光合磷酸化（photosynthetic phosphorylation）。光合磷酸化有 2 种方式：非循环式和循环式。

1. 非循环式光合磷酸化　PS Ⅱ 中的放氧复合体水解释放出的 H^+ 留在类囊体腔内，电子在光合电子传递链中传递时，伴随类囊体外侧的 H^+ 转移到囊腔内，形成的跨膜质子动力差驱动 ATP 形成；同时把电子传递到 PS Ⅰ，进一步提高还原电位，而使 H^+ 还原 $NADP^+$ 为 NADPH。还放出 O_2。

$$2ADP + 2Pi + 2NADP^+ + 2H_2O \xrightarrow{\text{光}} 2ATP + 2NADPH + 2H^+ + O_2$$

这一过程中，电子传递是开放的通路，故称为非循环式光合磷酸化（noncyclic photophosphorylation）。

2. 循环式光合磷酸化　PS Ⅰ 产生电子经过系列传递体后，也产生跨膜质子电化学势差，只驱动 ATP 形成，不放出 O_2，也不产生 NADPH。

$$ADP + Pi \xrightarrow{\text{光}} ATP + H_2O$$

在这一过程中，电子经过一系列传递后降低了能位，最后经过质体蓝素重新回到原来起点，即电子传递表现为一个闭合回路，称为循环式光合磷酸化（cyclic photophosphorylation）。

六、碳同化

碳同化（C assimilation）也叫二氧化碳同化，指绿色植物利用光反应产生的 ATP 和 NADPH 将二氧化碳还原成糖类的过程。从能量转换角度看，碳同化将 ATP 和 NADPH 中活跃的化学能转换为稳定的化学能贮藏在糖类物质中,在较长时间供给生命活动需要。从物质生产角度看,占植物体干重90%以上的有机物,基本上都是碳同化形成的。碳同化反应是在叶绿体基质中进行的,有多种酶参与反应。高等植物的碳素同化有3条途径,即卡尔文循环、C_4途径和景天酸(CAM)代谢途经,以卡尔文循环为最基本途径,也只有此途径才能具备合成淀粉等产物的能力;其他2条途径只能固定、转运二氧化碳,不能合成淀粉等光合产物,是某些植物适应特定自然环境条件的结果。

1. 卡尔文循环　卡尔文(M.Calvin)等利用^{14}C同位素示踪和双向纸层析技术,以单细胞小球藻为材料,经过10多年的系统研究,在20世纪50年代提出二氧化碳同化的循环途径,称为卡尔文循环(Calvin cycle)或光合环(photosynthetic cycle)。此循环中的二氧化碳受体是核酮糖二磷酸,故又称为还原戊糖磷酸途径(reductive pentose phosphate pathway,简称RPPP)。此途径中二氧化碳固定的最初产物是一种三碳化合物(3-磷酸甘油酸,3-phosphoglyceric acid,简称PGA),因此又称C_3途径。该循环是所有植物光合作用碳同化的基本途径,大致可分为3个阶段,即羧化阶段、还原阶段和再生阶段,如图2-14。

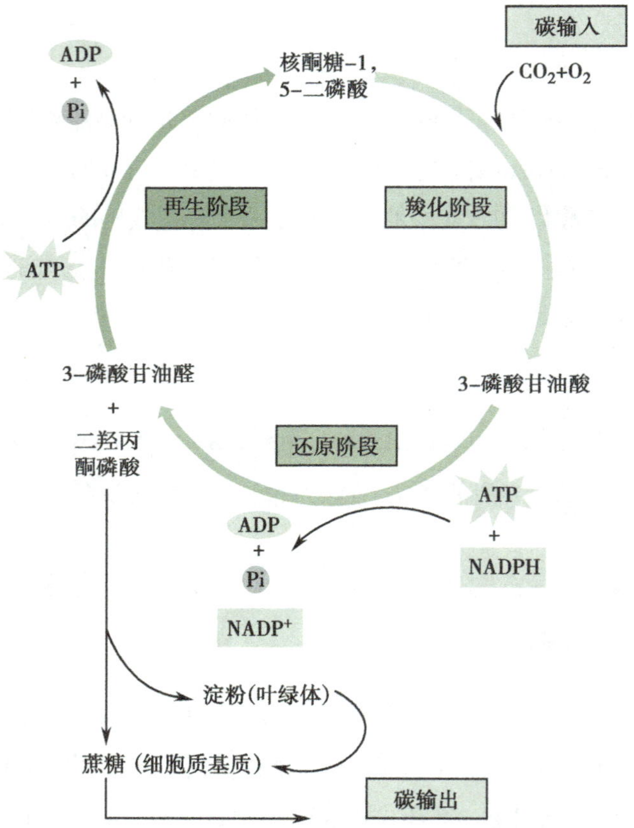

● 图2-14　卡尔文循环示意图

(1)羧化阶段:核酮糖-1,5-二磷酸(ribulose-1,5-bisphosphate,RuBP)是二氧化碳的受体,在核酮糖-1,5-二磷酸羧化酶/加氧酶(RuBP carboxylase,RuBPC)的作用下,与二氧化碳作用形成2分子3-磷酸甘油酸(3-PGA)的过程,就是二氧化碳的羧化阶段(CO_2 carboxylation phase)。

核酮糖1,5-二磷酸(RuBP) + CO_2 + H_2O $\xrightarrow{\text{Rubisco与Mg粒子}}$ 2 3-磷酸甘油酸(3-PGA)

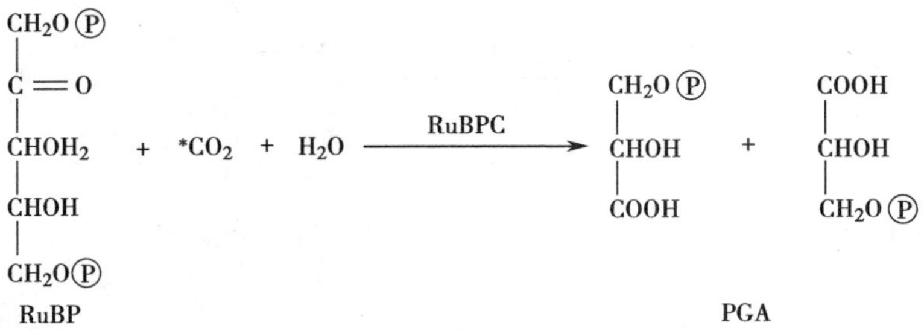

(2)还原阶段:3-磷酸甘油酸被 ATP 磷酸化,在 3-磷酸甘油酸激酶催化下,形成 1,3-二磷酸甘油酸(1,3-diphosphoglyceric acid,DPGA),然后在甘油醛-3-磷酸脱氢酶(glyceraldehyde-3-phosphate dehydrogenase)作用下被 NADPH 和 H^+ 还原,形成 3-磷酸甘油醛(3-phosphoglyceraldehyde),就是二氧化碳的还原阶段(reduction phase)。在 3-磷酸甘油酸被还原到 3-磷酸甘油醛过程中,有光合作用生成的 ATP 和 NADPH 均被利用掉,光合作用贮藏能量过程就完成。3-磷酸甘油醛等三碳糖可进一步变化,在叶绿体内合成淀粉,也可以透出叶绿体,在细胞质中合成蔗糖。

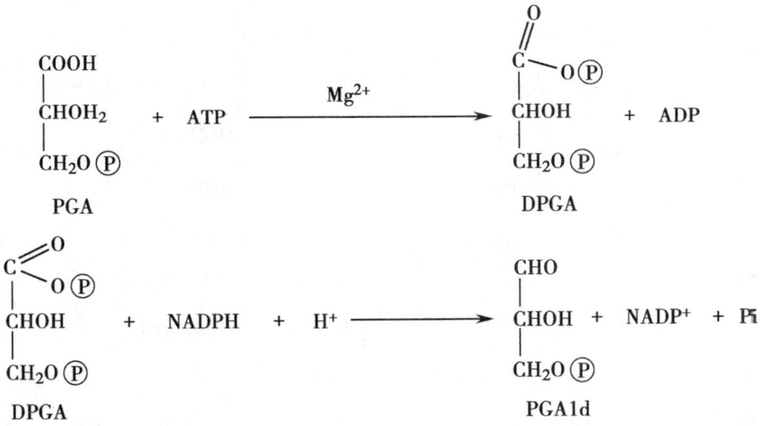

(3)再生阶段:3-磷酸甘油醛经过一系列生物化学转变,再生形成 RuBP 的过程,需要光反应产生的 ATP 驱动。总体包括三碳糖、四碳糖、五碳糖、六碳糖和七碳糖产生的一系列反应,最终由核酮糖-5-磷酸激酶(ribulose-5-phosphate kinase,Ru-5-PK)催化,消耗 1 分子 ATP 形成 1 分子 RuBP。

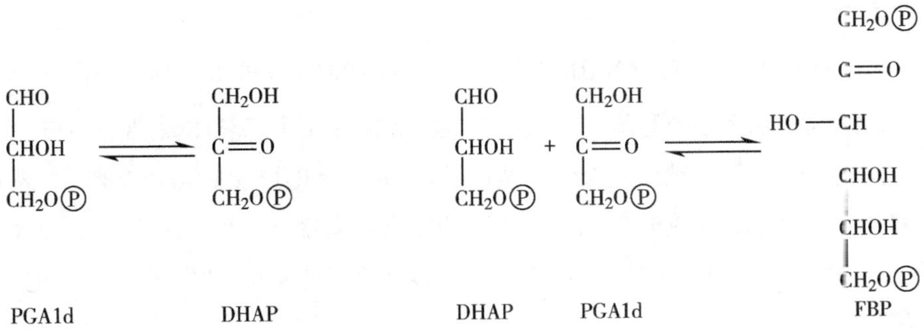

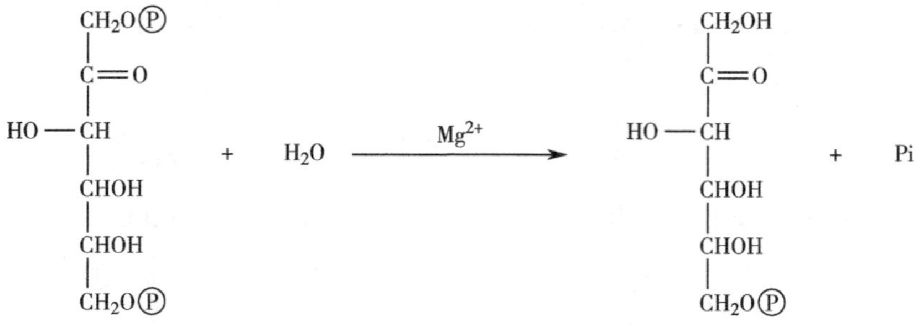

FBP　　F6P

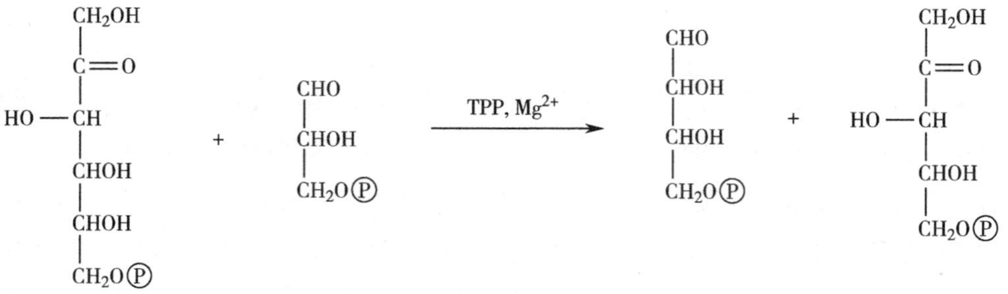

F6P　　PGA1d　　E4P　　Xu5P

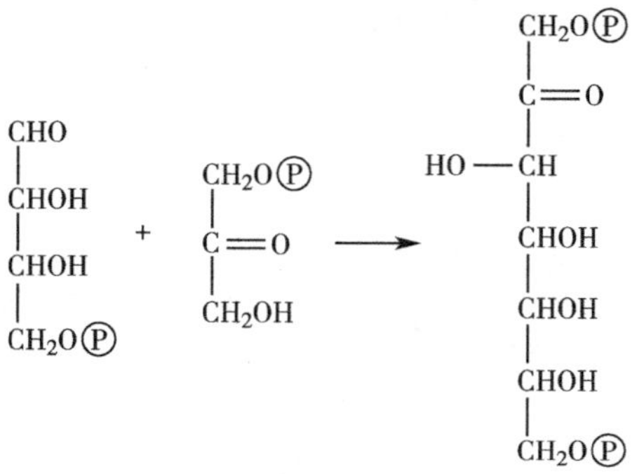

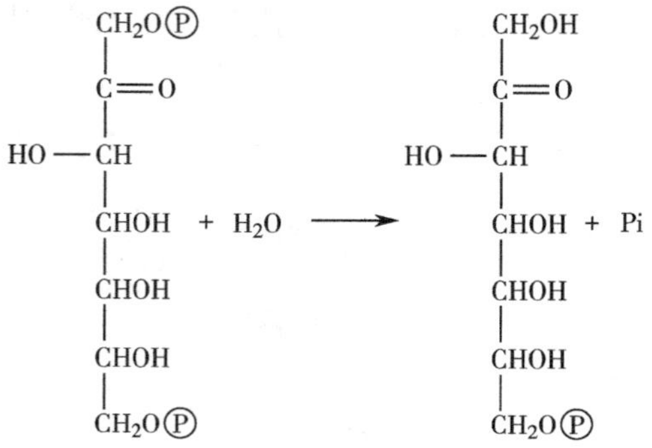

E4P　　DHAP　　SBP　　SBP　　S7P

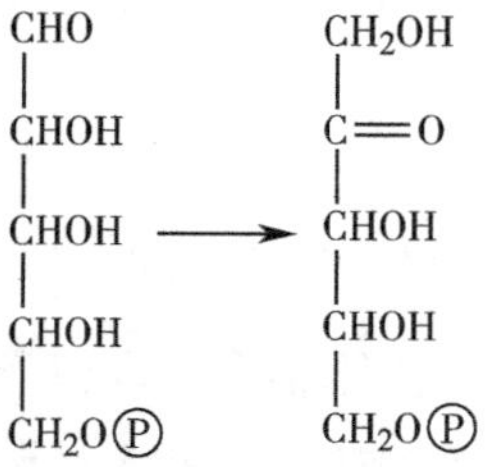

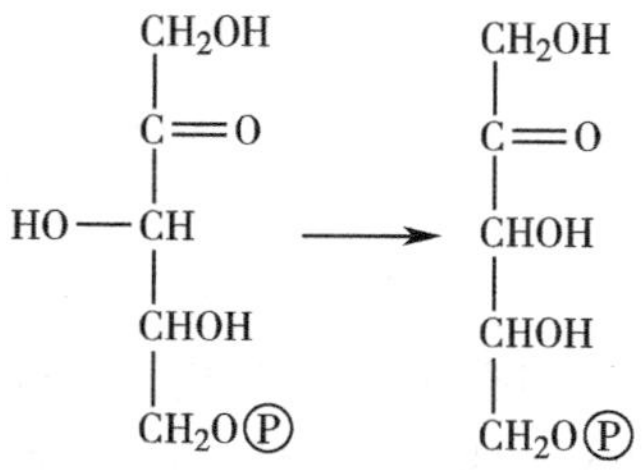

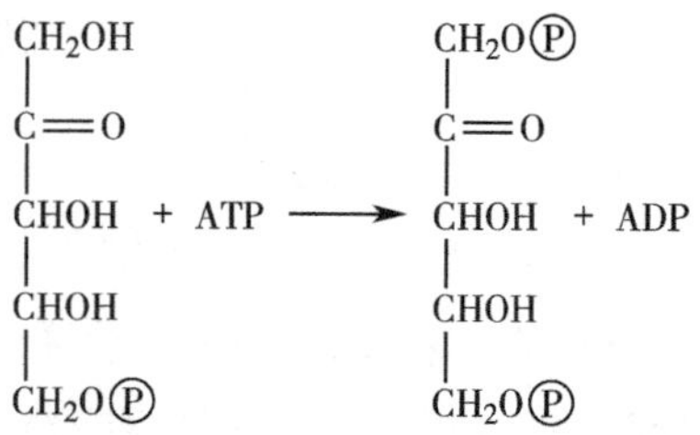

R5P　　Ru5P　　Xu5P　　Ru5P　　Ru5P　　RuBP

C_3途径的总反应式可写成:

$$3CO_2+5H_2O+9ATP+6NADPH \xrightarrow{\text{光}} GAP+9ADP+8Pi+6NADP^++3H^+$$

2. 卡尔文循环的能量转化效率　从总反应式看,每同化1个二氧化碳,要消耗3个ATP和2个NADPH。同化3个二氧化碳形成1个磷酸丙糖。1mol GAP贮藏能量1 460kJ,水解1mol ATP放能32kJ,氧化1mol NADPH放能220kJ,C_3途径的能量转换效率为91%。可见C_3途径的能量转化效率理论值是很高的。但通常情况下,实际能量转化效率在80%左右,在逆境胁迫环境下,效率可能会更低。

3. 卡尔文循环的调节

(1)光调节作用:光可通过光反应改变叶绿体的内部环境,间接地影响酶的活性。如光促进 H^+ 从叶绿体基质进入类囊体腔内,同时交换出 Mg^{2+},基质的 pH 由 7 左右升至 8,Mg^{2+} 浓度也增高,这样的酸碱度和 Mg^{2+} 浓度环境正适合 RuBP 羧化酶、果糖二磷酸酶、景天庚酮糖二磷酸酶、磷酸甘油醛脱氢酶和磷酸核酮糖激酶等活性。如果在暗中,缺乏适宜环境,这些酶的活性会下降。光也可以直接影响某些酶的活性,如磷酸丙酮酸双激酶在光下可直接被激活。

(2)质量作用调节:代谢物浓度影响反应的方向和速率。PGA 还原为 GAP 反应就受质量作用调节,这个反应分两步进行。

$$\text{PGA+ATP} \longrightarrow \text{DPGA+ADP}$$

$$\text{DPGA+NADPH+H}^+ \longrightarrow \text{GAP+NADP}^+\text{+Pi}$$

这两步反应是可逆的。光反应增加 ATP 的生成可推动反应朝向 GAP 方向进行。

(3)转运调节:光合作用最初产物磷酸丙糖从叶绿体转运到细胞质的数量,受细胞质的 Pi 数量所控制。当磷酸丙糖合成为蔗糖时,释放出 Pi,细胞质中的 Pi 浓度增加,有利于 Pi 重新进入叶绿体,也有利于磷酸丙糖从叶绿体运出,光合速率加快;当蔗糖合成减慢后,Pi 释放也随之缓慢,低 Pi 含量将磷酸丙糖外运而有利于贮藏,光合速率就减慢。

七、影响光合作用的因素

光合作用受到外界环境因素和内部因素的影响会发生变化。光合作用的指标包括光合速率和光合生产率。

1. 外界条件对光合速率的影响　光合速率大小可用单位时间单位叶面积所吸收的二氧化碳或释放的氧气表示。一般常用 $mg(CO_2)/(dm^2 \cdot h)$ 表示,即每小时每平方分米叶面积吸收的二氧化碳毫克数。通常测定光合速率时,没有把叶片的呼吸作用考虑在内,也就是说测定的光合作用速率是光合作用与呼吸作用的差数,称为表观光合速率或净光合速率。

在药材生产中,衡量药用植物一定时间内光合作用产物的净积累量,通常用光合生产率或净同化率表示,即在较长时间内单位叶面积生产的干物质量,常用 $g/(m^2 \cdot d)$ 表示。一般测得的光合生产率低于短期测得的光合速率,由于时间长,存在夜间呼吸作用和光合作用产物从叶片向外运输以及其他代谢过程的消耗。

(1)光照:光照是光合作用的能量来源,也是必要条件。因此光是影响光合作用的重要因素,光照强度与光质对光合速率具有关键作用。

1)光照强度:在一定范围内光合速率与光照强度成正相关。在黑暗条件下,光合作用停止,而呼吸作用不断消耗有机物,释放二氧化碳,呼吸速率大于光合速率,这时二氧化碳同化为负,随着光照强度增强,光合速率逐渐增强,接近呼吸速率,最后达到动态平衡。

同一叶片在同一时间内,光合作用吸收的二氧化碳和呼吸作用放出的二氧化碳等量时的光照强度,就是光补偿点(light compensation point)。绿色药用植物在光补偿点有机物形成与消耗速率相等,不能积累干物质,但夜晚还要消耗有机物,因此从全天来看,植物所需的最低光照强度必须高于光补偿点，才能使药用植物正常生长。

当光照强度在光补偿点以上继续增加时，光合速率就成比例增加，在这个范围内，光越强，光合速率越快。但当光照强度超过一定范围后，光合速率增加速率变慢，当光强继续增加到一定值，光合速率不再增加的现象，称为光饱和(light saturation)，刚出现光饱和现象时的光照强度称为光饱和点。通常认为此时光合速率被二氧化碳浓度限制。药用植物的光饱和点与生长环境、品种、叶片厚薄、单位叶面积叶绿素含量等有关。一般而言，阳生药用植物(如草麻黄、地黄、蒙古黄芪、红花、芍药等)叶片光饱和点为 360~450μmol/(m^2·s)，阴生药用植物(如人参、西洋参、三七、短葶黄连、细辛、半夏、天南星等)叶片光饱和点为 90~180μmol/(m^2·s)，光饱和点介于两者之间为耐阴药用植物(如天冬、桔梗等)。

当光照强度超过光合系统所能利用的数值时，光合功能下降的现象称为光抑制(light photoinhibition)。光抑制主要发生在 PS Ⅱ。在自然条件下，晴天中午药用植物上层叶片常发生光抑制，当强光和其他环境胁迫(如高温、干旱)同时存在时，光抑制加剧。当然，药用植物本身也有一定程度的保护性反应。在药用植物种植生产中，需要尽可能提供其生长发育所需的条件，以最大限度地减轻光抑制。

2)光质：药用植物的生长与组织分化受到光质控制。研究发现红光促进茎的伸长，蓝紫光能使茎增粗，紫外光抑制药用植物生长。但药用植物种类、生长发育的环境及时期不同，光合作用色素的种类、含量和比例也不同，光质差异也会影响药用植物的光合速率。如菜豆在橙光、红光下光合速率最高，蓝、紫光次之，绿光最低等。

光质不同对药用植物干物质积累与产量也有一定影响。人参用浅绿色薄膜覆盖，根干重比无色薄膜增产约 30%；西洋参用黄色薄膜覆盖比深红色薄膜覆盖人参皂苷含量增加约 70%。

(2)二氧化碳：二氧化碳是光合作用的原料，对光合速率影响很大，常起限制因素作用。陆生植物光合作用所需的碳源，主要源于空气。空气中的二氧化碳通过叶片的气孔进入叶肉细胞的细胞间隙，以气体状态扩散，速度很快。如果二氧化碳通过细胞壁到叶绿体时，必须溶解到水中，这样速度就慢了下来。陆生植物根部也可以吸收土壤中的二氧化碳和碳酸盐，用于光合作用。

当二氧化碳浓度为零时，只有呼吸作用释放二氧化碳。随着二氧化碳浓度的增加光合速率增加，当光合作用吸收的二氧化碳等于呼吸作用放出的二氧化碳时，即光合速率等于呼吸速率，此时外界的二氧化碳浓度称为二氧化碳补偿点(CO_2 compensation point)。而后随着二氧化碳浓度提高，光合速率直线增加，当二氧化碳浓度达某一范围时，光合速率达到最大值(P_m)，此时的二氧化碳浓度被称为二氧化碳饱和点(CO_2 saturation point)。当二氧化碳浓度达到饱和点以上，RuBP 的再生速率成为影响光合速率的限制因子。

(3)温度：温度直接影响酶的活性，作用于由一系列酶催化的光合作用过程中的暗反应。除少数例子外，一般植物可在 10~35℃下正常光合作用，以 25~30℃最适宜，高于 30℃，光合作用就开始下降，在 40~50℃条件下光合作用则完全停止。不同的药用植物在不同发育时期光合作用最低温、最适温度都不同，但最高温度相似。一般耐寒植物光合作用的最适温度低于喜温植物，如耐寒植物人参、细辛、百合、五味子、刺五加光合作用最旺盛的温度为 15~20℃，喜温植物颠茄、望江南等光合作用最适宜温度为20~30℃，罗汉果耐热药用植物在30℃左右的光合作用最高。在低温时，酶促反应下降，限制了光合作用进行。在高温时光合作用速率下降，原因在于：①高温破坏叶绿体和细胞质的结构，使光合作用相关酶钝化；②高温导致呼吸速率大于光合速率。如果光合作用很强，但因呼吸作用牵制，表观光合作用速率便降低。

(4) 其他因素：矿质元素、水分等也是影响光合作用的重要因素。如氮、镁、铁、锰是叶绿素等生物合成所必需的矿质元素；铜、铁、硫和氯等参与光合电子传递和水解。水分缺乏使叶片气孔关闭，影响二氧化碳进入叶内，使光合速率下降。

2. 植物自身因素对光合速率的影响

(1) 不同部位：植物中凡是绿色的、具有叶绿素的部位都可以进行光合作用。在一定范围内，叶绿素含量越多，光合作用越强。如抽穗后的水稻植株，一般叶片光合速率最大，叶鞘次之，节间很小，颖壳甚微。同一植株不同部位的叶片光合速率不同，如小麦和水稻等靠近穗的旗叶光合速率最高，光合作用时间最长。

(2) 不同生育期：一株作物的光合作用常在营养生长期最强，到生长末期就下降。如水稻，分蘖盛期的光合速率较快，在稻穗近成熟时下降，尤其是在抽穗期以后下降更快。

八、植物对光能的利用

1. 植物的光能利用率　太阳照射到地球表面的光波长不同(300~2 600nm)，到达地球外层的太阳辐射平均能量为1.353kJ/(m^2·s)。经过地球大气中水蒸气、灰尘和二氧化碳等的吸收，到达地面的太阳辐射能量最大(夏天中午)也不会超过1kJ/(m^2·s)。此外，对光合作用有效的只有可见光部分(400~700nm)。因此，从理论上估算，植物利用光能的最高利用率为10%。考虑到植物在自然环境条件下，Hall等(1987年)认为田间实际可得到的最高光能利用率为5%。光能利用率能更好地说明植物对照射在地面上的光能的利用情况。

光能利用率(efficiency for solar energy utilization)是指植物光合作用所积累的有机物所含的能量，占照射在单位地面上的日光能量的比率，如表2-3所示。

表2-3　叶面上的太阳光能的散失与利用大致情况

	散失方式	比例
照射在叶片的太阳光能100%	不能吸收的波长，丧失能量	60%
	反射和透光，丧失能量	8%
	散热，丧失能量	8%
	代谢用，丧失能量	19%
	转化，贮存在糖类的能量	5%

2. 提高光能利用率的途径　提高光能利用率，主要通过延长光照时间、增加光合面积和加强光合效率等途径来实现。

(1) 延长光合时间：通过最大限度地利用光辐射时间，提高光能利用率。

1）提高复种指数：复种指数指全年内植物的收获面积对耕地面积之比。通过轮作、间作和套种等农业栽培技术在一年内巧妙地搭配各种作物，从时间和空间上更好地利用光能，缩短田地空闲时间，减少漏光。

2）延长生育期：在不影响耕作制度的前提下，适度地延长植物生育期也能提高产量。如前期要早生快发，较早使光合面积达到最大值；后期要叶片不早衰。

3）补充人工光照：在小面积的栽培中，当阳光不足或日照时间过短时，还可以补充人工光照。日光灯光谱与太阳光近似，且发热弱，是较理想的人工光源。

（2）增加光合面积：即增加植物绿色面积，主要是叶面积。这是影响最大，又是最容易控制的一个因素。但叶面积过大，又会引起一系列矛盾，所以光合面积要适中。

1）合理密植：提高光能利用率的主要措施之一。种植过稀，个体发展较好，但群体光能利用率较低；种植过密，下层叶受光照少，在光补偿点以下，成为消费器官，也会减产。

2）改变株型：优良的高产新药材品种，株型有共同特征，即株高较矮、叶直而小、叶片厚、根系发达密集。增加密植程度，改善群体结构，增大光合面积，耐肥不倒伏，充分利用光能，达到提高光能利用率的目的。

（3）提高净光合效率

1）增加二氧化碳浓度：大气中的二氧化碳含量一般为 0.033% 左右，即 330μl/L，此浓度与多数植物生长的最适二氧化碳浓度（1 000~1 500μl/L）相差太远。如果密植栽培，空气中的二氧化碳量远不能满足植物需求。

增加种植地中二氧化碳浓度的方法有：①控制栽培规模和肥水，选好行向，使后期通风良好；②增施有机肥，使土壤微生物数量增加，活动增强，分解有机物，放出二氧化碳；③深施碳酸氢铵肥料，它含有约 50% 的二氧化碳可以利用。

2）降低光呼吸：C_3 植物的光呼吸很显著，消耗光合作用新合成的有机物量的 20%~27%；而 C_4 植物的光呼吸很少，只有 2%~5%，甚至更小。

因此，可以通过降低 C_3 植物的光呼吸来提高净光和效率：①利用光呼吸抑制剂，α- 羟基磺酸类化合物；②改变环境成分，增加二氧化碳浓度等。

第四节　植物的物质运输

矿质元素是植物生长发育所必需的，氮、磷、钾等元素可以无机离子形式被植物从土壤中获取。矿质元素被根吸收后，被运输到植物各部位为植物所利用。氮元素对促进植物体内生物碱的形成与积累具有重要作用，磷与钾有利于糖类的合成，硼与钼可以使生物碱含量提高。

一、矿质元素运输

（一）植物必需的矿质元素

确定植物体内矿质元素是否为必需，只根据灰分元素分析或土培法是不准确的。确定某种矿质元素是否必需，该元素要具备以下 3 个基本条件：①缺乏该元素，植物生长发育发生障碍，不能完成生命过程；②去除该元素，则植物表现出专一缺乏症，而且可以预防并在补加后得到恢复；③该元素具有植物生理上应表现的直接效果。

借助溶液培养法或砂基培养法，已证明钾、钙、镁、硫、磷、氮、硅、氯、铁、锰、硼、锌、铜、钼、镍、钠及二氧化碳和水中的碳、氢、氧共 19 种元素为大多数高等植物所必需的，其中碳、氧、氢、氮、钾、钙、镁、磷、硫、硅这 10 种元素植物需要量相对较大，称为大量元素（macroelement），其含量通常占植物体干重的 0.1% 以上；氯、铁、硼、锰、钠、锌、铜、镍和钼这 9 种元素植物需要量极微，稍多即发生毒害，为微量元素（microelement），其含量通常为植物体干重 0.01% 以下，如表 2-4 所示。

表 2-4　植物必需元素的适宜组织浓度

元素	化学符号	干物质中的浓度 /% 或 ppm[a]
从水或二氧化碳中获得		
氢	H	6
碳	C	45
氧	O	45
从土壤中获得的大量元素		
氮	N	1.5
钾	K	1.0
钙	Ca	0.5
镁	Mg	0.2
磷	P	0.2
硫	S	0.1
硅	Si	0.1
微量元素		
氯	Cl	100
铁	Fe	100
硼	B	20
锰	Mn	50
钠	Na	10
锌	Zn	20
铜	Cu	6
镍	Ni	0.1
钼	Mo	0.1

注：[a] 非矿物质元素（H、C 和 O）和大量元素的数值为百分率；微量元素为百万分浓度。

（二）植物对矿质元素的吸收

矿质元素主要存在于土壤中，药用植物对矿质元素的吸收主要通过根系吸收进入体内，运输到需要的部位，同化后满足生长发育的需要。植物也可通过叶片吸收少部分矿质元素。

1. 根系对矿质元素的吸收　整个植物体对矿质元素的吸收主要是通过根系进行的。根系对矿质元素的吸收水平影响着整个植物的生长发育。

（1）根系吸收矿质元素的特点：植物根系对矿质元素的吸收既与水分吸收有关，又有其独立性，同时对不同离子的吸收过程还有选择性。

1）对盐分和水分吸收的相对性：植物根系吸收盐分和水分的主要部位在根毛区，两者是相对的，既相互联系，又各自独立。根系对盐分和水分吸收相互联系，是因为两者是互利的，盐分一定要溶解于水中才能被根部吸收，而且植物吸水越强，吸收的盐分越多，但不一定成正比例变化；进入根部以后，盐分以集流方式进入根部自由空间，而根系对盐分的吸收又可降低根部的水势，有利于水分进入根部。各自独立，是因为两者的吸收机制不同。根部吸收以蒸腾作用引起的被动吸水为主导过程，吸收盐分则是以消耗代谢能量的主动吸收为主，有选择性和饱和效应，需要载体运输，也有通道运输和离子泵运输，运输速度就不可能与吸水完全一致。

2）对离子的选择性吸收：指植物根系吸收离子数量与溶液中的数量不成比例。以细胞对离子的选择性吸收为基础，具体表现在以下两个方面：①对同一溶液中的不同离子吸收不同。如水稻可吸收较多的硅，但以较低的速度吸收钙和镁。番茄可以较高的速度吸收钙和镁，而几乎不吸收硅。②对同一盐分的正、负离子吸收不同。如供给 $(NH_4)_2SO_4$ 时，根系对 NH_4^+ 的吸收远快于对 SO_4^{2-} 的吸收，这导致土壤溶液变酸，这类盐被称为生理酸性盐。绝大多数铵盐属于此类。当供给 $NaNO_3$ 时，根系选择吸收 NO_3^-，使得土壤变碱，这类盐为生理碱性盐。如供给 NH_4NO_3，则根系对 NH_4^+ 的吸收与对 NO_3^- 的吸收速率基本相同，土壤溶液酸碱性不变，这类盐称为生理中性盐。

3）单盐毒害和离子对抗：植物培养在只含有一种盐分的溶液中，不久就会呈现病态直至死亡的现象称为单盐毒害。阳离子毒害作用明显，阴离子毒害作用不明显。当在发生单盐毒害的溶液中加入少量的其他金属离子的盐类，即能减弱或消除这种单盐毒害，离子间的这种作用称为离子对抗或离子拮抗。离子间的对抗不是随意的，一般在元素周期表中不同族的金属元素离子间才会有拮抗作用。如在 KCl 溶液中加入少量的 Ca^{2+}，就不会对植株产生毒害。

（2）根系对矿质元素的吸收过程：土壤溶液中的矿质元素首先吸附于根细胞表面，然后进入根系内部，最后进入导管。

1）离子吸附在根部细胞表面：植物根部细胞吸收离子的过程中，同时进行离子的吸附与解吸附。总有一部分离子被其他离子所置换。由于细胞吸附离子具有交换性质，故称为交换吸附（exchange adsorption）。因为在根部细胞的质膜表层具有离子，主要是 H^+ 和 HCO_3^-，这些离子是呼吸作用放出的二氧化碳溶解于水所解离出来的。H^+ 和 HCO_3^- 分别迅速地与周围溶液的阴、阳离子进行交换吸附而到达根细胞表面。交换吸附方式有两种，第一种是间接交换，通过土壤溶液，土粒表面吸附的阳离子 K^+ 与土壤溶液中的 H^+ 进行离子交换，K^+ 进入土壤溶液，并接近根表面时，再与根表面的 H^+ 进行交换吸附，K^+ 即被根细胞吸附。在此过程中，土壤溶液起到类似“媒介”作用。第二种就是直接交换。

2）离子进入根的内部：植物根表面被吸附的离子进入根内部，即可以通过质外体途径也可以通过共质体途径。质外体途径是指离子通过质外体扩散，到达内皮层时，根内皮层上的凯氏带阻挡离子而不能通过。这时离子必须最终通过共质体途径才能继续向内运送至导管。但是在幼嫩根中内皮层尚未形成凯氏带，离子可以经过质外体到达导管。或者内皮层中壁不增厚通道细胞，作为离子扩散的通道。凯氏带存在时，离子进出共质体要有载体参与，使根可选择性地吸收离子，保证了正常的生理状态。共质体途径是指离子由质膜上的载体或离子通道进入细胞质，由胞间连丝进入相邻细胞。共质体途径也可将离子运入液泡暂贮存起来。共质体途径以主动运输为主，也可扩散性运输，但速度较慢。

2. 环境因子对根系吸收矿质元素的影响

（1）温度：根对盐分吸收主要通过膜转运蛋白进行，因此土壤温度过高或过低，都会导致根吸收盐分速率下降。温度过低，代谢弱，主动吸收慢；细胞质黏性增大，离子进入困难。在一定温度范围内，根部吸收矿质元素的速率随着土壤温度的增高而加快。当温度过高时（超过 40℃），酶钝化，细胞透性增大，矿物质外流，导致根部吸收矿物质速率下降，影响根部代谢。

（2）通气状况：根部吸收矿物质与呼吸作用密切相关。当土壤通气状况良好时，可加速气体交换，氧气供应好，减少二氧化碳，增强呼吸作用和 ATP 供应，根吸收矿质元素就多。

（3）溶液浓度：在一定范围内，土壤溶液浓度增高，根部吸收离子数量也增多，两者成正比。当浓度高出此范围时，根吸收速率就与溶液浓度无关，通常认为这是细胞膜上的离子载体和通道数量有限所导致。如果浓度过大，土壤水势过低，可能造成根吸水困难，也是农业上施用化肥过多导致“烧苗”的原因。

（4）酸碱度：土壤 pH 影响根的生长。多数植物根适宜在微酸环境中生长，有些植物（如甘蔗、甜菜）的根在微碱环境中生长良好。土壤 pH 的改变会引起土壤溶液中矿物质溶解性的改变。pH 较低时，利于岩石风化和钾、镁、钙、锰等离子的释放，也利于碳酸盐、磷酸盐、硫酸盐等的溶解，从而有利于根对矿质元素的吸收。但对于酸性土壤而言，其中的钾、钙、镁在 pH 较低时容易被雨水淋溶而损失。酸度较高导致铝、镁、锰等溶解度增大，根过度吸收造成植物毒害。pH 增高还会导致铁、磷、钙、镁、铜、锌等逐渐形成不溶物，能利用的量就减少。此外，土壤溶液的 pH 影响土壤微生物活动而影响根对矿质元素的吸收。

3. 叶片对矿质元素的吸收　植物除根外，地上部分也可以吸收矿质元素，此过程称为根外营养。主要部位是叶片，所以也称为叶片营养。叶片要吸收矿质元素，先要保证溶液能很好地吸附在叶面上。但有些植物的叶面很难附着溶液，或虽附着却不均匀。解决这个难题，可以在溶液中加入表面活性剂或黏湿剂，如吐温或较稀的洗涤剂，但是加入量以及合适的使用时间需要通过实验来验证。

叶片营养元素是否有效主要取决于是否被吸收。叶片一般只能吸收溶解的矿质元素。那么溶液是如何进入叶片内部的呢？这个问题早已解决，研究表明溶液是从叶片表面的角质层透入的。因为角质层有裂缝，呈细微孔道，可让溶液通过。而后到达表皮细胞外侧壁，经过细胞壁中通过外连丝达质膜，再被转运到细胞内部，最后到达叶脉韧皮部。

营养元素进入叶片的量与叶片内外因素有关。嫩叶比老叶吸收营养迅速且量大，主要是两者的角质层厚度与生理活性不同导致的。叶面上溶液停留的时间越长，吸收的矿物质就越多。因此凡是影响液体蒸发的外界因素都会影响叶片对营养元素的吸收量，如温度、风速、大气湿度等。所以根外追肥的时间以傍晚或下午 4 时以后较为理想，阴天则例外。浓度适宜在 2.0% 以下，防治烧伤植物。

（三）矿质元素在植物体内的运输

1. 运输形式　大部分金属元素以离子状态运输，非金属元素以离子状态或以小分子有机物形式运输。例如根部吸收的氮元素，大部分在根内转化为有机氮化合物（包括氨基酸、酰胺），再向上运输，少数氮元素以硝酸根形式运输；磷元素主要以正磷酸盐形式运输，一些在根部转变为有机磷化合物如甘油磷酰胆碱、己糖磷酸酯等形式向上运输；硫元素主要以硫酸根离子运输，少数以蛋氨酸或谷胱甘肽等形式运输，也就是说不同矿质元素在植物体内运输形式是不同的。

2. 运输途径与速度　矿质元素以不同形式通过质外体或共质体途径进入导管后，即可随蒸腾流一起上升，也可扩散，也可以从木质部横向运输到韧皮部，有些可以通过筛管再向下运输到根部，又通过根部导管向上运输，这样就在植物体内形成矿质离子循环。叶片吸收的矿物质可上下运输，在运输部位上，根吸收的矿质元素在基部向上运输以木质部为主，而叶片吸收的矿质元素在基部运输以韧皮部为主。

矿质元素在植物体内的运输速度与植物种类、植物发育阶段以及环境条件有关，一般约为 30~100cm/h。

二、有机物运输

叶片是光合作用合成有机物的主要场所，植物其他器官与组织需要的有机物主要源于叶片的光合作用。有机物从生产到消耗或贮藏场所之间就是一个运输过程。

（一）运输途径、速度和种类

有机物运输的主要部位在植物的韧皮部，主要运输组织是韧皮部内的筛管和韧皮薄壁细胞。进入韧皮部后，可向上运输到正在生长的茎枝顶端、嫩叶或成熟的果实，也同样可以沿着茎向下运输到根部或地下贮藏器官。当然也可以同时双向运输，也有横向运输，但量甚微，只有纵向运输受阻时，横向运输才加强。

植物体内有机物运输速度比扩散速度快，平均约 100cm/h。不同的植物运输速度不同，范围在 30~150cm/h。即使是同一植物，生育期不同，有机物运输速度也不同，例如南瓜幼龄时期较快（72cm/h），而到了老龄则渐慢（30~50cm/h）。

在植物韧皮部里运输的主要物质是水及其溶解的碳水化合物。蔗糖在韧皮部汁液中占干物质的 90%，是糖类运输的主要形式。某些植物的筛管汁液中还有少量的棉籽糖、水苏糖等。韧皮部汁液中还含有氨基酸、酰胺，磷酸核苷酸、蛋白质，乙烯以及其他类植物激素。此外，还有甘露醇、山梨醇等，以及钾、磷、氯等无机离子。

（二）影响因素

有机物在植物体内运输不仅取决于本身，还受到环境条件的影响。即影响输导组织两端有机物浓度和代谢强度的因子，都会影响物质的运输速度。

1. 温度　温度过低，呼吸作用减弱，导致运输变慢；20~30℃是有机物运输的最适宜温度。温度超过了此范围，呼吸增强，也消耗有机物，同时酶也可能钝化或被破坏，导致运输速度降低。

2. 矿质元素　主要是硼、磷、钾等元素。硼元素促进植物体内碳水化合物的运输。因为它与糖结合成复合物，有利于通过质膜，促进糖的运输。例如棉花开花结铃期间喷施硼酸溶液，能使有机物大量流入幼铃，减少脱落。钾元素能促进糖类转变形成淀粉，维持维管束两端的压力差，有利于叶片有机物源源不断地运输。

3. 植物激素　植物激素影响主动运输器，如液泡运输器等，影响有机物的运输速度。

第五节　植物激素

植物激素（plant hormone 或 phytohormone）是一些在植物体特定部位（如根尖、茎尖等）内合成产生，能运输到各器官，对植物生长发育产生明显作用的微量（1μmol/L 以下）物质，而不是营养物质。植物激素可调控植物生长发育，提高某些药材产量与品质；增强植物抗逆性；提高植物的抗病性与免疫力等。如果缺乏植物激素，植物则无法正常生长发育，甚至死亡。目前，根据来源，将植物激素分为天然激素类与人工合成激素类。根据化学结构差异，植物激素分为生长素类、赤霉素类、细胞分裂素类、乙烯、脱落酸和油菜素内酯这六类。其中乙烯主要是促器官成熟，脱落酸抑制生长发育；而生长素类、赤霉素类和细胞分类素类则能促进生长发育，本节主要介绍这三类。

一、生长素类

（一）生长素的发现

生长素（auxin）为最先被发现的植物激素。英国著名科学家 Charles Darwin（1880 年）从禾本科植物 *Phalaris canariensis* 胚芽鞘向光实验中发现了生长素的存在。荷兰的 F.W.Went（1928 年）第一次从燕麦胚芽鞘中分离出生长素，并创立了其生物检定法——燕麦试法（Avena test），定量测定生长素含量，推动了植物激素的研究。荷兰的 F.Kogl 等（1934 年）鉴定了生长素为吲哚 -3- 乙酸（indole-3-acetic acid，IAA），分子式为 $C_{10}H_9O_2N$，相对分子量为 175.19。如图 2-15。

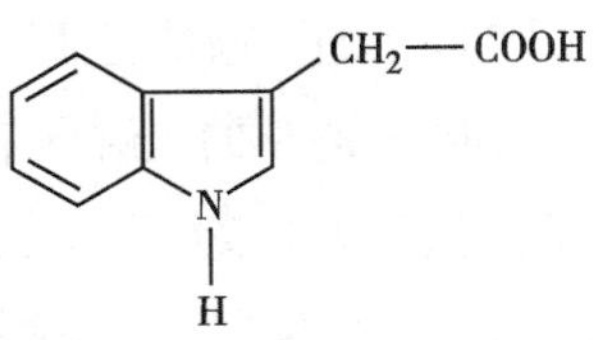

● 图 2-15　吲哚 -3- 乙酸结构式

（二）生长素的种类

生长素普遍存在于菌类、藻类、蕨类和种子植物中。在植物体内还发现与生长素类似生理效应的其他物质。如在豌豆、山黧豆等未成熟种子中发现存在 4- 氯吲哚乙酸(4-chlorlindole acetic acid,4-Cl-IAA);在番茄、烟草等作物中发现苯乙酸(phenylacetic acid,PAA),但活性比 IAA 低很多。

利用燕麦试法在人工合成的有机物中筛选出类似生理活性的生长素类物质,甚至有的活性比 IAA 高上百倍。吲哚丙酸(indolepropionic acid,IPA)和吲哚丁酸是最早被发现的,后来又发现了如 α- 萘乙酸(α-naphthalene acitic acid,NAA,见图 2-16)、2,4- 二氯苯氧乙酸(2,4-dichloroxyacetic acid,2,4-D,见图 2-17)等与 IAA 有类似的生理效应。合成这些生长素类化合物的原料来源丰富,生产过程简单,可大量生产,目前被广泛应用于农林业种苗培育中。

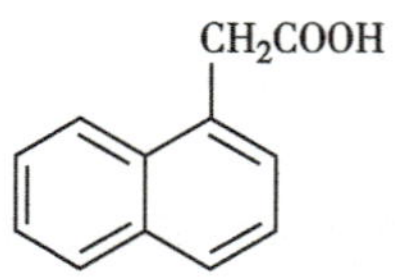

● 图 2-16 α- 萘乙酸结构式

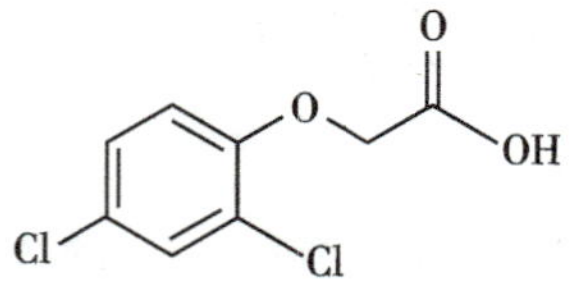

● 图 2-17 2,4- 二氯苯氧乙酸结构式

（三）生长素的分布

生长素广泛存在于植物的各个器官中,多集中在生长旺盛部位,在趋向衰老的组织和器官中含量很少。其含量一般为鲜重植物材料的 10~100ng/g,与植物种类、器官和生长阶段有关。如大豆种子中 IAA 含量为 4μg/kg,水稻种子中是 1 700μg/kg,玉米种子中 1 000μg/kg,但营养器官内只有 24μg/kg。通常,种子中生长素含量很高,但随着器官成熟会逐步降低。

（四）生长素的存在状态

生长素在植物体内存在两种状态,即游离态和结合态。结合态是指生长素可以与小分子如天冬氨酸、肌醇、葡萄糖等共价结合,也可以与大分子如糖蛋白共价结合。结合态生长素没有生理活性,但可以通过酶解、水解或自溶作用释放游离态的生长素,因此游离态生长素和结合态生长素可以相互转化。根据植物的器官、生长发育等情况,结合态生长素可通过与结合物的分离和结合,调节游离态生长素的含量,以满足植物体生存与生长发育的需要。

（五）生长素的运输

研究表明,高等植物中至少存在两种以上的运输系统,即单向极性运输和非极性运输。

1. 单向极性运输　生长素只是由植物形态学的上端向下端运输,这是生长素所特有的从细胞到细胞的主动运输。其特点是运输距离短,速率仅约为 5~20mm/h。

2. 非极性运输　运输距离长,运输速度高,常为 1~2.4cm/h,运输方向取决于输导系统浓度差等因素。

(六) 生长素的生理功能

在植物生长发育的不同阶段、不同的器官和组织中，生长素对植物的生长和形态建成有着广泛的影响。

1. 向光性　向光性是指植物与光有关的生长，保证叶片可以吸收适量的光进行光合作用。生长素的侧向分布可介导植物的向光性。生长素背光侧运输，背光侧加速生长，向光侧慢速生长，导致植物向光弯曲。

2. 促进细胞伸长生长　一般生长素在低浓度时可促进植物生长，浓度较高时会抑制生长，浓度更高时会使植物受伤死亡。但不同器官对生长素反应敏感度不同，最敏感的是根，最适浓度约为 10~100mol/L；茎最不敏感，最适浓度约为 10~50mol/L，幼嫩细胞比老细胞更加敏感。

3. 影响根的形成　生长素调控植物侧根的形成，还能促进茎、叶等不定根的形成，以及不易生根的插枝顺利生根。吲哚乙酸、萘乙酸可提高金樱子扦插繁殖时的生根率、存活率。

二、赤霉素类

(一) 赤霉素的发现

赤霉素(gibberellin，GA)是日本学者在 19 世纪末 20 世纪初研究水稻恶苗病的过程中发现的。Yabuta T 等于 1938 年从低等植物赤霉菌中分离并结晶得到，定名为赤霉素。日本研究者在 1955 年研究早期产品中提取到了 3 种赤霉素，即 GA_1、GA_2、GA_3。此后在其他高等植物中陆续发现多种赤霉素，证实了在植物界普遍存在这一类激素。目前发现的不同结构种类赤霉素中，大多数存在于高等植物，另外一些存在于真菌中。按其发现顺序，分别简写为 GA_1、GA_2、GA_3……GA_{127}。GA_1 和 GA_3 结构式如图 2-18。

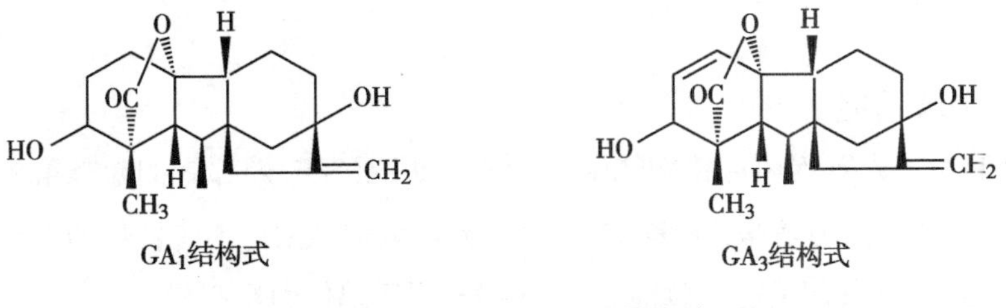

图 2-18　GA_1、GA_3 结构式

(二) 赤霉素的种类

赤霉素分类是根据其化学结构而来的，基本结构是赤霉素烷，如图 2-19。根据赤霉素分子中碳原子的数目不同，分为 C_{19} 和 C_{20} 两类赤霉素。C_{19} 赤霉素由 C_{20} 类转变而来，且种类较多，生理活性也较高，如 GA_1、GA_2、GA_3 就属于前者。赤霉素类均有羧基，因此呈酸性。

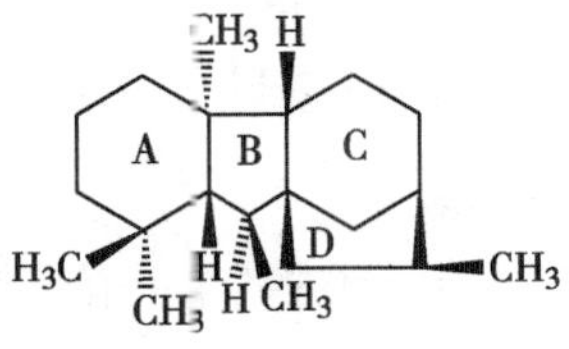

图 2-19　赤霉素烷结构式

大多数赤霉素没有生物活性或活性很低。具有高活性的赤霉素，分子结构的第 7 位碳原子上都有羧基，也是活性部位所必需的。最具有代表性的是赤霉酸（GA_3），分子式为 $C_{19}H_{22}O_6$。可以从赤霉素发酵液中大量产生，是目前主要的商品和农用形式。

（三）赤霉素的分布

赤霉素广泛分布于被子植物、裸子植物、蕨类植物、褐藻、绿藻、真菌和细菌中，多存在于高等植物的生长旺盛部位，如根尖、茎尖。在高等植物中赤霉素含量一般为 1~1 000ng/g（按鲜重计算）。不同的器官含量不同，如在根、茎等营养器官中赤霉素含量为 1~10ng/g（按鲜重计算），而繁殖器官中如果实、种子尤其是未成熟的种子，赤霉素含量高达 3 000~4 000ng/g（按鲜重计算）。同一植物中常含有多种赤霉素，甚至每个器官或组织都含有 2 种以上，如南瓜籽中至少含有 20 种赤霉素。当然，赤霉素的种类、数量和存在状态因植物不同发育时期而不同。

（四）赤霉素的存在状态

赤霉素在植物中存在状态有游离态与结合态之分。结合态赤霉素是赤霉素与其他物质结合形成酯或苷，无生理活性，是一种赤霉素贮藏和运输形式。在植物的不同发育时期，结合态与游离态赤霉素可以相互转化。如种子成熟时，游离态赤霉素不断转化为结合态赤霉素，种子萌发时，结合态赤霉素通过水解或蛋白酶分解释放出游离态赤霉素。

（五）赤霉素的运输

赤霉素在高等植物体内运输没有极性，即双向运输。根尖合成的赤霉素沿着导管向上运输，而茎尖嫩叶产生的赤霉素沿筛管向下运输。运输速度与光合作用产物相同，为 50~100cm/h，但不同植物运输速度差异大。

（六）赤霉素的生理功能

1. 促进茎伸长　赤霉素可加快植物节间伸长。研究证实，外部施加赤霉素能使矮生植物长高。GA_1 是矮生玉米等植物茎伸长所需的，而其他赤霉素类激素可能先转化为 GA_1 后起作用。施加一定浓度的 GA_3 能显著促进益母草地上部分生长，提高单位面积产量。

2. 打破休眠　赤霉素促进营养繁殖器官（如块茎）、种子或休眠芽萌发。如赤霉素可以很快解除休眠状态的马铃薯块茎并促进发芽。GA_3 可以替代光照和低温有效打破人参、紫苏、滇重楼、三七、黄连、藿香、远志、绞股蓝等植物的种子休眠，促进种子萌发。其原理是赤霉素可诱导 α- 淀粉酶、蛋白酶等水解酶合成，催化贮藏物降解为可利用物质，供胚生长发育。

3. 促进抽薹开花和性别控制　有些两年生的植物如甘蓝、萝卜等抽薹开花要求长日照和低温，赤霉素可以替代其作用。白芷早期抽薹叶片中含有较高浓度赤霉素；且 100mg/L 和 170mg/L 的外源赤霉素均对其早期抽薹有促进作用。用 100ppm 的 GA_3 浸泡 8~12 小时休眠期的番红花，可打破休眠，使其当年产量与第二年开花球茎数量显著增加。赤霉素能促进苏铁、侧柏等植物开花。在花性别分化上，主要是促进雄花形成，如大麻。对于雌雄同株植物，如栝楼等葫芦科植物，使用赤霉素后，雄花比例增加；而雌雄异株植物的雌株（银杏试管苗等），若用赤霉素处理，则能诱导雄花，提高雄株植物比例。此外，赤霉素可以促进单性结实和坐果，这一点在葡萄和补骨脂等植物上得到了证实。

三、细胞分裂素类

（一）细胞分裂素的发现

细胞分裂素的发现与植物组织培养密切相关。1942 年，Van Overbeek 等发现椰子胚乳所含的某些物质在组织培养中能促进幼胚细胞的分裂，在 1947 年鉴定出其中的活性组分是玉米素核苷（zeatin riboside）。后来，先后发现了腺嘌呤、腺嘌呤核苷、维管束组织提取液和酵母提取物均能在生长素存在情况下刺激细胞分裂。Miller 和 Skoog 等从高压灭菌过的 DNA 降解物中分离出 6- 呋喃氨基嘌呤（6-furfuryl amino purine），并命名为激动素（kinetin，KT，如图 2-20），分子式为 $C_{10}H_9N_5O$。1963 年 Letham 首次从甜玉米未成熟种子中分离出活性远高于激动素的物质，俗称玉米素（zeati，ZT），分子式为 $C_{10}H_{13}N_5O$。此后又发现了多种类似生理活性物质。现在把具有与激动素相同生理活性的天然和人工合成的化合物统称为细胞分裂素（cytokinin）。目前在高等植物中已分离鉴定出至少 30 种细胞分裂素，如常用的 6- 苄基腺嘌呤（6-Benzylaminopurine，简写 6-BA），分子式是 $C_{12}H_{11}N_5$，如图 2-21。

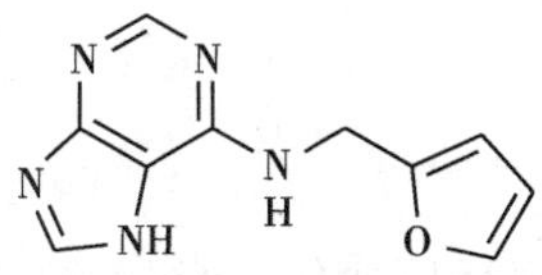
图 2-20　激动素结构式

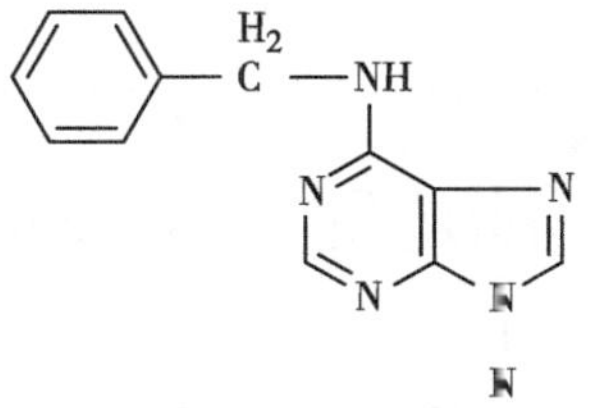
图 2-21　6- 苄基腺嘌呤结构式

（二）细胞分裂素的种类

细胞分裂素可以分为天然的和人工合成的。

1. 天然的细胞分裂素　又可分为游离的细胞分裂素和在 tRNA 中的细胞分裂素。游离的细胞分裂素存在于植物和微生物中，共 20 多种。最先提取出的是玉米素，后来又发现了玉米素核苷、二氢玉米素、异戊烯基腺苷等。而细胞分裂素本身就是 tRNA 的组成部分。

2. 人工合成的细胞分裂素　是根据激动素的结构合成的衍生物，不具有腺嘌呤的结构，却有细胞分裂素的生理功能。如激动素、6- 苄基腺嘌呤和四氢吡喃苄基腺嘌呤。

（三）细胞分裂素的分布

在细菌、真菌、藻类和高等植物中都存在细胞分裂素。高等植物中主要存在于细胞分裂部位，如茎尖、根尖、未成熟的种子、萌发的种子和生长着的果实等。通常细胞分裂素含量为 1~1 000ng/g（按干重计算），多数是玉米素或玉米素核苷。

(四) 细胞分裂素的存在状态和运输

细胞分裂素存在游离态与结合态。游离态细胞分裂素主要有玉米素、二氢玉米素和异戊烯基腺苷等,具有生理活性。结合态细胞分裂素指细胞分裂素与其他有机物结合,如玉米素与葡萄糖结合形成玉米素葡糖苷,与核糖结合形成玉米素核苷。其中细胞分裂素葡糖苷在植物中最普遍,有贮藏作用。细胞分裂素在植物体内运输主要从根部合成,运输通过木质部运到地上部,少数在叶片中合成的也可能从韧皮部运走。

(五) 细胞分裂素的生理功能

1. 促进细胞分裂与扩大　在某些植物组织培养的培养基中加入细胞分裂素后,细胞分裂,组织增大,产生愈伤组织。细胞分裂素主要是调控细胞质分裂。细胞分裂素还可以通过增加细胞壁的可塑性,细胞壁松弛,使得细胞吸水扩大,但不伸长。

2. 诱导芽的分化　在烟草组织培养中,愈伤组织产生根或芽,生长素与激动素的浓度比值起着关键性作用。当比值低时,诱导根的分化;比值高时,则诱导芽的形成;比值在中间水平则形成愈伤组织。

3. 延缓叶片衰老　延缓叶片衰老是细胞分裂素特有的功能,也是叶片衰老的天然调节剂。在农业应用上,细胞分裂素可延长蔬菜的贮藏时间,防止果实落果作用。

除了上述几类植物激素外,植物体内还有乙烯、脱落酸、油菜素内酯、多胺、茉莉酸、水杨酸等,还存在生长抑制剂以及生长延缓剂等。

第六节　胁迫对中药材品质形成的影响

植物生长在多变的生态环境下,其生活史不可避免受到不良环境变化的影响,有时甚至遭受极为严酷的环境胁迫。不良环境条件往往会对植物的生长发育造成显著的不利影响,甚至导致植物死亡。但是,在长期的进化及适应环境变化的过程中,植物自身逐步形成了抵御逆境的各种机制,获得了抵抗不良环境变化的能力,也就是常说的抗逆性。药用植物在生长发育过程中常会经历各种环境胁迫,常见的环境胁迫包括极端温度、极端光照、强紫外线、盐碱、干旱或淹水和病虫害等。大量研究表明,环境胁迫可导致药用植物次级代谢产物的积累。从中药材品质角度来看,评价环境胁迫对中药材品质的影响,主要是分析是否有利于形成和积累特定次级代谢产物及其比例。

一、胁迫

自然界中的植物并非总是生长在适宜的环境条件中,其经常会受到不良环境因素的影响,如旱、涝、冷、热、盐碱、病虫害、环境污染等,这些对植物生存或生长不利的环境因子称为环境胁迫(environmental stress)或逆境(stress)。环境胁迫分为生物胁迫和非生物胁迫两类。生物胁迫是由其他生物因素引起的胁迫,包括病害、虫害、竞争、抑制、化感作用等对植物生长所造成的压力,生物胁迫能够诱导药用植物产生生理甚至基因水平的变异，改变基因表达，从而逃避或忍受逆境。非生物胁迫是自然界常见的环境因子，是由过度或不足的物理或化学条件引发的对植物生长、发育或繁殖产生的不利影响，包括干旱、高温、低温、涝渍、辐射、高盐、重金属毒害等。非生物胁迫可导致药用植物发生形态学、生理学、生物化学和分子水平的变化，制约药用植物的正常生长发育，直接影响药用植物的产量和品质。

二、植物抗逆性与适应性

在同等程度的逆境条件下，不同种类的植物其受害程度不尽相同，即便是同一植物在不同的生长时期对逆境的敏感性也存在差异。因此，在逆境条件下，有些植物无法继续生存，而有些植物还能接近正常地生存下去。植物对环境胁迫的抵抗、忍耐或生存能力，称为抗逆性，简称抗性。抗逆性可分为避逆性、御逆性和耐逆性三类。避逆性是指植物整个发育过程不与逆境相遇，或是逆境胁迫到来之前，植物已完成生育周期，例如沙漠植物只在雨季生长，阴生植物长在树荫下。御逆性是指植物自身具有一定的防御环境胁迫的能力，且在环境胁迫下各种生理过程仍保持正常状态，例如仙人掌类植物的叶片特化成针刺状以减少蒸腾，同时通过肉质化组织的发育在体内贮藏大量水分，从而不受干旱影响。耐逆性是指植物通过自身的生理生化变化来适应环境的能力，例如有些寒温带的针叶树种能够忍受 -70~-40℃的低温。

任何植物的抗逆性都不是突然形成的，而是通过逐步适应环境和逐步进化形成的。植物自身对逆境的适应能力，称为植物适应性。植物适应性的强弱取决于外界施加的胁迫强度和植物自身对胁迫的反应强度。同等胁迫强度下植物的适应性取决于植物的遗传潜力。植物的适应性是一个复杂的生命过程，是胁迫强度、胁迫时间与植物自身的遗传潜力综合作用的结果。

三、胁迫对植物生理代谢的影响

（一）植物体内水分的变化

当植物处于干旱、低温、冰冻、盐渍、病害等逆境胁迫时，植物内部的水分变化比较明显，表现为植物的吸水能力降低、蒸腾量减少。由于蒸腾量大于吸水量，植物组织的含水量降低而发生萎蔫现象。此时植物体内的水势、渗透压、压力势、相对含水量均降低，气孔部分关闭。

（二）质膜透性的变化

逆境胁迫往往会使植物细胞受到伤害，造成细胞膜结构受损，细胞质膜透性改变。由于质膜透性对逆境反应灵敏，在干旱、低温、冰冻、盐渍、高温、空气污染和病害等环境下都能检测到质膜透性增大。逆境条件下质膜透性的变化可能与质膜 ATP 酶和有机物活力下降有关，也可能是逆境下细胞内可溶性物质随水外流的结果。

（三）光合作用的变化

任何一种逆境条件都可使植物的光合作用强度呈现下降趋势，究其原因有很多。例如，在高温胁迫下，植物光合作用的下降可能与酶的变性失活有关，也可能与脱水时气孔关闭、增加气体扩散阻力有关。

（四）呼吸作用的变化

植物在不同的发育时期、不同的环境条件下，不同器官的呼吸强度都会发生变化。虽然影响呼吸强度的因素很多，但呼吸速率还是与逆境胁迫的强度及时间的长短密切相关。逆境胁迫下植物的呼吸作用变化有呼吸强度降低、呼吸强度先升高后降低和呼吸强度明显升高3种类型。其中，高温、冰冻、盐渍和洪涝胁迫时，植物的呼吸强度均逐渐降低；低温和干旱胁迫时，植物的呼吸强度先升高后降低；病害发生时，组织的呼吸强度极显著增强，这是植物细胞原生质内有关呼吸酶类活性增强的表现。

（五）植物体内物质代谢的变化

1. 逆境蛋白和逆境基因　逆境条件下植物体内大量逆境基因被诱导表达，从而产生大量的逆境蛋白。逆境蛋白的产生是植物对多变环境的主动适应；逆境蛋白的种类繁多，但在不同胁迫环境下产生的逆境蛋白存在一定共性，这些蛋白包括保护蛋白及水解酶类等，通过它们的调节功能使植物能够产生抗性。

2. 酶活代谢　在不同逆境下植物代谢反应的总趋势是一致的，即水解作用增强，合成作用减弱，从而使植物体内淀粉、蛋白质等大分子降解为可溶性糖、肽、氨基酸等物质。植物可以通过改变代谢途径提高抗逆性。逆境胁迫能显著影响植物体内的代谢途径，使植物的 C_3 途径向 C_4 或者 CAM 转变。

3. 渗透调节　植物处于高盐、干旱、低温等逆境胁迫时，细胞失水，水势升高，渗透势降低，难以继续吸收环境中的水分，此时植物细胞会主动进行溶质积累，提高溶质浓度，升高渗透势，降低水势，继续吸收环境中的水分，维持细胞的正常代谢，这个过程称为渗透调节。逆境胁迫条件下参与渗透调节的物质有两类，一是从外界环境进入植物细胞内的无机离子，二是细胞内合成的有机物。通过这些物质的主动积累，植物细胞一方面可以维持膨压的稳定，保障正常的生理生化代谢；另一方面能够继续从环境吸收水分，维持生长。

4. 自由基　自由基(free radical)是指能独立存在的含1个或多个不配对电子的原子或原子团或特殊状态的分子。逆境胁迫会引起植物体内产生过多的活性氧自由基。活性氧(reactive oxygen species，ROS)是指化学反应性能比氧更活泼的含氧物质。植物正常生长时细胞内活性氧的产生和清除处于动态平衡，ROS的活性很低，不会对植物造成伤害。但是在植物遭受逆境胁迫时，平衡被破坏，造成ROS的积累，ROS的浓度超过正常水平。过量的ROS会启动膜脂质过氧化连锁反应并作用于膜蛋白，使膜脂质不饱和度降低、膜蛋白聚合和交联、膜流动性降低、膜透性改变、膜系统遭破坏，引起细胞内生理生化变化和代谢紊乱，对植物造成伤害。

5. 逆境信号分子　植物激素脱落酸(ABA)不仅是一种抑制物质，也是一种重要的逆境信号分子与逆境应激激素。在干旱、高温、低温、高盐等胁迫条件下，植物能够启动 ABA 合成系统，合成大量 ABA 促进水分吸收并减少水分运输的途径，增加共质体途径的水流，促进气孔关闭，抑制气孔开放。在低温条件下，植物体内累积的 ABA 能对低温调控基因及 *RAB* 基因进行调控，从而提高植物的抗寒性；在受到干旱、高温、高盐胁迫时，ABA 在遭遇水分亏缺的植物中积累，激活几种 ABA 应答基因的表达，刺激并维持根系在胁迫逆境下的发育和生长，提高根系的水导度，影响气孔的开闭，增强植物抵抗能力。因此，ABA 被认为是植物适应逆境、启动适应性生理反应的必需因子。

四、胁迫对中药材品质形成的影响

中药材的活性成分主要来自植物的次级代谢产物（secondary metabolites）。次级代谢产物是植物在次级代谢过程中所产生的小分子化合物，是植物长期进化中对环境胁迫的适应性产物。与初级代谢一样，次级代谢同样是植物体内重要的生理代谢活动，且在植物适应环境中充当重要角色。当植物遇到环境胁迫时，次级代谢产物能提高植物自身保护和生存竞争能力，具有抗病、抗虫及抗逆等生理功能。

（一）胁迫对药用植物次级代谢产物合成与积累的影响

植物的次级代谢产物通常是温度、水分、病虫害、干旱等环境胁迫的产物，其在植物体内的合成与积累明显受到环境调节的影响，植物往往依据自身所处环境的变化来决定合成次级代谢产物的种类和数量，只有在特定环境条件下才合成特定的次级代谢产物，或者显著增加特定的次级代谢产物在体内的产量，环境胁迫可能诱导某些药材中活性成分的大量形成和升高。例如，研究发现，丹参的主要水溶性活性成分丹酚酸 B 是在丹参干燥过程中大量形成的，而在新鲜药材中含量甚微，证明丹酚酸 B 实际上是一个药材采收后处理过程中受干燥胁迫诱导的产物。因此，中药材栽培生产与加工过程中，科学利用环境胁迫因子控制中药材品质具有重要意义。

自然界中任何一种环境因子都可能影响植物的次级代谢活动，只是对于不同物种，在不同的自然条件下，影响的程度不同而已。环境胁迫对植物次级代谢产物合成、积累的影响，在细胞和分子水平已得到一些证明。植物细胞内控制次级代谢产物生物合成过程中相关酶合成的基因，只有在特定的环境刺激诱导下才会表达，证明次级代谢产物的合成和积累与环境胁迫诱导密切相关。

（二）胁迫对药用植物次级代谢产物的诱导机制

1. 碳元素 / 营养平衡假说　认为植物体内以碳元素为基础的次级代谢产物（如酚类、萜烯类等）与植物体内的 C/N（碳元素 / 营养）比成正相关；而以氮元素为基础的次级代谢产物（如生物碱等含氮化合物）与植物体内的 C/N 比成负相关。该假说是建立在植物营养对植物生长的影响大于其对光合作用影响的理论基础上，主要解释植物在营养胁迫后，次级代谢产物的变化机制。

2. 生长 / 分化平衡假说　认为在水、光照等资源充足时，植物以生长为主，而在资源匮乏时，植物以分化为主，任何环境因子（如营养匮乏、二氧化碳浓度升高、低温等）若对植物生长的影响超过对植物光合作用的影响，都会导致次级代谢产物的增多。其理论基础是植物的生长发育从细胞水平上可分为两个过程，即生长和分化，前者主要是细胞的分裂和增大，后者主要是细胞的成熟和特化。次级代谢产物是细胞成熟和特化这一生理活动过程的产物，药用植物随着年龄增长或老化其药效成分含量增大。因此，有些药用植物，如人参、三七、黄连、芍药等必须栽培1年以上，其有效成分含量才能达到要求。

3. 最佳防御假说　认为植物只有在其产生的次级代谢产物所获得的防御收益大于其生长所获得的收益时，才产生次级代谢产物。其理论基础是植物次级代谢产物的产生是以减少植物生长为成本机会。植物在环境胁迫下生长缓慢，植物受损的补偿能力较差，此时产生次级代谢产物的成本较低，植物合成更多的次级代谢产物，次级代谢产物的防御收益增加。因此，植物在环境胁迫下会产生较多的次级代谢产物。

4. 资源获得假说　认为植物在恶劣自然环境条件下，具有生长缓慢且次级代谢产物含量高的特点，而在良好自然环境条件下，具有生长较快且次级代谢产物含量低的特点，这是自然选择的结果。该假说的理论依据是植物在环境胁迫条件下，其生长的潜在速度较慢，受到损害时，其损失的相对成本较高，必然会产生较多的防御性物质用于防御。

五、连作对中药材质量的影响

随着野生药用植物资源不断减少、需求量大幅度增加，药材日益供不应求。为满足日益增长的需求，引种和种植野生药用植物势在必行。药用植物种植属于中药农业生产的范畴，因此，如何根据区域自然条件进行合理的药用植物生产布局与调整至关重要，即种植制度，如复种或休闲问题，单作、间作、混作、套作或移栽等种植方式，轮作或连作问题等，这是实现药用植物栽培产业可持续发展的基本保证。目前我国成功实现家种的药用植物有1 000余种，大面积栽培生产的有250余种。约40%的药材主要依靠人工栽培，在有限的耕地面积条件下且道地中药材生产要求特殊的地理自然环境中，不可避免地需要采用连作种植制度。约占药用植物70%的根及根茎类中药材在连作过程中影响药材质量的普遍严重问题，即连作障碍。

（一）连作对药材生产的影响

连作是在同一块地上连年种植相同药用植物的种植方式。绝大多数根类药材连作使得药材品质和产量大幅度下降，即连作障碍。连作障碍成为影响药用植物和现代中药农业可持续发展的瓶颈之一。在同一土壤上连续种植同一植物，会出现植物发育不良、品质降低、产量下降、病虫害严重等现象，如人参、三七、黄连、当归、丹参等药用植物都存在不同程度的连作障碍。不同药用植物对连作的反应有差异，如忌连作的药用植物（人参、三七、地黄、太子参、丹参）、耐短期连作的药用植物（菊花、菘蓝）、耐连作的药用植物（莲、贝母、怀牛膝、大麻、平贝母）。连作人参和西洋参存苗率降至30%，约70%的连作人参须根脱落，产量极低；连作三七病害严重，云南三七生产常年因根腐病减产10%~20%，严重的损失达70%甚至绝收；连作地黄地上植株生长小，地下块根不能正常膨大，最后不能形成商品药材；连作加重附子根腐病的发生，影响附子母根正常发育，导致产量下降；随着连作年限的增加，太子参地下根长、根粗、须根数量逐步减少，地上部分矮小、叶子枯萎、虫口指数增加，产量锐减，连作2年，太子参产量比生地减产约30%，连作3年以上减产50%以上，并对其总皂苷含量影响显著。自20世纪70年代起，各地进行大面积人工栽培丹参。受丹参道地产区耕地的限制，其连作和复种连作栽培面积不断扩大，连作导致丹参生长矮小，根系生长势弱，活性成分含量降低，外观畸形，商品率低，严重影响丹参质量，这已威胁到丹参道地产区的可持续发展，给丹参道地产区经济带来巨大损失。

（二）连作障碍的机制

连作障碍的形成及加重的原因是复杂的，是多种因素相互作用的结果。作物种类和栽培条件不同，其产生连作障碍的原因也不同。目前普遍把连作障碍产生的原因归纳为以下3个因素。

1. 土壤理化性质恶化　早期国内学者偏重于将土壤营养化学元素与药用植物连作联系起来，以期通过提高土壤营养或肥力克服连作障碍的效应。检测人参连作土壤中钙、铜、铁、钾、镁、钠和锌元素含量，将含量与人参长势联系，表明铁含量较高、钙与钠含量较低的土壤类型是人参生长偏好的土壤，土壤铁含量与植物光合作用机制有关。随着实践生产和深入研究，此理论在解决连作障碍问题上收效甚微。

2. 土壤微生物结构失衡　近年来提出根际土壤微生物群落结构失衡导致作物连作障碍形成。地黄连作障碍是土壤微生物种群平衡破坏导致的，将地黄连作障碍产生的原因归结为土壤生态系统失衡，因为土壤微生态失衡导致地黄对营养物质的吸收利用降低，从而造成地黄药用品质下降。在致土传病害方面，土壤中的假单胞菌、厌氧菌、放线菌和霉菌是导致三七根腐病的病原菌，霉菌中主要菌群是毛霉、木霉、青霉、曲霉、根霉。土壤中尖孢镰刀菌数量显著增加是导致滁菊连作障碍的重要因素。尖孢镰刀菌数量增多引起太子参枯萎，是引起太子参连作障碍的主要因素。土壤微生物群落结构失衡导致丹参药材质量下降，土壤微生态环境需要一个长期恢复过程；进一步认为硅酸盐分解菌是丹参栽培的有益微生物菌群。

在应对措施上，施用生物菌肥、蚕沙发酵肥和石灰氮等措施，可增加连作白术的存苗率，增加幅度为106.98%~219.49%；也能增加白术的株高，增加幅度为33.48%~52.01%；上述措施均能增加白术药材鲜产量，增产幅度为180.70%~429.82%。生物菌肥以及含有有机氮的肥料在一定程度上提高了土壤微生物活性，改善了土壤结构和功能，实现了土壤微生物动态平衡，从而抵御病害。虽然施加微生物有益肥料以及土壤消毒等措施可从一定程度上缓解连作障碍效应，但是无法从根本上解决连作障碍。

3. 化感自毒作用　化感作用是一个活体植物（供体）以挥发、淋溶、分泌和分解等方式向环境释放一些次级代谢产物，影响周围植物（受体）的生长发育的化学生态现象，这种作用包括促进和抑制。供体与受体为同种植物时产生的抑制作用现象，为植物化感自毒作用；植物自身分泌物、茎叶淋溶物、残体分解产物所产生的有毒物质积累较多，抑制根系生长，降低根系活性，改变土壤微生物种群结构，导致病原菌繁殖，使作物生长发育不良、发病、死亡。

不可否认化感自毒作用是连作障碍产生的机制之一。药用植物的药用活性成分与化感自毒物质的同源性已成为解释连作障碍与化感自毒作用重要的原因之一。广藿香根系分泌物对广藿香生长不利，并随浓度增加而增大，认为根系分泌物是导致广藿香连作障碍的主要原因之一。太子参茎叶和连作土壤水浸液会影响其种子萌发和幼苗生长，化感作用是导致太子参连作障碍的重要原因。木麻黄水培苗对槲皮黄素-3-α-阿拉伯糖苷和槲皮黄素-3-β-葡糖苷2种化感物质有响应，当化感自毒物质达到一定浓度时，会对木麻黄的各生理指标产生负作用。采用GC-MS分析丹参根际土壤浸提物组分，主要为烃类、醇类、醛类、酯类和酸类有机物质，这些根系分泌物中存在化感自毒物质，对丹参生长和根际微生物微环境产生影响。丹参连作土壤提取液对幼苗生长和生理指标有不同程度的抑制效应。以上研究均认为根系分泌物中存在化感自毒物质对植物产生作用，是导致连作障碍的一个主要因素。

（三）应对措施

1. 土壤改良与消毒

（1）增施有机肥：依据作物需肥规律、土壤养分状况、肥料特性制订合理施肥方案，多用有机肥，少施化肥，改善连作土壤的结构与性质。在有机肥不足时应考虑采用秸秆还田措施，不仅供给植物养分，而且改良土壤理化性状，调节土壤微生态环境，缓解连作危害。连作葡萄施入秸秆后连作障碍得到缓解，土壤肥力、微生物活性均有所改善。

（2）施用土壤改良剂：利用一些有益微生物，对土壤中特定病原菌的寄主产生有害物质，通过竞争营养和空间等途径减少病原菌的数量，从而减少病害发生。一方面可通过大量使用有机肥增加土壤微生物总数，抑制病原菌的繁殖；另一方面可利用对特定病原菌具有拮抗作用的特定微生物来减少病害发生。

（3）对土壤消毒：灭菌连作土壤提高了地上部分和根的健壮程度，降低抗氧化酶（超氧化物歧化酶和过氧化物酶）的活性。

（4）接种有益微生物：丛枝菌根真菌AM在一定程度上能克服连作障碍。这可能与减少有害生物数量，改变土壤微生物区系、改善土壤理化形状、提高植物防御性酶活性、改变根系分泌物种类和数量有关。

2. 优化种植方式　合理的种植手段、种植配置方式可缓解连作障碍的发生。首先可采用无土栽培手段，从土壤环境角度缓解根际微生态环境引起的连作障碍，使植物根系处于养分充足、无害的营养液环境中。其次是在不改变植物根系土壤环境条件下，通过研究基因、根系分泌物、根际微生物等方面的抗连作障碍原理，从中分离出有抗连作性能的分泌物化学成分、根际微生物，应用到抗连作障碍较弱的植物中，以缓解或克服连作危害。一方面，可将抗连作障碍弱的植物嫁接到抗性强的植物上。另一方面，利用不同植物间根系分泌物成分、根际微生物结构等差异，合理搭配组合，实行合理轮作，使植物发生相互作用，达到减弱连作障碍的效果。

3. 间作　间作在缓解连作障碍上起着重要作用。研究发现间作可以改善连作作物根际微生态环境，优化微生物的种类及数量，减轻连作危害，促进植物长势。如连作当归间作大蒜后，当归麻口病发病率降低25.24%，地上干物质重较单作提高31.51%。间作是缓解连作障碍的有效模式之一，已成为国内外学者研究缓解连作障碍措施的热点之一。间作利用作物的根系分泌物来调整连作植物根际微生态环境，对土壤中有益、有害微生物产生促进、抑制作用，改善土壤环境多样性，以缓解连作障碍。

思考题

1. 浅谈植物生理学与中药材生产的关系。
2. 植物细胞与动物细胞的典型差异是什么？这些差异对植物细胞的生理活动有何影响？
3. 生物膜有哪些主要的生理功能？
4. 试论述影响光对光合作用的因素。
5. 何谓光能利用率？有哪些措施可以提高光能利用率？
6. 试述根系对矿质元素的吸收过程。
7. 温度对植物体内有机物的运输有何影响？
8. 阿司匹林能助花卉植物抗旱、减少落花落果，它是植物激素吗？为什么？
9. 细胞分裂素为什么能延缓叶片衰老？
10. 试述赤霉素的生理功能。
11. 植物的抗逆性有哪几种？
12. 逆境胁迫条件下参与渗透调节的主要物质有哪两类？提高植物抗逆性的机制是什么？
13. 试述连作障碍的机制；根据理解查阅资料写出缓解某一作物连作障碍的措施。

（刘 勇　林贵兵）

ER-02章　同步练习

第三章　分子生物学基础

ER-03 章　课件

学习要求

掌握:核酸的化学组成、核酸的结构、基因的种类和结构。

熟悉:基因表达及遗传信息的传递。

了解:常用分子生物学技术原理及应用。

第一节　概述

1953 年,Watson 和 Crick 提出了 DNA 的双螺旋结构模型,标志着生物技术进入分子生物学时代。以 DNA 为基础建立起来的分子生物学理论和技术飞速发展,新技术和新方法层出不穷,基于聚合酶链式反应、分子杂交技术、第二代测序技术、第三代测序技术、CRISPR/Cas9 基因编辑技术等分子生物学技术在生命科学及相关学科领域发挥着重要的作用。20 世纪 80 年代,分子生物学技术在中药领域中有了长足的进展,不仅丰富了中药的研究领域和方法,而且还开拓了科学工作者的思维方式。近年,在研究道地药材的生物学本质上,蛋白质组学技术可提供有用的工具阐明道地药材的分子机制;在中药鉴定中,分子标记的研究实现了不同产地药材的准确鉴定;中药品种改良中,利用 DNA 重组技术,将某些优良性状基因导入不具备这些性状的植物体内,起到改良药材品种的作用;在中药合成生物学中,研究中药材体内有效成分合成基因的表达调控,为合成生物学的表达元件的挖掘和组配提供科学依据。这些内容无不是以分子生物学为基础开展起来的,缺乏这部分知识,学好中药生物技术会将面临较多困难。因此,要深入、系统或者完整地理解中药生物技术知识和技能,令学到的知识能较好地运用到科研和生产实际中去,有必要先学习分子生物学的基本理论和方法,为接下来学习和掌握本教材其他章节的内容奠定基础。

第二节　遗传物质

早在 1865 年,Mendel(孟德尔)在豌豆试验中发现的 7 个不同性状的遗传特征,将其研究的结果整理成论文《植物杂交试验》发表，但他研究工作的价值在当时并未被其他科学家理解和重视。1900 年荷兰植物学家 Vries、德国植物学家 Correns、奥地利植物学 Tschermak 各自独立研究，再次发现了这一定律，Correns 将这一定律命名为“孟德尔定律”。那么，遗传物质是什么？遗传学家认为染色体是由某种多聚物组成的，推测可能是 DNA、RNA 或蛋白质。1928 年，F.Griffith 对肺炎球菌的致病情况做了研究。当他把已经热处理杀死的 S 型肺炎球菌（菌落外观光滑，致病型）与活的 R 型肺炎球菌（菌落外观粗糙，非致病型）的混合物注射到小鼠体内时，尽管这两种细菌本身都不是致死的，但是小鼠还是死亡了，更重要的是，从注射了这类混合物而死亡的小鼠身上分离得到了 S 型肺炎球菌，R 型肺炎球菌转化为 S 型肺炎球菌。推测可能是 S 型肺炎球菌中某些物质被 R 型肺炎球菌吸收了，使其转变成细菌 S 型肺炎球菌。1944 年，O.T.Avery 等人进一步证实了是 DNA 促使 R 型肺炎球菌转化为 S 型肺炎球菌。1952 年，A.D.Hershey 和 M.Chase 等人用 ^{32}P 和 ^{35}S 分别标记 T_2 噬菌体的蛋白质和 DNA 部分，然后用标记过的噬菌体去侵染细菌，发现当细菌被感染时，噬菌体的蛋白质外壳留在外面，而其 DNA 进入宿主细胞，进入宿主细胞的 DNA 能够复制出和原来一样的噬菌体，这个实验进一步说明 DNA 是遗传物质。

一、核酸的化学组成及分布

核酸（nucleic acid）是含有磷酸基团的重要生物大分子，是构成基因与表达的物质基础。核酸组成的基本单位是核苷酸。核苷酸由核苷和磷酸组成，核苷由戊糖和碱基组成。戊糖有两种，即 D- 核糖和 D-2- 脱氧核糖，据此将核酸分为核糖核酸（RNA）和脱氧核糖核酸（DNA）。RNA 主要由腺嘌呤(A)、鸟嘌呤(G)、胞嘧啶(C)和尿嘧啶(U)四种碱基组成，DNA 主要由 A、G、C 和胸腺嘧啶(T)四种碱基组成。

所有生物细胞中都含有这两类核酸，病毒和噬菌体中只含有一种核酸——只含 DNA 或者只含 RNA。真核生物的绝大部分 DNA 分布在细胞核内染色体上，还有少量的 DNA 存在于叶绿体、线粒体等细胞器中。RNA 在细胞核和细胞质中都有，核内更多集中在核仁上，少量在染色体上。

二、核酸的分子结构

（一）DNA 的分子结构

1. DNA 的一级结构　DNA 的一级结构是指 DNA 分子中脱氧核糖核苷酸的排列顺序和连接方式（碱基的排列顺序）。核酸是由两个核苷酸之间由 3′,5′ 磷酸二酯键相连。最常用的书写核酸一级结构的方式是用碱基顺序表示核苷酸排列顺序，读写方向是从左到右，所表达的核酸链的方向是从 5′ 到 3′。生物的遗传信息储存记录在 DNA 的核苷酸排列顺序中，不同的 DNA 的核苷酸数目和排列顺序不同。1977 年，Sanger 等提出双脱氧链终止法及 Maxam-Gilbert 的化学降解法成功地用于测定较长的 DNA 序列，为第一代核酸测序技术奠定了基础。

2. DNA 的二级结构　1953 年，Watson 和 Crick 根据前人对 DNA 研究的成果提出了 DNA 的双螺旋结构模型（图 3-1），为研究核酸的生物合成和功能奠定了基础，标志着生物技术进入分子生物学时代。

DNA 双螺旋结构的要点：①两条链反向平行，绕同一轴相互缠绕成右手螺旋；②磷酸和戊糖交替处于螺旋外围，碱基处于内部，形成碱基对；③一个螺旋（360°）含 10 个碱基对（10.5），螺距 3.4nm，碱基堆积距离为 0.34nm；④一条链的核苷酸序列可以决定另一条互补链的核苷酸序列，两条 DNA 链的互补性可以进行互补的子代链的合成；⑤由于碱基对向主链的一侧突出，两条主链既有一定程度的缠绕，又有一定程度的盘绕，双螺旋 DNA 形成一条大沟和一条小沟。

DNA 双螺旋结构很稳定，互补碱基间氢键和相邻碱基的堆积力维持着双螺旋结构，而磷酸基团的静电斥力和碱基分子内能则起相反的作用。DNA 双螺旋结构是由这四种因素共同作用的结果。

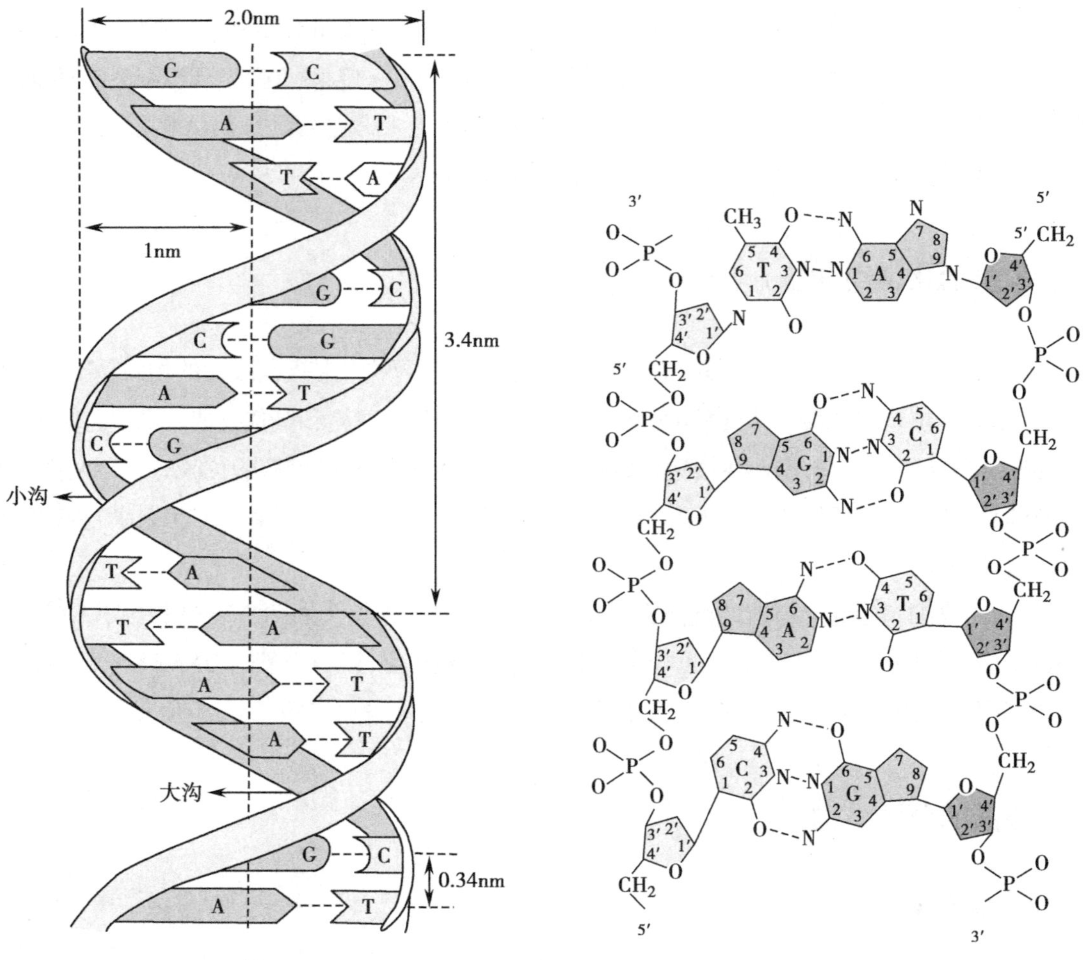

(a) (b)

● 图 3-1 DNA 分子双螺旋结构模型（a）及其图解（b）

3. DNA 的三级结构　DNA 双螺旋进一步扭曲盘绕所形成的特定空间结构即为 DNA 的三级结构。超螺旋是 DNA 三级结构的主要形式，可分为正超螺旋和负超螺旋两类，正超螺旋使双螺旋圈数增加，双螺旋结构更紧密；DNA 双螺旋向螺旋的相反方向旋转，使双螺旋圈数减少，形成负超螺旋。在植物中，具有三级结构的 DNA 围绕在组蛋白八聚体（各 2 分子的 H_2A、H_2B、H_3 和 H_4）上，形成核小体。核小体之间通过连接区 DNA 相连，连接区 DNA 片段不同，核小体略有差异，H_1 组蛋白结合在连接区，平均每个核小体重复单位约占 200bp 的 DNA。核小体是染色体最基本的组成单位。

(二) RNA 的种类和分子结构

RNA 的一级结构与 DNA 相同，是由 3′,5′ 磷酸二酯键连接成的多核苷酸长链。但二级结构与 DNA 不同，RNA 多为一条单链，通过链的回折形成局部二级结构，即双螺旋结构，不能互补的碱基则形成突环。

根据结构、功能不同，植物细胞中的 RNA 主要有三类：核糖体 RNA、转运 RNA 和信使 RNA。近年，还发现其他小分子 RNA 能够调节基因的表达，操控着细胞的许多重要功能。

1. 核糖体 RNA　核糖体 RNA(ribosomal RNA，rRNA) 约占细胞总 RNA 的 80%，是一类代谢稳定、分子量最大的 RNA，存在于核糖体内，与蛋白质一起构成核糖体，核糖体是蛋白质合成的场所。原核生物的核糖体有 3 种大小不同的 rRNA，在小亚基中的为 16SrRNA，在大亚基中的为 23SrRNA 和 5SrRNA。真核生物的核糖体含有 4 种 rRNA，在小亚基中的为 18SrRNA，在大亚基中的为 28SrRNA、5.8SrRNA 和 5SrRNA。rRNA 的相对分子质量较大，结构复杂，保持着特定的三维结构，分子结构基本上是由部分双螺旋和部分单链突环相间排列而成。

2. 转运 RNA　转运 RNA(transfer RNA，tRNA) 是细胞中最小的 RNA，tRNA 约占细胞总 RNA 的 15%，在蛋白质合成中起到携带氨基酸的作用。tRNA 多由 70~90 个核苷酸构成。有些区段经过自身回折形成双螺旋区，从而形成三叶草式的二级结构，再进一步折叠形成“倒 L”的三级结构。

3. 信使 RNA　信使 RNA(messenger RNA，mRNA) 在细胞中含量很少，占总 RNA 的 3%~5%，mRNA 种类非常多。mRNA 在代谢上不稳定，在细胞发育的不同时期有不同种类的 mRNA，它是合成蛋白质的模板。植物中最初转录生成的是核内不均一 RNA(heterogeneous nuclear，hnRNA)，hnRNA 是 mRNA 未成熟的前体，必须通过剪接和修饰才能进入细胞质中参与蛋白质的合成。mRNA 的结构在原核生物和真核生物中区别很大，真核生物的 mRNA 在 5′ 端有 7- 甲基鸟苷 (7-methylguanosine，m^7G) 帽子，在 3′ 端有一个多聚腺苷酸尾巴 (poly A tail)，原核生物 mRNA 没有这种首尾结构。

第三节　基因

1909 年，Johannsen 提出了“基因”这个名词，用于取代 Mendel 提出的“决定生物性状的遗传因子”。1944 年，Avery 等人证实肺炎双球菌的转化因子是 DNA，首次用实验证明了基因是由 DNA 构成。1953 年，DNA 双螺旋结构的提出打开了人们认识基因科学的这扇窗。基因是细胞和生物体遗传的基本单位。所有的生命体都依靠基因储存遗传信息。基因是核酸分子 (DNA 或某些 RNA) 上具有特定遗传效应的核苷酸序列的总称。

细胞或生物体中，一套完整的单倍体遗传物质的总和称为基因组。植物基因组所含基因数量巨大，包含两个部分，即核基因组和细胞器基因组 (叶绿体基因组和线粒体基因组)。所有的植物基因组基本物理结构相似，但是不同物种的基因组大小差异很大。2005 年，科学家们完成了人类基因组计划，该计划的完成对于了解细胞的功能、探索生命的本质、防治各种疾病等具有非常重要的意义。2009年，陈士林团队提出本草基因组计划。目前，赤芝、紫芝、丹参及铁皮石斛等重要药用植物的基因组已公布，人参、苦荞、穿心莲、紫苏等中草药基因组图谱也已完成绘制。

一、基因的种类和结构

（一）基因的种类

基因根据功能分为结构基因和调控基因，结构基因是编码多肽链或RNA的基因，调控基因是可调控结构基因表达的基因。根据产物不同可分为以下三类。①编码蛋白质的基因：这类基因转录的mRNA能翻译成蛋白质，包括上述的结构基因和调控基因。②编码RNA的基因：这类基因只转录成mRNA，不继续进行翻译，例如rRNA基因、tRNA基因、核酶基因等。③不转录的基因：此类基因对基因表达有调控作用，如启动子。

（二）基因的结构

原核生物DNA分子上大部分是编码蛋白质的结构基因，功能相关的基因常串联在一起，转录在一个mRNA分支中，称为多顺反子；而真核生物一个mRNA分子只包含一条多肽链的信息，称为单顺反子。与原核生物比较，真核生物的结构基因由编码序列和非编码序列两个部分组成，编码序列在DNA中是不连续的，被非编码序列分隔开，称为断裂基因（split gene）（图3-2）。

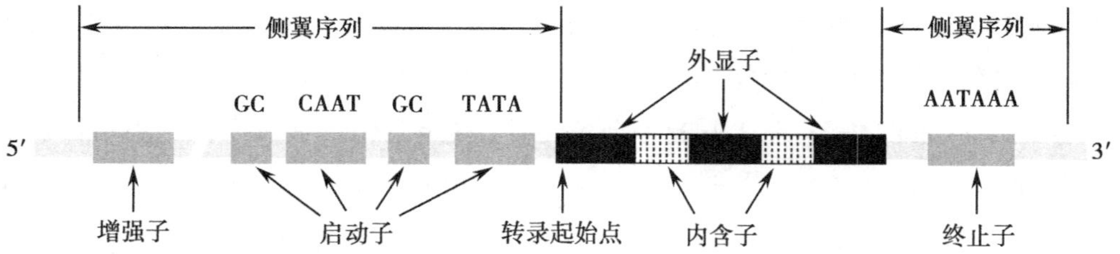

● 图3-2　真核生物断裂基因结构示意图

1. 外显子和内含子　真核生物结构基因中的编码序列称为外显子（exon），非编码序列称为内含子（intron）。一个结构基因具有多个外显子和内含子。被研究的大部分真核基因表明，它们所含有的内含子顺序在数量、位置及其在基因中所占比例是变化不定的。外显子的数量是描述基因结构的重要特征之一。

2. 调控序列　是在结构基因的两侧不被转录的侧翼序列，具有调控基因表达的作用。

（1）启动子：启动子（promoter）位于基因结构中编码区上游，直接与RNA聚合酶及其转录因子结合，决定着转录起始，调控着该基因表达的核苷酸序列。启动子通常不被转录。不同的启动子对RNA聚合酶的亲和力不同，在植物基因工程中，常常筛选强启动子作为基因表达的重要元件，例如花椰菜花叶病毒（CaMV）35S启动子。

(2)增强子:增强子(enhancer)在基因转录起始点的上游或下游,能够与特定转录因子结合,从而增强转录的核苷酸序列。增强子与组织特异性调节和发育时期的时序调节有关,其增强功能可以累加。

(3)沉默子:沉默子(silencer)是通过与特定转录因子相结合而具有抑制基因转录的核苷酸序列。沉默子使基因转录沉默,阻遏基因表达。

(4)终止子:终止子(terminator)在一个基因的末端,由"AATAAA"和一段回文序列组成的核苷酸序列,可形成发卡结构从而使转录终止。

二、基因的突变

DNA 分子中的碱基序列改变,从而导致 DNA 复制以及转录、翻译也随之变化,表现出异常的遗传特性,称为基因突变。DNA 突变分为自发突变和诱发突变。DNA 复制的保真度很高,发生自发突变的概率是 10^{-10}~10^{-9}。诱发突变是外界因素(物理因素和化学因素)引起的突变。农业上,用诱发突变来进行育种。随着分子生物学技术的发展,可进行精确地点突变(一个或几个碱基的置换)从而研究基因的功能,或者获得基因改造的转基因植物。根据发生突变的碱基变化将 DNA 突变分为以下几种类型:

1. 置换突变　置换突变分为两种类型。同种碱基之间的置换称为转换,即一种嘌呤被另一种嘌呤所取代,或者一种嘧啶被另一种嘧啶所取代;不同种碱基的置换称为颠换,即嘌呤被嘧啶取代,或者嘧啶被嘌呤取代。

2. 移码突变　在 DNA 编码区插入一个或几个非 3 倍数的碱基对,造成这一位置以后的编码序列发生移位错误的突变,称为移码突变。

3. 插入突变　在 DNA 编码区插入一段外源 DNA 使基因结构破坏的突变。

4. 缺失突变　DNA 编码区缺失一个或几个非 3 倍数的碱基对发生的突变。

第四节　表达和遗传信息的传递

基因表达(gene expression)是指细胞在生命过程中,把储存在 DNA 序列中的遗传信息经过转录和翻译,转变成具有生物活性的蛋白质的过程,也是遗传信息传递的过程。

DNA 双螺旋结构本身提示着 DNA 只要两条链分开各复制一条互补链就可以复制两个子代双螺旋,并把遗传信息传给子代。mRNA 和 tRNA 的发现、遗传密码的破译使 DNA 的信息如何转化为功能性蛋白质的过程逐渐清晰起来。20 世纪 50 年代末,Francis Crick 提出了遗传信息的中心法则,描述了细胞内遗传信息如何传递。随着研究的不断深入,人们发现 DNA 的生物合成不仅可以在 DNA 指导下进行复制,还可以在 RNA 指导下进行复制。虽然中心法则不能代表生命过程中遗传信息的全部情况,但是这个学说推动了生物化学与分子生物学的发展,也为生物技术在药用植物中的应用提供了理论依据(图 3-3)。

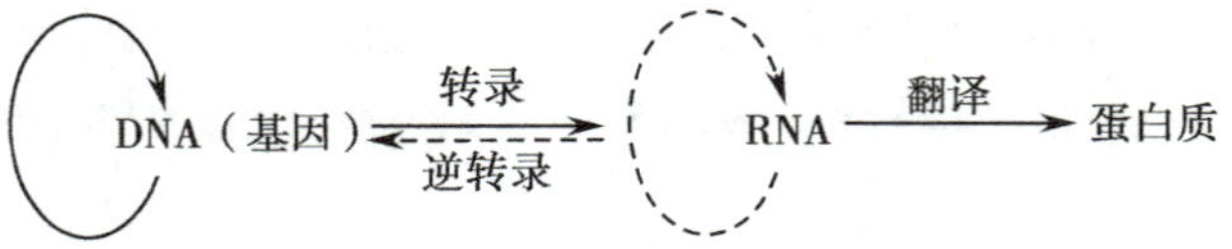

● 图 3-3　遗传信息中心法则

一、DNA 的复制

DNA 复制过程中，亲代 DNA 分子的两条链先解螺旋和分离，然后以每条链为模板，按照碱基互补配对原则，在每条链上各合成一条互补链，每个子代 DNA 分子中一条链是来自亲代 DNA，另一条链则是新合成的，这样的复制方式称为半保留复制（semiconservative replication）。各种生物中 DNA 复制的机制极其相似，主要是参与复制的酶有所差异。在原核生物中，参与 DNA 复制的主要酶为 DNA 聚合酶Ⅰ和Ⅲ；真核生物中主要为 DNA 聚合酶 α、DNA 聚合酶 β、DNA 聚合酶 γ、DNA 聚合酶 δ 和 DNA 聚合酶 ε。有些 DNA 聚合酶具有 3′→5′ 核酸外切酶活性，将合成错误的碱基重新合成的链上切除并重新合成正确的碱基，所以 DNA 复制具有校正功能。

（一）原核细胞的 DNA 复制

DNA 复制过程分为起始、延伸和终止 3 个阶段（图 3-4）。

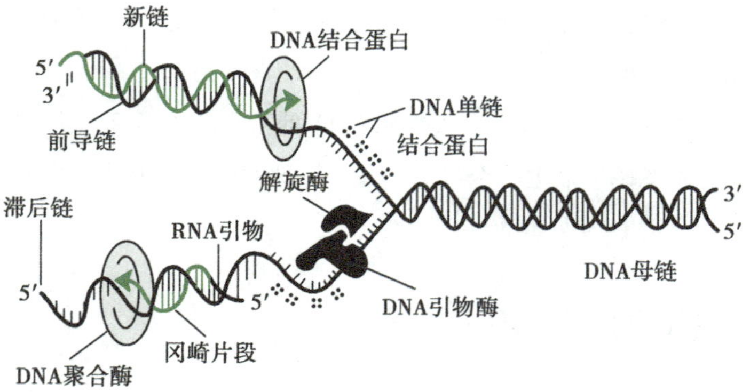

● 图 3-4　DNA 复制示意图

1. 复制的起始　复制只能在 DNA 分子特定区域内起始，这段序列称为复制起始点（origin of replication，ori）。DNA 复制从起始点开始直到终点为止，DNA 上每个这样独立复制单位称为复制子（replicon）。在原核生物中有 1 个复制起始点，真核生物中有多个复制起始点。在复制起点的两条链解离成单链状态，每条链分别作为模板指导合成其互补链，由双链解离成单链状态的结构区域如同"Y"形，这种结构称为复制叉（replication fork）。

在原核细胞中复制起始时，在复制起始点形成了一个起始复合物（又称引发体）。首先，引发体成员 DnaA 蛋白识别并结合于 ori；然后，引发体其他成员 HU（类组蛋白）、DnaC 蛋白、DnaB 蛋白（解旋酶，使 DNA 双螺旋解链）、SSB 蛋白（单链结合蛋白，保护解旋后的单链 DNA 不被降解）和引物酶(合成 RNA 引物,为 DNA 合成提供 3′—OH)等相继结合;引物酶合成 RNA 引物,完成复制的起始步骤。

2. 复制的延伸　引发体组装完毕后,DNA 双链解开,形成复制叉。当复制叉沿 DNA 向前移动时,由于 DNA 聚合酶只能以 5′→3′ 走向合成子链,而两条母链是反向平行的,同时,子链必须同母链反向平行并碱基互补。这样,以 3′→5′ 方向的母链为模板,复制出 1 条 5′→3′ 方向的子链,是连续合成的,这条子链称为前导链(leading strand),前导链与复制叉移动方向相同;若以 5′→3′ 方向的母链为模板,DNA 聚合酶Ⅲ只能按 5′→3′ 的方向不连贯地合成许多小片段,将这些小片段称为冈崎片段(Okazaki fragment),然后由 DNA 聚合酶Ⅰ切除冈崎片段上的引物,填补冈崎片段间的空缺,由 DNA 连接酶把小片段连接成完整的子链,这条链称为后随链(lagging strand),后随链的合成方向与复制叉移动方向相反。前导链的合成是连续的,后随链的合成是不连续的,把这种复制的延伸方式称为半不连续复制。

3. 复制的终止　原核细胞的环状 DNA 的两个复制叉向前移动,最终在终止区域相遇停止复制,该区域有多个终止位点(terminator,Ter),该位点与 Tus(terminus utilization substance)蛋白结合形成 Ter-Tus 复合物阻止复制叉移动。

(二) 真核细胞的 DNA 复制

真核生物比原核生物复杂得多,但是 DNA 复制的基本过程还是相似的,也是半保留半不连续复制。由于真核细胞中的染色体 DNA 是线性的,并且缠绕组蛋白八聚体形成核小体,所以在复制过程中,亲代染色质的核小体要被逐个打开,完成复制后再与组蛋白形成核小体结构(图 3-5)。另外,在真核细胞的末端有端粒(telomere)的特殊结构,由富含 G 的寡核苷酸序列构成,维持染色体的稳定和完整性。按照 DNA 复制机制,当线性 DNA 复制中后随链 5′ 末端的 RNA 引物被切除后,导致不能完成线性 DNA 末端的复制,使已复制出的新链缩短,随着复制次数增加,会导致 DNA 末端越来越短,丢失遗传信息。人们发现由蛋白质和 RNA 组成的端粒酶可以以自身 RNA 为模板,在后随链模板 DNA 的 3′ 末端延长 DNA,再以这种延长的 DNA 为模板,继续合成后随链,填补空缺。此研究成果获得 2009 年诺贝尔生理学或医学奖。

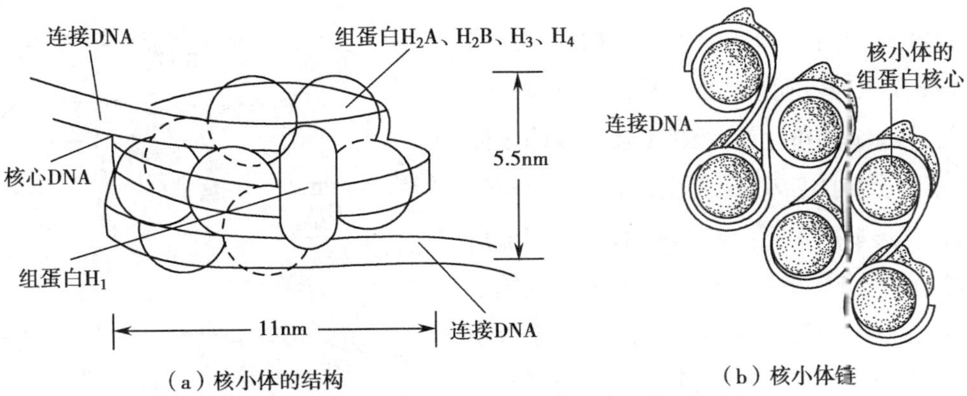

(a) 核小体的结构　　(b) 核小体链

图 3-5　核小体是 DNA 与组蛋白的复合物

(三) 反转录

1970 年，Temin 和 Baltimore 分别发现了肿瘤病毒中有一种特殊的 DNA 聚合酶，称为反转录酶(reverse transcriptase)。反转录酶有 3 种酶活力：①依赖 RNA 的 DNA 聚合酶活力，以 RNA 为模板，按照碱基互补配对原则，合成互补链 DNA(complementary DNA，cDNA)，形成 RNA-DNA 杂化分子；②核糖核酸酶 H 活力，可水解 RNA-DNA 杂化分子中的 RNA；③ DNA 指导的 DNA 聚合酶活力，以新合成的 DNA 为模板，合成互补 DNA 链，形成 DNA 双链分子。反转录(图 3-6)的发现补充了遗传信息的传递，还为生物技术提供了一个重要的工具。利用细胞中的总 mRNA 反转录制备 cDNA，建立 cDNA 文库，从而研究基因结构和功能。

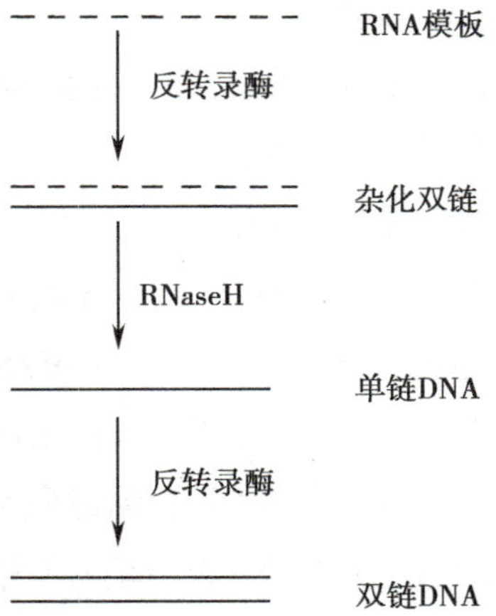

图 3-6　反转录

二、RNA 的生物合成

根据遗传信息的中心法则，RNA 是中心环节，以 DNA 为模板，将遗传信息转录到 mRNA 分子中，才能用来指导蛋白质的合成。

转录(transcription)是基因表达的第一步，以 DNA 为模板，在 RNA 聚合酶(DNA 指导下催化合成 RNA 的酶)催化下按照碱基互补配对原则，合成 1 条与 DNA 互补的 RNA 的过程。DNA 双链中只有 1 条链为模板被转录，称为模板链(template strand)，又称反义链(antisense strand)；与模板链互补的 DNA 链称为编码链(coding strand)，又称有义链(sense strand)。由于转录时只以 DNA 的 1 条链为模板，因而称为不对称转录。

(一) 原核细胞的基因转录

原核细胞的转录分为 3 个阶段，即起始、延伸和终止(见图 3-7)。

1. 转录的起始　原核细胞的 RNA 聚合酶由 5 个亚基组成，2 个 α、1 个 β、1 个 β′ 和 1 个 σ 亚基($\alpha_2\beta\beta'\sigma$)。5 个亚基俱全的聚合酶称为全酶(holoenzyme)，去掉 σ 亚基的部分称为核心酶(core enzyme)。转录起始时，首先 RNA 聚合酶的 σ 亚基识别基因上游的启动子，使全酶($\alpha_2\beta\beta'\sigma$)与启动子结合并形成起始复合物。随后，DNA 双链从局部被打开，形成转录泡，原核细胞中转录起始不需要引物，按照碱基互补配对原则将第 1 个 NTP(ATP、GTP、CTP、UTP)结合到模板的转录起始点上。

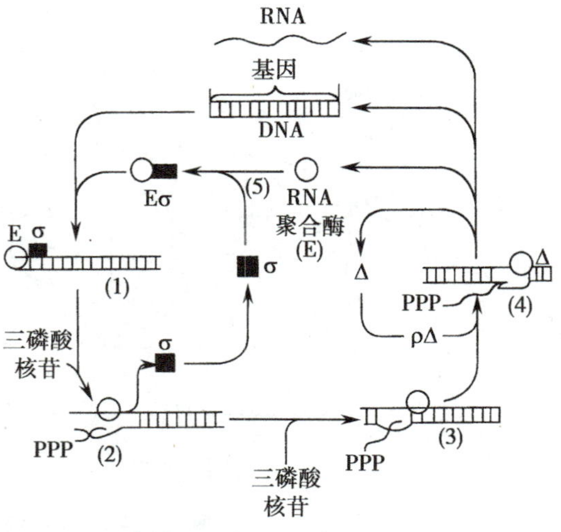

图 3-7　原核生物的转录过程

2. 转录的延伸　随着 RNA 聚合酶向前

移动,DNA也向同一方向解链,按照碱基互补配对原则,以NTP为原料继续合成RNA使其链延长。

3. 转录的终止　RNA移动到DNA上的RNA终止信号区,RNA聚合酶暂停并脱落,转录产物RNA从DNA模板上脱落。原核生物RNA终止信号区存在于RNA聚合酶已转录过的序列中,这种提供终止信号的序列称为终止子(terminator)。终止子分为2类:①不依赖于蛋白辅助因子的终止子;②依赖于蛋白辅助因子的终止子,这种蛋白辅助因子为释放因子,称为ρ因子。

(二) 原核细胞基因转录后加工

原核生物的mRNA一经转录就有模板活性,一般不需要进行转录后的加工。但是原核细胞中的rRNA必须经历剪切和修饰的加工后才具有活性,将30S的初级转录产物剪切为16S、23S和5S的3个片段,并对核糖2′—OH进行甲基化修饰。原核细胞中tRNA的初级转录产物也需要剪切和修饰,切去多余的核苷酸序列,在3′末端添加CCA三核苷酸作为氨基酸结合部位。

(三) 真核细胞基因转录

真核细胞中的转录比原核细胞复杂,原核细胞中的mRNA转录与翻译同时进行,真核生物的转录发生在细胞核中,翻译发生在细胞质中。真核细胞基因转录也分为起始、延伸和终止3个阶段,但是参与转录的RNA聚合酶更复杂,包括RNA聚合酶Ⅰ、Ⅱ、Ⅲ,另外需要一类特殊的蛋白因子调节基因转录,称为转录因子(transcription factor,TF),相对于RNA聚合酶Ⅰ、Ⅱ、Ⅲ的转录因子分别称为TFⅠ、TFⅡ、TFⅢ,其中转录mRNA的转录因子TFⅡ又包括多种,即TFⅡA、B、C、D、E、F、H等。转录起始是真核细胞整个转录过程的关键,比原核细胞要复杂,需要多种转录因子、RNA聚合酶Ⅱ与DNA模板结合成起始复合物,RNA聚合酶Ⅱ的C端磷酸化后才能进行RNA链的延伸。

(四) 真核细胞基因转录后加工

1. mRNA的合成和加工　hnRNA是mRNA不成熟的前体,含有大量内含子序列,经过剪接体(spliceosome)加工处理,除去内含子,将相邻的外显子相连,形成成熟的mRNA,将这个过程称为RNA剪接(RNA splicing)。mRNA除了需要剪接以外还需要修饰,在hnRNA的5′末端连接一个7-甲基鸟苷-5′-三磷酸的帽子,使mRNA进入细胞质后被核糖体小亚基识别进行翻译。在添加帽子的同时,其3′末端在腺苷酸聚合酶的催化下连接100~200个腺苷酸,形成poly A尾巴,保护mRNA末端稳定,并可以促使mRNA由细胞核转运至细胞质中(图3-8)。

2. rRNA和tRNA的加工　真核细胞中rRNA基因被RNA聚合酶Ⅰ转录产生1个大的45S的初级转录产物,被剪切成18SrRNA、5.8SrRNA和28SrRNA。5SrRNA独立于上述3种rRNA的合成。真核细胞的tRNA前体约为100个核苷酸长度,经剪切和外显子拼接,并在3′末端进行CCA修饰,最终加工成75~85个核苷酸的成熟tRNA分子(图3-9)。

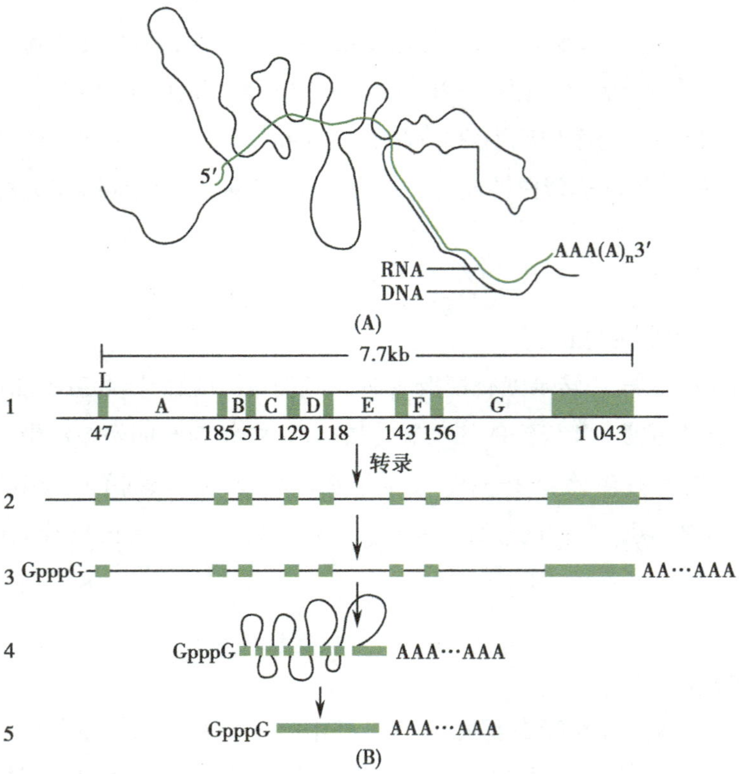

A：为成熟mRNA与DNA模板链杂交的电镜所见示意图，绿色线为mRNA，黑实线为模板DNA。

B：1-卵清蛋白基因结构；2-初级转录产物hnRNA；3-hnRNA的首、尾修饰；4-剪接过程中套索RNA的形成；5-胞质中出现的mRNA，套索已去除。

● 图3-8 卵清蛋白成熟mRNA的转录后加工

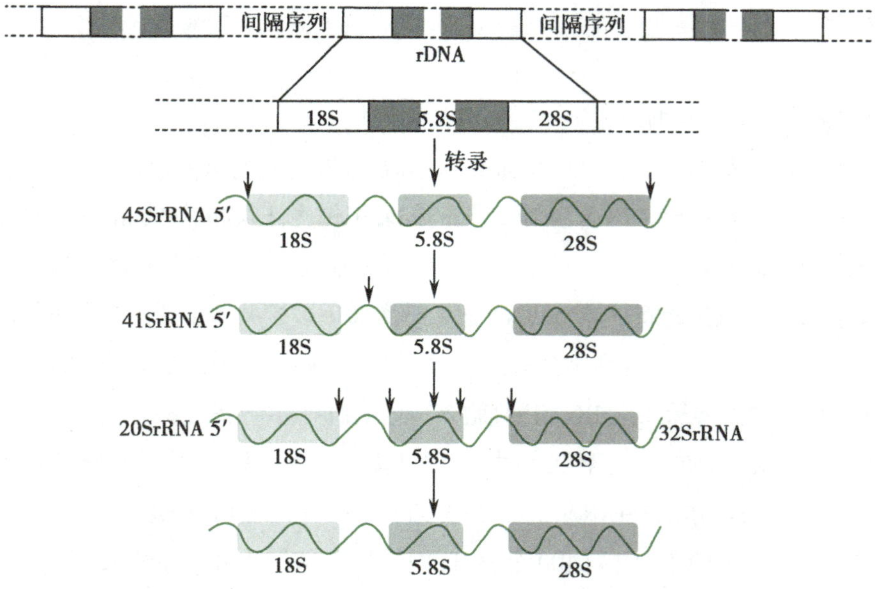

● 图3-9 真核生物rRNA前体的加工过程

三、蛋白质的生物合成

蛋白质的生物合成是指将 mRNA 中的遗传信息转译成蛋白质分子中氨基酸排列顺序的过程，也称翻译(translation)。蛋白质生物合成过程中需要核糖体作为“蛋白质合成工厂”，mRNA 作为“蛋白质合成的图纸”，tRNA 作为“蛋白质合成原料的搬运工”。

构成蛋白质分子的氨基酸有 20 种，而构成核酸的碱基只有 4 种，它们如何为 20 种氨基酸编码的呢？ 1961 年，Nirenberg 等人用大肠埃希菌无细胞体系，外加 20 种标记的氨基酸混合物和人工合成的模板 poly U，生成了多聚苯丙氨酸，从而证明了 UUU 编码苯丙氨酸。在此基础上，Khorana 等人破译了 20 种氨基酸的遗传密码。遗传密码的破译不仅为阐明蛋白质合成过程奠定了基础，而且为确定遗传的中心法则提供了有力的依据。1968 年，Nirenberg 和 Khorana 凭借遗传密码的破译共同获得诺贝尔生理学或医学奖。

蛋白质翻译过程包括起始、延伸和终止 3 个环节，每个环节都需要相应的蛋白因子来完成。

(一) 蛋白质生物合成的起始

在原核细胞中，蛋白质合成起始需要形成一个复杂的起始复合物，由 mRNA、3 种起始因子(initiation factor)、起始 tRNA、30S 小亚基和 50S 大亚基组成。真核细胞中的起始因子多达十几种，起始复合物更复杂。

(二) 蛋白质生物合成的延伸

肽链合成的延伸是根据 mRNA 遗传密码序列为指导，依次添加氨基酸从 N 端向 C 端延长肽链，直到合成终止的过程。延伸包括进位、转肽和移位 3 个步骤，在核糖体上每完成这 3 个步骤就会在 C 端添加 1 个氨基酸，故肽链的延伸是由上述步骤反复循环的过程，称为多核糖体循环(polysome cycle)。在肽链延伸过程中，需要一些蛋白因子参与，这些因子称为延伸因子(elongation factor)。

(三) 蛋白质生物合成的终止

为了更好地理解这个内容，首先需要了解相关概念。①密码子(codon)：把 mRNA 链上决定 1 个氨基酸的相邻的 3 个碱基叫作密码子，也叫三联体密码，密码子指定氨基酸的顺序。②起始密码子(start codon)：指蛋白质合成起始位点的密码子。细菌的起始密码子通常是 5′-AUG-3′，有时也用 5′-GUG-3′ 和 5′-UUG-3′。真核细胞的起始密码子是 5′-AUG-3′。起始密码子有两个重要的功能，一是它指定掺入到增长的多肽链中的第一个氨基酸，二是确定所有后续密码子的可读框。③终止密码子(stop codon)有 3 个，分别是 5′-UGA-3′，5′-UAG-3′ 和 5′-UAA-3′。它们决定可读框的终点，同时发出终止多肽合成的信号。

在肽链合成过程中，当核糖体移动到 mRNA 的终止密码子，mRNA 从核糖体中分离，大小亚基拆开。终止过程也需要蛋白质因子，通常称为释放因子(release factor)。原核细胞中有 3 种释放因子，真核细胞中只有 1 种释放因子。

从 mRNA 翻译得到的蛋白质大多数还不是具有生物活性的成熟蛋白质，需要对不成熟的蛋白质进行修饰和折叠（即翻译）等加工后才能成为有活性的终产物。修饰包括 N 端修饰、个别氨基酸的共价修饰、糖基化修饰等；折叠一般通过折叠酶或分子伴侣（molecular chaperone）来改变蛋白质的空间构象。不论是原核生物还是真核生物，新合成的蛋白质只有通过相应的定位机制运输到细胞中特定的亚细胞部位或分泌到细胞外才能发挥功能。

第五节　分子生物学技术原理及常用技术

一、DNA 操作的基本技术

（一）琼脂糖凝胶电泳

琼脂糖凝胶电泳是一种用琼脂糖作为支持介质的电泳方法。核酸在琼脂糖凝胶中泳动时有电荷效应和分子筛效应。核酸在电泳缓冲液（pH 6~9）中带负电荷，在电场中向正极移动，在移动的过程中，根据分子量大小将不同片段的 DNA 分离。在凝胶中加入核酸染色剂，如溴化乙锭，在凝胶成像系统中便可观察到 DNA 条带。琼脂糖凝胶技术可以用于 DNA 片段的分离和检测。

（二）聚合酶链式反应

聚合酶链式反应（polymerase chain reaction，PCR）是体外扩增 DNA 序列的技术，PCR 技术的发明是分子生物学技术的一项革命。PCR 技术模拟了 DNA 复制过程，以待扩增的 DNA 分子为模板，以 1 对分别与模板互补的寡核苷酸片段为引物，以 dNTP 为底物，在 DNA 聚合酶的催化下，经过变性、退火、延伸 3 个基本步骤为一次循环，重复循环获得大量新合成的 DNA 分子（图 3-10）。PCR 技术在 DNA 重组、基因结构分析、基因表达分析、分子鉴定等方面具有重要的应用价值。

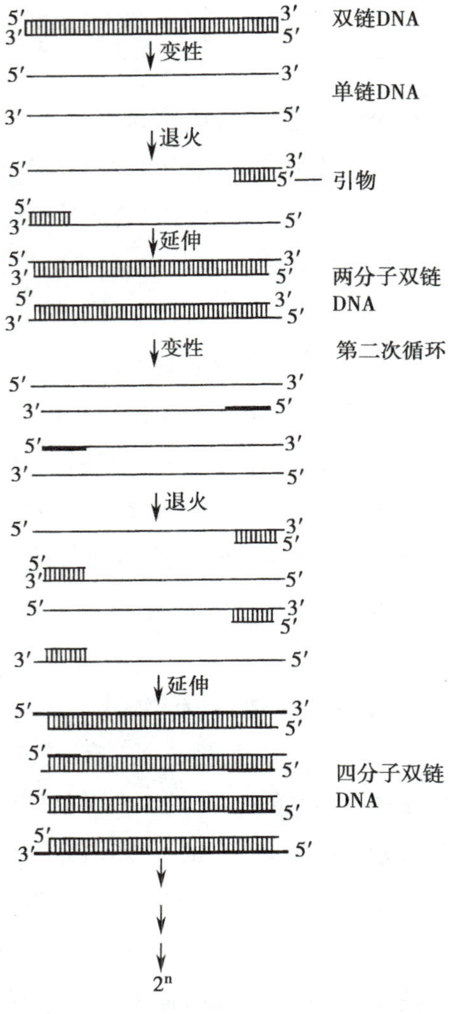

● 图 3-10　PCR 基本原理和步骤示意图

（三）Southern 杂交

Southern 杂交（Southern blot）是 1975 年由 Southern 创建的，常被用来进行基因组 DNA 特异序列的定位或目标 DNA 的检测。碱基互补配对原则是核酸分子杂交的基础，只要不同来源的核酸单链彼此之间有一定程度的互补序列就可以形成杂交双链。在核酸杂交中需要探针，即经特殊化合物标记的已知序列的寡核苷酸或核酸。Southern 杂交首先通过限制性内切酶将样品中的 DNA 降解成小片段，再经琼脂糖凝胶电泳分离，将分离后的 DNA 片段从凝胶上转到硝酸纤维素膜或尼龙膜上固定，最后用标记的探针与杂交膜进行杂交，以检测目的 DNA。

（四）DNA 体外重组技术

随着生物化学和分子生物学的发展，人们对核酸和蛋白质的生物合成有了深刻的认识，了解了基因表达的规律，在分子水平上可以利用人工方法对 DNA 进行重组，从而达到改造植物的遗传性状或大量生产人类所需要的药用成分的目的。DNA 重组技术是 1970 年初诞生的最重要的生物学技术，它使人类第一次能克隆基因，为改造物种提供了方法，为药用植物的研究提供了最强有力的手段。

DNA 重组技术包括 5 个步骤，可以用 5 个字来形容，即“分、选、接、转、筛”。分，即获得目的基因；选，载体的选择与构建；接，即将目的基因连接在载体上；转，即将重组 DNA 转入到受体细胞中；筛，即筛选含重组体的细胞克隆。

1. 目的基因的获得——分　进行 DNA 重组，首先要获得感兴趣的目的基因，随着组学技术的发展，很多药用植物的转录组或基因组完成测序，基因克隆的方法已从开始的几种发展到数十种，详细的基因克隆方法详见第九章。在所有方法当中，PCR 是常用的体外扩增 DNA 序列的技术。

2. 载体的选择与构建——选　外源基因直接导入到受体细胞，效率极低，且基因易被受体细胞中的核酸酶降解。为了使目的基因在受体细胞中复制和表达，一般需要运载基因的工具将其导入细胞，这种运载工具称为载体。载体一般需具备以下条件：①具有多个目的基因插入的限制性内切酶位点；②具有复制起始点，可以在受体细胞中独立性复制；③有选择性标记，便于重组子的鉴定和筛选；④载体对受体细胞不具有毒性；⑤载体 DNA 大小合适，便于操作。常用的载体有质粒（plasmid）和噬菌体（phage）。质粒是一类存在于细菌、真菌和酵母等细胞中独立于核 DNA 而能自主复制的共价、闭环、环状双链 DNA 分子，其大小通常在 1~100kb 范围内，如基因克隆中常用的 pBR322。噬菌体是一类细菌病毒的总称，由蛋白质外壳和核酸组成，内部的核酸常见的是双链线性 DNA，噬菌体改造后也可用于克隆 DNA。

根据克隆 DNA 的目的是获得目的 DNA 片段，还是获得目的 DNA 片段所编码的蛋白质，进行不同的选择——前者，选用克隆载体；后者，选用表达载体。根据目的基因和载体上的限制性内切酶位点，选择不同载体进行构建。

3. 目的 DNA 与载体连接——接　通常利用同一个限制性内切酶切割载体和目的 DNA，产生相同的黏性末端，根据黏性末端碱基互补配对原则，用 DNA 连接酶催化连接目的 DNA 与载体。除此以外，也可以通过平端相连，或者 A-T 互补相连等方式进行连接。然而当面临多片段克隆、缺乏合适的限制性内切酶位点以及长距离 PCR 操作等情况时，上述方法相对费时、费力。Red/ET 重组是通过诱导表达 Rac 噬菌体的 RecE 和 RecT 蛋白组合或 λ 噬菌体的 Red 蛋白组合（Redα/Redβ/Redγ）来进行 DNA 同源重组的技术。在这些蛋白重组发生时，约 50bp 的同源臂能够使重组达到很高的效率和正确率，从而可以对任意大小的 DNA 分子的任意部位进行插入、敲除、突变等多种修饰。该技术已被广泛地应用于基因组 DNA 中，如细菌人工染色体、大肠埃希菌染色体等的遗传修饰研究。

4. 重组 DNA 转入到受体细胞——转　重组 DNA 只有转入受体细胞才能扩增。受体细胞要具备较强的接纳外源 DNA 的能力，可保证外源 DNA 稳定的表达。根据重组 DNA 时采用的载体性质不同，将重组 DNA 导入受体细胞的方法也不同，有转化、转染和感染等不同方法。转化是外源 DNA 转入受体细胞并获得新表型的过程，是重组质粒导入到受体细胞进行扩增的最常用策略。

5. 重组体的筛选和鉴定——筛　从大量受体细胞中筛选出带有重组体的细胞，通常首先需要把转化后的受体细胞涂布于含有标记抗生素的培养基上进行初筛。无载体转入的细胞将被杀死，生长的细胞即是含有载体的细胞。至于细胞中的载体是否为含有目的 DNA 的重组载体，需通过特定的限制性内切酶酶切鉴定、PCR 扩增技术、测序技术等分子生物学技术来进一步鉴定。

（五）目的基因表达

目的基因表达是指将重组基因导入到受体细胞中，进行转录、翻译及后加工等过程产生具有生物活性的基因表达产物（图 3-11）。目前，有大量植物药效成分生物合成相关基因在体外进行了表达，为合成生物学的开展奠定了基础。根据受体细胞的不同，可以将基因表达系统分为原核表达系统和真核表达系统。原核表达系统有 *E.coli* 系统及枯草杆菌系统，原核表达系统是最早采用的，也是目前最为成熟的表达系统。原核表达系统具有遗传背景清晰、周期短、成本低、易操作等优点，是目的基因表达首选的表达系统。真核表达系统有酵母表达系统、丝状真菌表达系统、昆虫细胞表达系统、植物表达系统以及哺乳动物细胞表达系统，真核表达系统具有翻译后的修饰体系，表达的蛋白质更可能具有活性。

（六）DNA 测序方法

DNA 测序技术始于 20 世纪 70 年代中期，随着 40 多年的发展，DNA 序列测定经历了从手工到自动，从慢速到快速的发展阶段，目前已经发展到第三代测序，第二代和第三代测序技术称为高通量测序技术。

1. 第一代测序技术　第一代 DNA 测序技术主要以双脱氧链末端终止法为代表，又称 Sanger 法。以待测 DNA 为模板，分 4 管分别加入 DNA 聚合酶、引物、四种单脱氧核苷三磷酸（dNTP）进行子链的体外合成，在此体系中加入一定比例的双脱氧核苷三磷酸（ddNTP），由于 ddNTP 缺乏延伸所需要的 3′—OH 基团，所以只要 ddNTP 掺入链的末端，该链就停止延长，若链端掺入 dNTP，链就可以继续延长。因此每管反应体系中便合成以各自的双脱氧碱基为 3′ 端的一系列长度不等的核酸片段，长度相邻的片段相差 1 个碱基，它们具有共同的起始点，但终止在不同的核苷酸上，可通过高分辨率变性凝胶电泳分离大小不同的片段，凝胶处理后可用放射自显影或非同位素标记进行检测。后来，在此基础上，利用荧光素标记的 ddNTP，实现了 DNA 测序的自动化。

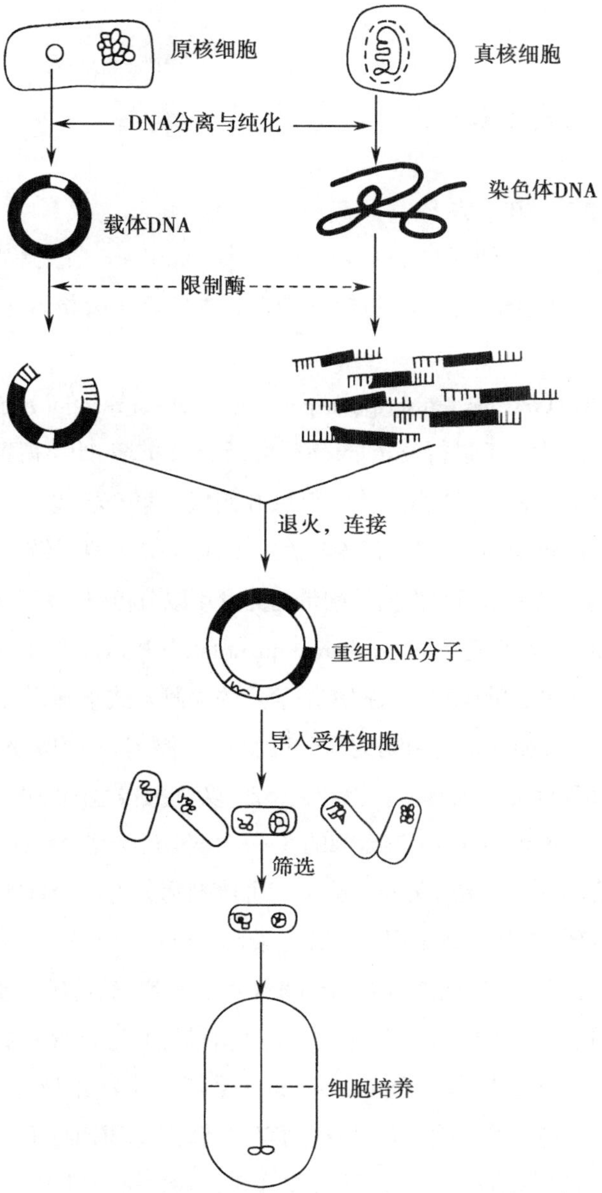

● 图 3-11　外源基因表达实现的基本过程示意图

2. 第二代测序技术　随着生命科学进入功能基因组时代，第一代测序技术已经不能完全满足深度测序和重复测序的需要，第二代测序技术应运而生。第二代测序技术的优点是费用低、通量高，一次能分析几十万到几百万条 DNA 分子。第二代测序技术的核心思想是边合成边测序，即通过捕捉新合成的末端的标记来确定 DNA 序列。现有的技术平台主要有 Roche/454 FLX Pyrosequencer、Illumina Genome Analyzer 及 Applied Biosystems SOLiD TM Sequencer 等。第二代测序技术已广泛应用于植物基因组的测序、叶绿体基因组及线粒体基因组的测序。

3. 第三代测序技术　第三代测序技术是指单分子测序技术。第三代测序技术根据原理不同分为单分子荧光测序和纳米孔测序。DNA 测序时，不需要经过 PCR 扩增，可实现对每一条 DNA 分子从头测序。第三代测序技术的优点是测序快、准确率高，常用来进行基因组测序及甲基化

DNA 序列分析等。

二、基因表达分析相关技术

（一）RNA 表达水平的检测方法

1. Northern 杂交　基本原理同 Southern 杂交一样，Northern 杂交是将 RNA 或 mRNA 样品进行电泳分离然后转移到固相膜上，再与探针杂交。主要用于分析基因的转录或 mRNA 分子大小。

2. RT-PCR　RT-PCR（reverse transcription-polymerase chain reaction）方法可检测外源基因的表达。其原理是以 mRNA 为模板进行反转录，然后再经 PCR 扩增，如果得到特异的 cDNA 扩增带，说明外源基因实现了转录。RT-PCR 由反转录和 PCR 组成。第一步，以 oligo dT 为引物，在反转录酶的作用下，将 mRNA 反转录为 cDNA 第一链；第二步，以 cDNA 第一链为模板，加入特异性引物进行 PCR 扩增。如果设置阳性对照，根据扩增带的亮度可以分析目的基因的表达量。

3. RT-qPCR　实时荧光定量 PCR（real-time quantitative PCR，RT-qPCR）是一种可实时监测 PCR 进程、灵敏度高的核酸定量技术。根据扩增信号的检测方式不同，可分为荧光探针法和荧光染料法两种。PCR 扩增时，加入 1 对引物的同时也加入 1 个特异性的荧光探针，该探针两端分别标记 1 个荧光报告基团和荧光淬灭基团。探针完整时，荧光报告基团发射的荧光信号被荧光淬灭基团吸收；但在 PCR 扩增过程中，DNA 聚合酶的 $5' \rightarrow 3'$ 外切酶活性会将探针酶切降解，致使荧光报告基团与荧光淬灭基团分离，这时荧光监测系统可检测到荧光报告基团发射的荧光信号，而荧光信号的强弱与 PCR 产物的含量成正相关。荧光染料法是在 PCR 扩增时加入 SYBR Green Ⅰ染料，这种染料可以结合在新合成的双链 DNA 上，随着 PCR 扩增，获得越来越多结合染料的 PCR 扩增产物，荧光监测系统可检测出更强的荧光信号，荧光信号强弱与 PCR 产物的量成正相关。

4. 转录组分析　狭义上转录组（transcriptome）是指一个活细胞中所能转录出来的所有 mRNA，即从基因组 DNA 转录的基因总和，也称为表达谱。它能揭示基因组序列表达的时空性及转录活跃程度，是研究细胞基因表达与功能联系的重要手段之一。用于转录组数据获得和分析的研究方法主要有基因芯片技术、微阵列技术、表达序列标签技术、基因表达系列分析技术及 RNA 测序技术等。

（二）蛋白质表达水平的检测方法

1. SDS- 聚丙烯酰胺凝胶电泳　聚丙烯酰胺凝胶是由丙烯酰胺聚合交联形成的网状立体结构的凝胶。SDS（十二烷基硫酸钠）是一种去污剂，可以与蛋白质结合，使其变性带上大量负电荷，解离成亚基，形状变成棒状，从而掩盖了蛋白质原有的电荷和形状的差异。待测蛋白质在聚丙烯酰胺凝胶中，向正极泳动，移动的速度主要与蛋白质分子量有关。SDS- 聚丙烯酰胺凝胶电泳是蛋白质分离和蛋白质定量的一种经济、快速的方法。

2. Western 杂交（Western blot）　将聚丙烯酰胺凝胶电泳分离的蛋白条带转移到硝酸纤维素膜或尼龙膜上，膜在高浓度的蛋白质溶液中温育，以封闭非特异性位点。然后加入特异抗体（一抗），印迹上的目的蛋白（抗原）与一抗结合后，再加入能与一抗专一结合的标记的二抗，最后通过二抗上的标记化合物的性质检测出来。Western 杂交常用于目的蛋白质表达量检测。

3. 双向凝胶电泳技术　双向凝胶电泳(two dimensional electrophoresis,2DE)(图 3-12)第一向基于蛋白质等电点不同,利用等电聚焦将带有不同净电荷的蛋白质分离;第二向基于蛋白质分子量大小不同,利用 SDS- 聚丙烯酰胺凝胶电泳继续分离,使蛋白质在二维平面上二次分离,从而提高了蛋白质分离的效率和效果。双向凝胶电泳技术是目前常用的唯一能够在一块胶上分离数千种蛋白质的方法,是目前研究蛋白质组的主要蛋白质分离方法。

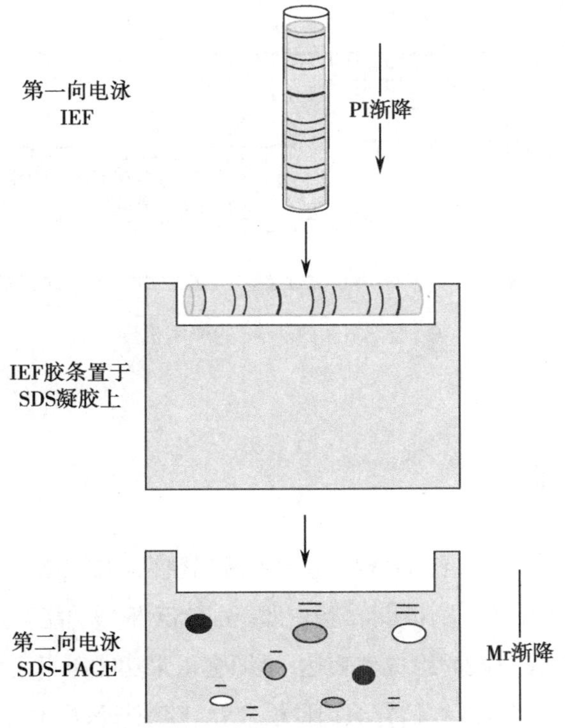

● 图 3-12　蛋白质双向电泳示意图

三、RNA 干扰技术

RNA 干扰(RNA interference,RNAi)是新发展的分子生物学技术(图 3-13)。细胞中的双链 RNA(double-stranded RNA,dsRNA)的存在是 RNA 干扰技术的先决条件。dsRNA 被核酸内切酶 Dicer 切割成多个 21~23bp 的小干扰 RNA(small interference RNA,siRNA),siRNA 被解旋酶解成正义链和反义链。siRNA 与解旋酶、ATP 及多个蛋白质一起形成一种核酸酶复合体,称为 RNA 诱导复合体(RNA-induced silencing complex,RISC)。由于这些 siRNA 与靶 mRNA 序列具有同源性,RISC 可与靶 mRNA 特异性结合,将靶 mRNA 特异性降解,或者以 siRNA 为引物,在 RNA 依赖性 RNA 聚合酶(RNA-dependent RNA polymerase,RdRP)的作用下,以靶 RNA 为模板合成新的 dsRNA,新合成的 dsRNA 再被切割成新的 siRNA 进入上述循环,最终将靶 mRNA 完全降解。RNA 干扰技术可特异性地剔除或关闭目的基因的表达,从而研究目的基因的功能。

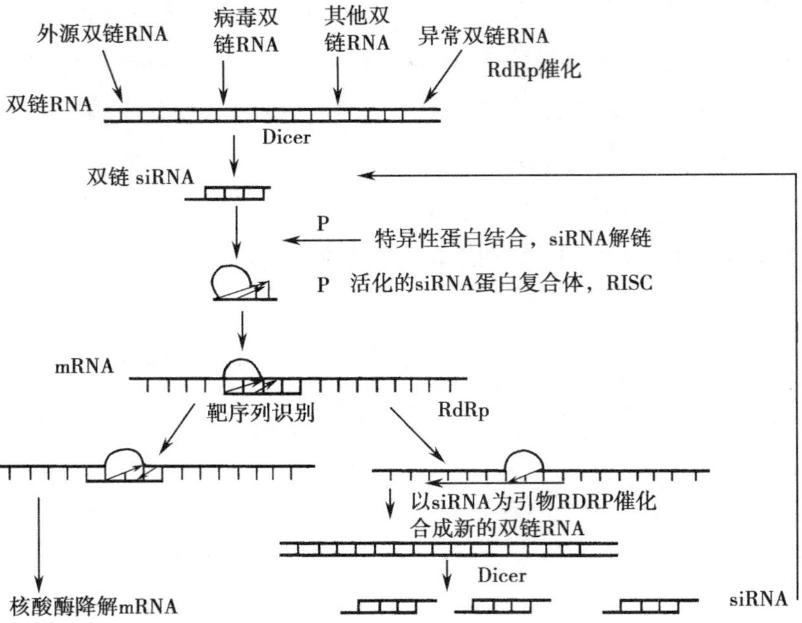

● 图 3-13 RNAi 的作用机制

四、非编码 RNA 的研究

非编码 RNA(Non-coding RNA,ncRNA)是指不编码蛋白质的 RNA。这些 RNA 的共同特点是都能从基因组上转录而来,但是不翻译成蛋白质。ncRNA 根据功能可分为 2 类,即持家 ncRNA 和调节 RNA。持家 ncRNA 一般为组成型表达,是细胞正常功能必不可少的,如核糖体 RNA、转运 RNA、核内小 RNA、核仁小 RNA、信号识别颗粒 RNA、核糖核酸酶 P RNA、端粒酶 RNA 及向导 RNA 等。调节 ncRNA 又称核糖核酸调节子,一般在组织发育和分化的特定阶段表达,或受外界环境因子诱导而表达,如微小 RNA、小干扰 RNA、Piwi 蛋白互作 RNA、长链非编码 RNA 及环状 RNA。当前,主要通过高通量测序来鉴定植物的 ncRNA,对 ncRNA 功能的研究将有助于了解药用植物生长发育规律和对环境信号的响应机制。

五、CRISPR-Cas 技术

CRISPR(Clustered Regularly Interspaced Short Palindromic Repeats)意为成簇的、规律间隔的短回文重复序列,广泛分布于细菌和古细菌基因组中。CRISPR 与细菌抵抗外源遗传物质入侵的免疫防御机制有关,基于这个机制研究工作者设计了靶向基因特定 DNA 修饰的重要工具——CRISPR-Cas 技术。CRISPR 位点通常由短的高度保守的重复序列(repeats)组成,重复序列的长度通常为 21~48bp,重复序列之间被 26~72bp 的间隔序列(spacer)隔开。CRISPR 就是通过这些间隔序列与靶基因进行识别,从而介导对靶基因的切割。CRISPR-*Cas* 基因座由 3 个部分组成(图 3-14),包含 tracrRNA(trans-activating RNA)、*Cas* 相关基因及 CRISPR 基因座,这三者的转录产物结合成为 1 个大的复合体,tracrRNA 转录产物可能起到稳定结构的作用，Cas 转录产物负责对靶基因进行切割，CRISPR 转录产物负责识别。在该系统中，crRNA（CRISPR-derived RNA）与 tracrRNA 结合形成的复合物能特异性识别靶基因序列，并引导 *Cas9* 核酸内切酶在靶定位点剪切双链 DNA，然后，通过同源重组或非同源末端连接（Non-homologous end joining，NHEJ）途径对断裂 DNA 进行修复，从而达到对基因组 DNA 进行修饰的目的。目前，根据 crRNA 和 tracrRNA 的结构特征，设计出模拟两者结合后形成的二聚体结构的单链向导 RNA（single guide RNA，sgRNA），sgRNA 具有 crRNA-tracrRNA 二元复合物的功能，能够与 *Cas9* 形成复合物，并引导 *Cas9* 与基因组上的靶位点结合与切割。近年，CRISPR-Cas9 系统的高效基因组编辑功能已被应用于多种模式植物，如拟南芥和烟草等。

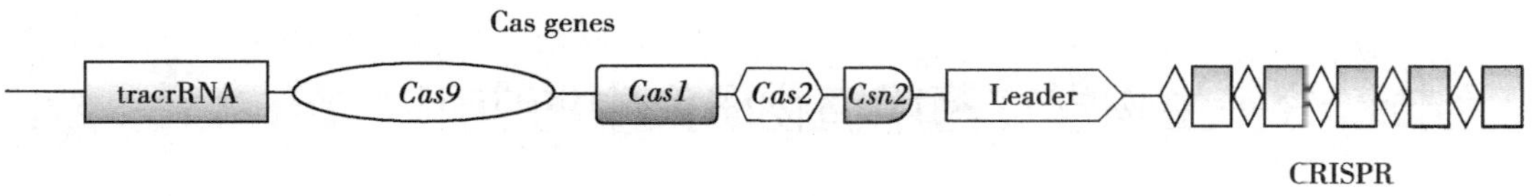

● 图 3-14 CRISPR-Cas9 系统的组成

六、表观遗传学的研究

经典遗传学认为，基因是生物体的结构和功能单位，基因决定着生命活动所需要的蛋白质，并且基因一直被认为是生命有机体代代相传的仅有的遗传载体。但随着科学研究的深入，越来越多无法解释的生命现象出现。比如具有完全相同的基因组的同卵双生，即使在同样的环境中长大，他们的性格、健康等方面也会有较大的差异；马和驴的正反交后代差异较大，并且有详细记录的 100 个代间表观遗传的例子，提示非基因遗传要比科学家们想象得多。1939 年，生物学家 Waddington CH 首先在《现代遗传学导论》中提出了“epihenetics”这一术语，并于 1942 年定义“表观遗传学”为“研究基因与决定表型的基因产物之间的因果关系”。1975 年，Hollidy R 对表观遗传学进行了较为准确的描述，表观遗传学（epigenetics）是一门在基因的核苷酸序列不发生改变的情况下，研究基因表达的可遗传的变化的遗传学分支学科。表观遗传现象包括 DNA 甲基化、RNA 干扰、组蛋白修饰、染色体重塑等。与经典遗传学以研究基因序列影响生物学功能为核心相比，表观遗传学主要研究这些“表观现象”的建立和维持的机制。

表观遗传学具有显著的特点，首先它是可遗传的，即这类改变可通过有丝分裂或减数分裂在细胞或个体世代间遗传；同时它是可逆的基因表达调节；并且它不伴随 DNA 序列的改变或不能用 DNA 序列变化来解释。

近几年表观遗传学发展极其迅猛。比如，揭示了外界环境刺激引起抑郁发生的表观遗传学新机制；最新发现的 SETD3 这种组氨酸甲基转移酶，与肌动蛋白修饰有关，有助于在分娩期间协调子宫中的肌肉收缩；发现了泛素样蛋白 ubiquilin 2（UBQLN2）在遗传学和病理学上与神经退行性疾病有关等。同时也发现了在植物表观遗传中发挥作用的植物蛋白的朊病毒样特征；在拟南芥中力证表观遗传记忆以组蛋白修饰的形式顺式储存；甲基化与植物春化及开花密切相关，并且在全基因组水平上开展了多倍化事件发生后DNA甲基化变异与基因组短期效应关系的研究等。

表观遗传学与中医药研究的相辅相成，为中医药研究提出了新的思路和方法。Hsieh HY等人对现有的3 294种中药中的48 491个化合物进行系统地表观遗传学研究，发现29.8%的中药或复方表现出能够调控表观基因组和miRNA的功能。比如大黄素能通过下调miR-221和miR-222表达水平调控红细胞分化；苦参碱可提高抗癌药制滴菌素A（一种组蛋白去乙酰基酶抑制剂）活性，发挥抗肿瘤作用等。表观遗传学的研究思路，体现在环境与自身的相互作用，这与中医药的理论基础研究不谋而合，具有互通性和渗透性。已有的研究成果表明，表观遗传学不但可以揭示中医药理论，还可以促进中医药理论的现代化发展。

第六节　分子生物学在药用植物研究中的应用

一、在中药鉴定中的应用

性状鉴定、显微鉴定、理化鉴定等传统鉴定方法至今仍是中药学鉴定研究的重要方法，但是有些差异很难用传统方法来区别，分子生物学技术为解决此类问题提供了强有力的工具。目前中药材DNA条形码分子鉴定指导原则已被纳入2020年版《中国药典》，植物药材以ITS2序列为主、psbA-trnH序列为辅助。在此基础上，质体基因组可作为超级条形码对药用植物近缘物种或栽培品种进行鉴定。该体系可广泛用于中药材种子种苗、中药材、中成药等鉴定。

二、在中药活性成分生物合成途径研究中的应用

中药材中的药用活性成分是其发挥药效的物质基础，如何提高药用活性成分含量、如何从源头上建立可控的中药原料质量体系、如何寻找新的先导化合物，成了中药学科学工作者研究的重要课题。利用分子生物学技术研究药用活性成分生物合成途径无疑成了解决这些难题的突破口。例如，国内外为阐明药用植物中的模式植物长春花的吲哚生物碱生物合成途径做了大量的工作，这就为生产大量长春碱和长春新碱提供了理论依据。

三、在药用植物转基因研究中的应用

利用DNA重组技术克隆关键基因，将目的基因在微生物或药用植物体内进行过量表达或敲减，从而增加药用活性成分的含量和产量。例如，丹参、甘草、红豆杉等多种药用植物已建立了稳定的转基因体系。

四、在中药活性成分合成生物学中的应用

大多数药用活性成分在药用植物中含量低微、结构复杂、化学合成困难，传统的天然提取或人工化学合成无法满足需求。中药合成生物学技术是解决这一难题的有效途径。青蒿素是目前最有效的抗疟疾药物，但对需要它的贫困患者来说仍过于昂贵。2013 年，美国科学家成功地利用合成生物学在转基因酵母中合成了青蒿素的前体物质——青蒿酸，又进一步通过体外化学合成法合成了青蒿素，增加了青蒿素产量、降低了治疗疟疾的费用。

五、在道地药材研究中的应用

道地药材是优质药材的代表，既受遗传因素的控制，又受环境条件的影响。利用分子生物学技术开展道地药材的研究不断深入。目前开展了道地药材五味子、半夏、甘草、肉苁蓉等道地性的科学研究，从道地性的分子生物学特征入手，阐明同一物种在不同环境下的道地性和非道地性的分子生物学差异。

思考题

1. 遗传信息传递的规律是什么？
2. 合成生物学研究中运用了哪些分子生物学技术？
3. 结合查阅文献，思考分子生物学在中药鉴定中有哪些应用。

（向蓓蓓）

ER-03 章　同步练习

第四章　中药分子鉴定技术

ER-04章　课件

学习要求

掌握：中药DNA分子鉴定的概念及原理，基于PCR技术的分子鉴定技术的种类、概念及原理；中药DNA条形码鉴定的概念及原理，基于核酸杂交技术的中药分子鉴定的概念及原理。

熟悉：基于PCR技术的分子鉴定技术的主要步骤、技术特点；中药DNA条形码鉴定的主要步骤，核酸分子杂交实验的主要内容；中药的快速鉴定方法。

了解：中药鉴定技术的发展情况。

第一节　概述

我国地域辽阔，自然条件复杂多变，孕育出了1.2万余种天然中药资源，其中药用动植物占99%。由于品种繁多、应用历史悠久、产区广泛，历代本草记载、地区用语、使用习惯都不尽相同，一药多基源、同名异物和同物异名现象十分普遍。如何将这些药材准确鉴定清楚，解决正品药材与类同品、代用品和伪品的真伪鉴别，从源头上确保中药质量的稳定和可控，进而保证临床用药的安全、稳定、有效和科学研究的准确性是本章重点关注的问题，本章将介绍常用DNA分子标记技术及其在中药真伪鉴定中的应用。《中药鉴定学》（康廷国主编，中国中医药出版社）详细介绍了传统的中药鉴定方法，包括基源鉴定、性状鉴别、显微鉴定和理化鉴定等。这些技术主要围绕原植（动）物形态，药材性状、组织与细胞特征，药材化学成分的理化性质对中药进行鉴定。中药的分子鉴定是一个目前比较新的中药鉴定技术手段，也称DNA遗传标记鉴定法，是通过直接分析遗传物质DNA的多态性来推断物种内在的遗传变异而实现药材鉴别的方法。

一、传统的中药鉴定方法

中药鉴定是中药标准化的第一步，是中药质量评价的关键。传统的中药鉴定方法主要有四大经典方法，即原植（动）物基源鉴定、性状鉴别、显微鉴定和理化鉴定。它们是《中国药典》、地方标准、部颁标准收载的有关中药鉴定的主导方法，应用广泛。

1. 原植（动）物基源鉴定　中药基源是指中药（材）具有一个或几个明确的来源、分类学地位和药用历史的生物类型。来源包括药用植物、药用动物和药用矿物。分类学地位包括科、属、种及其拉丁学名和中文名。用药历史包括历史传承，安全性、有效性评价，资源分布和丰富度等。

中药基源鉴定法是应用本草学、中药学和植物、动物或矿物形态、分类学等方面的知识，对中药的基源或原料进行鉴定，确定药材基源正确的学名（或矿物的名称）或复方及其制剂的饮片基源和配伍组分。原植（动）物基源鉴定应用经典的动植物分类学的知识和方法，依据植物、动物的形态特征，比如植物的根、茎、叶、花、果实和种子等器官的形态特征，动物的形态、生理、生态等特征对中药进行分类鉴定，确定药材所来源的动植物种类，给出动植物正确的拉丁学名，以保证中药品种准确无误。原植（动）物基源鉴定是中药鉴定最基础的方法。

中药以植物来源的居多，进行原植物基源鉴定时，首先必须深入植物原产地，调查植物的分布、生境、生态习性以及当地用药习惯与名称、采收加工等情况，选择各器官完整的植物制作标本作为基源鉴定的依据，同时采集植物的药用部分标明相同的学名，作为药材样品，供研究工作及鉴定商品药材时的对照使用。

原植（动）物基源鉴定直观、可靠，需要具有动植物分类学知识与实践经验的专业人士专门从事，同时要求中药具有器官完整的植物全株或动物全体，在实际应用时还要考虑用药部位的历史传承等情况确定。

2. 性状鉴别　性状鉴别是通过眼观、手摸、鼻闻、口尝、水试、火试等方法来鉴别药材的外观性状如形状、大小、薄厚、颜色、表面特征、断面特征以及气味和质地等，区分药材的真伪优劣，其精髓就是“辨状论质”，根据药材外观性状所表现出来的特点，来判断真伪优劣。性状鉴别是长期以来对中药真伪优劣鉴别实践经验的总结，是我国中医药的重要组成部分，在我国历代本草书籍中都有记载。它具有简便易行、快速可靠的特点，即使在具有多种现代鉴别手段的当今，仍是最广泛、最实用的鉴别方法，是产地、加工地、流通领域的中药鉴定工作者必须具有的基本功之一。

3. 显微鉴定　显微鉴定通过利用各种光学显微镜或电子显微镜对药材及成方制剂的组织、细胞及细胞后含物的特征进行观察来鉴定药材的真伪优劣。通常应用于单凭性状鉴别不能识别或不易识别的药材、饮片、不完整的药材碎片、药材粉末，以及用药材粉末制成的中成药如丸、散、片、锭、丹等的药材来源鉴定。

完整的药材可制作组织横切面制片、纵切面制片、解离组织片、表面制片、整体封片、粉末装片、花粉粒与孢子制片等，配合各种组织、细胞或后含物的透化剂、染色剂、显色剂制作临时或永久制片，置于显微镜下观察描述显微特征进行鉴别。对于破碎的中药材，可直接制作粉末片置于显微镜下观察、描述药材的显微结构特征。

显微鉴定于20世纪初引入中药材鉴定研究领域，20世纪50年代以徐国钧、楼之岑等为代表的老一辈生药学家将显微鉴定方法应用于中药真伪鉴别研究中，这些技术在20世纪60年代后得到了快速发展。依据我国中药材显微鉴别研究的一些成果，1977年版《中国药典》首次收载了中药材与中成药的显微鉴别项，此后历版收载显微鉴别项的药材和中成药比例逐步增加。目前，显微鉴定还被世界上多个国家和地区的药典及标准所采纳，如《美国药典 - 国家处方集》（USP36-NF31）收载的近 200 个植物膳食补充剂品种中，均给出了显微鉴别项；第 8 版《欧洲药典》（EP）共收载 269 个植物药及其制剂专论，除去植物油脂、提取物等无组织形态特征的品种外，每个植物药的鉴别项均包括显微鉴别，部分植物药还绘制了粉末显微特征图；第 16 改正《日本药局方》（JP）共收载生药 276 个条目，其中相当数量的药材、粉末饮片以及中成药列出了简要的显微鉴别项；中国香港中药材标准和中国台湾中药材标准也均在中药鉴别项下收载了显微鉴别。

显微鉴定作为中药传统鉴定方法之一，与接下来要介绍的理化鉴定等其他依赖于化学分析仪器与技术的鉴定方法相比，所需要的仪器简单、样品量少、鉴别速度快，具有简便、快速、实用的特点，在很多中药材中具有一定的专属性，鉴定结果可靠，是中药真伪鉴定的重要手段之一。

4. 理化鉴定　理化鉴定是运用物理、化学或仪器分析的方法，对中药材及其制剂所含的有效成分、主成分或特征性成分进行定性、定量分析，以此鉴定中药的真伪、评价药材品质优劣的过程。通常选用少量的药材粗粉、切片、浸出液或经过初步提取分离后的提取物进行定性、定量分析。常见的理化鉴定方法主要包括显微化学反应、微量升华法、荧光分析法、色谱法和分光光度法等。

（1）显微化学反应：利用化学试剂与药材中的化学成分发生特殊的反应，产生特有的气味、颜色、沉淀和结晶，直接观察或在显微镜下观察反应结果。

（2）微量升华法：利用中药中所含的某些化学成分在一定温度下能升华的性质，获得升华物，在显微镜下观察其形状、颜色以及化学反应。

（3）荧光分析法：利用中药中某些化学成分或经过化学反应以后在常光或在紫外光下能产生荧光的性质，对中药进行鉴别。

（4）色谱法：又称层析法，是一种对化学成分的分离和分析方法，在中药材的定性和定量分析中应用广泛。目前，色谱法已成为中药和中成药鉴定与质量分析中不可缺少的常规有效分析方法，特别是对成分复杂的中药、天然药物与中成药等。中药理化鉴别中常用的主要有薄层色谱法、高效液相色谱法、气相色谱法、纸色谱法、凝胶电泳、毛细管电泳等技术。

（5）分光光度法：是通过测定中药化学成分在某些特定波长处或一定波长范围内光的吸收度，对该成分进行定性和定量分析的方法。常用的方法主要包括可见分光光度法、紫外分光光度法、红外分光光度法和原子吸收分光光度法等。

中药理化鉴定在近几十年发展很快，在中药质量评价体系中逐渐完善和健全了常用中药基于理化分析的定性和定量分析方法，但是尚未完全解决中药鉴别中存在的很多问题，如对照品缺失问题、分析方法的专属性问题等。

二、中药 DNA 分子鉴定

传统的中药鉴定主要围绕原植（动）物形态、药材性状、组织与细胞特征、药材化学成分的理化性质对中药进行真伪鉴定，这些鉴定标识都是基因表达的产物，在生物学上均为物种的遗传表现型。其不仅受到遗传因素的影响，而且与动植物的生长发育阶段、生长环境、人类活动如引种驯化、加工炮制等有着密切的关系，具有很大程度的变异性及可塑性。在进行中药鉴定时难免存在主观性强、重复性和稳定性差等缺点，常常限制了这些传统鉴定方法的应用与发展。

随着现代自然科学技术的发展，特别是学科间的相互交叉与渗透，以 DNA 分子为标识的分子鉴定技术逐渐应用于中药鉴定中。1996 年，日本学者 Mizukami 首次以水稻 rDNA 为探针，与限制性内切酶 Sac Ⅰ酶切的苍术类基因组 DNA 片段杂交，建立了苍术类药材 3 种基源植物茅苍术、白术与关苍术具有鉴别意义的 RFLP 指纹图谱，开创了中药 DNA 分子鉴定的先河。中药 DNA 分子鉴定通过直接或间接地分析动植物遗传物质 DNA 在碱基序列组成上的差异，即通过分析遗传物质 DNA 的多态性，来区分鉴别中药真伪，鉴定中药的基源。该技术以基于动植物 DNA 多态性的遗传型为鉴定标识，具有信息量大、标记数量丰富，在种间或种内具有高度遗传稳定性等特点。与植物形态、组织细胞特征与化学成分等传统的形态和化学标记相比，该技术不受外界环境因素和生物体发育阶段及器官组织差异的影响，所需要的样品量少。用 DNA 作为鉴定标记进行中药鉴定具有准确可靠和结果直观等特点，非常适合于近缘种、易混淆品种、珍稀品种、破碎药材的鉴定和评价。

DNA 是双螺旋结构的大分子化合物，A、T、C、G 四种碱基按不同顺序排列构成了其分子的特异性，在生物中表现出遗传多样性，理论上任何 DNA 的多态位点可称为一个 DNA 标记。依据研究对象的不同，选择不同的 DNA 标记，可反映不同动植物在个体、居群、种及更高的分类等级如科、属之间 DNA 的多态性，从而在不同的分类水平来鉴别区分彼此。DNA 标记主要分为 2 类：①是通过 DNA 序列测定直接给出特定 DNA 碱基序列组成的差异，即 DNA 序列标记；②是用间接的方法反映 DNA 序列差异，多以在电泳凝胶上由 DNA 长度差异而产生的一些不同迁移率的条带谱体现，即 DNA 指纹标记。基于这 2 类 DNA 标记，衍生和发展的中药分子鉴定技术，主要有基于 PCR 技术的分子鉴定技术、基于基因条形码技术的分子技术和基于核酸杂交的分子技术。

中药分子鉴定技术特点是快速、微量、特异性强、准确可靠，不受生物体生长发育阶段、供试部位、环境条件、贮藏等因素的影响。被广泛地用于动植物分类与系统关系研究、中药种质资源与道地性评价研究、中药正品及其混伪品的鉴别、中药复方的药材鉴别等方面。

第二节　基于聚合酶链式反应技术的分子鉴定技术

DNA 的半保留复制是生物进化和传代的重要途径，双链 DNA 在多种酶的作用下可以变性解旋成单链，在 DNA 聚合酶的参与下，根据碱基互补配对原则进行复制。同样，在高温时 DNA 也可以发生变性解链，温度降低后又可以复性成为双链。这样通过温度变化来控制 DNA 的变性和复性，加入设计引物、DNA 聚合酶、dNTP 就可以完成特定基因的体外复制。聚合酶链式反应（polymerase chain reaction，简称 PCR）技术就是基于这个原理，最早由美国 Cetus 公司人类遗传研究室的科学家 K.B.Mullis 于 1983 年提出，1985 年发明的一种体外快速扩增特定基因或 DNA 序列的方法，又称为基因的体外扩增法。作为一种聚合酶链式反应，它能够将生物体内微量的目的基因或某一特定的 DNA 片段大量扩增，用于进一步的基因多态性的检测。基于 PCR 技术的分子鉴定技术主要包括 RAPD、AFLP、PCR-RFLP、ISSR、ARMS 等。

一、随机扩增多态 DNA

随机扩增多态 DNA（random amplified polymorphic DNA，RAPD）是由美国科学家 Wiliams 和 Welsh 于 1990 年分别研究提出的，以随机选择的 10 个碱基组成的寡聚核苷酸为引物，对所研究的基因组 DNA 进行单引物随机 PCR 扩增，扩增后产生许多长短不一的 PCR 产物。经琼脂糖凝胶电泳分离，用核酸染料染色后置于紫外光下观察，将随机扩增的 PCR 产物转变为肉眼可以观察到的形象而具体的电泳谱带模式，构成该引物的 DNA 指纹图谱。从遗传学角度，不同来源的生物体基因组 DNA 总是有一定的差异，表现出遗传多态性，在相同的 PCR 扩增条件下，RAPD 扩增的条带数取决于基因组的多态性程度，复杂性越高的基因组所产生的扩增条带也越多，从而形成了不同生物个体多态的 RAPD 图谱。

1. RAPD 的基本步骤　RAPD 基于常规的 PCR 实验流程，主要包括基因组 DNA 的提取和检测、引物的选定、PCR 扩增、PCR 产物的琼脂糖凝胶电泳检测和数据统计与分析处理等步骤。对获得的不同样本的电泳图谱进行 0（无带）或 1（有带）的统计，采用分子生物学相关软件如 Popgene 聚类分析、RAPD distance package、AMOVA 分析软件等进行基因多态性、遗传分化、亲缘关系等方面的数据分析。

2. RAPD 技术的特点　RAPD 无须预先知道研究对象的基因组序列情况，无须专门设计 RAPD 扩增反应引物，技术简单；RAPD 引物在不同的生物体中具有一定广泛性和通用性；国际范围公布有 2 000 多条通用的 RAPD 引物，可随机选定，筛选多态性高、具有分辨率的引物。每个 PCR 扩增反应中，仅加单个引物，就可以通过引物和模板 DNA 随机配对实现扩增，扩增效率高；RAPD 引物较短，仅由 10 个碱基组成（一般特异性扩增引物长度 15~25bp），退火温度低，一般在 35~40℃，引物与模板较易产生稳定的配对，同时适当的错误配对扩大了引物与模板配对的随机性，基因位点的检出率高，一次可检测多个多态性位点。RAPD 技术所需要的 DNA 样品量极小，十分适合珍稀名贵样品及 DNA 受限制样品的鉴别与研究。

其不足之处是由于过于灵敏，DNA 模板质量、PCR 扩增体系等都能影响 PCR 反应结果，存在稳定性、重复性差等问题。

为了克服 RAPD 标记稳定性和重复性差的问题，可将 RAPD 标记转化为特征性扩增片段测序（sequence characterized amplified regions，SCAR）。

二、扩增片段长度多态性

扩增片段长度多态性（amplified fragment length polymorphism，AFLP）是 1995 年由荷兰科学家 Zabeau 和 Vos 等提出来的一种检测 DNA 多态性的方法。AFLP 是 RFLP 与 PCR 相结合的产物，

通过对基因组 DNA 限制性酶切片段进行选择性扩增、检测的分子标记技术。首先利用酶切位点较少的与酶切位点较多的限制性内切酶(常使用的如 EcoR Ⅰ与 Mse Ⅰ)酶切基因组 DNA,接着利用特定的双链人工接头与基因组 DNA 的酶切片段相连接,形成多个能进行扩增反应的带接头的模板 DNA 片段,根据接头及与接头相邻的酶切片段的几个碱基序列设计引物进行 PCR 扩增,获得长度不同的 DNA 片段,经变性聚丙烯酰胺凝胶电泳分离,通过放射自显影、银染或荧光分析检测多态性。

1. AFLP 的基本步骤　AFLP 操作主要包括基因组 DNA 的提取和检测、限制性内切酶的双酶切、DNA 片段末端双链人工接头的连接、酶切片段的预扩增与选择性 PCR 扩增、扩增产物的聚丙烯酰胺凝胶电泳检测和数据统计与分析处理等步骤,数据统计处理同 RAPD 技术。

2. AFLP 技术的特点　AFLP 同 RAPD 技术一样,预先不需要知道 DNA 序列的情况,但获得的指纹信息位点更为丰富,一次 AFLP 反应的扩增产物带纹可达到上百条,其中通常包含 20~30 条多态性的条带,并且可以通过系列选择性扩增引物的使用筛选出丰富的多态性扩增产物。同时 AFLP 选择性扩增的引物序列较长,对反应条件的灵敏性相对不高,因此比 RAPD 检测结果更为准确。AFLP 结合了 RAPD 技术的优点,分辨率高、稳定性好、效率高。不足之处主要表现在对基因组 DNA 的纯度和完整性要求很高,否则不能真实地反映基因多态性;另外,由于 DNA 的提取、酶切、连接、预扩增、选择性扩增、变性电泳、银染等环节过程较长,因此实验过程复杂,有一定的技术难度。

三、聚合酶链式反应 - 限制性酶切片段多态性

聚合酶链式反应 - 限制性酶切片段多态性(PCR-restriction fragment length polymorphism,PCR-RFLP),是在 PCR 和 DNA 序列分析技术基础上产生的由 PCR 技术与 RFLP 技术相结合的一种分子标记技术,由于 RFLP 实验技术烦琐,涉及了 Southern 印迹、探针标记、分子杂交、克隆检测等多个实验步骤,在实际应用中很不方便,同时所需的模板 DNA 必须完整、量大,合适的分子杂交 DNA 也难以筛选,因此限制了其广泛应用,随着 PCR 技术的出现和发展,RFLP 方法逐渐被新的分子标记技术取代。

在中药鉴定方面,PCR-RFLP 根据基因数据库、基因组或 cDNA 克隆等获得的序列信息,设计一套特异性的 PCR 引物,进行目的靶基因 PCR 扩增,在分析靶基因序列的基础上,选择适当的限制性内切酶,酶切消化目的靶基因的 PCR 产物,酶切产物经过电泳建立多态性的电泳谱带图,揭示特异 PCR 片段的酶切位点,从而达到鉴定不同样品的目的。

1. PCR-RFLP 技术的基本步骤　PCR-RFLP 首先基于常规的 DNA 序列分析流程进行,主要包括基因组 DNA 的提取和检测、目的靶基因选定、引物设计与合成、PCR 扩增、PCR 产物的琼脂糖凝胶电泳检测和序列测定、获得靶基因的序列组成。根据序列比对与分析结果,确定样品间具有差异的特异性酶切位点,选择相应的内切酶将靶基因的 PCR 产物消化切割成不同大小的片段,经琼脂糖凝胶电泳分离,建立多态性的电泳图谱,从而达到对基因分型和鉴别样品的目的。

2. PCR-RFLP 技术的特点　与经典的 RFLP 技术相比，PCR-RFLP 的引物与限制酶组合非常多，增加了揭示多态性的机会；避免了 RFLP 分析中膜转印这一步骤，技术操作简单；在真核生物中，PCR-RFLP 标记呈共显性，可区分纯合基因型和杂合基因型；实验中所需 DNA 量少，结果稳定，重复性好；操作快捷、自动化程度高。川贝母的鉴别就是应用了 PCR-RFLP 技术。

四、简单序列重复间序列

简单序列重复间序列（inter-simple sequence repeat，ISSR）是根据简单重复序列（simple sequence repeat，SSR）的特点发展的一种新型的 DNA 标记技术，由加拿大蒙特利尔大学的 Zietkiewicz 等于 1994 年创建。

在真核生物基因组中广泛分布着很多由 1~6 个碱基为基本单位组成的长约几十甚至上百个核苷酸的 SSR，又称之为微卫星（microsatellite），如 $(CA)_n$、$(GAA)_n$、$(GAGA)_n$ 等。SSR 标记数量丰富，同一类微卫星随机地分布在基因组中的不同位置上，大约每隔 10~50kb 就有 1 个 SSR，它既可以存在于内含子中，又可存在于外显子中。在不同的生物体间，SSR 的数量、重复次数和单位、拷贝数变异及染色体分布等有很大的差别，而在每个位点呈现多态性。

根据植物广泛存在 SSR 的特点，ISSR 标记利用植物基因组中常出现的 SSR 本身序列设计引物，进行 SSR 序列区间 DNA 的扩增。引物通常为 16~18 个碱基序列，包括 1~4 个碱基的串联重复和几个非重复的锚定碱基，引物能够与基因组 DNA 中 SSR 的 5′或 3′末端结合，并对位于反向排列、间隔不太大的重复序列间的基因组节段进行 PCR 扩增。SSR 在真核生物中的分布是非常普遍的，并且进化变异速度非常快，因而锚定引物的 ISSR-PCR 可以检测基因组许多位点的差异，同时无须预先克隆和测序，降低了引物开发费用，并且引物可以在不同物种间通用，不像 SSR 标记具有较强的种属特异性。

1. ISSR 的基本步骤　ISSR 与 RAPD 的实验步骤基本一致，主要包括基因组 DNA 的提取和检测、引物的筛选与选定、PCR 扩增、PCR 产物的琼脂糖凝胶电泳检测和数据统计与分析处理等步骤。主要不同点是使用的 PCR 扩增引物不同，ISSR 引物通常为 5′端或 3′端加锚（1~4 个碱基）的二核苷酸、三核苷酸和四核苷酸重复序列，重复次数常为 4~8 次，多参考加拿大哥伦比亚大学所设计的 100 条引物，引物也可在不同的物种中通用，具有广泛的适用性。PCR 扩增的退火温度远远高于 RAPD，通常在 50~60°C 之间，因此具有较好的稳定性和重复性。

2. ISSR 技术的特点　与 RAPD 相比，ISSR 揭示的遗传多态性高，可获得几倍于 RAPD 的信息量。在实验操作上，具有 RAPD 的简单，比如模板 DNA 用量少，不需预先知道基因组信息。由于有更长的引物序列和较高的退火温度，因此稳定性和重复性更好，实验精确度可与经典的 RFLP 相媲美。不足之处是 ISSR 作为一种显性标记，多数情况下不能区别一个位点扩增的 DNA 片段，且不同物种 SSR 不同，造成引物在筛选上具有相对的随机性。

五、扩增阻滞突变系统

扩增阻滞突变系统(amplification refractory mutation system,ARMS)是1989年由Newton CR等基于PCR技术发展起来的用于检测任何点突变多态性的技术,该技术最先应用于遗传病相关基因突变位点的检测。ARMS分为非突变的ARMS(non-mutation ARMS)和突变的ARMS(mutation ARMS),非突变的ARMS又叫位点特异性PCR(allele-specific PCR,AS-PCR)。

Desalle等于1996年首次应用AS-PCR(非突变的ARMS)成功鉴别了鱼子酱中鱼卵所属鱼的种类,此后AS-PCR便开始应用于物种检测中。近年来,该方法已被广泛应用到中药材的品种鉴定中。

AS-PCR鉴别采用的引物3′末端最后一个碱基和待鉴别物种完全匹配,而和其他物种不匹配,利用*Taq*酶不具有3′-5′核酸外切酶活性的特性,使3′末端错配的引物以低于配对引物的速度延伸,当条件到达一定严格程度时,这种错配可以被终止,只有待鉴别物种的片段被扩增出来,从而达到鉴别的目的。终止错配需要对PCR体系和程序进行优化,特别是对退火温度进行调节。一般情况下使用较高的退火温度即可实现物种的鉴别,但是有时即使调试条件也不能实现鉴别,这时候突变的ARMS就发挥它的巨大作用了。

突变的ARMS技术又称错配扩增突变分析(mismatch amplification mutation assay,MAMA),它在非突变的ARMS技术的基础上,将引物做了修改,即在引物3′末端引入错配的碱基,从而增强了鉴别的准确性和重复性,扩大了鉴别条件的适用范围。

1. ARMS技术的基本步骤　相对传统分子标记技术,ARMS技术操作步骤比较简单,分为4步,即引物设计、总DNA提取、PCR扩增、电泳检测。其中,引物设计是ARMS鉴别中药材的关键。

引物设计是将待鉴定物种和其他混淆种序列进行比对,找到特异性的差异位点,然后分析差异位点周围序列信息,决定最佳引物组合。除满足一般引物设计要求外,ARMS引物设计还有一些需要注意的方面:①引物3′末端尤其是最末碱基要求与待鉴定样品严格配对。理论上单条引物3′末端最末碱基与待鉴定物种匹配即可实现鉴别,但在实际应用过程中可能致使条件过于苛刻而无法实现鉴别。②使用突变的ARMS能够显著增强扩增的特异性。实验证明在引物3′末端倒数第2个、第3个碱基位置引入错配效果最好,嘌呤/嘌呤或嘧啶/嘧啶错配比嘌呤(嘧啶)/嘧啶(嘌呤)错配引发的特异性更强。③尽可能选择较多的序列进行比对以增加准确性,减少因个别碱基突变引发的错误。

2. ARMS技术的特点　在中药材鉴定方面,与其他传统的分子标记技术相比,ARMS技术具有以下优点:①操作简单易行,仅需DNA提取、PCR扩增及电泳检测过程,一般实验室均有条件进行;②实验所需时间短,成本低,重现性好;③使用高特异性引物,加上退火温度比较高,一般DNA污染不会影响结果的正确性;④对DNA的质量要求不高,DNA降解等问题一般不会影响实验结果;⑤所需DNA量少,避免了贵重药材的损耗;⑥获得条带单一,克服了其他分子标记如RAPD不稳定和统计不便等缺点。

ARMS技术的缺点:①适用范围窄,除物种鉴定外不能提供其他信息;②引物设计依赖于基因序列，需要预先知道待鉴定物种和其他混淆物种的序列信息；③选择基因片段要求较高，必须保证基因片段在种间具有明显差异，而居群内相对比较稳定，引物 3′末端最末碱基必须高度保守。

六、其他新型的 DNA 分子鉴定技术

传统的分子标记技术主要包括 RFLP、RAPD、AFLP 等，这些分子标记技术在生物学研究领域已有广泛的应用，但是它们具有一些缺点，如 RAPD 稳定性和重复性差，RFLP、AFLP 试验技术复杂，对 DNA 纯度和内切酶质量要求高，普通实验室一般无法展开。一些新型分子标记克服了传统分子标记的缺点，方法上得到进一步更新和完善，拥有更为广阔的应用前景。近年来发展了多种新型 DNA 分子鉴定技术，包括 RMAPD、SRAP、TRAP、CAPS、SCAR 与 RSAP 等，这些新型分子标记技术解决的问题和传统分子标记基本一致，但具体操作上无疑更加简便快捷，结果也更加稳定可靠，并且在一定程度上降低了成本，目前在植物分类学研究、中药鉴定、遗传多样性评价、作物遗传图谱构建、辅助育种等方面广为应用。下面作简要介绍。

1. 随机微卫星扩增多态 DNA（random microsatellite amplify polymorphic DNA，RMAPD）是我国学者在 RAPD 和微卫星基础上发展的检测 DNA 多态性的新方法。它的原理是将 RAPD 引物和微卫星上游或下游引物作为一对扩增引物，对基因组 DNA 进行 PCR 扩增，有效揭示微卫星及其他 DNA 遗传多态性的方法。

传统的 RAPD 对反应条件要求严格，稳定性和重复性较差，而微卫星采用特异性引物扩增，研究之前需要筛选引物，因此对于许多珍稀物种，耗时长并且费用昂贵，限制了应用。RMAPD 标记将微卫星引物与随机引物联合使用，不仅重复性得到提高，而且具有比 RAPD 和微卫星标记更高的多态信息含量，具有一定的先进性。

2. 相关序列扩增多态性又称基于序列扩增多态性（sequence-related amplified polymorphism，SRAP），由美国加州大学蔬菜作物系 Li 与 Quiros 博士提出。基因外显子 GC 含量丰富，运用 CCGG 序列可特异性扩增出包含这些组分的序列，而启动子和内含子 AT 含量丰富，可以与含有核心 AATT 序列的引物特异性结合。SRAP 就是利用这一特点设计引物对基因开放阅读框架进行扩增。

SRAP 标记技术结合了 RAPD 和 AFLP 两者的优点，具有简便、稳定、高重复性、易测序等优点，并且应用少量的引物便可组配得到多对引物，提高了引物使用效率，降低了引物合成成本。但是由于 SRAP 标记是对开放阅读框进行扩增，因而对基因组相对较少的着丝粒附近以及端粒的扩增会较少，可能使得所构建的连锁图谱缩短或出现连锁群断开的现象。如果结合可扩增这些区域的 SSR 标记，便可获得覆盖整个基因组的连锁图，更好地运用于基因的分离鉴定及调控研究等方面。

3. 靶位区域扩增多态性（target region amplified polymorphism，TRAP）是一种基于 PCR 技术的新型分子标记技术，由美国农业部北方作物科学实验室 Hu 与 Vick 于 2003 年提出。TRAP 由 SRAP 技术改进而来，该技术采用两个 18 核苷酸引物，一个为固定引物，依据公用数据库中的靶 EST 序列设计；另一个为随机引物，针对外显子或内含子的特点，分别设计为富含

GC 或 AT 核心区的任意序列。通过对目标区域 PCR 扩增，产生围绕目标候选基因序列的多态性标记。

TRAP 标记具有操作简单、重复性高、稳定性好、效率高等特点，而且由于 TRAP 技术是基于已知的 cDNA 或 EST 序列信息，极易将庞大的 EST 序列信息和植物重要农艺性状相联系，在种质资源基因鉴定和作物理想农艺性状基因标记上很有帮助。

4. 序列特定扩增区域标记（sequence characterized amplified region，SCAR）是 Paran 和 Mihcelmore 建立的一种可靠、稳定、可长期利用的标记技术，是在 RAPD 标记基础上发展起来的，先用随机引物对基因组 DNA 进行 RAPD 扩增，筛选特异片段，获取特异的 RAPD 标记，进行克隆和测序，然后根据测序结果设计引物，对基因组 DNA 进行 PCR 特异扩增，这样便将与原 RAPD 片段相对应的单一位点鉴别出来。

SCAR 标记技术对比 RAPD 技术有以下优越性：①由于使用较长的特异性引物和较高的退火温度，可有效解决 RAPD 标记结果不稳定、重复性差等问题；②可将显性的 RAPD 标记转化为共显性的 SCAR 标记，解决由于 DNA 降解而对 RAPD 带来的影响；③获得条带单一，克服了 RAPD 标记的不稳定和统计不便等缺点。因此，SCAR 标记技术已经成为转化 RAPD 标记的一种稳定可行的方法。目前已有很多将其他分子标记如 AFLP、ISSR、SRAP 等获得的物种特异性条带转化为 SCAR 标记的研究报道。

5. 限制性位点扩增多态性（restriction site amplification polymorphism，RSAR）为我国学者杜晓华等建立的一种检测基因组上广泛分布的限制性酶切位点多态性的新型 DNA 分子标记系统。它的原理是采用 2 条长度均为 18bp 的引物，引物的 5′ 端为 12~14 个碱基的随机序列，接着是 4~6 个碱基的限制性酶切位点序列，2 条引物采用不同的限制性位点和随机序列。PCR 扩增程序借鉴了 SRAP 技术，前 5 个循环采用较低的退火温度以保证扩增效率，随后 35 个循环采用较严格的退火温度对已扩片段特异性扩增，以保证扩增产物的稳定。扩增产物在 6% 变性聚丙烯酰胺凝胶分离，银染显色。

RSAP 标记有以下优点：①无须酶切，仅用一个简单的 PCR 反应即可实现对 DNA 限制性位点多态性进行检测，比以往基于限制性位点的标记技术操作更加简便；②引物可以两两随机配对，加上步骤较少，一定程度上降低了成本；③扩增的限制性位点散布于整个基因组区；④具有中等产率、稳定可靠的特点和较广泛的适用性。

第三节　基于 DNA 条形码技术的分子鉴定方法

一、DNA 条形码鉴定的概念及原理

条形码技术最初是应用于商品零售行业，方便商品的快速识别及分类。该技术是在计算机应用实践中产生和发展起来的一种自动识别技术，是实现快速、准确可靠采集数据的有效手段。DNA 条形码（DNA barcoding）是近年来国际上快速发展的有关物种鉴定的新技术。2003 年由加拿大学者 Paul Hebert 等提出，意为用标准化的较短的 DNA 序列作为条形码，以实现对物种进行

快速、准确地鉴定。DNA 条形码已成为生物学研究领域发展最迅速的方向之一，极大地扩展了人类探索、认识物种以及鉴定和利用生物多样性资源的视野。DNA 条形码鉴定技术是利用标准的一段或几段短的 DNA 片段对生物物种进行快速、准确鉴定的方法。DNA 条形码可以通过测定基因组上一段标准的、具有足够变异的 DNA 序列来实现物种鉴定。理论上这个标准的 DNA 序列对每个物种来讲都是独特的，每个位点都有 A、T、C、G 四种碱基可选择，完全可以编码地球上所有物种。该概念的提出立即得到了国际社会学者的响应，2004 年生命条形码联盟（Consortium for the Barcode of Life，CBOL）在美国国家自然历史博物馆成立，致力于生物物种全球标准化的发展和统一。

DNA 条形码技术的核心是以建立基于基因片段鉴定生物物种为目的，因此对于已经失去了重要形态分类特征的残缺标本或不同生活史阶段的样品都可以实现准确鉴定，它是对传统形态分类学强有力的补充。DNA 条形码鉴定方法更为高效、准确，易于实现自动化和标准化，在一定程度上突破了对传统和经验的过度依赖，并能够在较短时间内建立形成易于利用的应用系统。DNA 条形码技术在生物多样性调查与监测、生态学、食品安全、中药鉴定、生物检验检疫、法医学、流行病学等领域具有广阔的应用前景。

二、DNA 条形码鉴定的主要步骤

1. 动植物样本材料的采集规范和干燥　合适而广泛的取样是影响鉴定研究精准度的重要因素之一，样品的采集应采用覆盖药用动植物物种的全属采样策略。物种的准确鉴定是建立一个可靠的 DNA 条形码鉴定参考数据库的基础和核心。因此，采集完整、具有重要鉴别特征的凭证标本对于建立参考数据库至关重要，是物种准确鉴定的基础和保障。野外采集植物材料应包括物种的凭证标本、提取基因组 DNA 的植物材料和植物本身特征及生境的图像或图片信息等。凭证标本必须是具有物种重要鉴别特征的完整标本，应包括根、茎、叶、花、果和植物的其他鉴别特征（如芽、鳞茎、球根等）。由于植物与动物的特性不同，标本压制后，很多鉴别特征会丢失，如花色和花形等性状。因此，在野外需要对标本的重要特征进行记录和拍照，并进行初步的种属鉴定。最终，请相关类群的分类学家进行物种鉴定确证。对于体型较大的植物（如乔木和灌木等），要确保采集的若干份凭证标本均来自同一植株，采集的标本还需要填写相关的野外采集信息，如采集地点、生境、压制标本后容易丢失的特征（如花的颜色、气味等）和鉴别特征等。

2. 标本采集信息内容　①采集编号（collection number）：采集编号是指样品在野外采集过程中由采集者对每份样品给予的编号，每份样品具有唯一的采集编号。②标本鉴定信息（specimen identification information）：分类学信息包括样品所在的目、科、属和种，按拉丁语正规写法书写。③标本凭证信息（voucher information）：样品编号是样品在进行 DNA 条形码鉴定实验过程中用到的唯一编号，可由字母和数字组成，可以根据动植物类群和项目的名称代码来编号，但便于记忆且最好为连续的编号，建议使用与采集编号相同的编号。

将新采集的动植物材料放入透气良好的纸袋中并密封，然后置于密封性能好的干燥箱（盒）中，并放入足够的硅胶使其覆盖全部的遗传物质材料，进行快速干燥；在没有干燥箱(盒)的条件下，将植物遗传物质材料放入透气良好的纸袋中并密封，然后放入塑料的自封袋中并加入足够量的硅胶进行快速干燥。要注意一个现象就是如果变色硅胶变为粉红色或红色，要及时更换硅胶，直到变色硅胶保持为蓝色，表明遗传物质材料已完全干燥。

3. DNA 的提取　DNA 的提取包括使用研钵或研磨仪破碎细胞，粉碎成细粉，用试剂盒法进行 DNA 的分离和纯化等，目前常用试剂盒包括植物基因组 DNA 提取试剂盒和动物组织 / 细胞基因组 DNA 提取试剂盒，实验选用的试剂盒需能够提取到满足后续实验要求的模板 DNA。

4. DNA 条形码引物的选择　作为用于鉴定的 DNA 序列，要求物种序列需要有一定的碱基差异才能完成不同物种的鉴定。DNA 条形码具有以下选择标准：①要有足够数量的变异性以区分不同的物种，同时 DNA 序列尽量保守，种内变异要比种间变异小；② DNA 序列应该是标准的、通用的、尽可能满足不同的分类群；③目标 DNA 区应当包含足够的系统进化信息以定位物种在分类系统中的位置；④应该具有高度保守的引物区以便于通用引物的设计、DNA 扩增和测序；⑤ DNA 片段应该足够短，以便降解的 DNA 能够扩增。

在哺乳动物中，线粒体 DNA 的进化比核糖体 DNA 至少快 5 倍，所以对于动物类药材的鉴别，选用线粒体 DNA 序列比较恰当。而在被子植物中线粒体的进化则比核糖体慢 5 倍多，叶绿体基因组的进化速率只有植物核基因组的一半，植物线粒体基因片段在基因组大小和结构上的不稳定使其在系统学中的应用远不如动物线粒体，应该选择核基因和叶绿体基因序列进行鉴定研究。

对国际生命条形码大会（International Barcode of Life Conference）推荐的四个植物 DNA 条形码以及它们的引物名称、引物序列、来源及适用的类群进行了总结，如表 4-1。rbcL 片段所推荐的 2 对引物均具有很高的通用性，可以选择其中的任何 1 对引物用于条形码的扩增和测序。具体的反应条件和实验程序可参考生命条形码联盟和国际生命条形码计划（IBOL）的相关文件（http://www.dnabarcoding.org/index.html）。ITS 在种子植物中的通用性较低，表 4-1 中列出的 ITS 引物是目前种子植物中通用性较高的引物组合，对某些特定类群可选择特定的 ITS 引物。引物的通用性高低在不同类群间可能存在差异，对于鉴定准确率较低的种属，可依据实际情况对引物进行组合使用。

表 4-1　常用中药（植物）四个 DNA 条形码的引物信息

DNA 条形码片段	引物名称	引物方向	引物序列	适宜鉴定的主要类群
ITS	ITS5	F	GGAAGTAAAAGTCGTAACAAGG	陆生植物
	ITS4	R	TCCTCCGCTTATTGATATGC	陆生植物
ITS2	S2F	F	ATGCGATACTTGGTGTGAAT	种子植物
	S3R	R	GACGCTTCTCCAGACTACAAY	种子植物
trnH-psbA	psbAF	F	GTTATGCATGAACGTAATGCTC	陆生植物
	TrnH2	R	CGCGCATGGTGGATTCACAATCC	陆生植物
matK	3F-KIM	F	CGTACAGTACTTTTGTGTTTACGAG	被子植物
	1R-KIM	R	ACCCAGTCCATCTGGAAATCTTGGTTC	被子植物
rbcL	1F	F	ATGTCACCACAAACAGAAAC	陆生植物
	724R	R	TCGCATACCTGCAGTAGC	被子植物

注：F 为正向；R 为反向。

5. PCR 扩增　植物类中药材及其基源物种扩增 ITS2 或 *psbA-trnH* 序列，动物类中药材及其基源物种扩增 CO Ⅰ 序列。通用引物及扩增条件如下。ITS2 序列扩增正向引物 ITS2F：5′-ATGCGATACTTGGTGTGAAT-3′；反向引物 ITS3R：5′-GACGCTTCTCCAGACTACAAT-3′。*psbA-trnH* 序列扩增正向引物 psbAF：5′-GTTATGCATGCATGAACGTAATGCTC-3′；反向引物 trnHR：5′-CGCGCATGGTGGATTCACAATC-3′。CO Ⅰ序列扩增正向引物 HC02198：5′-TAAACTTCAGGGTGACCAAAAAATCA-3′；反向引物 LC01490：5′- GGTCAACAAATCATAAAGATATTGG -3′。

PCR 反应体系以 25μl 为参照，包括：1 × PCR 缓冲液（不含 $MgCl_2$），2.0mmol/L $MgCl_2$，0.2mmol/L dNTPs，0.1μmol/L 引物对，模板 DNA，1.0U *Taq*DNA 聚合酶，加灭菌双蒸水至 25μl。设置未加模板 DNA 的 PCR 反应为阴性对照。

常用 DNA 条形码[*rbc*L、*trn*H-*psb*A 和 ITS（ITS2）]的 PCR 反应体系如表 4-2，PCR 扩增程序见第五节。

表 4-2　常用 DNA 条形码的 PCR 反应体系

组成成分	体积（1 个反应）	体积（100 个反应）
10 × buffer	2.0μl	200μl
50mmol/L $MgCl_2$	1.0μl	100μl
10 mmol/L dNTP	0.8μl	80μl
10μmol/L 正向引物	0.25μl	25μl
10μmol/L 反向引物	0.25μl	25μl
TagDNA 聚合酶（5U/μl）	0.2μl	20μl
ddH_2O	4.5μl	450μl
优化剂（10% 海藻糖）	10μl	1 000μl
总体积	19μl	1 900μl
DNA 模板（10~50 ng/μl）	1.0μl/ 反应	

6. DNA 测序　获得可靠的 DNA 序列是分子鉴定的重要前提，目前的主要测序技术是 Sanger 等的双脱氧链终止法及其衍生的荧光毛细管电泳测序技术。此外，二代测序技术（next generation sequencing）的快速发展使得并行的高通量测序和宏条形码（Meta barcoding）鉴别成为可能。

7. DNA 条形码数据分析　为确保 DNA 条形码序列的可靠性，需要进行正反向测序或重复测序并进行拼接。拼接前对测序结果进行规范化命名不仅便于数据管理、减少不必要的错误，而且可以提高拼接效率，有利于大规模数据拼接。序列拼接时，需对测序质量进行评估，去除测序结果两端的低质量部分。序列方向应与 PCR 扩增正向引物方向一致。常用序列拼接软件包括 Unix 平台的 Phrap、Cap3 等软件和 Windows 平台的 Sequencher、Codon-Code Aligner、Genious、DNA STAR 等软件。

分析 DNA 条形码数据最常用方法是 BLAST 法(basic local alignment search tool)、距离法(distance)和建树法(tree building)。在充分了解正伪品分子系统进化关系的基础上,单独使用一种方法均无法保证获得可靠的结果,需要多种方法同时使用,相互印证。

(1) BLAST 法:BLAST 法是一种基于 BLAST 搜索算法的鉴定评价方法。首先建立一个物种鉴定的序列参考数据库并确定一个阈值(即种间遗传变异的阈值)。将目标物种的 DNA 条形码序列作为"query 序列"在参考数据库中搜索。根据设定的阈值,如果在数据库中可以根据 BLAST 算法得到与"query 序列"具有最高匹配的序列即为最相似物种的序列;如果根据 BLAST 算法得不到相应的物种序列,则认为对该"query 序列"无法进行鉴定,表明参考数据库可能没有目的物种的条形码序列。

(2) 遗传距离计算:种间距离通常采用 pairwise uncorrected p-distance 或 Kimura-2-parameter distance(K2P)模型计算。K2P 距离是 CBOL 推荐使用的距离计算模型。种内遗传距离通常采用 3 个参数表示:K2P 距离、平均 θ 值和平均溯祖度(average coalescent depth)。其中平均 θ 值是指每个物种内不同个体间的平均 K2P 距离,目的是消除不同物种因采样个体数不均引起的偏差。平均溯祖度是指物种内所有个体间最大的 K2P 距离,用以反映种内最大变异范围。K2P 距离可以通过 MEGA 或 PAUP 计算,在此基础上计算其余 2 个参数。

(3) 系统树构建:DNA 条形码分析中通常采用标准的系统树构建方法,如邻接法(neighbor joining, NJ)、非加权组平均法(unweighted pair-group method with arithmetic means, UPGMA)、最小进化法(minimum evolution, ME)、最大似然法(maximum likelihood, ML)、最大简约法(maximum parsimony, MP)、贝叶斯推断法(Bayes)等。建树的目的并不是利用 DNA 条形码重建系统发育树,而是检验每个物种的单系性,即同一物种的不同个体能否紧密聚类到一起。不同的建树方法可能得到不同的物种分辨率,但不同方法得到的结果差别并不大。此外,不同方法的运算时间差别很大,而且适用条件不同,在使用时应根据需要进行选择。目前使用最多的建树方法是 NJ。

8. 影响 DNA 条形码鉴定的因素　影响 DNA 条形码鉴定结果的因素很多,如样本 DNA、引物条形码的选择、DNA 条形码的扩增与测序、数据分析等。因此需要综合考虑所鉴定中药的样本来源和性质等。

三、DNA 条形码在中药鉴定中的应用

DNA 条形码鉴定方法在药材基源物种属及属以上鉴定方面具有明显的优势。下面以《中国药典》(2020 年版)收载的"中药 DNA 条形码鉴别法指导原则"为例,说明 DNA 条形码在中药鉴定中的应用及具体操作流程。

1. 仪器的一般要求　仪器有电子天平、离心机、PCR 仪、电泳仪和 DNA 序列测定仪。DNA 序列测定仪是一台具有自动灌胶、自动数据收集分析等全自动电脑控制的测定 DNA 片段中碱基顺序或大小,以及定量用精密仪器。测序方法主要为双脱氧链终止法,又称 Sanger 法。4 种双脱氧核苷酸(ddNTP)的碱基分别用不同的荧光进行标记,在通过毛细管时,不同长度 DNA 片段上的 4 种荧光基团被激光激发,发出不同颜色的荧光,电荷耦合元件图像传感器(charge-

coupled device，CCD）检测系统可识别，并直接翻译成 DNA 序列，获得供试品的峰图文件和序列文件。

2. 测定步骤　本法主要包括供试品处理、DNA 提取、DNA 条形码序列 PCR 扩增、电泳检测和序列测定、序列拼接及结果判定。

（1）供试品处理：按药材和饮片取样法（通则 0211）取样。为防止外源微生物污染，药材和饮片一般使用 75% 乙醇擦拭表面后晾干，或采取其他有效去除微生物污染的方法。称取 10~100mg 备用。供试品具体取样部位根据不同药材特性作出相应规定。

（2）DNA 提取

（3）PCR 扩增

（4）PCR 产物检测：采取琼脂糖凝胶电泳方法检测 PCR 产物。电泳后，PCR 产物应在相应的 DNA 条形码序列长度位置（具体见各药材项下）出现一条目的条带，阴性对照应无条带。

（5）测序：在紫外线灯下切取目的条带所在位置的凝胶，采用琼脂糖凝胶 DNA 回收试剂盒进行纯化。使用 DNA 测序仪对目的条带进行双向测序，PCR 扩增引物作为测序引物，测序原理同 Sanger 测序法。

（6）中药材 DNA 条形码序列获得

1）序列拼接：对双向测序峰图应用有序列拼接功能的专业软件进行序列拼接，去除引物区。

2）序列质量：为确保 DNA 条形码序列的可靠性，需去除测序结果两端信号弱或重叠峰区域，序列方向应与 PCR 扩增正向引物方向一致，获得相应的 DNA 序列。

（7）结果判定：将获得的序列与国家药品管理部门认可的中药材 DNA 条形码标准序列比对。

3. 注意事项

（1）实验场所应具备分子生物学实验室的基本条件。

（2）本法暂不适用于混合物与炮制品的鉴定及硫黄熏蒸等的情况。

（3）为防止外源微生物污染，实验前必须将实验用具进行高压灭菌，并用 75% 乙醇擦拭药材表面。有些药材本身含有内生真菌，如果内生真菌存在于药材的外围组织，则选用内部组织进行实验。如果真菌遍布整个药材，植物类药材需选用 *psb*A-*trn*H 条形码（真菌内不含有该基因片段），不能选用 ITS2 序列。为进一步确保实验结果不被真菌污染，实验者可在 GenBank 数据库应用 BLAST 方法对所获 ITS2 序列进行检验，以确保序列鉴定准确。

（4）本法用于鉴定药材的基源物种，不能确定药用部位。

（5）必要时结合其他鉴别方法综合判断。

（6）种内阈值的确定：同一物种的不同样品间存在一定的变异范围，即种内变异阈值。不同物种、不同条形码序列均会影响种内变异范围。各基源物种的种内变异范围（种内遗传距离阈值）应在药材品种项下具体明确。

DNA 条形码在中药鉴定中的应用十分广泛，涉及这方面的论著和文献较多，如陈士林的

《本草基因组学》(herbgenomics),我们可以通过进一步课外阅读来了解和认识这项技术的具体操作和重要意义。DNA 条形码对中药资源的挖掘、评估、保护和可持续利用,中药材种植过程中种子和种苗的确定,中药材选购以及中药的监管、标准的制定等中药领域有着广阔的应用前景。

第四节 基于核酸杂交技术的分子鉴定方法

一、基本原理

分子杂交主要包括 2 种类型,①核酸分子杂交,包括 Southern 杂交和 Northern 杂交;②属于蛋白分子“杂交”的 Western 杂交。Southern 杂交(Southern blot)是 1975 年由英国人 Southern 创建,指 DNA 印迹技术,在遗传病诊断、DNA 图谱分析及 PCR 产物分析等方面有重要价值。与 DNA 印迹技术正好相对应的 RNA 印迹技术被称为 Northern 杂交,即 Northern 杂交(Northern blot)。而蛋白质印迹技术则被称为 Western 杂交(Western blot)。这三者所用于分析的对象不同,Southern 杂交用于分析 DNA;Northern 杂交用于分析 RNA;Western 杂交用于分析蛋白质。

最早出现的核酸分子杂交主要是在 DNA 与 RNA 之间进行。在碱性环境加热或加入变性剂等条件下,双链 DNA 之间的氢键被破坏,解开成为两条单链。这时如果加入其转录产物 RNA 并在一定离子强度和温度下保温,则 RNA 与模板链可形成稳定的 RNA-DNA 异质双链。形成异质双链的过程称为杂交。由于杂交是在分子水平进行的,所以称为分子杂交,形成的异质双链分子称为杂交分子。在此之后,这一技术又发展到具有互补核苷酸序列的不同 DNA 分子之间的杂交,以及 RNA 分子之间、蛋白质分子之间的“杂交”,并且经过不断地发展和改进,方法技术日趋完善。

核酸分子杂交是指具有互补序列(或某一区段互补)的两条多核苷酸链,通过碱基互补配对形成稳定的双链分子的过程。将一条链人为地加以标记,使该标记可以通过某种特定方法检测,即成为所谓的探针。探针与其互补的核苷酸序列杂交后,杂交体也就带上了同样的标记,可被检测出来。这样,以特定的已知核酸序列作探针,就可以在诸多的核苷酸序列中,通过杂交检测出与其互补的序列。其中 Southern 杂交是以 DNA 或 RNA 为探针,检测 DNA 链,用于对特定基因的检测和定位。Northern 杂交则是以 DNA 或 RNA 为探针,检测互补的 RNA 链,用于基因转录产物 mRNA 的检测。

杂交完成后,根据探针的特殊标记将杂交体检出,并获得各种相关信息。根据杂交所采用的具体方式,大致可分为印迹(blotting)杂交和细胞原位(*in situ*)杂交两种。印迹杂交是指将待测核酸序列结合到一定的固相支持物上,然后与存在于液相中的核酸探针进行杂交的过程,是目前最常用的一种核酸分子杂交方法。细胞原位杂交是指将细胞或组织切片中核酸与探针进行杂交并对其进行检测的杂交方法。

二、探针及其制备

核酸探针是指被标记的、能与其互补的核酸序列杂交的核酸片段，可以用于待测核酸样品中特定基因序列的检测。要实现对核酸探针分子的有效检测，必须将探针分子用示踪物（即标记物）进行标记。

（一）探针

根据探针的来源及其性质可以分为基因组DNA探针、cDNA探针、RNA探针及人工合成的寡核苷酸探针等几类。根据目的要求的不同，可以采用不同类型的核酸探针。

常用的是寡核苷酸探针，它是一种人工合成的寡聚核苷酸片段，由于大多数寡核苷酸探针长度只有15~30bp，其中即使有一个碱基不配对也会显著影响其熔解温度（T_m）。同时，由于序列的复杂性降低，杂交所需的时间也较短。但是，短寡核苷酸探针所带的标记物较少，特别是利用非放射性标记时，其灵敏度也随之降低，因此用于单拷贝基因的Southern印迹杂交时，宜采用较长的探针。

（二）制备

设计寡核苷酸探针时应注意以下5个原则：①探针长度一般要求10~50bp，过短则特异性降低，过长不仅合成困难，而且延长杂交时间；②对含量应为40%~60%，超出此范围则增加非特异性杂交；③不能含有探针内部互补顺序，即不应有>4bp的碱基反向互补配对，否则会形成探针内部“发夹”状结构；④避免有同一碱基的连续出现（>4个）；⑤最好在计算机中与已知的各种基因序列进行同源性比较，如果此寡核苷酸序列与非靶基因序列有70%以上的同源性或连续8个以上的碱基序列相同，则最好不用。

一种理想的探针标记物，应具备以下几种特性：①高度灵敏性；②不影响探针的特异性；③不影响探针的主要理化特性，如特异性、稳定性、T_m值、酶促活性（K_m值）等；④当标记探针还继续作为下一步酶促反应的底物（如用于DNA序列测定）时，不影响酶的活性；⑤具有较高的稳定性，保存时间较长；⑥标记及检测方法简单；⑦对环境无污染，对人体无损伤，价格低廉等。

目前用于分子杂交的探针标记物已有20多种，可分为放射性及非放射性两大类，这些标记物都有各自的局限性，寻找理想的探针标记物仍是需要研究的重要课题。

放射性核素是目前应用最多的一类探针标记物，发出的射线主要有α、β、γ三种。标记物的放射性测量单位有Bq（伯克莱尔）、Ci（居里）、dpm、cpm等。标记物放射性测量时使用的射线探测仪主要有盖革-米勒计数管（Geiger-Müller counter tuber，简称盖革管）和液体闪烁计数器（liquid scintillation counter，简称液闪）两种。常用于标记核酸探针的放射性核素有^{32}P、^{35}S和^{3}H等。

目前使用过的非放射性标记物已有10多种，与放射性探针相比，多数非放射性探针的灵敏度和特异性较差，但具有无放射性污染、稳定性较好、分辨力高、检测所需时间短、可以较长时间存放等优点。常用的非放射性标记物有生物素（又称维生素 H），地高辛，荧光素如异硫氰酸荧光素、试卤灵、羟基香豆素、罗达明、四甲基异硫氰酸罗达明、氨甲基香豆素醋酸酯等。

用荧光素标记探针时有 3 种方法。①直接标记核酸探针，杂交体用显微镜观察检出；②将荧光素作为半抗原使用，检测时加入荧光素抗体，通过免疫组织化学法来检测；③荧光素标记抗体或配体，不参与杂交反应，只构成检测系统。荧光素标记主要用于原位杂交。

除此之外，汞离子、乙酰基氨基芴（AAF）及乙酰氨基碘芴（AAIF）、磺基、酶（过氧化物酶及碱性磷酸酶）等标记的核苷酸也能作为标记物使用。

探针标记方法主要有体内标记法和体外标记法两种。体内标记法需要大量的放射性标记物，纯化探针费时费力，并且受到多种因素的限制，使标记化合物的比活度不高；另外，不同生物细胞的代谢途径不一样，要选择不同的标记底物才能得到有效的标记，应用不多。目前普遍使用的核酸探针几乎都是用体外标记法标记的，可分为化学法和酶促法两种。

化学标记法是利用标记物分子上的活性基团与探针分子上的基团（如磷酸基团）发生化学反应而将标记物直接结合到探针分子上，如光敏生物素的标记等。此法的优点是简单、快速、标记均匀。

酶促标记法是先将标记物标记在核苷酸上，然后再通过酶促聚合反应使带标记的核苷酸掺入到探针序列中去，或将核苷酸分子上的标记基团交换到探针分子上。常用的有切口平移法（nick translation）及随机引物法（random priming），这 2 种方法都是均一标记。此外还有利用多核苷酸激酶的末端标记法，为不均一标记。

一般分子杂交的常规探针采用缺口平移法和随机引物法进行标记，而寡核苷酸探针则多采用末端标记法。切口平移法是目前实验室中最常用的一种探针标记法。它利用大肠埃希菌 DNA 聚合酶Ⅰ的多种酶促活性将标记的 dNTP 掺入到新合成的 DNA 链中去，从而合成高比活的均匀标记的 DNA 探针。首先，利用 DNA 酶Ⅰ在 DNA 链上随机切割形成单链切口，利用大肠埃希菌 DNA 聚合酶Ⅰ的 5′→3′ 核酸外切酶活性在切口处将旧链从 5′ 末端逐步切除，然后在 DNA 聚合酶Ⅰ的 5′→3′ 聚合酶活性的催化下，顺序将 dNTP 连接到切口的 3′ 末端—OH 上，以互补的 DNA 单链为模板合成新的 DNA 单链。如果在反应液中含有一种或多种标记的核苷酸（如 ^{32}P-dCTP），则这些标记的核苷酸将替代原来的核苷酸残基，从而形成高放射活性的 DNA 探针。

随机引物是含有各种可能排列顺序的寡聚核苷酸片段的混合物，因此它可以与任意核酸序列杂交，起到引物的作用。市售的试剂盒中的随机引物是用人工合成方法得到的，寡核苷酸片段长度为 6 个核苷酸残基，含有各种可能的排列顺序。将待标记的 DNA 探针片段变性后与随机引物一起杂交，然后以此寡核苷酸为引物，在大肠埃希菌 DNA 聚合酶Ⅰ大片段的催化下，合成与探针 DNA 互补的 DNA 链。当在反应液中含有[α-^{32}P]-dNTP 时，即形成放射性核素标记的 DNA 探针。

末端标记法标记的是线性 DNA 或 RNA 的 5′ 端或 3′ 端，属非均一性标记。5′ 端标记时常用 T4 多聚核苷酸激酶，标记物常用[γ-^{32}P]ATPO 该酶能特异性地将 32P 由 ATP 转移到 DNA 或 RNA 的 5′ 端。但由于线性核酸 5′ 端常带有磷酸基团，标记前需将该基团用碱性磷酸酶去除。也可以采用在反应物中加入过量 ADP 的方法，这样多聚核苷酸激酶先将 DNA 5′ 末端的磷酸基团转移到

ADP 分子上，然后再将 γ-^{32}P 由[γ-^{32}P]ATP 转移到 DNA 的 5′端。人工合成的寡核苷酸 5′端没有磷酸基团，可以直接用该酶标记。

3′端标记可使用末端转移酶，该酶催化同种或不同种的[α-^{32}P]dNTP 加到寡核苷酸的 3′端，可加上单个或多个标记物，多个标记物的加入可以提高探针的比活。

目前已有各种放射性探针标记试剂盒出售，在掌握原理的基础上按使用说明操作，一般均可获得满意结果。用于生物素探针的化学标记法有用光敏生物素标记核酸探针、用双功能胺标记单链核酸探针、用生物素酰肼标记核酸探针、用过氧化物酶、碱性磷酸酶标记探针等。

三、印迹技术

印迹杂交是将核酸凝胶电泳、印迹技术、分子杂交融为一体的方法。印迹技术是指将待测核酸分子结合到一定的固相支持物上的方法，这些结合在固相支持物上的核酸分子可与存在于液相中的探针分子进行杂交。选择良好的固相支持物和有效的转移方法是决定此项技术成败的 2 个关键因素。

1. 固相支持物　固相支持物的种类很多，硝酸纤维素膜虽是应用最广泛的一种固相支持物，具有较强的吸附单链 DNA 和 RNA 的能力，特别是在高盐浓度下，其硝酸纤维素滤膜，结合能力可达 80~100mg/cm^2。吸附的单链 DNA 或 RNA 经在真空中烘烤后，依靠疏水性相互作用而结合在硝酸纤维素膜上。另外，硝酸纤维素膜还具有杂交信号本底较低的优点。因此被广泛应用于 Southern、Northern 斑点印迹实验。硝酸纤维素膜非特异性地吸附蛋白质的作用较弱，因此特别适合于涉及蛋白质作用（如抗体和酶等）的非放射性标记探针的杂交体系。由于硝酸纤维素膜是依靠疏水性相互作用结合 DNA 的，这种结合并不十分牢固，随着杂交及洗膜的进程，特别是在高温情况下，DNA 会慢慢脱离硝酸纤维素膜，从而使杂交效率下降。因此不太适宜在同一膜上重复进行杂交。再者，硝酸纤维素膜质地较脆，特别是经烘烤后，操作不方便，须特别小心。硝酸纤维素膜与核酸的结合有赖于高盐浓度（$>10\times$SSC），在低盐浓度时结合 DNA 效果不佳，因此不适宜于电转移法。另外，硝酸纤维素膜对于小分子量 DNA 片段（特别是小于 200 碱基对的 DNA 片段）结合能力不强，因此现在倾向于使用尼龙膜。

尼龙膜是目前较理想的一种核酸固相支持物，它有多种类型，除网眼大小不一样外，有的尼龙膜未经特殊处理，有的则是经过了正电荷基团修饰。这种修饰后的尼龙膜结合核酸的能力更强，结合单链及双链 DNA 和 RNA 的能力较硝酸纤维素膜更强，可达 350~500μg/cm^2；而且经烘烤或紫外线照射后，核酸分子可牢固地结合在尼龙膜上，这种结合较硝酸纤维素膜强，特别是用短波紫外线照射后，核酸中的部分嘧啶碱基可与膜上带正电荷的氨基相互交联，从而使结合更加牢固。碱处理也可使 DNA 牢固结合在尼龙膜上，因此使 DNA 的变性、印迹和固定可以一步完成。另外，它的韧性较强，操作较方便；对于小分子量的核酸片段亦有较强的结合能力，甚至短至 10bp 的核酸片段也能结合；在低离子条件下也可较好地结合 DNA，因此比较适合于电转印迹法；其次，尼龙膜可重复用于杂交，一次杂交后，探针分子可经碱变性而被洗脱下来，可用于与第二探针进行杂交。其缺点是杂交信号本底较高，可以用加大预杂交液中的非特异性封闭试剂的方法克服。

2. 印迹方法　直接将核酸样品点样于固相支持物上，称为斑点或狭缝印迹（dot or slot blotting）；利用毛细管虹吸作用由转移缓冲液带动核酸分子转移到固相支持物上，称为虹吸印迹法。此外，还有利用电场作用的电转移法、利用真空抽滤作用的真空转移法。

斑点或狭缝印迹法是将被检核酸样品直接点在固相膜上，然后进行杂交。这种杂交也叫斑点或狭缝杂交，无论是Southern杂交还是Northern杂交都可应用斑点或狭缝杂交进行粗略检测。若把被测样品稀释成不同浓度，点在同一张膜上，同时进行杂交，通过比较杂交斑点的大小及深浅，还可以获得半定量的结果。斑点杂交与狭缝杂交的区别是点样装置上样品孔的形状不同，斑点杂交样品孔为圆形，样品在膜上形成圆斑，也可以不使用点样器，用移液器吸头或毛细管将样品直接点在膜上形成圆斑。由于圆斑不便比较，有时采用带狭缝的点样装置点样，样品成一细线，称之为狭缝杂交或狭槽杂交。斑点或狭缝杂交方法不能从总DNA样品中分离出目的序列，因而不能通过杂交来分析目的基因的长度；另外，当干扰信号较强时，目的信号的检测灵敏度就会下降，容易出现假阳性结果。但由于其简便、迅速、经济的特点，在进行粗略定性时，往往也是实验室常用的手段之一。

虹吸印迹法也叫毛细转移法，该方法是利用干燥吸水纸的毛细作用进行转移。该方法优点是操作简便，不需要复杂的仪器设备，成本低。存在的问题是小片段的DNA（<1kb）转移的效率较高，1小时内可以全部从0.7%的凝胶中转移出来，大片段的DNA则转移慢、效率低。在转移过程中，凝胶间隙中的水分会渐渐流失，而使凝胶发生脱水。脱水后的凝胶则阻止DNA分子转移。虹吸印迹法可以满足大多数杂交实验的要求，但不适用琼脂糖凝胶，只能用聚丙烯酰胺凝胶或聚丙烯酰胺与琼脂糖构成的混合凝胶进行分离时才能进行，由于这2种凝胶的孔径小，靠毛细作用不能实现完全转移；另外被检的核酸分子量很大时，毛细转移也很困难。为解决此类问题，在毛细转移基础上建立了电转移法。

电转移法利用的是电泳原理。凝胶上的DNA片段在电场作用下脱离凝胶，原位转至固相支持物上。电转移法应使用经正电荷修饰的尼龙膜或化学活化膜（ABM或ATP纤维素膜），不能使用在高盐溶液中与DNA结合的硝酸纤维素膜。

凝胶经碱处理使DNA变性，然后浸泡在电泳缓冲液中进行中和，电泳缓冲液可使用TAE、TBE，尼龙膜及滤纸也要在缓冲液中充分浸泡。中和后的凝胶与尼龙膜贴紧，凝胶和膜外侧各贴1~2张滤纸，其外是吸饱缓冲液的海绵。将此体系夹在多孔的支持夹中，固定在电泳槽内，浸泡在电泳缓冲液中。DNA转移的方向是由负极向正极，所以尼龙膜应放在正极侧，凝胶放在负极侧。电泳完毕，尼龙膜用缓冲液漂洗后，滤纸吸干，短波紫外线照射数分钟，以使DNA固定于膜上，即可用于杂交。

目前市场上有2种类型的电转仪可供选用，一种是以铂金丝作为电极的电转仪，一种是以石墨作为电极的电转仪。铂丝电极电转仪在两极间充满了大量的电泳缓冲液，因此电转过程较为温和，DNA损伤较小，但转移效率较后者稍低，另外电场强度不太均匀。石墨电极电转仪的优点是电场强度均匀，转移较充分、完全、迅速。其缺点是由于在两极间没有充分的电转液，没有有效的冷却系统，因此对DNA的损伤较大。

四、杂交

当探针已制备好，待检测的核酸也成功地转移到膜上后，杂交实验就可以开始了。如前所述，杂交是以核酸的复性为基础的，是探针与膜上的同源序列结合形成双链的过程。一般杂交实验都有预杂交、杂交、洗膜以及检出几个步骤。

预杂交是在加入探针前用封闭剂封闭膜上的非特异性位点。由于固相膜对单链DNA有很强的结合力，所以膜不仅能与样品DNA结合，而且也能与探针结合。在印迹后的膜上，除样品占据的位置外还有空余，如不将这些空余部位封闭，探针就会被结合，掩盖了特异性杂交。常用的封闭剂有2类：①是变性的非特异性DNA，如鲑鱼精子DNA、小牛胸腺DNA等。②是高分子化合物，如聚蔗糖400（菲可尔）、聚乙烯吡咯烷酮（PVP）、小牛血清白蛋白（BSA），这3种试剂按一定比例配比，就构成Denhardt's封闭试剂。

杂交后将固相膜依次置于不同浓度的溶液中漂洗，以除去游离的及在非特异性位点上结合的探针的过程称为洗膜。洗膜液的温度、离子强度及洗膜时间是影响洗膜效果的三要素。洗膜温度能使非特异性杂交体解离而保留特异性杂交。由于杂交体的 T_m 值与碱基严格配对程度有关，双链DNA的同源性减少1%，则错配率增加1%，其 T_m 值就下降1~1.5℃，所以非特异性杂交链的 T_m 值低于同源性杂交链的 T_m 值。通常采用低于特异杂交体 T_m 值12~20℃的温度洗膜。离子强度影响杂交链的稳定性。杂交液只有达到一定的离子强度时互补链才能复性，离子强度下降，杂交链稳定性下降。要控制洗膜液的离子强度，使非特异性杂交易于解离而同源性杂交又较为稳定，一般采用0.1~2×SSC溶液洗膜，洗膜液中还经常加入5%的SDS以促进非特异性杂交链的解离。降低洗膜液的离子强度可提高洗膜效果。洗膜时间要根据洗膜效果来定，对于放射性标记的探针，洗膜过程中要用盖革计数器检测膜上的放射性强度，当放射性强度明显下降，膜上无DNA区已无明显的放射性信号检出时应停止洗膜。另外，洗膜的技巧也十分重要，可以采用依次降低洗膜液离子强度、增加洗膜温度的做法。但要注意，在较高温度下洗膜时，不可使用过低离子强度的溶液，因在高温及低离子强度双重因素作用下杂交体不稳定。对于小分子量的探针可采用先用低离子强度溶液在室温下洗去游离探针，然后提高溶液离子强度除去非特异性杂交。洗涤后的杂交膜压片后，如果背景过高，可以将膜取出，重新洗膜后再压片。

五、杂交信号的检测

利用放射线在X线片上的成影作用来检测杂交信号，称为放射自显影。放射自显影的原理与普通照相大体相同，都是使感光材料曝光，先形成潜影，然后经过显影、定影、水洗等处理，获得影像。与普通照相不同的是放射自显影形成的影像为正片，即放射性的部位形成黑影，放射性强度越高，黑影越深，而普通照相所得的底片是与被照物体明暗相反的负片。用于放射自显影的感光材料有核乳胶、X光片，有时也可以用幻灯正片。

大多数非放射性标记物是半抗原，因此可以通过抗原-抗体免疫反应系统与显色体系偶联检测。另一类非放射性标记物如生物素，是抗生物素蛋白（卵白素，avidin）的配体，则可通过亲和法进行检测。avidin 是一种蛋白，其分子中有 4 个与生物素结合的位点，与生物素的亲和力极高。但是，由于体内存在内源性生物素的干扰，同时 avidin 为糖蛋白，等电点偏碱性，中性环境下带正电荷，易与其他带负电荷的生物大分子非特异性结合，特别是在细胞原位杂交时，导致假阳性结果。

通过连接在抗体或抗生物蛋白上的显色物质（酶、光素等）进行杂交信号的检测称为显色反应。酶法检测是最常用的检测方法。通过酶促反应使其底物形成有色反应产物。最常用的酶是碱性磷酸酶和辣根过氧化酶，也有使用酸性磷酸酶和 β- 半乳苷酶。

荧光检测法主要用于放射性探针的原位杂交检测。在目前应用的荧光素中，FITC（isothiocyanate）是应用最广的。其他荧光如罗丹明（rhodamine）类（rhodamine B isothiocyanatc，RBITC；tetramcthyl rhodarmine isothiocyanate，TM-RITC 等）也常被采用，但荧光强度较低。新一代的荧光素得克萨斯红（texas red）现也已被广泛采用。另外，Rhody-menia phycoerythrin（RPE）也是一种重要的荧光蛋白，它的吸收光谱广，荧光强度高（大约为荧光素的 20~50 倍）。

化学发光是指在化学反应过程中伴随的发光反应。应用化学发光反应对于检测固相支持物上的 DNA 杂交体最为适宜。目前最有前途的是辣根过氧化物酶催化 luminol（3-aminoph-thalate hydrazine）伴随的发光反应。P-hydrocycinnamic acid 可增强其发光反应。

特定标记的已知顺序核酸作为探针与细胞或组织切片中核酸进行杂交并对其实行检测的方法称为核酸原位杂交（nucleic acid hybridization in situ）。原位杂交包括菌落原位杂交及真核细胞原位杂交两种。菌落原位杂交是将菌落或噬菌斑固定于固相膜上，原位裂解细胞后使核酸固定在膜上，然后与探针杂交。真核细胞原位杂交是一项组织化学与分子杂交相结合的技术，用来检测组织细胞内的 DNA 或 RNA。该方法使探针与固定在载玻片上的细胞组织切片内的变性染色体杂交，不需要从组织中提取核酸，对于组织中含量极低的靶序列有极高的敏感性，并可完整地保持组织与细胞的形态，更能准确地反映出组织细胞的相互关系及功能状态。通过原位杂交可以确定含特定基因的染色体在组织细胞内的位置以及该基因在该染色体上的部位。

第五节 快速鉴定方法的建立

中药鉴定由基源鉴定、性状鉴定、显微鉴定、理化鉴定等传统方法向分子鉴定方法不断地发展。近年来，分子鉴定方法正逐步成为中药鉴定的主要手段之一。分子鉴定方法是指通过直接分析遗传物质 DNA 的多态性来推断物种内在的遗传变异而实现药材鉴定的方法。本节依据《中国药典》（2020 年版）中药材 DNA 条形码分子鉴定的主要技术指导原则介绍快速 DNA 分子鉴定方法的建立，并具体介绍《中国药典》（2020 年版）收载的川贝母、乌梢蛇和蕲蛇等 3 味药的分子鉴定方法。

一、中药材 DNA 条形码分子鉴定法指导原则

DNA 条形码分子鉴定法是利用基因组中一段公认的、相对较短的 DNA 序列来进行物种鉴定的一种分子生物学技术，是传统形态鉴别方法的有效补充。由于不同物种的 DNA 序列是由腺嘌呤（A）、鸟嘌呤（G）、胞嘧啶（C）、胸腺嘧啶（T）四种碱基以不同顺序排列组成，因此对某一特定 DNA 片段序列进行分析即能够区分不同物种。

中药材 DNA 条形码分子鉴定通常是以核糖体 DNA 第二内部转录间隔区（ITS2）①为主体条形码序列鉴定中药材的方法体系，其中植物类中药材选用 ITS2/ITS 为主体序列，以叶绿体 *psb*A-*trn*H ②为辅助序列，动物类中药材采用细胞色素 C 氧化酶亚基 I（COI）③为主体序列，ITS2 为辅助序列。

1. 仪器要求　所用仪器有电子天平、研钵或研磨仪、离心机、PCR 仪、电泳仪和测序仪。

DNA 序列测定用测序仪是一台具有自动灌胶、自动进样、自动数据收集分析等功能，可全自动电脑控制的测定 DNA 片段中碱基顺序或大小，以及定量用精密仪器。测序方法主要采用双脱氧链终止法，又称 Sanger 法。4 种双脱氧核苷酸（ddNTP）的碱基分别用不同的荧光进行标记，在通过毛细管时，不同长度的 DNA 片段上的 4 种荧光基团被激光激发，发出不同颜色的荧光，被电荷耦合元件图像传感器（charge-coupled device，CCD）检测系统识别，并直接翻译成 DNA 序列，获得供试品的峰图文件和序列文件。

2. 测定步骤　本法主要包括供试品处理、DNA 提取、DNA 条形码序列 PCR 扩增、电泳检测和序列测定、序列拼接及结果判定，主要步骤如下。

（1）供试品处理：按药材和饮片取样法取样。为防止外源微生物污染，药材和饮片一般使用 75% 乙醇擦拭表面后晾干或采取其他有效防止微生物污染的方法。称取供试品 10~100mg 备用。供试品具体取样部位根据不同药材特性作出相应规定。

（2）DNA 提取：DNA 的提取包括使用研钵或研磨仪破碎细胞，粉碎成细粉，用试剂盒法进行 DNA 的分离和纯化等步骤，目前常用试剂盒包括植物基因组 DNA 提取试剂盒和动物组织 / 细胞基因组 DNA 提取试剂盒，实验选用的试剂盒必须能够提取到满足后续实验要求的模板 DNA。

由于植物类中药材种类繁多，可根据所鉴定的中药材的具体情况对提取方法加以改进。例如，植物细胞内含有大量多糖、多酚等次级代谢产物，这些物质在提取 DNA 的过程中与 DNA 共沉淀，形成黏稠的胶状物，难以溶解或氧化产生褐变，严重影响 DNA 提取的产量与质量以及后续的 PCR 扩增实验。但如在提取 DNA 过程中加入抗氧化剂 β- 巯基乙醇，则可抑制氧化反应，避免其褐化。再如，PVP（聚乙烯吡咯烷酮）是酚的络合物，能与多酚形成一种不溶的络合物质，有效去除多酚，减少 DNA 提取过程中酚的污染；同时它能和多糖结合，有效去除多糖。因此若将 PVP 和 β- 巯基乙醇配合使用，能够有效地防止 DNA 提取过程中多酚及多糖的污染。此外，乙二胺四乙酸（EDTA）能螯合 Mg^{2+} 或 Mn^{2+}，从而抑制 DNA 酶（DNase）活性，防止 DNA 被其降解。在天然状态下，DNA 与蛋白质以 DNA 蛋白质复合物（DNP）的形式存在，十六烷基三甲基溴化铵（CTAB）是一种阳离子去污剂，可溶解细胞膜，并与 DNA 形成复合物，使细胞中的 DNP 释放出来，该复合物在高盐溶液

(>0.7mol/L NaCl)中能充分溶解，存在于液相中，通过有机溶剂抽提，去除蛋白质、多糖、酚类等杂质后加入乙醇沉淀即可使DNA分离出来。三羟甲基氨基甲烷(Tris-HCl)(pH 8.0)溶液可提供一个缓冲环境，防止DNA被降解。

1)根、根茎、茎木类、皮类：通常根和根茎组织中多酚、多糖含量高，在研磨时多酚极易氧化成醌类，使DNA带有一定颜色，在纯化过程中很难去除，影响后续的PCR反应，所以在提取根及根茎类药材DNA时一定要注意多糖、多酚的去除。提取此类药材DNA时水浴温度一般为65℃，时间一般为90分钟，对于质地坚硬的根、根茎类和茎木类药材，可以延长水浴时间并降低水浴温度，如56℃水浴8~12小时，使DNA充分释放到缓冲溶液中。此外，根茎类药材由于富含纤维和淀粉等贮能物质，需加大样品量才能提取到足量DNA，可用大体积离心管(5ml或15ml)抽提。皮类中药材组织中富含薄壁组织和纤维等，加液氮不易研磨成细粉，需适当增加样品量 同时应增加β-巯基乙醇和PVP的使用量。

2)叶、花、全草类：该类药材采用试剂盒法一般都能成功提取其DNA，对于保存时间较久的叶、花、全草类药材可适当增加水浴时间，同时适当降低水浴温度，如56℃水浴8~12小时。

3)果实、种子类：果实及种子类中药材中多富含油脂，研磨时易被氧化，且易黏着在研钵壁上，损失较大，提取时需增加样品量。另外，对研磨后的材料可用丙酮浸提，去除脂溶性酚类化合物。

4)动物药材：肌肉类动物药材如海龙、蛇类、蛤蚧等，需使用75%乙醇擦拭表面消除外源性污染，待乙醇挥发后进行充分磨碎。含有脂类较多的动物内脏器官如哈蟆油，首先用不含蛋白酶K和十二烷基硫酸钠(SDS)的缓冲液浸泡药材，SDS是一种阴离子表面活性剂，在55~65℃条件下能裂解细胞，释放出核酸；然后在试剂盒消化缓冲液中增加SDS含量，有利于脱去脂类。角甲类药材如龟甲、鳖甲和鹿茸等，由于DNA含量较低，样品量要适当增大，也可用大体积离心管抽提。壳类药材如石决明、瓦楞子、蛤壳等，由于存在共生或寄生生物，提取前需进行去除。

(3) PCR扩增：植物类中药材及其基源物种扩增ITS2或*psb*A-*trn*H序列，动物类中药材及其基源物种扩增COI序列，通用引物及扩增条件如下，特殊规定见各药材项下。

ITS2序列扩增正向引物ITS2F：5′-ATGCGATACTTGGTGTGAAT-3′；反向引物ITS3R：5′-GACGCTTCTCCAGACTACAAT-3′。

*psb*A-*trn*H序列扩增正向引物psbAF：5′-GTTATGCATGAACGTAATGCTC-3′；反向引物trnHR：5′-CGCGCATGGTGGATTCACAATCC-3′。

COI序列扩增正向引物HCO2198：5′-TAAACTTCAGGGTGACCAAAAAATCA-3′；反向引物LCO1490：5′-GGTCAACA AATCATAAAGATATTGG-3′。

PCR反应体系以25μl为参照，包括：1×PCR缓冲液(不含$MgCl_2$)，2.0mmol/L $MgCl_2$，0.2mmol/L dNTPs，0.1μmol/L引物对，模板DNA，1.0U *Taq* DNA聚合酶，加灭菌双蒸水至25μl。设置未加模板DNA的PCR反应为阴性对照。

ITS2序列扩增程序：94℃ 5分钟；94℃ 30秒，56℃ 30秒，72℃ 45秒，35~40个循环；72℃ 10分钟。

*psb*A-*trn*H序列扩增程序：94℃ 5分钟；94℃ 1分钟，55℃ 1分钟，72℃ 1.5分钟，30个循环；

72℃ 7 分钟。

COI 序列扩增程序:94℃ 1 分钟;94℃ 1 分钟,45℃ 1.5 分钟,72℃ 1.5 分钟,5 个循环;94℃ 1 分钟,50℃ 1.5 分钟,72℃ 1 分钟,35 个循环;72℃ 5 分钟。

(4) PCR 产物检测:采取琼脂糖凝胶电泳方法检测 PCR 产物。电泳后,PCR 产物应在相应的 DNA 条形码序列长度位置(具体见各药材项下)出现一条目的条带,阴性对照应无条带。

(5) 测序:迅速切取目的条带在紫外灯下所在位置的凝胶,采用琼脂糖凝胶 DNA 回收试剂盒进行纯化。使用 DNA 测序仪对目的条带进行双向测序,PCR 扩增引物作为测序引物,测序原理同 Sanger 测序法。

(6) 中药材 DNA 条形码序列获得

1) 序列拼接:对双向测序峰图应用有序列拼接功能的专业软件进行序列拼接,去除引物区。

2) 序列质量与方向:为确保 DNA 条形码序列的可靠性,需去除测序结果两端信号弱或重叠峰区域,序列方向应与 PCR 扩增正向引物方向一致,获得相应的 DNA 序列。

(7) 结果判定:将获得的序列与国家药品管理部门认可的中药材 DNA 条形码标准序列比对。

3. 方法学验证

(1) 影响因素考察:考察 DNA 条形码分子鉴定法的影响因素,包括 DNA 提取(样品量、水浴温度和水浴时间)、PCR 条件(变性时间、退火温度与时间及延伸时间)和产物纯化(考察不同纯化试剂盒),保证实验方法的准确性。

(2) 方法适用性考察:采用 DNA 条形码分子鉴定法对 20 批次以上药材或基源物种进行测定,积累数据,确定种内序列变异大小,保证该测定方法的适用性。

(3) 基源物种对比验证:以分类学家确认的基源物种叶片为对象,采用该方法获得 DNA 条形码数据,与相应药材产生的 DNA 条形码数据进行对比,避免内生真菌等污染,保证结果准确性。

4. 注意事项

(1) 实验场所应具备分子生物学实验室的基本条件。

(2) 本法暂不适用于混合物与炮制品的鉴定及硫黄熏蒸等造成不适用的材料。

(3)为防止外源微生物污染,实验前须将实验用具进行高压灭菌,并用 75% 乙醇擦拭药材表面。有些药材本身含有内生真菌,如果内生真菌存在于药材的外围组织,则选用内部组织进行实验。如果真菌遍布整个药材,植物类药材需选用 *psb*A-*trn*H 条形码(真菌内不含有该基因片段),不能选用 ITS2 序列。为进一步确保实验结果不被真菌污染,实验人员可在 GenBank 数据库应用 BLAST 方法对所获 ITS2 序列进行检验,以确保序列鉴定准确。

(4) 本法用于鉴定药材的基源物种,不能确定药用部位。

(5) 必要时结合其他鉴别方法综合判断。

(6) 种内阈值的确定:同一物种的不同样品间存在一定的变异范围,即种内变异阈值。不同物种不同条形码序列均会影响种内变异范围。各基源物种的种内变异范围(种内遗传距离阈值)应在药材品种项下具体明确。

1) ITS2;ITS(internal transcribed spacer of nuclear ribosomal DNA)为内部转录间隔区,是核糖体RNA(rRNA)基因非转录区的一部分。ITS位于18SrRNA基因和28SrRNA基因之间,中部被5.8SrRNA基因一分为二,即ITS1(the first internal transcribed spacer)区和ITS2(the second internal transcribed spacer)区。5.8S、18S和28S进化速率较慢,常用于探讨科级和科级以上等级的系统发育问题。而间隔区ITS(包括ITS1和ITS2)进化速率较快,一般用于研究属间、种间甚至居群间等较低分类等级的系统关系。

2) *psb*A-trnH:*psb*A-*trn*H基因间区是位于叶绿体基因*psb*A基因和*trn*H基因之间的一段非编码区,该间区进化速率较快,常用于植物属间、种间的系统发育研究。

3) COⅠ:COⅠ为线粒体基因组的蛋白质编码基因,全称为细胞色素C氧化酶亚基Ⅰ(cytochrome C oxidase subunit Ⅰ),由于该基因进化速率较快,常用于分析亲缘关系密切的种、亚种及地理种群之间的系统关系。

二、分子鉴定方法

(一) 川贝母

本品为百合科植物川贝母*Fritillaria cirrhosa* D.Don、暗紫贝母*Fritillaria unibracteata* Hsiao et K.C.Hsia、甘肃贝母*Fritillaria przewalskii* Maxim.、梭砂贝母*Fritillaria delavayi* Franch.、太白贝母*Fritillaria taipaiensis* P.Y.Li或瓦布贝母*Fritillaria unibracteata* Hsiao et K.C.Hsiavan wabuensis(Y.Tang et S.C.Yue) Z.D.Liu, S.Wang et S.C.Chen的干燥鳞茎。采用聚合酶链式反应-限制性内切酶长度多态性方法进行分子鉴定。

1. 模板DNA提取　取本品0.1g,依次用75%乙醇1ml、灭菌超纯水1ml清洗,吸干表面水分,置乳钵中研磨成极细粉。取20mg,置1.5ml离心管中,用新型广谱植物基因组DNA快速提取试剂盒提取DNA[加入缓冲液AP1 400μl和RNA酶溶液(10mg/ml)4μl,涡漩振荡,65℃水浴加热10分钟,加入缓冲液AP2 130μl,充分混匀,冰浴冷却5分钟,离心(转速为14 000r/min)10分钟;吸取上清液转移入另一个离心管中,加入1.5倍体积的缓冲液AP3/E,混匀,加到吸附柱上,离心(转速为13 000r/min)1分钟,弃去过滤液,加入漂洗液700μl,离心(转速为12 000r/min)30秒,弃去过滤液;再加入漂洗液500μl,离心(转速为12 000r/min)30秒,弃去过滤液;再离心(转速为13 000r/min)2分钟,取出吸附柱,放入另一个离心管中,加入50μl洗脱缓冲液,室温放置3~5分钟,离心(转速为12 000r/min)1分钟,将洗脱液再加入吸附柱中,室温放置2分钟,离心(转速为12 000r/min)1分钟],取洗脱液,作为供试品溶液,置4℃冰箱中备用。另取川贝母对照药材0.1g,同法制成对照药材模板DNA溶液。

2. PCR-RFLP反应鉴别　引物:5′-CGTAACAAGGTTTCCGTAGGTGAA-3′和5′-GCTACGTTCTTCATCGAT-3′。PCR反应体系:在200μl离心管中进行,反应总体积为30μl,反应体系包括10×PCR缓冲液3μl,二氯化镁溶液(25mmol/L)2.4μl,dNTP(10mmol/L)0.6μl,鉴别引物(30μmol/L)各0.5μl,高保真*Taq*DNA聚合酶(5U/μl)0.2μl,模板1μl,无菌超纯水21.8ml。将离心管置PCR仪,PCR反应参数:95℃预变性4分钟,循环反应30次(95℃ 30秒,55~58℃ 30秒,72℃ 30秒),

72℃延伸5分钟。取PCR反应液，置500μl离心管中，进行酶切反应，反应总体积为20μl，反应体系包括10×酶切缓冲液2μl，PCR反应液6μl，SmaI（10U/μl）0.5μl，无菌超纯水11.5μl，酶切反应在30℃水浴反应2小时。另取无菌超纯水，同法上述PCR-RFLP反应操作，作为空白对照。

3. 电泳检测　琼脂糖凝胶电泳法，胶浓度为1.5%，胶中加入核酸凝胶染色剂GelRed；供试品与对照药材酶切反应溶液的上样量分别为8μl，DNA分子量标记上样量为1μl（0.5μg/μl）。电泳结束后，取凝胶片在凝胶成像仪上或紫外透射仪上检视。供试品凝胶电泳图谱中，在与对照药材凝胶电泳图谱相应的位置上，在100~250bp应有2条DNA条带，空白对照无条带。

（二）乌梢蛇

本品为游蛇科动物乌梢蛇 *Zaocw dhumnades*（Cantor）的干燥体。采用聚合酶链式反应法进行分子鉴定。

1. 模板DNA提取　取本品0.5g，置乳钵中，加液氮适量，充分研磨使成粉末，取0.1g置1.5ml离心管中，加入消化液275μl［细胞核裂解液200ml，0.5mol/L乙二胺四醋酸二钠溶液50μl，蛋白酶K（20mg/ml）20μl，RNA酶溶液5μl］，在55℃水浴保温1小时，加入裂解缓冲液250μl，混匀，加到DNA纯化柱中，离心（转速为10 000r/min）3分钟；弃去过滤液，加入洗脱液800μl［5mol/L醋酸钾溶液26μl，1mol/L Tris-盐酸溶液（pH 7.5）18μl，0.5mol/L乙二胺四醋酸二钠溶液（pH 8.0）3μl，无水乙醇480μl，灭菌双蒸水273μl］，离心（转速为10 000r/min）1分钟；弃去过滤液，用上述洗脱液反复洗脱3次，每次离心（转速为10 000r/min）1分钟；弃去过滤液，再离心2分钟，将DNA纯化柱转移到另一个离心管中，加入无菌双蒸水100μl，室温放置2分钟后，离心（转速为10 000r/min）2分钟，取上清液，作为供试品溶液，置-20℃保存备用。另取乌梢蛇对照药材0.5g，同法制成对照药材模板DNA溶液。

2. PCR反应　引物：5′-GCGAAAGCTCGACCTAGCAAGGGG ACCACA-3′，和5-′CAGG CTCCT CTAGGTTGTTATGGGGTACCG-3′。PCR反应体系：在200μl离心管中进行，反应总体积为25μl，反应体系包括10×PCR缓冲液2.5μl，dNTP（2.5mmol/L）2μl，鉴别引物（10μmol/L）各0.5μl，高保真 *Taq*DNA聚合酶（5U/ml）0.2μl，模板0.5μl，无菌双蒸水18.8ml。将离心管置PCR仪，PCR反应参数：95℃预变性5分钟，循环反应30次（95℃ 30秒，63℃ 45秒），延伸（72℃）5分钟。

3. 电泳检测　琼脂糖凝胶电泳法，胶浓度为1%，胶中加入核酸凝胶染色剂GelRed供试品与对照药材PCR反应溶液的上样量分别为8μl，DNA分子量标记上样量为2μl（0.5μg/μl）。电泳结束后，取凝胶片在凝胶成像仪上或紫外透射仪上检视。供试品凝胶电泳图谱中，在与对照药材凝胶电泳图谱相应的位置上，在300~400bp应有单一DNA条带。

（三）蕲蛇

本品为蝰科动物五步蛇 *Agkistrodon acutus*（Guenther）的干燥体。采用聚合酶链式反应法进行分子鉴定。

1. 模板DNA提取　取本品0.5g，置乳钵中，加液氮适量，充分研磨使成粉末，取0.1g，置1.5ml离心管中，加入消化液275μl［细胞核裂解液200μl，0.5mol/L乙二胺四醋酸二钠溶液50μl，蛋白酶K（20mg/ml）20μl，RNA酶溶液5μl］，在55℃水浴保温1小时，加入裂解缓冲液250μl，混匀，加到DNA纯化柱中，离心（转速为10 000r/min）3分钟；弃去过滤液，加入洗脱液800μl［5mol/L醋酸钾溶液26μl，1mol/L Tris-盐酸溶液（pH 7.5）18μl，0.5mol/L乙二胺四醋酸二钠溶液（pH 8.0）3μl，无水乙醇480μl，灭菌双蒸水273μl］，离心（转速为10 000r/min）1分钟；弃去过滤液，用上述洗脱液反复洗脱3次，每次离心（转速为10 000r/min）1分钟；弃去过滤液，再离心2分钟，将DNA纯化柱转移到另一个离心管中，加入无菌双蒸水100μl，室温放置2分钟后，离心（转逗为10 000r/min）2分钟，取上清液，作为供试品溶液，置-20℃保存备用。另取蕲蛇对照药材0.5g，同法制成对照药材模板DNA溶液。

2. PCR反应　鉴别引物：5′-GGCAATTCACTACACAGCCAACACAACT-3′，和5′-CCATAGTCAGGTGGTTAGTGATAC-3′。PCR反应体系：在200μl离心管中进行，反应总体积为25μl，反应体系包括10×PCR缓冲液2.5μl，dNTP（2.5mmol/L）2μl，鉴别引物（10μmol/L）各0.5μl，高保真*Taq*DNA聚合酶（5U/ml）0.2μl，模板0.5μl，无菌双蒸水18.8μl。将离心管置PCR仪，PCR反应参数：95℃预变性5分钟，循环反应30次（95℃ 30秒，63℃ 45秒）延伸（72℃）5分钟。

3. 电泳检测　琼脂糖凝胶电泳法方法，胶浓度为1%，胶中加入核酸凝胶染色剂GelRed；供试品与对照药材PCR反应溶液的上样量分别为8μl，DNA分子量标记上样量为2μl（0.5μg/μl）。电泳结束后，取凝胶片在凝胶成像仪上或紫外透射仪上检视。在供试品凝胶电泳图谱中与对照药材凝胶电泳图谱相应的位置上，在300~400bp应有单一DNA条带。

第六节　中药分子鉴定技术的应用

中药鉴定的任务是多样的，一般包括中药的品种鉴定、中药的质量鉴定、制定中药规范化的质量标准以及中药资源的保护与开发等。但作为以DNA标记为主题的中药鉴定方法，目前还不可能完成中药鉴定的多方面任务，因此，中药DNA分子鉴定只是中药鉴定的重要补充。分子鉴定技术在中药中的应用主要表现为真伪鉴定、正品与替代品鉴定、多基源鉴定和遗传多样性评价、产地鉴别和年限鉴别等几个方面。

一、中药材真伪鉴定中的应用

采用显微鉴定中药材真伪方法简便，但是对鉴定人员的技术水平要求较高，科学依据也不强，化学计量法鉴别中药真伪又比较费时费力。近些年来越来越多的研究者发现，采用分子鉴定技术鉴定中药材真伪方法准确性高，而且比较省时。如蕲蛇、乌梢蛇、重楼、人参、西洋参、三七、紫苏等都有采用分子鉴定技术进行真伪品的鉴定的报道。

比如以辽藁本 *Ligusticum jeholense* Nakaiet Kitag、新疆藁本 *Conioselinum vaginatium*(Spreng) Thedllung 及藁本混伪品白芷 *Angelica dahurica*(Fisch.ex Hoofm.)Benth.et Hook.F.ex.Franch.et Savat、石防风 *Peucedanum terebinthaceum*(Fisch.) Fisch.ex Turcz.、当归 *Angelica sinensis*(Oliv.)Diels 为鉴定材料,提取总 DNA,利用 4 对候选序列(ITS、ITS2、accD 和 *trn*H-*psb*A)分别进行 PCR 扩增,产物进行双向测序。得到的序列采用 CodonCode Aligner V2.06 进行拼接,Clustal X2.1 进行多序列比对,MEGA 5.0 计算 K2P 距离,构建系统发育树。结果表明,ITS 和 ITS2 序列能够鉴别辽藁本与新疆藁本及其他混伪品。

在当归混伪品的鉴定中,选择对 25 份当归及其混伪品材料的 *trn*L-F 和 *rpo*C1 序列进行扩增、测序。对序列进行比对、分析,计算材料间的遗传距离并构建系统进化树。结果表明,*trn*L-F 序列在长度变化范围、变异位点和信息位点个数及遗传距离变异幅度上均大于 *rpo*C1 序列。*trn*L-F 序列数据显示,当归及其混伪品材料碱基具有显著差别,具有 1 个特异鉴别 SNP 位点和 1 个 A 碱基重复的特异鉴别区域。当归与混伪品间遗传距离在 0.002~0.231。通过 *trn*L-F 序列重建的系统发育树能将当归与混伪品有效地分开。*rpo*C1 序列比对结果无法找出当归及其混伪品间的差异位点,同时其构建系统进化树也无法区别当归及其混伪品。*rpo*C1 序列对当归及其混伪品间的鉴别作用不佳,而 *trn*L-F 序列能成功鉴定当归及其混伪品,可作为当归及混伪品的分子鉴定方法。

另外,利用 ISSR-PCR 方法对采集和购买的 26 份当归及其混伪品进行基因组多态性分析,从 100 条内部简单重复系列引物中筛选出 10 条多态性好、稳定性高的引物对所有材料进行扩增,共获得 96 条条带,扩增片段大小介于 200~2 100bp,多态性条带 85 条,占总扩增片段的 88.54%。引物 UBC848 能扩增出 1 条当归的特异性条带,引物组合 UBC848 和 UBC834 可以将正品当归与其混伪品材料区分开来。市售 3 个未鉴别品种均为当归伪品。根据内部简单重复序列技术分析找到了当归及其混伪品间的特异鉴别引物,4 条引物能反映不同来源当归间存在遗传多样性。

二、中药材正品与替代品鉴定中的应用

正品是指药典正式收载的药材,替代品是指与正品亲缘关系较近且药效相似而药典没有收录的药材。分子鉴定技术也可将两者区分开来。例如采用 SRAP、ISSR、SCoT 分子标记及 ITS 序列 4 种分子鉴定技术对冬虫夏草及其替代品北冬虫夏草进行鉴定,比较发现 SRAP 标记、ISSR 标记多态性高达 100%,所有菌株都能有效区分,且总体状况一致,可作为北冬虫夏草菌株种内、种间鉴定。而 ITS 序列则不能有效区分两者。彭禄等通过对 17 个种共 26 个独活样本的 ITS 序列进行 PCR 扩增和测序。26 个样本聚集为 5 大类群,综合分析后将 17 种独活归为 4 大类;重齿毛当归 *Angelica pubescens* Msxim. 的 ITS 序列具有特征碱基片段,可明显区别于其他样本;除牛尾独活类中 3 个样本不能通过 ITS 序列鉴定到种以外,其他样本均可以通过 ITS 序列鉴定到种。ITS 序列可为药用独活的鉴定和分类提供有力证据,四带芹类可以作为独活的首选替补品,牛尾独活类其次,九眼独活为最优之选。王景等在利用 SNP 分子标记建立多重 PCR 体系,实现人参品种大马

牙的分子鉴定中，只有大马牙产生了 410bp 的特异性条带。将条带切胶回收并经克隆测序验证，该条带确实由大马牙特异性引物 DaF 和 CoxlR 扩增得出。建立的多重 PCR 体系可有效地实现大马牙的快速鉴定，并有望作为大马牙鉴定和田间纯化的一种有效的技术手段。

三、中药材多基源鉴定和遗传多样性中的应用

采用分子鉴定技术鉴定中药基源的研究比较多，如采用 ISSR 技术考察黄芩、贝母、枇杷、太子参等药材的遗传多样性，采用 RAPD 技术对溪黄草及基源植物进行分类鉴定。

同样，以白木香、商品沉香及人工诱导沉香为材料，对其进行醇溶性浸出物测定、性状及显微鉴别，提取总 DNA、扩增 rDNA ITS2 片段并直接测定序列，MEGA 5.0 软件计算种内、种间 Kimura2-parameter（K2P）遗传距离，并进行系统发育分析，构建邻接树和最大简约树。结果表明，人工沉香、商品沉香醇溶性浸出物量均高于 10%，性状和显微鉴别均符合《中国药典》（2015 年版）一部有关规定。沉香种内平均 K2P 遗传距离为 0~0.003，种间平均 K2P 遗传距离为 0.005~0.023。白木香、人工沉香和商品沉香在系统发育树上聚为一支。在沉香性状、显微和理化鉴别、浸出物量分析的基础上，基于 ITS2 条形码序列可以准确鉴别沉香基源植物，为商品沉香的鉴定提供分子生物学依据。

对产于我国甘肃省的中药秦艽的 3 种基源植物秦艽、麻花秦艽与小秦艽进行 RAPD 分析，建立了具有鉴别意义的 DNA 指纹图谱。从 80 条 RAPD 引物中筛选出 4 条具有鉴别意义的多态性引物，在 3 种秦艽中共得到 39 个 DNA 条带，其中共有条带 2 条，多态条带 37 条。据此获得了能有效区别 3 种秦艽的多态性 RAPD 指纹谱。

采用 ISSR 分子标记技术对来自全国 12 个省市不同生态环境的 48 份绞股蓝种质材料进行遗传多样性及亲缘关系分析。结果 100 条 ISSR 引物中共筛选出 15 条扩增条带清晰、稳定性好且多态性明显的引物，48 份材料 DNA 扩增共获得 214 个位点，其中多态位点 206 个，多态性比率 96.26%，平均每条引物扩增位点为 14.27 个；平均观察等位基因数、有效等位基因数、Shannon 多样性信息指数和 Nei's 基因多样性指数分别为 1.962 6、1.335 8、0.221 1 和 0.359 8；种质材料间的遗传相似系数变幅为 0.57~0.96，平均为 0.72。利用 UPGMA 聚类分析，以遗传相似系数 0.71 为界，48 份材料聚为 4 类。结论绞股蓝种质材料间的遗传多样性较高，种质间的亲缘关系与其地理分布和生态环境并不完全一致。

运用 CTAB 法提取基因组 DNA，然后通过筛选得到的 11 个 RAPD 及 11 个 ISSR 引物对不同采集地的 4 种野生红景天进行遗传多样性分析。结果表明，11 条 RAPD 引物共扩增出 96 条条带，多态性百分比为 90.62%；11 条 ISSR 引物共扩增出 102 条条带，多态性百分比为 100%。ISSR 多态性的检测能力优于 RAPD；聚类分析结果表明，ISSR、RAPD 和 ISSR 联用法均将 17 个样品聚为 3 类；RAPD 将样品聚为 4 大类。2 种标记均可用于红景天属植物种间亲缘关系与种内遗传多样性研究；4 种红景天种内存在一定的遗传差异，种间基因流较小。

以取自不同省份的 11 份柴胡干品为材料，提取其基因组 DNA，进行 ISSR 分析，利用

DPS（V7.5）软件计算遗传距离，利用 UPGMA 方法进行聚类分析，构建 11 份柴胡样品的系统进化树。同时，利用 ITS 引物对柴胡样品进行 PCR 扩增和测序，利用 DNAMAN 软件分析 11 份柴胡种质的 ITS 序列，对其遗传相似性进行鉴定。11 份柴胡样品间遗传距离为 0.458 8~0.782 2，表明这 11 份柴胡样品间遗传基础较狭窄；聚类结果将 11 份柴胡样品分成 2 类，大部分来源相同或相近的柴胡样品聚在一起。ITS 序列分析结果表明，11 份柴胡样品的 ITS 序列均长 321bp，也可以分为 2 类，部分柴胡样品存在同质异名现象。利用 ITS 技术或将其与 ISSR 标记相结合对柴胡种质资源进行鉴定和分析，可以提高柴胡种质资源鉴定的准确性和效率。

采用 ISSR 分子标记技术和非加权平均距离法（UPGMA）对 24 份石斛属样品进行遗传多样性和聚类分析。从 100 条 ISSR 引物中共筛选出 6 条多态性稳定、清晰的引物，24 份石斛样品共扩增出 847 个 DNA 片段，平均每个引物扩增出 141 个 DNA 片段，其多态性为 100%。结果表明，24 份不同产地石斛样品被划分为 6 个类群，遗传多样性非常丰富。

四、道地药材鉴别中的应用

中药的产地即中药道地性对中药的质量影响很大，所以对中药材的产地鉴定尤其重要。近年来，人们采用分子鉴定技术对中药进行产地鉴定的研究非常多。大量文献报道，运用 ISSR 技术对不同产地丹参药材进行了道地鉴别；运用 DNA 分子标记技术结合 HPLC 法对不同产地金银花进行了鉴定；以及运用 ISSR-PCR 分子标记技术研究对不同产地的菘蓝进行鉴定等。

运用 ISSR 分子标记技术对甘肃省不同产区 41 个居群的栽培当归样本进行分析，利用 Popgene 32 软件分析 Nei's 基因多样性指数等遗传信息参数，应用 Ntsys 软件构建亲缘关系 UPGMA 聚类图。结果表明，8 条引物共检测到 154 个位点，其中多态性位点 119 个，多态位点百分率为 77.27%。栽培当归居群间的多样性指数为 0.222 9，Shannon's 多样性信息指数为 0.337 4，种群间基因分化系数为 0.683 9，基因流为 0.231 1，遗传距离变化范围 0.042 9~0.327 8。这说明，甘肃栽培当归遗传多样性在物种水平上较高；居群间遗传多样性水平明显高于居群内；居群间遗传分化程度大，且基本无基因交流。

运用用 RAPD 和 ISSR 分子标记技术对我国 10 个产地的西洋参 *Panax quinquefolium* L. 的遗传多样性进行分析，13 条 RAPD 引物共扩增出 97 条清晰条带，多态性条带 81 条，多态性百分率为 85.51%；12 条 ISSR 引物共扩增出 99 条清晰条带，多态性条带 64 条，多态性百分率为 64.65%；通过聚类分析，RAPD 及 RAPD+ISSR 综合将样品聚为 4 类；ISSR 将样品聚为 2 类。结果表明，RAPD 和 ISSR 标记构建的样品聚类树状图在分类上稍有差异，但总体趋势一致。在 ISSR 上，人参与西洋参被明显区分开来，吉林兴参镇、北岗镇西洋参与人参聚为 1 类；在生长环境及种植条件影响下，东北部分产地西洋参与加拿大西洋参相比在遗传多样性上有所改变。

五、中药材年限鉴别中的应用

如何运用分子鉴定技术确定中药材年限？以人参为例，提取人参细胞中的 DNA，利用端粒长度和端粒酶活性对人参生长年限进行鉴别，通过染色体末端限制片段（TRFs）分析人参平均端粒长度发现，自第 2 年起，人参端粒长度随其年限的延长而增长，并在此基础上建立了人参年限与端粒长度相关的数学模型。吴文如等采集不同生长年限、不同品种和产地的人参样品，提取 RNA，反转录为 cDNA。采用巢式 PCR 进行扩增，根据人参达玛烯二醇合成酶基因 cDNA 保守序列设计 1 组引物用于第 1 轮 PCR，2 组 DS 基因上下游分段引物用于第 2 轮 PCR，扩增产物直接测序。57 份人参样本共获得 111 个符合测序要求的 DS 基因上下游分段 PCR 产物，其中测序成功 103 个，序列经 BLAST 判定为人参 DS 基因，经多重比对，发现 6 个样品存在 7 个 SNP 位点。建立了巢式 PCR- 直接测序法发掘人参 DS 基因 cDNA 序列的 SNP，方法具有特异性好、操作简单、结果准确等优点，可用于检测人参样品的 DS 基因是否含有 SNP 及其类型，这可为人参及其相关药材和产品的质量评价新方法研究提供了有价值的遗传研究工具和分子标记资源。对水杉不同年限及不同部位的木材 DNA 提取及片段扩增实验，结果显示改良后的十六烷基三甲基溴化铵（CTAB）法、SDS 法及高盐低 pH 法均可以用于水杉木材 DNA 的提取，经过纯化后的木材 DNA 可以进行片段扩增。在提取木材 DNA 过程中，边材比心材更适合，所提取的 DNA 数量和质量更有保障；实验显示水杉木材 DNA 分子大多为 23kb。运用 DNA 条形码筛选分析、序列特征分析、遗传距离秩和检验、barcodinggap 检验，进行木材DNA分子系列物种鉴定，结果表明序列ITS2、*trn*L-F比较适合其DNA条形码技术要求，可以作为水杉木材鉴定序列。

六、分子鉴定技术的应用前景

近年来，中药分子鉴定技术被广泛应用，得到了快速的发展。黄璐琦将分子生物学与中药资源研究有机结合，应用 Cytb 序列对川贝母、蕲蛇和乌梢蛇进行 PCR 扩增鉴别，此方法已经被《中国药典》(2020 年版) 收载。ITS2 序列和《中国药典》(2020 年版) 中药材 DNA 条形码标准序列，已经被广泛应用于中药鉴定研究中。大量的 ISSR、RAPD、AFLP 技术在中药材遗传多样性方面也已经成熟，这说明中药的分子鉴定时代的到来。虽然目前分子鉴定技术还属于起步和发展阶段，但随着科学的进步和广大研究者的不断努力，相信分子鉴定技术将成为中药材鉴定的主流技术，为中国中医药走向世界提供有力的支持与保障。

思考题

1. 简述中药鉴定技术的发展情况。
2. 简述中药分子鉴定技术与传统的中药鉴定方法相比具有的优势与局限性。
3. 举例说明中药分子鉴定技术在中药品种鉴定中的应用。

4. 简述中药 DNA 条形码鉴定的流程。

5. 简述中药 DNA 条形码鉴定的关键技术。

6. 简述 DNA 条形码的发展历程。

7. 简述中药分子鉴定方法与传统鉴定的关系及展望。

8. 简述 DNA 分子标记技术的分类及其主要研究领域。

（徐 红　许 亮　包桂花）

ER-04 章　同步练习

第五章　药用植物组织、细胞培养技术

ER-05章　课件

学习要求

掌握：快繁苗培养技术；悬浮细胞培养基本程序；不定根培养方法；转基因组织和器官培养的技术环节；诱导子概念及种类。

熟悉：组织培养实验室构成及设备要求；细胞悬浮培养方式；诱导子作用机制；转录水平代谢调控。

了解：植物组织培养发展历史；细胞培养体系内活性成分代谢特性；翻译水平代谢调控。

第一节　概述

植物组织培养的研究开始于1902年，Haberlandt在Schwann和Schleiden创立的细胞学基础上，提出了细胞全能性（totipotency）的观点，即植物的每个细胞都具有该植物的全部遗传信息，在一定条件下可以发育成完整再生植株的能力。随后，Hanning在1904年尝试了胡萝卜和甜菜未成熟胚的培养，使其在含有糖、无机盐、氨基酸和植物提取物的培养基上发育成熟。1909年，Kuster将植物原生质体进行融合，但融合产物未能存活下来。1922年，美国的Robbins和德国的Kotte分别报道离体培养根尖获得初步成功。1934年，White首次成功地进行了植物细胞的体外培养。1939年，White和Gautheret首次用实验方法建立了植物组织和器官的人工无菌培养技术。1940—1976年期间，科学家们开展了大量的工作进行培养基的筛选和培养方法的探索，使植物细胞和组织培养技术发展成一门精细的实验科学，在选材消毒、接种培养、诱导筛选、继代保存、分离鉴定等方面已经建立了一套较为完善的操作程序。

到目前为止，通过植物组织培养技术研究过的药用植物超过1 000种，许多重要的药用植物如紫草、人参、红豆杉、黄连、毛地黄、长春花等组织培养都已获得成功，有些已实现工业化生产。1983年，日本培养紫草细胞生产紫草素，规模达到750L；日本在1986年培养人参细胞生产人参皂苷，规模达到20 000L；1990年，Cornell University的博士后创建了Phyton公司，并于1993年实现了紫杉醇的75 000L细胞培养；韩国在不定根培养方面取得了较大的成就，人参、刺五加、贯叶连翘、紫锥菊和何首乌等都已经实现了不定根工业化培养，并开发了相关保健品和化妆品。

2016 年，吉林通化东宝集团生产的人参不定根通过了国家新资源食品的批复。植物组织培养技术在我国发展十分迅速，在植物的快繁、蔬菜的培育、农作物良种的选育以及中药材品质研究等方面表现出独特的优势，该项技术在食品、化妆品、观赏植物、农业和药品等多个领域被广泛应用。

我国是药用植物资源最丰富的国家之一。长期以来由于盲目采挖，再加上自然环境的变化以及繁殖和栽培技术未及时跟上等方面的原因，有许多重要的药用植物的天然生产量极少，不能满足市场的需要。通过发展植物组织培养技术来解决中药材的资源种类濒危、数量稀少和质量不稳定等问题，对我国中医药可持续发展具有特殊而且重要的意义。

药用植物组织培养体系主要包括快速繁殖、悬浮细胞、不定根和毛状根培养等。药用植物的快速繁殖又称离体快繁或试管繁殖。它是指将药用植物材料放在试管内，给予人工培养基和合适的培养条件，以达到高速增殖的目的，因此也称为快速无性繁殖。该技术比常规的繁殖技术能更有效地甚至高出许多倍地来获得目标产物。细胞悬浮培养是将游离单细胞或小细胞团，按一定的细胞密度，悬浮在液体培养基中，不断受到搅动或摇动进行的一种无菌培养系统。与细胞培养相比，从某种意义上讲，组织和器官的培养对药用植物具有更加重要的意义。

众所周知，培养药用植物的主要目的是获取其活性成分，而药用植物的活性成分主要是次级代谢产物。药用植物合成次级代谢产物是为了满足其自身生理代谢的需要，而在细胞阶段，往往不需要合成次级代谢产物，但到了组织和器官阶段，合成次级代谢产物的需要就会加强。因此，培养药用植物的组织和器官，更容易获得药用植物的次级代谢产物。目前，药用植物组织培养研究的大部分内容是通过高产组织或细胞系的筛选与培养条件的优化等，以期降低成本，提高次级代谢产物的产量，或者通过对次级代谢产物生物合成途径的调控来达到相同的目的。如通过添加诱导子等手段来提高次级代谢产物含量并对次级代谢机制开展深入研究。此外，由于药用植物组织培养物具有生长较快、不受时间、地点限制等优点，从最初的离体快繁和细胞克隆研究，到目前已被广泛地应用于代谢组学、转录组学、功能基因调控、生物合成途径解析等研究当中，高水平的科研成果不断涌现。

要开展药用植物组织、细胞培养研究，实现药用植物组织、细胞培养的规范化和工厂化，就需要有一定的研究条件，下面介绍用于药用植物组织、细胞培养的实验室基本条件和要求。

第二节　实验室及设备要求

一、实验室构成

一个可以开展植物组织培养工作的实验室主要包括洗涤室、准备室、接种室、培养室、观察室（或细胞学实验室）、贮存室和温室（或恒温培养箱）等。在实际中可结合实验条件，合并部分实验室。

（一）洗涤室

洗涤室主要用来进行对植物材料的初步清洗处理（例如把带泥土和杂菌多、易污染的部位削掉，以便进一步冲洗消毒）、试管苗出瓶、玻璃器皿等清洗与整理工作，室内应配备 1 至多个水槽或清洗玻璃器皿的机器、1~2 个洗液缸。为防止碰坏玻璃器皿，洗刷池可铺垫橡胶，地面要耐湿防滑，上下水道要畅通，备有塑料筐用于运输培养器皿，备有干燥架用于放置干燥刷净的培养器皿及存放干净玻璃器皿的柜子等，也可以将灭菌锅、烘箱和蒸馏水发生器放在此室内。

（二）准备室

主要用于植物组织、细胞培养和试管苗生产所需要的各种器具的干燥和保存，培养基药品的称量、溶解、配制、分装和高压灭菌、化学试剂的存放及配制、重蒸水的制备、植物材料的预处理及培养物的常规生理生化分析等操作都可以在准备室中进行。

（三）接种室

接种室是进行植物材料的分离接种、培养物转移、试管苗继代的一个重要操作实验室。无菌条件的好坏、持续时间的长短对降低培养物的污染和提高效率影响很大。接种室除了出入口外，其余应全部密闭，一般不安装风扇，保证没有空气对流，通风换气需借助空气调节装置进行。室内干爽安静，清洁明亮，在适当位置上安装 1~2 盏紫外线灯，用以照射灭菌，最好安装一台小型空调，使室温可控，这样可使门窗紧闭，减少与外界空气对流。

（四）培养室

为满足培养材料生长、繁殖所需的温度、光照、湿度和通风等条件，一般培养室要求洁净、恒温并有理想的自动光照控温系统。培养室的温度应当是可控的，为使温度恒定和均匀，应配有带自动控温的电暖气或空调等设备，使温度保持在相对恒定模式，多数材料都是在 25℃ ±2℃，晚上一般不应在低于 20℃的条件下培养。当然，由于热带植物和寒带植物等物种的不同温度要求，最好不同物种有不同的培养室。若要求更高或更低的温度，可使用光照培养箱。

培养室的相对湿度以保持在 70%~80% 为宜。可安装自动加湿器或恒温、恒湿机来调节。

如果要进行悬浮培养，培养室内还应设有摇床，可以是振荡式的也可以是旋转式的摇床，若有 1 台或多台温光可控式摇床，进行实验会更加方便。

（五）观察室或细胞学实验室

观察室是用于对培养的材料进行目视观察和显微镜或解剖镜下观察，对实验材料进行认真观察记录、分析和照相。

（六）贮存室

把暂时不用的器皿、用具等存放在贮存室内，也可以放置一台低温冰柜，用作种质保存。

（七）温室

对于离体快繁的实验，配套建设一个人工气候室或试管苗炼苗用的温室是理想的选择。试管苗移栽必须在温室里炼苗和复壮。温室的材质和面积依据科研和生产实际情况而定。

二、基本设备配置

（一）常规设备

常规设备主要是用于试剂保存与称量、培养基配制与分装和水处理等，根据实际需要予以配置，植物组织、细胞培养常用的仪器设备如下：

1. 天平　根据实验需要，一个培养室需配备 2~3 台不同精度的天平。0.001g 或 0.000 1g 感量的天平，用于一些需要量少的微量元素及一些需要较高精确度的实验药品的称量。0.01g 或 0.1g 感量的天平，用于大量元素母液配制和一些用量较大的药品的称量。

2. 冰箱　各种维生素和激素类药品及培养基母液均需低温保存，某些实验还需对植物材料进行低温处理，在一般情况下均可利用普通冰箱完成。实验室一般配备冰箱 2 台，一台用于药品的贮藏，另一台用于保存培养基母液及用作某些植物材料的低温处理。对分子生物学方面的研究，还需要选择一台超低温（一般 -80℃）冰箱，用于冻存实验材料。

3. 酸度计　用于测定培养基及其他溶液如酶制剂等的 pH，其精度要求因实验需要而定，一般要求可测定 pH 为 1.00~14.00，精度 0.01 即可。

4. 离心机　用于细胞、原生质体等活细胞分离，亦用于培养细胞的细胞器、核酸及蛋白质的分离提取。根据分离物质不同配置不同类型的离心机，如用于细胞、原生质体等活细胞的分离一般选用低速离心机，而核酸、蛋白质的分离则要选择高速冷冻离心机。规模化培养生产次级代谢产物的实验室，还应选择相应的大型离心分离系统。

5. 加热器　用于培养基的配制。研究性实验室一般选用带磁力搅拌功能的加热器，规模化大型实验室则应选用大功率加热和电动搅拌系统。对于一些少量培养基的配制也可用微波炉溶化蔗糖和琼脂，但分装前必须充分搅拌均匀。

6. 纯水器　离体培养应使用符合实验要求的纯水或蒸馏水。用于一般培养，可使用 4 级过滤的反渗透纯水器，也可使用蒸馏水器。对于一些精确培养实验，有时需要使用超纯水，要配备更高一级的纯水设备。

7. 分装设备　用于培养基分装。培养基分装可以采用手工分装和自动分装。

（二）灭菌设备

维持相对的无菌环境是植物组织培养的基本要求。因此，与灭菌有关的设备是必不可少的。灭菌设备包括高压蒸汽灭菌锅、干热消毒柜、过滤灭菌装置、喷雾消毒器、紫外灯等。高压蒸汽灭菌锅是常用的灭菌设备，一般用于培养基、玻璃器皿及其他可高温灭菌用品的灭菌，根据实验室规模大小可选择手提式、立式及卧式等不同规格的产品。干热消毒柜用于一些金属工具如镊子、剪刀、解剖刀等的灭菌，亦可用于玻璃器皿的灭菌，一般可选择温度200℃左右的普通或远红外消毒柜。过滤灭菌器用于一些激素及某些维生素等不能高温灭菌试剂的灭菌，根据试剂量的大小可选择不同体积和类型的过滤灭菌器，主要有真空抽滤式和注射器式两大类。紫外灯是方便、经济的控制无菌环境的装置，一般安装在培养室的各个房间，尤其接种室和培养室是必须要安装的场所。

（三）无菌操作设备

无菌操作设备主要有净化工作台、接种箱等。接种箱是较早使用的最简单的无菌装置，前方出入口处装有特殊材料的袖罩，箱内安装有用于灭菌和照明的紫外灯和日光灯。当使用接种箱时，对接种室的无菌环境要求更高，否则易造成接种过程的污染。净化工作台是现在普遍使用的无菌操作设备，净化工作台的操作台面是一个半开放区，具有使用方便、操作人员舒适等优点。

（四）培养设备

培养设备包括培养架、培养箱、摇床和生物反应器等。

对于一些要求精确控制的培养实验如细胞培养、原生质体培养等，在培养初期至成苗前需要在培养箱中培养，以便于温度、光照等条件的精确控制。植物培养箱一般采用光照培养箱，其光照强度、时间可按实验需要设置并能自动控制。对于某些特殊需要的培养亦可选择二氧化碳培养箱、湿度控制培养箱等。在进行液体培养时，为了改善通气状况，可选择使用振荡培养箱或摇床。选择此类设备时，应注意根据植物细胞特点选择适宜的振荡频率和振幅。

（五）其他设备

为保证光照、温度的准确控制，培养室需安装时间控制器、温度控制系统、光照控制系统等。比较小型的实验室，温度控制亦可选择使用空调。此外，根据实验需要选择配置相关显微镜，包括体视显微镜、倒置显微镜及其他显微镜等。为了获取图像资料和数据，一般还需配置与显微镜配套的摄影、录像和图像处理设备。根据实际需要，配备有利于物质分析的提取、纯化和含量分析的设备，如离心机、电泳仪、萃取和层析设备、紫外分光光度计、高效液相色谱仪、气相色谱仪和酶联免疫吸附测定仪等。

三、培养容器与用具

培养容器是指装有培养基、提供培养物生长空间的无菌器皿，培养用具是指培养物接种封口所用的各种金属或塑料制品，培养容器与用具是在任何组织培养实验室所必须具备的条件。

（一）培养容器

1. 玻璃容器　在一般情况下，各种玻璃容器均可用于植物材料的培养，特别是一些快繁培养的类型，根据培养材料的体积可选择各种玻璃容器，但要注意玻璃容器的材质要好，透光性也要好。

2. 塑料容器　塑料培养容器根据材料性质不同可分为两类，一类是一次性使用的容器，另一类是可重复使用的容器。一次性使用的塑料容器只考虑其透光性和无毒性，一般多为聚乙烯、聚丙烯材料。在容器制作完成后立即进行灭菌处理、无菌包装，使用时无须进行灭菌，即开即用，使用方便。可重复使用的塑料培养容器，一般选用可高温灭菌的特殊材料制作，如聚丙烯、聚碳酸酯材料等，其制作成本比一次性容器高，但由于具有材质轻、可反复使用、不易破碎等优点，受到越来越多的实验室青睐。

（二）金属用具

植物组织、细胞培养实验室的接种以及解剖工具，多选用医疗器械的相应工具，如镊子、剪刀和解剖刀等。

1. 镊子　根据实验需要，可选用各种类型的镊子，如小的尖头镊子，适用于植物组织解剖，对于取一些较小的组织、器官等尤为适用。而对于继代培养中的转管操作，则选用枪形镊子较好，因为其中部弯曲，比较容易深入到容器中取出培养物，特别是使用三角瓶进行培养时，枪形镊子更显方便。

2. 剪刀　剪刀通常选用不锈钢医用剪刀，多用于植物材料的切段转移繁殖，亦用于某些实验的取材，一般的解剖剪和弯头剪均可选用。

3. 解剖刀　解剖刀一般用于组织切段。通常选用刀片可更换的医用不锈钢解剖刀。

4. 其他工具　包括接种铲、接种针等。在进行花药培养、花粉培养及愈伤组织操作时常使用此类工具。

（三）塑料用具

塑料用具包括各类塑料封口膜、盖、塑料盘及实验室使用的其他塑料用品。塑料封口膜是近年来取代传统的棉塞封口的实验用品，它具有经济方便、不易污染、可反复使用等优点。一般选用对生物无毒且耐高温的塑料膜，目前市场上已有各种规格的封口膜出售。如果培养容器规格一致，也可选用塑料盖封口，特别是以试管为培养容器时，塑料盖更为方便。

具备了基本的实验条件，接下来就可以从应用最普遍的植物离体快繁开始，逐一介绍药用植物组织、细胞培养的原理与操作。

第三节　优良性状药用植物的快繁苗生产

一、外植体的初代培养

外植体(explant)是植物组织培养中作为离体培养材料的器官或组织。外植体的初代培养，是指从植物体(母体)上切取下来的根、茎、叶、花、果实、种子等器官所进行的第一次培养。也就是组织或器官从母体上取下，经过表面灭菌后，切割成合适的小段或小块，置于培养基上进行培养的过程。

(一) 外植体类型

外植体可以分为2种类型，即带芽的外植体(如茎尖、带侧芽的节、原球茎、鳞芽等)和由分化组织构成的外植体(如茎段、叶、根、花茎、花瓣、花萼、胚珠、果实、花粉等)。利用带芽的外植体进行培养有2种目的：①诱导茎的伸长，为此就要在培养基中添加植物生长素和赤霉素；②抑制主轴的发育，促进腋芽最大限度生长，以产生丛生芽，为此则应在培养基中加入细胞分裂素。这类外植体产生植株的成功率高，而且很少发生变异，容易保持材料的优良特性。由分化组织构成的外植体，这类外植体大多由已分化的细胞组成。由这类外植体接种的材料，常常要经过愈伤组织阶段再分化出芽或胚状体而形成再生植株。关于愈伤组织、再分化和脱分化等内容接下来会有介绍。

(二) 外植体的选择条件

1. 外植体部位　外植体部位的确定，一方面要考虑培养材料的来源是否丰富，另一方面也要考虑外植体材料经过脱分化产生愈伤组织是否会引起不良变异，丧失了原品种的优良性状，从而做到保质保量。所谓的愈伤组织(callus)就是指植物各种器官的外植体在离体条件下，细胞经脱分化等一系列过程，转变为分化细胞，继而转变形成一种能迅速增殖的无特定结构和功能的细胞团。

对于大多数植物来说，茎尖无疑是较好的取材部位，因为其形态已基本建成，生长速度快，茎段侧芽或顶芽容易萌发，遗传性状稳定，同时也是获得无病毒植株的生长方式。但是茎尖常常受到材料来源的限制，因此，茎段成为广泛应用的外植体材料。

2. 取材季节　在离体快速繁殖时，选择外植体的季节显得特别重要。一般按照植物生长的最适时期取材，即春夏季节取材，材料幼嫩，生理机能旺盛，灭菌也容易，且易培养。而秋冬季取材种球类植株已进入生长末期或休眠期，对诱导反应迟钝或无反应，培养很难成功。雨季湿热季节取材，因灭菌困难不易成功。

3. 器官的生理状态和发育年龄　外植体器官的生理状态及发育年龄会直接影响形态发生。植物生理学的观点认为：同一植株的不同器官和同一器官的不同部位都具有不同的生理年龄。沿植物主轴，越接近基部生理发育年龄越小，远离发育上的成熟，不易形成花器官，但易分化，再生能力强。越接近顶端的器官，生理年龄越大，接近发育上的成熟，易形成花器官，但分化和再生能力弱。这一现象在植物组织培养的不少实例中得到了证实，如在烟草、西番莲的培养中发现植株下部组织产生营养芽的比例高，而上部组织产生花器官的比例高。在木本植物的组织培养中，取幼龄树的春梢嫩枝段或基部的萌蘖条较好，下胚轴与具有3~4对真叶的幼嫩茎段，生长效果也较好。总体来说，树龄小的要比树龄大的容易获得成功。一般情况下，幼年组织比老年组织有较高的形态发生能力。

4. 外植体大小　在许多植物材料的组织培养中发现，外植体材料大，灭菌效果不好，容易产生污染，而且浪费植物材料；外植体材料太小，多形成愈伤组织，成活率较低，除非用于去除病毒，否则外植体不宜过小。一般茎尖培养存活的临界大小应为一个茎尖分生组织带1~2个叶原基，大小约为0.1~0.5mm，叶片、花瓣等约为0.5~1.0cm^2，茎段长约0.5~1.0cm。

二、继代增殖培养

将初代培养得到的培养材料移植到增殖培养基中，这种反复多次移植的培养阶段称为继代培养。在植物组培快繁过程中，继代培养是其中的重要环节，而长期继代培养则是种质资源离体保存的必要条件。对来自外植体所增殖的培养物（包括细胞、组织或器官切段）通过更换新鲜培养基及不断切割或分离，进行连续多代的培养，培养过程表现为多次转接瓶苗，因此也称为转瓶阶段、试管苗快繁、增殖阶段等。此阶段一个周期一般4~6周，可增殖3~10倍或者更高。如果没有被污染，并能及时转瓶，那么增殖数将以几何级数增加。

（一）试管苗快速繁殖的类型

用植物组织培养技术快速繁殖的无性系可概括为以下几个类型。

1. 原球茎扩增型　细胞或组织经原球茎途径分化成植株。

2. 器官发生型　即从细胞或愈伤组织通过不定芽形成植株。

3. 胚状体发生型　在离体培养条件下，不经过受精过程，而是经过胚胎发育过程所形成的胚状类似物，称为胚状体或体细胞胚。此现象无论在体细胞培养还是生殖细胞培养中均可以看到。胚状体产生的主要方式有：①器官直接发生。②培养物先形成愈伤组织，由愈伤组织再分化形成胚状体。这种方式比较常见，从细胞或愈伤组织通过胚状体途径，即由球形期、鱼雷期、心形期、子叶期经成熟胚发育成植株。③花药培养中由小孢子发育成胚状体。④由单细胞及原生质体培养中产生。

4. 器官型　从离体球茎、花、芽、叶、鳞片等，即从离体的母体组织直接产生小植株，如百合鳞茎在培养基中形成多个鳞茎，后期培养成完整植株。

5. 无菌短枝扦插　选取已发育成熟的腋芽，连同短枝经表面灭菌后在无菌条件下使其生根。腋芽可用生长激素处理促使其萌发。

6. 顶端分生组织伸长型　即茎尖培养，培养材料为0.2~0.5mm的顶端分生组织，顶端分生组织生长，茎段也随之伸长，再生成植株。茎尖伸长后，如不能生根，可采用试管嫁接技术获得完整植株或直接将伸长的茎尖嫁接到室外砧木上（试管外嫁接）。

7. 侧芽增殖型　诱导侧芽（腋芽）生长，使顶端生长受到抑制，将侧芽（腋芽）分割培养增加数量。

8. 不定芽发生型　这种不定芽来自芽原基或分生组织等，直接分化成芽苗。不定芽发生的数量较大，不受腋芽数目的限制，其增殖率比腋芽萌发率高、繁殖系数大。

（二）转移操作的技术要求

一般情况下，在转瓶时，多采用固体培养基，要提前做好培养基，与操作器具同时放入超净工作台上紫外灯灭菌 20 分钟后，进行转瓶，严格按规程操作，将已分化或半分化中间增殖体切割成小块（段）移到新培养基上，封好口，放入培养室培养。具体接（转）苗包括取苗、切苗、接苗、封口、记录。

1. 取苗　先打开培养瓶的瓶盖（封口膜），瓶口靠近酒精灯火焰区烤一圈，用灭菌镊取出苗，放于已经灭菌的培养皿上。如果不能一次取出其内的全部材料，瓶口需取材后再次用酒精灯烤一圈，然后盖上瓶盖（封口膜）；正式取苗时，瓶口尽量靠近火焰控制区内，取出苗后及时盖好瓶盖（封口膜）；一次取苗不可太多，以免风干。

2. 切苗　要注意镊子和手术刀都不可太热，要冷却到环境温度，且在操作过程中，手不要在培养皿正上方操作。

3. 接苗　培养瓶瓶盖（或封口膜）的放置方法和瓶口灼烤方法与取苗时相同。接苗时，镊子不要与瓶口接触，100ml 瓶内一般接 5~10 株苗，不要放得太多；组培苗在瓶内要排放均匀、整齐、深度适宜。

4. 记录　操作结束前要把品种代号、培养基类型、个人编号以及接种日期月记录笔写到瓶上，用盛物盘把转接好的苗瓶放入培养室培养。离开之前还要把工作台整理干净，把接种过程中产生的垃圾清理掉，台上的物品也要摆放整齐，补足必要物品如酒精灯中的酒精、酒精棉球等，照射紫外灯 30 分钟后，方可关闭超净工作台。

三、试管苗的生根与移栽

试管苗的生根培养是使无根苗生根形成完整植株的过程，这个过程的目的就是使试管苗生出浓密而粗壮的不定根，以提高试管苗对外界环境的适应力及驯化移栽的成活率，获得更多高质量的试管苗。试管苗的生根可分为试管内生根和试管外生根 2 种方式。

（一）试管苗的试管内生根

在无菌条件下，一般需要把约 1cm 长的小枝条逐个剪下，然后进行生根诱导，诱导试管苗生根的方法主要有以下几种：①将新梢基部浸入 50mg/L 或 100mg/L Indole-3-butyric acid（IBA）溶液中处理再转移至无植物生长调节剂的培养基上。②在含有生长素的培养基中培养 4~6 天，待根原基或幼根形成后，再转移至无植物生长调节剂的培养基上进行生根培养。③直接移入含有生长素的生根培养基中进行生根培养。

1. 试管苗生根的难易　在生根培养基上，多数植物生根比较容易，一般如菊花、百合等只需要一次培养。多采用 1/2 或 1/4 的 Murashige and Skoog（MS）基本培养基，全部去掉或仅用很低的细胞分裂素，并加入适量的生长素 1-naphthalene acetic acid（NAA）、IBA 等进行生根培养，一般 2~4 天即可见根，但随植物种类不同而异。当短根长到 1cm 左右时即可移出瓶种植。

少数植物生根比较困难，主要由植物自身的遗传特性所决定，如木本植物较草本植物生根困难，少数由培养基不适所引起，尤其是增殖阶段细胞分裂素用量过高时，易引起生根困难。若在小苗时残留的细胞分裂素较多，在生根培养基上仍不能停止增殖，出现试管苗多而小，影响根的发生。

2. 促进试管苗生根的技术　对于容易生根的植物，还可采用下列方法促进试管苗生根：①延长在增殖培养基中的培养时间。②减少细胞分裂素的用量而增加生长素的用量，将增殖与生根合并为一步。③切割粗壮的嫩枝在适宜的介质中生根（即试管外生根）。

对于少数生根比较困难的植物，则可采用下列方法促进试管苗生根：①滤纸桥培养，采用粗试管加液体培养基，并在试管中放置滤纸做的筒状杯（滤纸桥），托住切成单条的嫩枝，滤纸桥略高于液面，靠滤纸的吸水性供应嫩枝的水、营养成分和生长素等，可使生根过程加速。②分次培养，对于少数由于小苗残留的细胞分裂素较多而难以生根的植物，可先在无植物生长调节剂的 MS 培养基中过渡培养一次，再转接到生根培养基中进行生根培养。对于某些生长细弱的植物，一般也需要采用不加植物生长调节剂的培养基进行一次壮苗培养，以促使幼苗粗壮，便于诱导生根和以后的种植。

（二）试管苗的试管外生根

为了提高试管苗的生根率和移栽成活率，针对有些植物种类在试管中难以生根或根系发育不良、吸收功能极弱、移栽后不易成活的特点，同时为了缩短育苗周期，降低生产成本，国内外许多学者就现有的生根和驯化程序进行了改进，从而产生了试管苗瓶外生根技术。

1. 影响试管外生根的因素

（1）生长素：在植物组培快繁中，植物生长调节剂起着决定性的作用，而生长素一般都能促进生根。不定根的发生和发育的整个阶段一般都需要补充生长素，生长素的存在不仅利于根原基的诱导，还有利于不定根的生长，但过高的生长素也会抑制根原基的生长，进而影响根的伸长。

（2）试管苗的质量：不同的植物、不同的基因型、不同的幼化程度对分化不定根均有不同的影响。一般木本植物生根比草本植物难，只有多次继代后才能生根，且年龄越小生根越容易。另外，生长旺盛健壮的苗较生长细弱的苗生根力强。因此，通过多次继代，并采用半木质化、叶片肥厚、茎秆粗壮的无根苗可获得较高的生根率。

（3）生根方式：试管苗瓶外生根大多采用微体扦插法进行。微体扦插基质一般采用既透气又保湿的基质，如苔藓、蛭石、珍珠岩、泥炭等。不同植物要求不同，如金线莲组培苗试管外生根以苔藓作基质最为理想，一品红试管苗试管外生根则以珍珠岩较好。

(4) 环境条件：试管外生根过程中的湿度、温度和光照条件是获得成功的关键因素。试管苗在进行试管外生根时，要经过由高湿到低湿、由恒温到自然变温、由弱光到强光的分步练苗过程。在试管外生根前期需采取覆膜或喷雾等方法，保证空气相对湿度达到 85% 以上，温度起始阶段则控制在 20℃左右较为适宜，并及时增加光照，以保证幼苗基部的正常呼吸，并防止叶片失水萎蔫，增强其光合作用的能力。在试管外生根后期则需加强通风，以逐渐降低湿度和温度，增强幼苗的自养能力，促进叶片保护功能快速完善，气孔变小，增强抗性以及适应外界环境条件的能力，提高生根成活率。

2. 试管外生根的技术　有些植物种类在试管中难以生根、或有根但与茎的维管束不相通、或根与茎联系差、或有根而无根毛、或吸收功能极弱，均导致移栽后幼苗不易成活，这就需要采用试管外生根法。试管外生根的方法主要有以下 4 种：

(1) 在试管内诱导根原基后再移栽：首先从继代培养获得的丛生芽中剪取 1~3cm 长且生长健壮的小芽，转入生根培养基中培养一段时间（2~10 天），待嫩茎基部长出根原基后再取出栽入营养钵中，一般 5~6 天后即可自行生根，此根系一般具有根毛，且吸收功能好。

(2) 在生根小室进行生根和炼苗：首先做一个生根小室，采用透气又保湿的基质如泥炭、蛭石、珍珠岩、苔藓等代替琼脂培养基，采用生根营养液代替蔗糖等营养成分，并人工控制温度、光照和湿度。一般采用人工喷雾，雾滴要求细，以提高空气湿度，又不致使叶面有水滴流出。然后剪下长 1~3cm 且生长健壮的嫩茎转入生根小室，经 3~4 周的培养，即可产生发育良好、具吸收功能的根。

(3) 盆插或瓶插生根法：采用罐头瓶或盆为容器，内装泥炭或腐殖土与细沙，每瓶插入 10~30 株无根壮苗，插入深度约为 0.3~1.2cm，加入生根营养液，在一定的温度、湿度及光照条件下进行培养，约 20 天即可长出新根，约 30 天后待二级根长至 8~12cm 时即进行移栽，可提高成活率。

(4) 在智能化苗床进行生根和炼苗：在组织培养试管苗时，还可将无根苗采用在智能化苗床利用生根技术进行试管外生根，不经试管内生根培养即可促使试管苗生根后再移植，可降低成本、提高效率。

（三）试管苗的移栽

1. 移栽准备

(1) 基质准备：为了有利于试管移栽苗根系的发育，栽种试管苗的基质要求具备透气性、保湿性和一定的肥力，且容易灭菌处理，不利于杂菌滋生，常选用珍珠岩、蛭石、沙子等，为了增加黏着力和一定的肥力，也可配合草炭土或腐殖土。配时按比例搭配，一般用珍珠岩∶蛭石∶草炭土为 1∶1∶0.5，也可用沙子∶草炭土为 1∶1，具体应根据不同植物的栽培习性来进行配制，这样才能获得满意的栽培效果。

(2) 栽培容器的准备：栽培容器可用 6cm × 6cm~10cm × 1cm 的软塑料营养钵，也可用育苗盘或直接移于苗床。

(3) 遮阴和加热设备的准备：试管苗移栽时需要提供一个逐渐过渡的环境条件，尤其是在冬天或夏天移栽时，在最初的几天里要注意温度与日照不能有急剧的变化，温度最好与原培养室内的温度 25℃ ± 2℃接近，阳光也不可直射。因植株的根系还未得到重新发育，夏天温度过高会造成植株萎蔫，冬天温度太低也会导致死亡。因此，夏天需准备遮荫的设施和其他的降温设施，如荫棚、遮阳网等；冬天则需准备加温的设施，如温室等。

(4) 炼苗：试管苗在移栽前几天需要进行炼苗，让试管苗逐步适应外部环境。一般方法是先将培养瓶从培养室拿到常温下放置，然后将试管苗容器口上包扎的塞子或纸去掉，放置几天，此时需注意保持空气湿度，并防止杂菌污染。尤其是在炎热的夏季，由于气温较高，当封口打开后，该容器就由原来的无菌状态转为有菌状态，杂菌容易很快生长而污染试管苗。在去掉封口时采用培养基上加薄层水的处理效果较好，即可提高湿度又可减少杂菌生长，但若放置时间较长则需换水。待试管苗逐步适应外界的光照、温度和湿度后再进行移栽，即可提高移栽成活率。

2. 移栽技术　移栽时，首先将试管苗从培养瓶中取出，然后把根部黏附的培养基漂洗掉，要求全部除掉，动作要轻，减少伤根伤苗。

移栽前，先将基质用水浇透，并用一个筷子粗的竹签在基质中开一穴，然后再将植株种植下去，让根舒展开，防止弄伤幼苗。种植时幼苗深度应适中，不能过深或过浅，覆土后需把苗周围基质压实，也可只将容器摇几下待基质紧实即可，以防止损伤试管苗的细弱根系和根苗。

(四) 移栽后的养护管理

试管苗是否能够移栽成功，除要求试管苗生长健壮、发育完整良好的根系、其根的维管束又与茎相连之外，移栽后的养护管理也是一个非常关键的环节。试管苗移栽后的养护管理主要应注意以下几个方面：

1. 保持小苗的水分供需平衡　在移栽初期必须提高周围的空气湿度（达 90%~100%），使叶面的水分蒸腾减少，尽量接近试管或培养瓶内的条件，才能保证小苗的成活。

2. 防止杂菌滋生　要防止杂菌滋生，首先应对基质进行高压灭菌、烘烤灭菌或药剂灭菌，同时还需定期使用一定浓度的杀菌剂，以便更有效地保护幼苗。

3. 保持一定的光照、温度条件　光照强度不宜太弱，以强度较高的散射光较好，最好能够调节，随苗的壮弱、喜光或喜阴、种植成活的程度而定，在植物快繁的启动生长与增殖期间，光照强度应为 1 000~4 000lx；而在生根时，可将光照强度增至 3 000~10 000lx。

4. 保持基质适当的通气性　移栽基质要保持良好的疏松通气性，才有利于植株根系的发育。首先要选择适当的移栽基质，要求疏松通气，同时具有适宜的保水性，容易灭菌处理，且不利于杂菌滋生。

5. 防止风雨的影响　由于试管苗长时间培养在室内的优越环境条件下，一般都比较娇嫩，如不注意风雨的影响，就很难移栽成功。因此，试管苗一般应移栽在背风的地方，同时在移栽初期应注意避大雨的袭击，以减少移栽损失。

第四节　小细胞团、不定根及毛状根的液体悬浮培养体系

一、小细胞团的液体悬浮培养

细胞悬浮培养(cell suspension culture)是将游离的单细胞或小细胞团,按一定的细胞密度,悬浮在不含琼脂的液体培养基中,不断受到搅动或摇动而进行的一种无菌培养。植物细胞的悬浮培养是从愈伤组织液体培养技术基础上发展起来的一种新的培养技术。植物细胞和小细胞团可来源于愈伤组织,也可来自幼嫩植株、花粉或其他组织、器官。任何一个植物细胞既具有生长繁育的全能性,又具有合成次级代谢产物的全能性,即合成与完整植株相同次级代谢产物。

(一) 悬浮细胞的来源

已有特定结构与功能的植物组织,在一定条件下,失去原有的结构和功能,转变为具有分生能力的细胞,这个过程被称为脱分化(dedifferentiation)。而脱分化的细胞组织在一定条件下恢复分化功能形成新组织器官等形式,称为再分化。用于建立悬浮体系的愈伤组织应具备:①较好的松散性,容易分散;②较强的增殖和再生能力;③较高的均匀一致性。为了获得符合条件的良好愈伤组织,首先必须选择适宜的外植体材料。胚、胚轴、子叶是最常用的外植体,特别是幼胚。因为由胚外植体形成的愈伤组织细胞活力强,增殖速度快,分化能力强。其次是培养基的附加成分,其对松散型愈伤组织的诱导具有较大影响,其中生长素的浓度最为重要。大多数情况下,主要使用较高浓度的生长素如 2,4-dichlorophenoxyacetic acid(2,4-D)配合一定浓度的细胞分裂素如6-Benzylaminopurine(6-BA)。有时为了使愈伤组织具有良好的生理状态,还需附加一定浓度的特殊蛋白质和氨基酸等有机物质(如水解乳蛋白、水解酪蛋白、脯氨酸、谷氨酰胺)及水解酶(果胶、纤维素酶)。此外,愈伤组织培养阶段还必须进行必要的选择和继代培养,因为直接由外植体诱导的愈伤组织,若不经过继代培养则很难获得均匀一致的疏松性。只有在继代培养中不断选择疏松性好、细胞状态好的细胞继续继代培养,才能获得大量均匀一致、疏松易碎、适合于建立悬浮细胞系的愈伤组织。

一个成功的悬浮细胞培养体系必须满足 3 个基本条件:①分散性好,细胞团较小,约有 30~50 个细胞。②均一性好,细胞形状、细胞团大小及其生理状态大致相同,悬浮体系外观为大小均一的小颗粒,培养基清澈透亮,细胞色泽呈乳白或淡黄色。③生长迅速,悬浮细胞的生长量一般 2~3 天甚至更短时间便可增加 1 倍。

(二) 植物细胞悬浮培养系统

细胞悬浮培养首先要筛选培养的单个细胞,从中挑选出生长快、活性成分高且适合悬浮培养的细胞株,然后进行逐步扩大培养,最后应用于工业化生产。悬浮细胞培养基本程序:细胞株的建立→种子培养→扩大培养→大罐培养→产物提取与测定。细胞悬浮培养方法主要分

为分批培养、半连续培养和连续培养等。

1. 分批培养　分批培养(batch culture)是为了建立单细胞培养体系,在固定体积培养基的容器系统中进行的培养。一般用100~250ml三角瓶,每瓶中装有20~75ml培养基,把细胞分散在其中,用无菌封口膜封口。定期取样观察细胞生长状态和培养基中营养物质消耗情况,确定继代周期。需要继代时,在无菌条件下取出培养瓶中一定量的细胞悬浮液,转接到成分相同的新鲜培养基中(约稀释5倍)。也可以用无菌纱布或不锈钢网进行过滤,滤液接种,这样可提高下一代培养物中单细胞比例。培养用的液体培养基,虽因物种而异,但凡适合愈伤组织生长的培养基,除去琼脂,均可作为悬浮细胞培养基。

在分批培养的过程中,细胞数目增长变化可分为5个时期:滞后期(lag phase)、对数生长期(exponential phase)、直线生长期(linear phase)、减缓期(progressive deceleration phase)和静止期(stationary phase),表现为一条"S"形曲线。在培养初期,细胞很少分裂,数量增长缓慢,称为滞后期;随着培养时间的加长,细胞会进入到对数生长期,此时细胞分裂活跃,增长速率保持不变,数目迅速增加;直线生长期是细胞增殖的最快时期,单位时间内细胞数目增长至恒定,细胞数目达到最高峰;经过3~4个细胞世代之后,随着培养基中营养物质的消耗和有毒代谢产物的积累,细胞分裂生长逐渐缓慢,即进入减缓期;到了静止期,细胞增长完全停止。

2. 半连续培养　半连续培养(semi-continuous culture)是利用培养罐进行细胞大量培养的一种方式。在半连续培养中,当培养罐内细胞数目增殖到一定量后,倒出一半的细胞悬浮液于另一个培养罐内,再加入新鲜培养基继续进行培养,如此这样频繁地进行再培养。半连续培养能够重复地获得大量均匀一致的培养细胞。例如,利用大规模半连续培养方法培养烟草细胞,在培养5天后,每天可收获和取代50%的细胞培养物。

3. 连续培养　连续培养(continuous culture)是利用特制的培养容器进行大规模细胞培养的一种方式,特点是培养中按要求排出旧培养基,不断注入新鲜培养基,保证养分的充足供应,不会出现悬浮养物发生营养亏缺的现象,延长了细胞培养周期和目的产物的积累时间,增加目的产物的量,可使细胞长久地保持在对数生长期中,细胞增殖速度快,适于大规模工厂化生产。该方法又分为封闭型和开放型2种。

(1)封闭型连续培养:排出的旧培养基由加入的新鲜培养基进行补充,进出数量保持平衡,悬浮在排出液中的细胞经机械方法收集起来之后,又被放回到培养系统中。因此,在这种培养系统中,随着培养时间的延长,细胞数目不断增加。

(2)开放型连续培养:在连续培养期间,新鲜培养液的注入速度等于旧培养系统中的细胞数目不断增加液的排出速度,细胞也随悬浮液一起排出,不再收集流出的细胞。流出的细胞数相当于培养系统中新细胞的增加数,因此,培养系统中的细胞密度保持恒定。开放型培养有2种方法来控制,即恒化器法(保持培养基成分恒定,chemostat)与恒浊器法(细胞浓度恒定,turbidostat)。恒化器法是以恒定不变的速度加入营养物质,使其浓度保持不变。恒浊器法则是在培养过程中不断加入新鲜培养基,从而使系统中的细胞浓度保持不变。

（三）植物细胞悬浮培养的基本步骤

1. 单细胞的分离

(1) 由培养的愈伤组织分离单细胞：大多数植物的细胞悬浮培养中的单细胞都是通过这一途径获得的。这一方法分离单细胞时，首先是以组织或器官为外植体，诱导出愈伤组织，通过多次继代培养，得到稳定的和形态良好的愈伤组织。一般来说，从外植体最初诱导的愈伤组织，质地较硬，很难建立分散的细胞悬浮液。因此，为了得到高度分散的悬浮细胞，一般将新诱导出的愈伤组织转移到成分相同的新鲜培养基上让其继续增殖，通过反复地在琼脂培养基上继代，不但可使愈伤组织不断增殖，扩大数量，更重要的是能够提高愈伤组织的松散性。这一过程对大多数植物通过愈伤组织建立悬浮细胞培养体系是非常必要的。当经过愈伤组织诱导、继代并获得松散性良好的愈伤组织后，就可以制备细胞悬浮液。

由愈伤组织获得游离细胞的具体做法：把未分化的和易碎的愈伤组织约 2g 转移到装有 30~50ml 液体培养基的 150ml 三角瓶中，在 25℃左右弱光或暗处振荡培养（120r/min），初期在 10 天左右用新鲜培养液更换掉三角瓶中大约 4/5 的旧液，同时将漂浮在原培养液上层的细碎片和衰败的细胞淘汰。几个周期后，培养液由浑浊变清，开始出现细胞质浓密的单细胞和小细胞团。此后按悬浮培养的方法进行继代培养，直至建成良好的悬浮培养体系。在这里振荡培养起到了重要的作用，它可使大细胞团破碎成小细胞团和单细胞，另外还可以使细胞和细胞团悬浮在液体培养基中，促进其均匀分布。此外，振荡的培养基会促进气体交换，有利于细胞的正常生长，但是要注意转速不宜过大。

(2) 由完整植物器官分离单细胞

1) 酶解分离法：在植物生理和生物化学领域，用酶解法分离单细胞已有相当一段历史，这是利用果胶酶降解细胞壁之间的果胶物质而使单细胞游离的一种分离单细胞的方法。酶解法分离植物细胞具有一次分离数量多、速度快的特点。但其缺点是酶解时间过长，对游离细胞可能产生伤害。解决的办法是在酶解离时每 30 分钟更换一次酶液，收集一次细胞。第一个 30 分钟游离的细胞很少，可弃之不用，以后每 30 分钟收集一次并悬浮在培养基中。用酶解法分离细胞的特点是，在某些情况下，有可能得到海绵壁细胞或栅栏薄壁细胞的纯材料。而一些禾本科植物例如大麦、小麦和玉米（叶片），很难通过酶解法使细胞分离，最好是通过愈伤组织分离得到细胞。这主要是因为在禾谷类植物中，叶肉细胞伸长，并在若干部位发生收缩，细胞间形成一种互锁结构，阻止了它们的分离。

2) 机械法：①研磨法。这种方法是将植物组织取下后，经常规消毒后于无菌条件下置于无菌研钵中轻轻研碎，然后再通过过滤和离心，把细胞净化。研磨法分离单细胞时，必须在研磨介质中进行，研磨介质主要是一些糖类物质缓冲液，对细胞膜有保护作用的金属离子等，如甘露醇、葡萄糖、Tris-HCl 缓冲液、$MgCl_2$、$CaCl_2$ 等。研磨法是机械分离中应用最广的一种方法。②刮离法。除研磨法外，Ball 等采用撕去植物叶表皮，然后用小解剖刀把细胞刮下来的办法分离了花生成熟叶片细胞。这些离体细胞在液体培养基中很多能成活并持续地进行分裂。

用机械法分离的缺点是游离细胞产量低、获得大量活性细胞困难。此法分离细胞至少有 2 个明显的优点:细胞未受到水解酶的伤害;无须质壁分离,这对生理和生化研究来说是很理想的。但是这种方法并不是对所有的组织均适用,只有在薄壁组织排列松散、细胞间接触点很少时,用机械法分离叶肉细胞才能取得成功。

2. 单细胞的扩大培养　植物单细胞培养方法有悬浮培养法、平板培养法、看护培养法与微室培养法。最常见的是悬浮培养法,下面着重介绍悬浮培养法。

细胞悬浮培养法的特点:细胞增殖速度快,能提供大量的植物单细胞,满足大规模工业化生产的需要;其次是细胞生长均一,细胞处于同步分裂,为对细胞生理、代谢调控研究提供了很好的材料。

在液体悬浮培养过程中应注意及时进行细胞继代培养,对于多数悬浮培养物来说,细胞在培养到第18~25天时细胞密度达到最大,此时应进行继代培养。继代周期的长短和换液比例对悬浮细胞的生长状态有较大影响。短的继代周期使细胞生长速度减慢。而继代周期过长,细胞内含物少、液泡变大,悬浮细胞处于极度"饥饿"状态。如杉木悬浮细胞的继代周期不能超过10天,否则悬浮细胞液泡增大,并逐渐褐化死亡。悬浮培养细胞分泌某些能促进细胞分裂的物质,因而旧培养液中含有这些物质,当向新鲜培养基中加入旧的悬浮细胞培养液时,可促进继代细胞分裂。因此换液时,旧培养液所占比例也是很重要的,旧培养基太少(小于总培养基的1/10),细胞就不能良好生长,增殖分裂速度减慢,而旧培养基太多,细胞容易褐化,并呈"饥饿"态。

在分批悬浮培养中,旋转式摇床至今仍是一种应用最广泛的设备。摇床载物台上装有三角瓶夹,不同大小的瓶夹可以调换,以适应大小不同的三角瓶,摇床的速度是可控制的,一般在90~130r/min。转速过低,细胞分散性差,细胞易成团,且细胞堆积,造成营养"死"角,细胞得不到充足的营养与溶氧,易衰老死亡,不利于细胞生长;转速过大,会形成大的剪切力,细胞出现破碎,不利于细胞的生长。

二、不定根的液体悬浮培养

植物不定根(adventitious root)是指通过植物的茎、叶、节、愈伤组织等诱导而产生的根。大多数情况下,不定根的发生是由于植物器官受伤或植物激素等外界刺激,通过体外方法诱导的不定根具有很强的增殖能力,并且代谢产物的含量也很高。不定根培养具有生长周期短、条件可控误差小、材料来源单一、遗传背景一致、经济方便、重复性强、效率高等优点。对于只能在根系中或主要在根系中合成的药物成分、微量活性物质及次级代谢产物,不定根培养为其工厂化生产提供了重要途径。目前离体根培养多见于草本植物,木本植物相对较少。

(一) 不定根培养的方式

不定根有2种诱导方式,一种是通过外植体直接诱导,另一种是通过愈伤组织间接诱导。

1. 通过外植体直接诱导不定根　外植体是组织培养中的接种材料。包括植物体的各种器官、组织、细胞和原生质等。植物从低等的藻类到苔藓、蕨类、种子植物等高等植物各部分器官都可作为组织培养的材料，一般裸子植物多采用幼苗、芽、韧皮部细胞，被子植物采用胚、胚乳、子叶、幼苗、茎尖、根、茎、叶、花药、花粉、子房和胚珠等部分。

选外植体要综合考虑以下几个因素：①大小适宜。外植体的组织块要达到 2 万个细胞（即 5~10mg）以上才容易成活。②同一植物不同部位的外植体的分化能力、分化条件及分化类型有相当大的差别。③不同物种相同部位的外植体细胞分化能力不一样。总之，外植体的选择，以幼嫩的组织或器官为宜。

通过外植体直接诱导不定根步骤可分为：外植体的接种→从外植体器官诱导不定根→将不定根接入液体培养基→液体培养体系的建立。

在无菌条件下，将已消毒的外植体切成 1cm 或 $0.5cm^2$ 的小段（片）接种到已高压灭菌的固体培养基中，其中含有不同植物生长调节剂，如 IBA、NAA、适宜质量分数的蔗糖（2%~4%）和琼脂（6%~7%）。高压灭菌前，将培养基调到适宜 pH（5.8~6.0）。然后进行暗培养，培养温度为 23℃ ± 2℃，这要因植物种类的不同有一定差异，有时也采用较低、较高的温度或给予适当的昼夜温差等处理。培养一个周期后，在外植体的周围出现不定根，将不定根切成 1cm 的大小，在固体培养基中继代。最后，将继代几次并稳定的不定根接种到液体培养基中，继续进行继代培养，每隔 30~35 天继代培养一次。每次继代时将不定根切成 1cm 长的小段再接种于新鲜培养基中。继代几次后，即可建立不定根液体悬浮培养体系。

2. 通过愈伤组织间接诱导不定根　不定芽和根的发生是愈伤组织培养中常见的器官发生方式，可分 3 个不同生长阶段。第一阶段是离体外植体脱分化形成愈伤组织，这是外植体发生细胞分裂的结果。第二阶段为愈伤组织中出现一些分生细胞，形成瘤状结构，这是细胞分化、分化组织出现和有限细胞分裂的共同结果。第三阶段为器官原基的形成，由于在某些条件下，分生细胞团发生分化而形成不同的器官原基。器官原基是由一个或一小团细胞经细胞分裂而形成，进而产生小块分生组织。这些分生组织在一定条件下，逐渐转变到构成器官的纵轴上并表现出单向极性，从而分化出芽和根。很多实验表明，在植物组织培养中，当外植体形成愈伤组织后，可以通过利用植物生长物质比例来控制器官发生的模式，通过调整某些植物生长物质的比例促使芽和根的分化。一般来说，生长素有利于愈伤组织形成根，而细胞分裂素可促进愈伤组织形成芽。

药用植物的根、茎、叶片、叶柄、花冠柄、果肉、花药、完整的胚或胚的某一部分（子叶、胚轴）都可作为实验材料诱导形成愈伤组织。其中以根和茎作为外植体最为常见。

通过愈伤组织间接诱导不定根的步骤可分为：外植体的接种→愈伤组织的诱导→从愈伤组织中诱导不定根→将不定根接入液体培养基→液体培养体系的建立。

在无菌条件下，将已消毒的外植体切成 1cm（$0.5cm^2$）的小段（片），接种在已高压灭菌的固体培养基中，其中含有适宜浓度的激素，如 2，4-D 和 KT，适宜质量分数的蔗糖（一般是 2%~4%）和琼脂（一般是 6%~7%）。高压灭菌前，将培养基调至适宜 pH（5.8~6.0）。然后，进行暗培养，培养温度一般为 23℃ ± 2℃。培养一个周期后，可见愈伤组织的形成。将诱导出的愈伤组织转接到新鲜培养基中继续培养，每隔一个周期继代培养一次。培养几代后，将愈伤组织接种于生根培养基中，培养一个周期后，即可看到由愈伤组织中发出的约 1cm 长的不定根。最后，选择长势良好、生长迅速的不定根，接种于液体培养基中进行继代培养，即可得到不定根液体培养体系。每次继代时将不定根切成 1cm 长的小段再接种于新鲜培养基中。

间接诱导不定根与直接诱导不定根最大的区别是要经历愈伤组织的诱导，在愈伤组织的基础上再进行生根诱导，从而得到不定根。而直接诱导是在外植体本身直接诱导生根。实验表明，间接诱导的不定根中活性成分含量高于直接诱导的不定根。

（二）不定根的培养周期

不定根的培养周期是指不定根从初始接种状态到达到最大生物量的过程，主要包括 3 个时期，即延迟期、对数生长期和静止期。

培养周期的长短是由起始接种密度、延迟期的长短以及生长速率决定的，因此要选择适宜的接种密度。如果接种密度过小，那么延迟期过长，延长培养时间，浪费资源，降低生产率；如果密度过大，则会造成培养基溶氧不足，影响代谢产物的合成，同时会过多地出现代谢废物，不经济。通常接种量一般在 0.6%~2%。培养周期可以通过人为加入培养基来缩短延迟期，从而缩短培养周期。当培养的材料增殖到一定数量后，就要使部分培养物分流到生根培养阶段，若不能及时将培养物转到生根培养基上去，组织会出现衰老现象，即呈现黄褐色，所以要及时更换培养基以防褐化。

例如在太子参不定根培养中，不定根接种后 0~12 天，不定根的生长处于延迟期，生物量积累不明显，第 13~28 天生物量快速增长，太子参不定根进入对数生长期，第 29~32 天太子参不定根生长进入静止期，随着培养时间的延长，营养物质被逐渐消耗，细胞生长速度减慢。当营养物质不能够满足不定根生长的需求时，不定根开始出现褐变和死亡。

三、毛状根液体悬浮培养体系

随着分子生物学的发展，将分子生物学技术手段用于组织培养中生产次级代谢产物具有巨大的发展潜力。含 Ri 质粒的发根农杆菌侵染植物后会产生许多生长迅速、分支成毛状的不定根，称为毛状根（hairy root）。毛状根的生长具有不需要外源激素、生长速度快等特点。

（一）农杆菌菌种的保存与培养

农杆菌章鱼碱型（octopine）的菌株有 *A.tumefaciens* B6、Ach5、15955 等，胭脂碱型（nopaline）的菌株有 *A.tumefaciens* C58、T37 等，农杆碱型（agropine、mannopine）的菌株有 *A.tumefaciens* B0542、A281、*A.rhizogenes* 8196、15834、A4 等，黄瓜碱型（cucumopine）的菌株有 *A.rhizogenes* NCP-PB2659、NIAES1724 等。以上菌株接种在相应的固体培养基上，在 27℃培养 2 天，生长良好，保存于 0~5℃冰箱，每隔 2 个月继代培养一次。

（二）植物无菌培养体系的建立

通过常规消毒和组织培养技术，用种子在无菌条件下产生实生苗，或以其他外植体在适当植物激素的调节下产生再生植物，在无菌条件下建立植物的继代培养体系。也可以从田间或温室直接获得不同的外植体经过常规消毒后直接用于毛状根的诱导研究。

（三）农杆菌转化

农杆菌转化法是利用农杆菌的 Ri 质粒，把外源基因转入植物细胞。即农杆菌在 VirD2 蛋白的帮助下，选择性地将 Ri 质粒上的 T-DNA（转移 DNA）转移到植物染色体上。农杆菌转化是一种生物转化系统，具自主性，转移基因片段较长、转基因较少沉默、获得的转基因植物的外源基因拷贝数低，一般为 1~3 拷贝。这些优点使农杆菌介导的遗传转化在目前的转基因技术中占主导地位，目前已在 100 余种双子叶植物和部分单子叶植物包括石蒜科、百合科、薯蓣科和禾本科的 20 多个物种中实现了农杆菌介导的基因转化。

（四）除菌及筛选

转化组织和器官的除菌大多在含 500~1 000mg/L 的抗生素（一般采用羧苄、青霉素、头孢噻肟）的培养基上进行，也有用温度（37~40℃）除菌的。每周继代一次，继代 3~4 次后，将转化组织和器官转到不含抗生素的基本培养基上。如果是具有卡那霉素抗性的转化组织和器官可以在具有抗性培养基上继代和筛选。生长良好的转化组织和器官每 4 周继代一次，用于以后的实验研究。

（五）转化根产生及鉴定

如何在大量的转化植株或细胞中，快速有效地检测出转基因阳性植株或细胞，外源基因是否整合到植物染色体上，整合的方式如何，整合到染色体上的外源基因是否正确表达等问题，都成为转基因植株研究的重要课题。目前，转基因植株的鉴定方法包括选择性标记基因鉴定法（selected marker gene identification）、报告基因鉴定法（reporter gene identification）、分子生物学鉴定法（molecular biology identification）和性状鉴定法（characteristic identification）。

（六）毛状根液体悬浮培养

经证实转化成功的组织和器官可以在培养皿或三角瓶中的固体培养上进行液体继代培养，同时扩增用作实验材料，也可以在摇床上进行液体继代培养，一般是继代培养的间隔周期是 3~5 周。

摇瓶培养主要适于研究转基因组织和器官的生长与活性成分积累的最佳培养条件，如 Jeong 等人在人参毛状根的研究中通过摇瓶培养发现，发根农杆菌 KTCT2744 转化人参获得的毛状根在 23℃、pH 5.8、含 3% 蔗糖无植物激素的 1/2MS 培养基上分枝多、生长快、生长良好，用蔗糖作为碳源对人参毛状根生长最有利，加入葡萄糖或果糖对毛状根生长均不利，在 1/2MS 基本培养基中 30mmol/L 的氮源和 0.62mmol/L 的碘酸盐浓度是最佳的，当接种量为 4g/L 时，毛状根的生长率最大。

反应器培养的目的是大规模工业化生产目的产物，将培养物培养在反应器中生长明显不同于在摇瓶中，比较研究人参毛状根在摇瓶和气升式反应器、搅拌式反应器中培养的实验发现，在摇瓶中培养 45 天时，蔗糖几乎全部被耗尽，培养基的 pH 前 10 天从 5.5 降到 4.96，随后逐渐增加到 6.4，毛状根生物量增加约 16 倍。而在气升式反应器、搅拌式反应器中培养的毛状根生长率分别为 1.13g/（g 细胞·d）、1.23g/（g 细胞·d）（以鲜重计），对两种类型的生物反应器而言，毛状根的生长比摇瓶中培养大约高 3 倍。

第五节　细胞培养体系内活性成分的代谢调控

一、细胞培养中的活性成分

植物细胞培养中的活性成分通常指次级代谢产物，是药物、染料、香料、色素、糖类等的重要来源。植物次级代谢的概念由 Kossel 于 1891 年提出，现代植物生理学根据代谢活动与细胞生命活动的关系，将植物代谢分为初级代谢和次级代谢。植物初级代谢及其产物是维持细胞生命活动所必需的，初级代谢受阻将直接影响植物的生长与发育。而次级代谢及其产物一般认为并非细胞生命活动所必需。次级代谢产物是一类小分子有机化合物，其分布具有种、属、器官、组织及发育阶段的特异性。根据代谢途径和化学结构，植物次级代谢产物可分为酚类化合物、萜类化合物和含氮化合物等主要类型。

（一）酚类化合物

酚类化合物包括黄酮类、醌类和简单酚类。黄酮类化合物是一类以原酮为基础、具有 C_6-C_3-C_6 结构的酚类化合物，其生物合成的前体是苯丙氨酸和丙二酸单酰辅酶。根据 B 环的连接位置不同，可分为 2- 苯基衍生物（黄酮、黄酮醇）、3- 苯基衍生物（异黄酮）和 4- 苯基衍生物（新黄酮）。根据其三碳结构的氧化程度，则可分为花色苷类、黄酮类、黄酮醇类及黄烷酮类。许多黄酮类化合物是治疗心血管疾病和高血压的药物成分，异黄酮类往往是植物抗毒素。醌类化合物是由苯式多环芳烃衍生的芳香二氧化合物，按其环系统不同可分为苯醌、萘醌及蒽醌。醌是植物呈现颜色的主要物质基础，有些醌类化合物还具有抗菌和抗癌作用。简单酚类广泛分布于植物的叶片及其他组织中，对植物发育有一定的调节作用，有些酚类化合物是植物抗毒素的重要成分。

（二）萜类化合物

萜类化合物是由异戊二烯单元组成的化合物，在植物体内通过异戊二烯途径产生，广泛分布于各类植物中。目前已知的萜类化合物已超过 2 万种。根据异戊二烯单元及其结构的不同，萜类化合物可分为单萜、倍半萜、二萜、二倍半萜、三萜及甾类化合物。单萜和倍半萜是植物挥发油和香料的主要成分，许多倍半萜和二萜化合物也是植保素，有的具有重要的药用价值。如目前抗疟疾的最佳药物青蒿素即是一种倍半萜，抗癌药物紫杉醇则是二萜生物碱。植物体内的三萜皂苷元和甾体皂苷元分别与糖类结合形成三萜皂苷和甾体皂苷，许多是药用活性成分，如人参皂苷和薯蓣皂苷等。

（三）含氮化合物

含氮化合物主要包括生物碱、胺类、非蛋白质氨基酸和生氰苷。生物碱是一类含氮的碱性天然产物，已知的生物碱已达 5 500 余种，主要分布于双子叶植物中。按其植物来源和代谢途径，生物碱可分为真生物碱、伪生物碱和原生物碱。真生物碱和原生物碱均为氨基酸衍生物，但原生物碱没有含氮杂环。伪生物碱来自萜类、嘌呤和甾类物质。许多生物碱是药用活性成分，有些是植物抗毒素。目前对生物合成途径研究较为清楚的有烟碱、毒藜碱和吡咯啶生物碱、毛茛科植物的小檗碱以及曼陀罗属植物的莨菪碱和东莨菪碱。

胺类是 NH_3 中氢的不同取代产物，根据取代数目可分为伯、仲、叔、季铵 4 种，通常由氨基酸脱羧或醛转氨而产生，目前已鉴定结构的胺类化合物约 100 种。胺类化合物通常分布于植物的花器官中，有些胺类可调节植物的生长发育。在离体培养中，加入多胺会促进离体成花或其他器官的分化。非蛋白质氨基酸是不属于植物蛋白质组成成分的氨基酸，已鉴定结构的这类氨基酸达 400 多种，多分布于豆科植物中，常有毒。由于其与蛋白质氨基酸类似，因而易被错误地掺入蛋白质，是一类蛋白质拮抗物。生氰苷是由脱羧氨基酸形成的 *O*- 糖苷，氰基来源于 α- 碳原子和氨基。生氰苷是植物产生 HCN 的前体，现已鉴定出 30 种左右，如苦杏仁苷和亚麻苦苷等。

（四）其他

除了上述三大类次级代谢产物外，植物还产生多炔类和有机酸类次级代谢产物。多炔是植物体内发现的天然炔类，主要分布在菊科和伞形科植物中，现已发现 1 000 种左右。有机酸是广泛分布于植物中的次级代谢产物，近年研究表明，某些有机酸参与植物代谢活动中的信号传递，如茉莉酸 Jasmonic acid（JA）和水杨酸 Salicylic acid（SA）。

二、细胞培养体系内活性成分代谢特性

现已确定的天然产物（约 30 000 种）中来源于植物的约占 80%。通过细胞培养可得到大量植物次生化合物，如生物碱、抗菌剂、橡胶、类固醇、糖类衍生物和天然色素等。部分植物细胞培养过程中产物积累与细胞生长周期有关（如表 5-1）。根据植物细胞生长和次级代谢产物合成的关系，将培养细胞中次级代谢产物的合成分为 3 种类型：①生长偶联型，产物合成与细胞生长正比例关系，如Ⅱ组和Ⅲ组。②中间型，产物仅在细胞生长开始下降时才能合成，细胞处于对数生长时不合成，当细胞停止生长时，产物也停止合成，如Ⅰ组。③非生长偶联型，产物只在细胞生长停止后合成，如Ⅳ组。

表 5-1 部分植物细胞培养过程中产物积累与细胞生长周期的关系

	培养植物种属	产物
Ⅰ组 对数生长后期积累	单冠毛菊 玫瑰 曼陀罗属,莨菪属 穿心莲属 巴戟天属	花色素苷 酚醛 莨菪烷类生物碱 内酯,倍半萜类 蒽醌类
Ⅱ组 快速生长期积累	杨属 胡萝卜属	花色素苷 肉桂酸
Ⅲ组 与细胞水平平行积累	长春花属 烟草属 人参属,商陆属 唐松草属 薯蓣属 白屈菜属 药鼠李	长春花碱 烟碱 花青素 小檗碱 薯蓣皂苷配基 血根碱 蒽醌
Ⅳ组 稳定期积累	阿米属 Paul's 红玫瑰 紫草	visnagin 绿原酸 紫草宁

植物细胞培养生产次生代谢产物与栽培药用植物相比,有下列优点:①同样具有次生代谢产物生物合成的全能性,不受地理、气候等条件限制;②可节省土地,降低成本,缩短生产周期;③通过细胞诱变和单细胞克隆技术,可获得能够长期保持生命力和次生代谢产物合成能力的高产细胞株系,提高生产效率;④有合成某些微生物和人工不能合成的或整株含量甚微的物质,或整株资源十分缺乏,而培养细胞中该种植物活性成分含量却很高的优势;⑤了解次生代谢过程的基础上,实施对次生代谢过程的调控,包括对培养条件的调控、代谢前体的添加及诱导子的采用,生产效率更高。

然而,利用药用植物细胞培养技术生产次生代谢产物真正实现商品性工业化生产的还为数甚少,仅有人参、紫草、红豆杉、毛地黄、黄连等进入中试或工业化生产,其主要原因在于培养的植物细胞系不稳定、次生代谢产物含量低、生产能力不稳定以及工业化生产成本高等。很多情况下,有些细胞培养物不能产生这些天然化合物或者比正常植株产量低,可能有形态、细胞和生理上的原因,也有遗传稳定性问题。现在已知,培养细胞中生物碱的产量受培养物的生长阶段、培养基成分、培养条件(如光照、温度)以及细胞基因型等影响。另外,细胞培养过程中高产细胞系会发生合成能力降低的情况,为了维持生产,就必须对能够合成这些化合物的细胞不断筛选,选择稳定和高产的细胞系。同时,通过代谢调控,改造相关基因或代谢途径,在很大程度上能够提高次级代谢产物的合成。

三、诱导子代谢调控

从植物病理学方面来讲,诱导子(elicitor)是一种可以引起植物自身产生抗病反应以产生抗毒素（植保素）和过敏反应来保护自己的化学物质或生物因子；从植物组织培养方面来讲，诱导子是一种能促进植物细胞产生目标代谢物以及能引起某一组织内生理变化的化学物质或生物因子。根据来源，诱导子可分为生物诱导子和非生物诱导子。生物诱导子主要包括真菌、细菌、病毒的灭活菌体，细胞粗提物以及某种成分、菌体分泌物以及当病原体或害虫侵染植物时植物的分泌物等。非生物诱导子主要包括金属离子、植物内源激素[JA、SA、茉莉酸甲酯 Methyl jasmonate（MJ）、脱落酸（ABA）等]、化合物、理化因素（紫外光、温度、超声、水分、pH 等）、气体[臭氧、一氧化氮（NO）、过氧化氢（H_2O_2）、二氧化碳（CO_2）、乙烯（C_2H_2）等]。

（一）生物诱导子

生物诱导子中研究最多、使用最广泛的为真菌诱导子。1968 年，Crutckshand 等发现首个真菌诱导子褐腐病菌菌丝体中的一种小分子多肽 Monilicolin A 能促进菜豆内表皮的形成与菜豆素的积累。从此真菌诱导子受到研究者越来越多的关注。

真菌诱导子主要包括真菌灭活菌体、真菌活菌、真菌菌体成分、真菌分泌物（培养液）等。在化学成分上主要包括多糖、低聚糖、多肽、蛋白、不饱和脂肪酸等。

1. 真菌灭活菌体　真菌灭活菌体诱导子是指将真菌的菌丝体或孢子收获后，用蒸馏水清洗干净，放入烘箱烘干后，用研钵研成粉末，加入适量蒸馏水后放入灭菌锅中 121℃灭菌 25 分钟。菌丝体或孢子发生降解或部分降解。一般将灭活菌体溶液在一定条件下加入植物培养基，处理一定时间来诱导植物培养物的生长以及次级代谢产物的积累。表 5-2 总结了真菌灭活菌体作为诱导子在植物组织培养中的应用。

表 5-2　真菌灭活菌体作为诱导子在植物组织培养中的应用

诱导子	植物种类	研究结果
禾谷镰刀菌、绿色木霉	*Linum album* 亚麻	禾谷镰刀菌提高了鬼臼毒素和松脂醇的含量，分别为对照组的 2 倍与 3 倍；绿色木霉提高了 6- 甲氧基 - 鬼臼毒素的含量，为对照组的 2.4 倍
交链孢霉、黑曲霉、茄病镰刀菌	*Solenostemon scutellarioides* 彩叶草	当交链孢霉的诱导浓度为 50μg/L，诱导 7 天时，迷迭香酸的含量达到最大为对照组的 1.6 倍
白绢病菌	*Salvia miltiorrhiza* 丹参	提高了丹参中迷迭香酸的含量，降低了总酚的含量
尖刀镰孢菌	*Solanum tuberosum* 洋芋（土豆）	尖刀镰孢菌提高阿魏酸的含量为对照组的 4 倍
Gilmaniella sp.	*Atractylodes lancea* 苍术	桉叶油醇含量提高为对照组的 4.07 倍
Sphaeropsis sp B301	*Ginkgo biloba* 银杏	黄酮含量提高为对照组的 1.8 倍
炭疽病菌	*Artemisia annua* 青蒿	青蒿素含量提高为空白组的 1.25 倍

续表

诱导子	植物种类	研究结果
拟茎点霉	*Betula platyphylla* 白桦	白桦脂醇的含量约提高为对照组的 3 倍
点青霉、尖孢镰刀菌、毛霉、酵母	*Boswellia serrata* 乳香	所有诱导子都使乳香酸的含量得到提高，其中酵母可使 11- 酮 -β- 乳香酸、乙酰 -11- 酮 -β- 乳香酸以及 β- 乳香酸的含量分别提高 27、23、42 倍；尖孢镰刀菌可使乙酰 -β- 乳香酸的含量提高 37 倍
镰刀菌	*Euphorbia pekinensis* 大戟	提高了异大戟素及大戟醇含量分别为对照组的 5.81 和 3.56 倍
糠生赤壳、尖刀镰孢菌、链格孢	*Tartary Buckwheat* 苦荞	三种诱导子均能提高芦丁的含量
深绿木霉	*Salvia miltiorrhiza* 丹参	提高了迷迭香酸的含量约为对照组的 1.35 倍
酵母	*Dioscorea zingiberensis* 盾叶薯蓣	提高了 Diepoxin ζ 含量为对照组的 3.2 倍
酿酒酵母、白念珠菌、尖孢镰刀菌、桔青霉	*Tabernaemontana catharinensis*	酿酒酵母的效果最好

2. 真菌活菌　真菌活菌作为诱导子是指将一定数目的有生命力的真菌孢子加入植物组织培养物中。有研究者认为，离体培养植物与栽培植物相比，离体培养通常是无菌环境，缺少与植物共生和非共生的土壤微生物，这可能是造成体外培养植物细胞中次级代谢产物含量低的原因。在 *Taverniera cuneifolia* 的培养过程中，考察了五种真菌（黑曲霉、曲霉、青霉、串珠镰刀霉和冻土毛霉）和五种细菌（噬胺芽孢杆菌、发根农杆菌、根癌农杆菌、蜡样芽孢杆菌和豆科根瘤菌）活菌分别作为诱导子，对不定根中的甘草酸含量的积累，结果表明所有诱导子都可以提高不定根中甘草酸的含量，其中加入冻土毛霉后，甘草酸的含量为 4.90mg/g，加入致瘤农杆菌后，甘草酸的含量达到了 6.37mg/g，均高于空白组（1.46mg/g）和 MJ（2.57mg/g）处理组。

3. 真菌菌体成分　真菌菌体成分作为诱导子是指菌体中的某一成分作为诱导子加入植物组织培养物中。在盾叶薯蓣悬浮细胞培养中，*Fusarium oxysporium* Dzf17 菌低聚糖作为诱导子可以显著提高次级代谢产物的含量。实验首先考察了胞外多糖（EPS）、水提菌丝体多糖（WPS）、氢氧化钠提取的菌丝体多糖（SPS）的添加时间以及多糖浓度对盾叶薯蓣悬浮细胞生长以及细胞中薯蓣皂苷元含量的影响。结果显示，WPS 的效果最好，在细胞培养第 25 天时加入 20mg/L 的 WPS 可以使细胞生物量、薯蓣皂苷元的含量和产量分别达到空白组的 1.34 倍、2.85 倍、3.83 倍。接着又考察了 WPS 中低聚糖 DP4、DP7 以及 DP10 的添加时间、多糖浓度以及添加次数对盾叶薯蓣悬浮细胞中薯蓣皂苷元含量的影响。结果显示，在细胞培养至第 24 天和第 26 天时分别连续加入 6mg/L DP7，在第 30 天时收获，薯蓣皂苷元的含量和产量分别为空白组的 9.19 倍和 12.38 倍，比单次加入的效果好。此外研究者还考察了分别来自 EPS、WPS、SPS 的低聚糖 EOS、WOS 以及 SOS 作用不同时间段对盾叶薯蓣悬浮细胞中防御相关酶（PAL、POD、PPO）活性的影响，结果显示 EOS 和 WOS 都能显著增加防御相关酶的活性，说明内生菌 *Fusarium oxysporium* Dzf17 中的低聚糖可能激活和增强盾叶薯蓣悬浮细胞的防御机制。表 5-3 总结了真菌菌体成分作为诱导子在盾叶薯蓣组织培养中的应用。

表 5-3　真菌菌体成分作为诱导子在盾叶薯蓣组织培养中的应用

真菌菌体成分	研究结果
对螺二萘化合物	当在细胞培养的第 25 天加入 60mg/L 诱导子，薯蓣皂苷元的产量约为空白组的 8 倍多
低聚糖：胞外多糖，水提菌丝体多糖、氢氧化钠提取的菌丝体多糖	WPS 的效果最好，在细胞培养第 25 天时加入 20mg/L 的 WPS 可以使细胞生物量、薯蓣皂苷元的含量和产量分别达到空白组的 1.34 倍、2.85 倍、3.83 倍
WPS 中低聚糖 DP4、DP7 以及 DP10	在细胞培养分别在第 24 天和第 26 天时连续加入 6mg/L DP7，在第 30 天时收获，薯蓣皂苷元的含量和产量分别为空白组的 9.19 倍和 12.38 倍比单次加入刺激的效果好
分别水解 EPS、WPS、SPS 得到的低聚糖 EOS、WOS、SOS	EOS 和 WOS 都能显著增加防御相关酶（AOS、POD、PPO）的活性

4. 真菌分泌物　真菌分泌物诱导子是指收集真菌的发酵液后，用四层纱布进行过滤，10 000r/min 离心 20 分钟后，用 0.4μm 的滤膜进行过滤，用旋转蒸发仪把过滤后的发酵液浓缩到一定体积，放入灭菌锅中 121℃灭菌 25 分钟。一般将灭活菌体发酵液在一定时间加入植物培养物培养基，处理一定时间来诱导植物培养物的生长以及次级代谢产物的积累。表 5-4 总结了真菌分泌物作为诱导子在植物组织培养中的应用。

表 5-4　真菌分泌物作为诱导子在植物组织培养中的应用

真菌分泌物	植物种类	研究结果
纤维素酶	玉米、土豆、拟南芥	促进 ROS，乙烯以及钙离子的积累
2kDa 胞外多糖	*Taxus cuspidate* 红豆杉	提高了紫杉醇的产量为空白组的 4.7 倍
球毛壳菌、雪灰曲霉、淡紫拟青霉、哈茨木霉菌滤液	*Vinca minor* 小蔓长春花	加入 10% 哈茨木霉菌滤液的效果最好，其中长春花毛状根的生长指数以及总生物碱的含量分别为空白组的 1.52 倍、1.16 倍
美丽镰刀菌菌滤液	*Taxus cuspidate* 紫杉	提高了紫杉醇以及其前体物 10- 脱乙酰巴卡亭Ⅲ的产量分别为空白组的 1.8 倍、11 倍
大肠埃希菌、枯草芽孢杆菌、发根农杆菌、酿酒酵母、黑曲霉菌滤液	*Gymnema sylvestre* 匙羹藤	所有诱导子都能提高匙羹藤酸的含量，其中黑曲霉的效果最好，使匙羹藤酸的含量为空白组的 11.2 倍
球毛壳菌、雪灰曲霉、淡紫拟青霉、哈茨木霉菌滤液	*Papaver somniferum* 罂粟	当加入 3.3%（*v/v*）的哈茨木霉菌滤液时效果最好，血根碱的含量达到 0.105% ± 0.008%

（二）非生物诱导子

水杨酸和茉莉酸类化合物（JA、MJ）通过诱导多种植物次级代谢产物合成途径中基因的表达，促进次级代谢产物含量的增加而广为人知。由于它们可以在低浓度诱导远离它们合成部位的细胞反应，又被称为植物激素。其中，MJ 类应用最广泛，目前已经成功应用于人参、柴胡、百部、甘草、西洋参、柴胡、紫锥菊、雷公藤、刺五加、苦艾和积雪草等植物组织培养中来提高细胞中次级代谢物的含量。

在苦艾悬浮细胞培养中，添加 1.0mg/L 的 JA 以及 MJ 可以使其总酚、总黄酮的含量增加，另外，可以提高自由基清除能力。加入 10mg/L 的 MJ 到人参不定根的培养液中，人参皂苷的含量约 32mg/g 是空白组的 4.76 倍。

对已知的诱导子进行改造，通过化学合成，在诱导子分子结构上加入一些官能团等，来提高诱导子的诱导能力，增加药用植物细胞中次级代谢物的积累，这类诱导子称为化学合成诱导子。其中，最常见的是对 MJ 的改造。例如，在三七悬浮细胞的培养过程中加入五氟丙基茉莉酸甲酯、2- 羟乙基茉莉酸甲酯以及 2- 羟基乙氧基乙基，结果发现它们都能显著增加人参皂苷的含量。2- 羟乙基茉莉酸甲酯和三氟乙基茉莉酸甲酯对红豆杉细胞中次级代谢产物的诱导作用，结果表明，2- 羟乙基茉莉酸甲酯和三氟乙基茉莉酸甲酯能显著提高红豆杉细胞中紫杉烷 C 的含量，含量分别达到 44.3mg/g 和 39.7mg/g，均高于对照组（14.0mg/g）和 MJ 处理组（32.4mg/g）。

除了常用的上述这些化合物外，还有一些其他因子如紫外光、温度、超声、金属离子、水分、pH、气体（如臭氧、NO、H_2O_2、CO_2、C_2H_2）等都能提高次级代谢产物的含量。

（三）诱导子的作用机制

当诱导子作用于植物时，会被植物细胞膜上的受体例如蛋白激酶所识别，或者定位于细胞内，引起植物细胞启动激活防御反应的信号途径，例如钙离子（Ca^{2+}）、活性氧（ROS）、SA、JA、NO、C_2H_2、H_2O_2 等，引起下游抗性基因的表达，进而引起次级代谢产物合成途径中关键基因的表达，并最终导致次级代谢产物的积累，如图 5-1 所示。

当植物细胞受到生长调节因子、光、温度、病原菌、机械损伤等外界刺激时，会通过相应的胞间信使把该信号传递给相应的受体，再通过一系列第二信使使细胞间信号得到级联放大，最终导致相关酶活性的改变，进而引起一系列细胞反应。例如，当植物受到诱导子刺激后，会引起细胞中 Ca^{2+} 浓度的升高、ROS 的迸发、SA、JA、ABA、H_2O_2、NO、C_2H_2 等信号分子的合成，通过相应的转录因子诱导防御基因的开启，刺激代谢途径中关键基因的表达，最终刺激植物次级代谢产物的合成。

1. 钙离子　当植物细胞受到诱导子刺激后，细胞膜上的离子通道会在短时间内被打开形成离子流，如 K^+ 和 H^+ 的交换，Cl^- 流出以及 Ca^{2+} 的内流等。因为 Ca^{2+} 是许多植物生理变化以及细胞反应关键的第二信使，所以 Ca^{2+} 的内流被视为一个重要因素。诱导子作用产生的 Ca^{2+} 内流对次级代谢产物的积累有重要作用，而且几乎可以引起所有下游的诱导反应。Ca^{2+} 内流可以直接激活许多细胞反应，或者可以通过 Ca^{2+} 传感器 - 钙调蛋白间接激活细胞反应，Ca^{2+} 可以通过钙调蛋白进一步激活 Ca^{2+} 依赖性的蛋白激酶、蛋白磷酸酶、转录因子等。例如它可以调控在植物抗性反应中发挥重要作用的 Ca^{2+} 依赖性的蛋白激酶以及与 JA 及其他信号分子合成相关的磷脂酶等。此外，Ca^{2+} 内流还可以不同程度地激活直接调控抗性基因表达的转录因子。抑制 Ca^{2+} 内流和蛋白磷酸化可以显著抑制葡糖醛酸诱导的人参皂苷的积累。在人参中，Ca^{2+} 可以激活钙调蛋白和钙依赖性蛋白激酶。此外在三七细胞研究中发现，Ca^{2+} 可以改变 UGRdGT 的活性、人参皂苷 Rb_1 的含量、钙调蛋白含量以及钙依赖性蛋白激酶的活性。

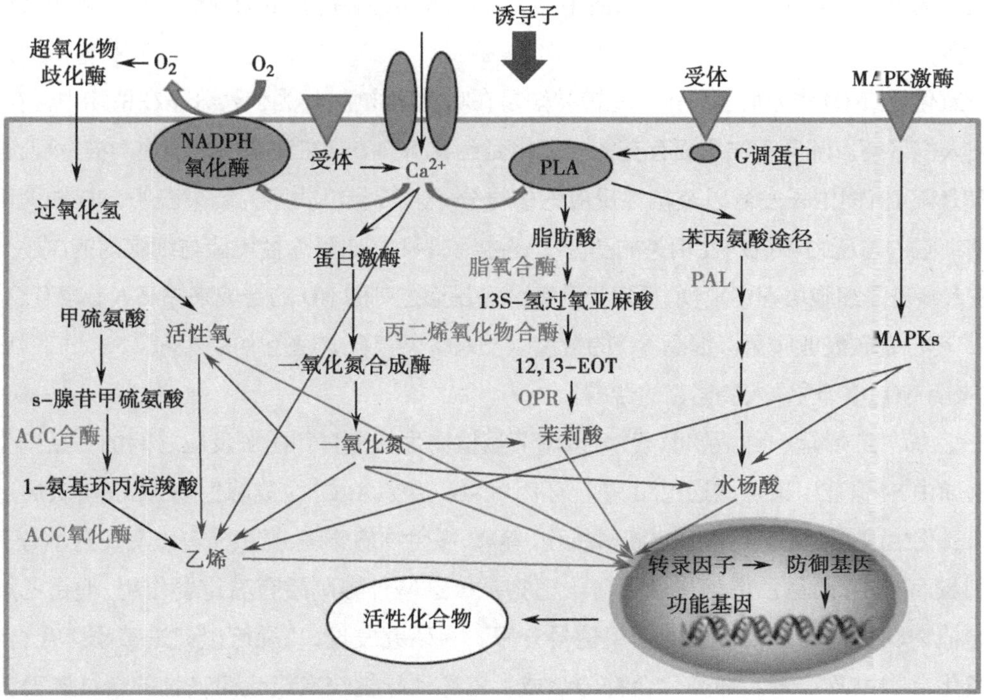

● 图 5-1 诱导子作用机制

2. 活性氧　活性氧迸发是植物抗性反应的另一个重要过程。当诱导子作用于植物细胞时，NADPH 直接被激活或者通过 Ca^{2+} 依赖性的蛋白激酶被激活，进而使活性氧浓度增高，对植物细胞造成伤害。为了抵御这一反应，超氧化物歧化酶（SOD）的酶活性提高，催化活性氧生成 H_2O_2，进一步通过过氧化物酶（POD），把 H_2O_2 分解成水和氧气，使植物细胞免受伤害。而且活性氧迸发还可以使细胞壁增厚、超敏细胞死亡、抗性基因激活以及抗性物质积累。除此之外，在一些植物细胞培养中，活性氧可以诱导次级代谢产物的积累。在葡糖醛酸作为诱导子作用于人参细胞的研究中发现，当 H_2O_2 的积累受到抑制时，人参皂苷合成途径中的基因表达以及人参皂苷的含量也受到了抑制。在人参不定根培养中，MJ 作用可以使过氧化酶活性以及 H_2O_2 的含量提高，进而引起人参皂苷含量的提高。

3. 茉莉酸类　植物细胞内茉莉酸及其同源物含量的升高可以引起植物次级代谢产物合成基因的表达，从而促进植物次级代谢产物的积累。矾酸酯作为诱导子促进了人参细胞中 JA 的合成，进而激发人参皂苷合成途径中的 SS、SE、DDS 基因的表达，最终导致人参皂苷含量的提高。此外茉莉酸类信号分子（JA、MJ 及其同源物质）作为诱导子也可以促进植物次级代谢产物的积累包括萜类物质、黄酮类物质、生物碱和苯丙烷类物质。在三七和人参的组织培养中，MJ 作为诱导子，通过提高人参皂苷合成途径中的 SS、SE 基因的表达来促进人参皂苷的积累。

4. 水杨酸和一氧化氮　水杨酸(SA)是植物系统获得性抗性(SAR)中一个重要的植物抗病性诱导剂,但它不是植物防御代谢产物的通用诱导剂。当病原菌侵染植物时,SA 会迅速得到积累,并且在细胞中扩散引起细胞其他部位的抗性反应。真菌诱导子作用于植物细胞可以促进 SA 的积累,但是真菌诱导子诱导合成大部分次级代谢产物都与 SA 无关。大量研究表明,SA 可以诱导次级代谢产物合成途径中关键基因的表达从而促进次级代谢产物的合成。目前,SA 作为诱导子可以促进生物碱、蒽醌、鬼臼毒素、三萜、倍半萜、二苯乙烯类化合物、睡茄内酯类化合物的合成也已得到证实。

一氧化氮(NO)作为信号分子最早被熟知是在哺乳动物中,作为信号分子在植物中存在,近几年才被人们了解。哺乳动物里面存在的一氧化氮合成酶(NOS)在许多植物细胞中被发现,很明显 NO 可以作为植物生长发育以及抗性反应的信号分子。转录组测序的结果表明,NO 处理可以引起植物细胞内与压力和抗病性相关的基因的表达,说明 NO 信号途径可能与细胞内的次生代谢相关。在人参悬浮细胞培养中发现,低聚半乳糖醛酸是通过刺激 NO 的合成来提高人参皂苷含量的。*N*,*N*- 二环己基碳酰亚胺可以提高 NO 的含量以及人参皂苷合成途径中关键基因 SS、SE、DS 的表达,这表明 NO 可以诱导人参皂苷的合成。

5. 乙烯　乙烯是一种植物激素,可以调节从植物生长发育到防御反应之间的一系列生理过程。乙烯由 S- 腺苷甲硫氨酸通过 1- 氨基环丙烷 -1- 羧酸(ACC)合成酶生成 ACC,再次通过 ACC 氧化酶氧化生成的。乙烯可以通过机械损伤、臭氧、微生物病原菌、昆虫伤害以及一些小分子诱导子的刺激而产生,而且乙烯信号通路对于植物抵抗这些外界刺激有着重要作用,但是乙烯并不是诱导植物次级代谢产物合成的通用信号分子。有研究发现,乙烯可以促进黄酮类化合物、花色苷类化合物以及二苯乙烯类化合物的合成。乙烯诱导植物次级代谢产物的合成需要其作为内源信号,其浓度是一个关键因素,浓度过高对次级代谢产物的合成有抑制作用,低浓度有促进作用。

6. 脱落酸　脱落酸是一种倍半萜类激素,在植物整个生长过程中发挥着重要作用。此外脱落酸可以调节一系列抗性基因的表达,也可以调节一些植物细胞中次级代谢产物合成途径中关键基因的表达。有研究表明,当植物遭受渗透压刺激时,会通过诱导 ABA 的合成来促进次级代谢产物含量的提高。

四、转录水平代谢调控

(一) 转录因子

转录因子(transcription factor)是起调控作用的反式作用因子,是转录起始过程中 RNA 聚合酶所需的辅助因子。真核生物基因在无转录因子时处于不表达状态,RNA 聚合酶自身无法启动基因转录,只有当转录因子(蛋白质)结合在其识别的 DNA 序列上后,基因才开始启动转录表达。转录因子在萜类次生代谢生物合成中起着重要的作用,通过与结构基因的结合,转录因子可激活次生代谢合成途径中多个基因协同表达,从而有效启动次生代谢途径。转录因子的结合位点(transcription factor binding site,TFBS)是转录因子调节基因表达时,与 DNA 结合的区域。真核生物在转录时往往需要多种蛋白质因子的协助。一种蛋白质是不是转录机构的一部分往往是通过体外系统看它是否是转录起始所必需的。通常将这些转录所需的蛋白质分为3类:①RNA聚合酶的亚基,它们是转录所必需的,但并不对某一启动子有特异性。②某些转录因子能与RNA聚合酶结合形成起始复合物,但不组成游离聚合酶的成分。这些因子可能是所有启动子起始转录所必需的,也可能仅是转录终止所必需的。在这一类因子中,要严格区分哪些是RNA聚合酶的亚基、哪些仅是辅助因子很困难。③某些转录因子仅与其靶启动子中的特异顺序结合,如果这些顺序存在于启动子中,则这些顺序因子是转录机制的一部分,如果这些顺序仅存在于某些种类的启动子中,则识别这些顺序的因子也只是在这些特异启动子上,这种情况下,起始转录是必需的。

(二)表观遗传调控

表观遗传学研究内容包括DNA甲基化、RNA干扰、组蛋白修饰、染色体重塑等。

1. DNA甲基化　指经DNA甲基转移酶催化,以S-腺苷甲硫氨酸(SAM)作为甲基供体,DNA分子与甲基相连接的过程。当DNA甲基化发生时,DNA序列不变而活性改变,其表达量与表达时间发生变化。

体内甲基化状态有3种:第一种是持续的低甲基化状态,例如持家基因常呈现这种修饰;第二种是诱导型去甲基化状态,例如处于发育阶段相关的基因会表现出去甲基化;第三种是高度甲基化状态,DNA甲基化主要是通过DNA甲基转移酶家族(DNA methyltransferase Dnmt)来催化。DNA甲基转移酶分2种:一种是维持甲基化酶,如Dnmt1;另一种是重新甲基化酶如Dnmt3a和Dnmt3b,它们使去甲基化的CPG位点重新甲基化。

DNA甲基化修饰是真核细胞正常而普遍的修饰方式,也是哺乳动物基因表达调控的主要表观遗传学形式,是调节基因组功能的重要手段。DNA甲基化作为一种重要的非永久性但相对长期可遗传的基因修饰,在维持细胞正常的转录活性、DNA损伤修复能力,特别是在肿瘤的发生和发展中都有不可替代的作用。近年来,随着高通量测序、表观遗传编辑等技术的发展,对DNA甲基化分子机制的研究更加深入,已成为中药生物技术领域的研究热点。

2. 组蛋白修饰染色体的多级折叠过程中,需要DNA同组蛋白(H_3、H_4、H_2A、H_2B和H_1)结合在一起。研究中,人们发现组蛋白在进化中是保守的,但它们并不是通常认为的静态结构。组蛋白在翻译后的修饰中会发生改变,从而提供一种识别的标志,为其他蛋白质与DNA的结合产生协同或拮抗效应,它是一种动态转录调控成分,称为组蛋白密码(histone code),这种常见的组蛋白外在修饰作用包括乙酰化、甲基化、磷酸化、泛素化、糖基化、ADP核糖基化和羰基化等,这些都是组蛋白密码的基本元素。在组蛋白修饰中,乙酰化、甲基化研究得最多。乙酰化修饰大多在组蛋白H_3的Lys9、Lys14、Lys18、Lys23和H_4的Lys5、Lys8、Lys12、Lys16等位点。研究结果显示,这两种修饰既能激活基因也能使基因沉默。甲基化修饰主要在组蛋白H_3和H_4的赖氨酸和精氨酸两类残基上。

五、翻译水平代谢调控

翻译及翻译后加工水平的调控是高等真核生物基因表达多级调控的重要环节之一,翻译的速率与细胞生长的速度之间密切相关，当细胞与促有丝分裂剂接触后，细胞的蛋白质合成就加快，然后当细胞处于有丝分裂相时，蛋白质合成受到抑制。参与蛋白质合成的各因子装配活力的变化是产生蛋白质合成速率改变的主要原因。翻译和翻译后水平的调控主要表现在翻译的起始、延长、蛋白质的加工修饰及定位等方面。

（一）mRNA 翻译起始的调控

mRNA 翻译起始的调控是翻译水平调控的一个重要途径。在真核生物的卵细胞中贮存着许多 mRNA，但在受精前它们中的大多数并不起始翻译，这些没有翻译活性的 mRNA 称为隐蔽 mRNA（masked mRNA），在受精后几分钟，这些隐蔽 mRNA 被活化，蛋白质合成急剧增加，以满足快速卵裂的需要，可见受精卵中存在着激活隐蔽 mRNA 的某种机制。有关蛋白质合成起始的机制，过去有人提出滑动搜索模型学说（scanning model），近几十年来，在研究小 RNA 病毒科（picornavirus）的脊髓灰质炎病毒（polio virus）等 RNA 的翻译时，针对这类无 5′- 帽子结构 RNA 的蛋白质合成起始，又提出了链内启动模式（internal initiation），在直核生物中这两种模式的翻译起始均需许多真核启动因子（eukaryotic initiation factors，eIFs）的参与。

1. 翻译启动因子（eIF）活性的调节　蛋白质合成速度的变化主要取决于起始水平，eIF 的磷酸化调节对起始阶段有重要的控制作用。例如，eIF-2A 在特异激酶的作用下磷酸化后，使鸟苷酸交换因子（eIF-2B）与非活化状态的 eIF-2GDP 紧密结合在一起，妨碍了 eIF-2 的再循环利用，从而影响 eIF-2-GTP-Met-tRNA 前起始复合物的形成，抑制了蛋白质合成的起始，但并非所有起始因子的磷酸化都对翻译起抑制作用，如 eIF-4E 的 53 位丝氨酸的磷酸化反而促进翻译。

2. mRNA 链内的翻译起始（internal initiation）　在无 5′- 帽子结构的小 RNA 病毒的 mRNA 中，与核蛋白体的初始结合位点在 mRNA 内部，这些病毒 mRNA 的上游有一个 450~500 个核酸的特异结构，称为内部核蛋白体结合位点（IRES），IRES3′- 边界含一个 AUG 信号，上游 20 个核苷酸处于一个多聚嘧啶结构。核蛋白体与 IRES 的结合方式有两种：一种是核蛋白体与 mRNA 的 1RES 中 AUG 结合，滑动到下游的另一个 AUG 处开始合成蛋白质，例如，脊髓灰质炎病毒 mRNA 的翻译；另一种是 mRNA 的 1RES 3′- 端的 AUG 就是翻译的起动信号，而此上游第 8 个核苷酸处的另一个 AUG 信号则没有被利用，如心肌炎病毒 mRNA 的翻译就属于此种情况。在真核生物中，翻译的内部起动可能是从头启动受阻时的一种补偿方式。

（二）小分子 RNA 对翻译的调控

众所周知，RNA 具有酶的活性，Lee 等发现有一种小分子 RNA 可对真核生物的 mRNA 起抑制作用。这样的小分子 RNA 称为 Lin-4RNA，由 Lin-4 基因编码，它能抑制一种调控生长发育的时间选择的核蛋白 Lin-14 的合成。Lin-4 基因编码 2 个小分子 RNA，其中主要的一个长度为 22 个核苷酸，另一个则可在其 3′- 端延长至 4 个核苷酸。两者核苷酸序列高度保守，只要有一个碱基变化就会失去它对 mRNA 的抑制作用。Lin-4 RNA 调控翻译的机制目前尚不清楚。它可能是与 3′-UTR 相结合调控 poly A 尾长度或调控细胞骨架或调整 mRNA 在细胞中的位置，并从翻译机制中隐蔽 mRNA。总之，以前一直认为由蛋白质完成的事情，现在发现 RNA 也能完成，这是一个十分有趣和值得进一步深入研究的课题。

(三) 反义RNA对翻译的调控

Simon等发现了反义RNA对基因表达的调控作用，从而揭示了一种新的基因表达调控机制。反义RNA(anti-sense RNA, asRNA)是一种含有与被调控基因所产生的mRNA互补的碱基序列的小分子RNA，它能通过碱基互补配对与对应的mRNA结合，形成双链复合物，影响mRNA的正常修饰、翻译等过程，从而封闭或抑制基因的正常表达而起到调控作用，此外，反义RNA也会抑制基因的复制和转录。

在原核生物中，反义RNA可与mRNA 5′-端非翻译区结合，直接抑制翻译，也可同mRNA 5′-端编码区主要是起始密码子AUG结合，抑制翻译起始；还可以同靶mRNA的非编码区互补结合，导致mRNA构象变化，从而影响mRNA与核糖体结合，间接抑制mRNA的翻译。在真核生物中，反义RNA的作用方式即有与原核生物相似的一种，又有自己独特的另一种方式，反义RNA可以结合在mRNA的5′-端，影响加帽反应，也可以作用于mRNA poly A尾，阻止mRNA的成熟及由细胞核向细胞质的转运，还可以互补于mRNA前体的外显子和内含子的交界处，对mRNA前体的剪接起调控作用。

(四) 内含子对蛋白质的加工

20世纪90年代初发现了蛋白质内含子(protein intron)和翻译内含子(translational intron)，这进一步证明真核生物遗传信息的传递多种多样及其基因表达调控的多样性。蛋白质内含子是指存在于某些蛋白质前体中的一段"无活性"的氨基酸序列。该段DNA顺序与外显子一起转录和翻译，产生多肽链，然后从肽链中切除与内含子对应的氨基酸序列，再将与外显子对应的氨基酸序列连接起来，产生有生物活性的蛋白质，这是蛋白质的一种自我拼接现象，也是翻译后扩大遗传信息的一种方式。翻译内含子是指存在于mRNA分子中间的一段不被翻译的核苷酸序列，它不包括5′-端和3′-端的非翻译区。该段核苷酸顺序与内含子相对应，但在翻译时被"跳跃"过去，因此，产生的多肽链不含有与该段核苷酸相对应的氨基酸序列。翻译内含子的作用目前尚不清楚，它可能与基因的表达调控有关。

(五) 翻译后的修饰

蛋白质翻译后修饰在生命体中具有十分重要的作用，它使蛋白质的结构更为复杂、功能更为完善、调节更为精细、作用更为专一。常见的蛋白质翻译后修饰过程有泛素化、磷酸化、糖基化、脂基化、甲基化和乙酰化等，泛素化对于细胞分化与凋亡、DNA修复、免疫应答和应激反应等生理过程起着重要作用。磷酸化涉及细胞信号转导、神经活动、肌肉收缩以及细胞的增殖、发育和分化等生理和病理过程。糖基化在许多生物过程中如免疫保护、病毒复制、细胞生长、炎症产生等方面起重要作用。脂基化对于生物体内的信号转导过程起着非常关键的作用。组蛋白上的甲基化和乙酰化与转录调节有关。在植物体内，各种翻译后修饰过程并非孤立存在的。

第六节　中药组织、细胞工程的技术应用

一、甘草组织、细胞培养

甘草系豆科（Leguminosae）多年生草本植物，是应用最广泛的中药材之一。甘草入药已有悠久历史，早在两千多年前，《神农本草经》就将其列为药之上品。南朝医学家陶弘景将甘草尊为"国老"，并言："此草最为众药之王，经方少有不用者。"甘草酸是甘草中重要的药用活性成分。甘草酸具有肾上腺皮质激素样作用，在临床上应用于抗炎、抗衰老、增强机体免疫和抑制癌细胞生长等。黄酮也是甘草的次级代谢产物，具有抗氧化、美白和消除色斑等作用。近年来，甘草被广泛地应用于各种产品中，包括药品、食品和化妆品。

野生甘草属于国家保护药材，不允许随意采挖。而栽培甘草中甘草酸等活性成分含量不稳定。因此，为缓解甘草资源紧张的问题，有必要通过植物组织培养生产甘草活性成分。

1. 培养材料　甘草种子。

2. 培养步骤

（1）愈伤组织诱导：将甘草种子切成 5mm 大小的甘草下胚轴，接种到附加 2.0mg/L 2，4-D、0.7mg/L KT 和 3% 蔗糖的 MS 固体培养基中，培养温度 23℃ ±2℃，黑暗培养。4 周后在切口处形成愈伤组织，此后，每隔 4 周对愈伤组织进行继代培养，培养条件与诱导培养基相同。

（2）细胞系的建立：选择生长速度快、质地松散、淡黄色的甘草愈伤组织，用镊子夹碎后转移到液体培养基中进行悬浮培养。液体培养基为附加 1.0mg/L 2，4-D、1.0mg/L NAA、0.2mg/L 6-BA 和 3% 蔗糖的 MS 培养基。初次培养 3 天后，将悬浮的大块愈伤组织过滤除去，悬浮细胞每隔 20 天继代一次。摇床转速 120r/min，培养温度 25℃ ±1℃。经过数次传代筛选，最终获得性能优良的细胞系。

3. 培养条件　甘草悬浮细胞培养采用的培养基一般为 MS 或 B5 培养基，生长素 2，4-D 对甘草细胞生物量的增长有显著影响，接种量为 6%~10%，初始 pH 5.8~7.0，蔗糖浓度 50g/L，生长周期 21 天。

4. 营养消耗　在逐级放大的摇瓶中，氮、磷浓度都随着培养时间延长而逐渐降低，在细胞生长对数期，3 种摇瓶中磷基本都被消耗殆尽。蔗糖在培养基中转化为能够被植物细胞直接利用的还原糖，并且在培养的第 22 天消耗殆尽。

5. 诱导子　一定浓度的 SA、MJ 和真菌多糖能够诱导提高甘草酸和总黄酮的产量，而且导致细胞中 H_2O_2 含量升高，过氧化氢酶、苯丙氨酸裂解酶、过氧化物酶活性的增强和丙二醛含量升高。前体苯丙氨酸、肉桂酸、酪氨酸和乙酸钠在合适的浓度下对细胞的生长没有抑制作用，而且均能促进甘草酸和总黄酮的生物合成。合适浓度的 KCl、甘露醇、蔗糖的添加，在一定程度上均能促进悬浮培养的甘草细胞合成甘草酸和总黄酮。

6. 放大培养　研究发现，在接种量为 8%，通气率为 0.2~0.25VVm [m^3/(min·m^3)]的条件下，甘草细胞在 9L 反应器中生长迅速，最高生物量达 16.25g/L，生长速率达 0.9g/(L·d)，均高于摇瓶培

养。采用连续灌注法培养甘草细胞,生长速率高于分批培养20%,高于摇瓶培养33%。

二、人参不定根培养及工业化生产人参皂苷

人参皂苷系五加科植物人参*Panax ginseng* C.A.Mey的次级代谢产物,属于三萜皂苷类化合物,其中以四环三萜的达玛烷皂苷为主要活性成分,具有大补元气、强心固托、安神生津的作用。人参的生长周期较长,栽培人参需要砍伐山林,因此采用组织培养技术生产人参皂苷等活性成分是一种潜在的可行方案。

人参不定根可以从体细胞胚胎进一步发育而形成的再生小植株上分离得到,也可以直接由人参愈伤组织诱导而来。由人参愈伤组织诱导的不定根一般在MS培养基中添加适当种类和适当浓度的外源激素即可。常用来诱导人参不定根的激素为IBA。人参不定根培养体系相比人参毛状根培养体系来讲具有安全、稳定、易操作等优点,已逐渐发展成为人参皂苷生产的主要途径之一。近十年来,韩国在人参不定根培养的研究方面取得了重大突破,已经达到了工业化程度。

药用植物中不定根培养最成功的当属人参,从反应器内基本培养条件(如培养基成分、碳源、氮源、磷源、气体成分、培养方式等)以及诱导子等对人参不定根生长和人参皂苷合成的影响等方面,都已成功地进行了人参不定根的产业化设计。

采用鼓泡式生物反应器进行人参不定根的研究发现,在含有20ml Schenk and Hildebrandt(SH)的固体培养基上,附加3%蔗糖、0.7%的琼脂、24.6μmol/L IBA的培养基中可诱导出2cm的不定根。培养4周后,每个根周围平均生长29个不定根。这些不定根在相同培养基上生长6周后到达5cm长。在5L鼓泡式反应器中接种60g,最终产量达到500g,在20L反应器内接种240g,产量达到2.2kg。在500L反应器内接种500g,产量可达74.8kg。在小试和中试反应器收获的不定根中,人参总皂苷的含量达到1%(干重),与栽培人参中人参皂苷含量接近。

(一)人参愈伤组织的诱导

植物材料为六年生的人参根,用70%的乙醇消毒30秒,然后放到2%的含有吐温-20的次氯酸钠溶液中浸泡3分钟,无菌水洗5次。取人参根内部组织切成0.5~1cm^3,采用4.5μmol/L 2,4-D、0.46μmol/L KT、3%的蔗糖、0.7%琼脂的MS固体培养基,培养基的pH调到5.8,121℃灭菌30分钟,在20℃±1℃下暗培养。4周后,外植体表面覆盖着黄白色的愈伤组织,愈伤组织在相同固体培养基上继代,每4周继代一次。

(二)人参不定根的诱导

将愈伤组织接种在附加IBA 24.6μmol/L的SH培养基中,17天后诱导出不定根。将人参不定根随机分布在富含indole-3-acetic acid(IAA)、IBA、NAA和2,4-D等4种激素,浓度在4.9~49.2μmol/L之间的培养基中,每种处理5盘,培养温度20℃,暗培养,4周后进行数据统计。实验结果发现IBA诱导的不定根比其他处理要多。IAA也能够诱导不定根,尽管诱导的不定根数量比IBA和NAA少。IAA和2,4-D诱导的不定根生长缓慢。2,4-D仅用于愈伤组织的诱导。IBA和NAA处理的不仅

比 IAA 和 2,4-D 的多，而且呈现了一种正常的根形态，在 26.4μmol/L IBA 处理时收获了最多的不定根。

（三）人参不定根反应器培养

收获悬浮培养体系中的不定根，用刀片切成 2cm 大小，在 5L 鼓泡式反应器中接种 60g 鲜重（FW），在 20L 反应器内接种 240g（FW），每隔 1 周测定人参的生物量和皂苷含量。为了成功建立人参的中试系统，培养的不定根被切成小段，在无菌水中放置 7 天以确保接种到 100L、300L、500L 鼓泡式反应器时无菌。不定根接种 4~6 周后，考察切根大小对不定根生长的影响。反应器培养基和摇瓶是一样的，每个中试规模的反应器接种量调整到 1% 鲜重。不定根的生长及皂苷含量在接种 8 周后收获测定。小试规模（5L、10L 鼓泡式反应器）在一个温控的恒温房间里进行。中试反应器（100~500L）的温度是通过外围的循环水控制的，通入的空气温度为 20℃，通气的体积通过流速计调整为 0.02~0.05VVm［$m^3/(min \cdot m^3)$］。

小试中根的生长以及次级代谢产物的积累是“S”形曲线，在 5L 鼓泡式反应器接种了 60g（FW）不定根，42 天后最终收获 500g（FW）不定根，在 20L 反应器内接种 240g（FW）不定根，42 天最终收获了 2.2kg（FW）不定根。皂苷含量持续增加到不定根生长的指数期，然后开始下降。生长曲线及皂苷积累曲线与 100L、300L、500L 相似。切根与不切根相比较，发现切根能影响中试中不定根的生长。切根能增加产量，但是对于皂苷的含量没有显著的影响，中试中总皂苷的含量与小试中反应器的含量相类似。

思考题

1. 简述药用植物组织培养的意义是什么。
2. 外植体类型及选择条件包括哪些?
3. 一个成功的悬浮细胞培养体系必须满足的 3 个基本条件是什么?
4. 不定根诱导的 2 种方式是什么?
5. 简述人参不定根组织培养方法。
6. 诱导子的种类包括哪些类型?

（高文远　王 娟）

ER-05 章　同步练习

第六章　药用真菌的发酵培养与菌物药的生产

06章 课件

ER-06章　课件

学习要求

掌握：药用真菌菌种的分离纯化、筛选和选育。

熟悉：发酵过程中主要参数的控制方法。

了解：发酵技术在菌物药生产中的应用。

第一节　概述

药用真菌是指具有药用价值，对人体有保健作用，对疾病有预防或治疗作用的一类真菌。药用真菌的菌丝体、子实体、菌核或孢子中能产生诸如蛋白质、氨基酸、维生素、多糖、苷类、生物碱、甾醇类等多种活性成分。

药用真菌的药用历史悠久，在我国传统医药中发挥着重要作用。公元前300年左右的《礼记·内则》及公元前239年的《吕氏春秋》中就有关于灵芝的记载。东汉末年编著的《神农本草经》共记载中药365种，其中就有猪苓、茯苓、灵芝、雷丸等十余种药用真菌的记载。明代李时珍编著的《本草纲目》中收载了40余种药用真菌。20世纪60年代新开发已入药的药用真菌包括麦角、猴头菌、云芝、蜜环菌、亮菌、安络小皮伞菌等，另外，姬松茸、蛹虫草、金耳、樟芝等亦被证明有一定的药用价值。目前发现具有药用价值的真菌多达400余种，主要分布在子囊菌亚门和担子菌亚门，其中担子菌亚门约占药用真菌总数的90%。担子菌中药用真菌种类主要集中在多孔菌科、口蘑科、红菇科、牛肝菌科、马勃科和蘑菇科。

目前，药用真菌的来源还是以天然采集、人工种植培育和发酵培养获得为主。从菌体和它的药用部位中分离得到多种药用成分，对这些成分做进一步的研究，就形成了目前的菌物药。利用真菌发酵技术获得大量的药用成分，开发新的菌物药，正在成为菌物学研究的重点方向之一。药用真菌的发酵技术是将微生物学、生物化学和化学工程的基本原理有机结合起来，利用微生物的某些特定功能，为人类生产有用的产品，或直接把微生物应用于工业生产过程的一种新技术。近年来利用发酵技术生产菌物药物取得了很大进展，目前已开发出了许多产品，如虫草中分离菌株的发酵用于补益肺肾、秘精益气的金水宝胶囊；蜜环菌发酵制备治疗眩晕及神经衰弱的蜜环片；槐耳的固体发酵生产适用于扶正固本、活血消癥的槐耳颗粒等。

本章主要介绍药用真菌发酵过程，包括菌种的分离纯化、筛选和选育，发酵过程的优化与控制，发酵技术在菌物药生产中的应用。

第二节　发酵的过程和分类

发酵过程的各个环节在产品质量控制中起重要作用，发酵过程主要有菌种选育、种子制备和发酵生产等主要环节。

一、发酵的过程

（一）菌种选育

优良菌种是保证发酵产品质量好、产量高的基础。优良菌种的取得，最初是通过对自然菌体进行筛选得到的。20 世纪 40 年代开始使用物理或化学诱变剂处理菌种，进行人工诱变，从而迅速选育出优良菌种。随着生物工程技术的发展，细胞工程和遗传工程亦应用于菌种选育。菌种选育可提高菌种代谢产物产量、降低发酵副产物的产生。此外，通过菌种选育可选育出具有更好优良生产性状的发酵菌株，如具有提高斜面孢子化程度、改变和扩大菌种所利用的原料结构、改善菌种生长速度、降低需氧量及能耗、抗噬菌体的侵染、耐高温、耐酸碱、耐自身代谢产物、改善细胞透性、提高产物分泌能力等优良生产性状的菌株。

（二）种子制备

种子扩大培养是指将保藏的处于休眠状态的生产菌种接入试管斜面活化培养后，再经过扁瓶或摇瓶及种子罐逐级扩大培养，最终获得一定数量和质量的纯种过程。

种子的制备常采用的方式主要有 2 种：①对于产孢子能力强及孢子萌发、生长繁殖迅速的菌种，可以采用固体培养基培养制备菌株的孢子，孢子可直接作为发酵种子。该法操作简便、操作过程不易污染杂菌。②对于产孢子能力不强或孢子萌发较慢的菌种，常采用摇瓶液体培养法。将孢子或菌丝体接入含液体培养基的摇瓶中，恒温振荡培养获得菌丝体作为液体种子。种子罐的作用主要是使孢子萌发、生长繁殖成菌丝，转接入发酵罐能迅速生长，达到一定的菌体量，以利于产物的合成。种子质量的最终指标是考察其在发酵罐中所表现出来的生产能力。因此首先必须保证生产菌种的稳定性，其次是提供种子培养的适宜环境保证无杂菌侵入，以获得优良种子。

（三）发酵生产

发酵生产多在发酵罐中进行，这一过程的主要目的是使微生物积累大量的代谢产物。发酵开始前，所有的培养基和相应设备必须先灭菌处理，然后将种子罐制备的发酵菌种转接到发酵罐中进行发酵培养。需氧发酵在培养过程中需要通入无菌空气并进行搅拌。发酵过程中要对发酵的各参数进行控制和优化，如菌体浓度、各种营养物质的浓度、溶解氧浓度、发酵液 pH、发酵液黏度、培养温度、通气量、搅拌转速等。

二、发酵生产过程的分类

按照发酵的特点，发酵生产过程可分为以下几类：

(1) 根据氧消耗情况，可分为需氧发酵和厌氧发酵。

(2) 根据培养基状态，可分为固体发酵和液体发酵。

(3) 根据发酵设备，可分为敞口发酵、密闭发酵、浅盘发酵、深层发酵。

(4) 根据微生物发酵操作方式，可分为分批发酵、补料分批发酵和连续发酵。

(5) 根据微生物发酵产物的类型，可分为微生物菌体发酵、微生物酶发酵、微生物代谢产物发酵、微生物的转化发酵和基因工程细胞发酵等。在发酵生产中，多种发酵方式可结合进行，根据菌种特性、原料特点、产物性质、成本及技术可行性等，选择合适的发酵类型。

第三节　菌种的分离纯化、筛选和选育

进行药用真菌的发酵生产，首要的是获得能满足生产需求的高产菌株。野生型菌株自身代谢过程是被严格调控的，并且还存在着代谢产物的分解途径，所以代谢产物一般不会过量积累，常不能满足高效生产代谢产物的需要。所以在发酵生产之前，首先必须进行菌种的分离纯化、筛选和选育来获得高产菌株，用于发酵生产。

一、菌种的分离纯化

药用真菌菌种的来源途径包括：①从菌种保藏机构已知菌种中直接选购和筛选。可节省时间，但已知菌种不一定完全符合生产要求，需对其进行选育以获得优良菌株，这还要考虑知识产权问题。②从生产过程中分离筛选。这是一种在工业生产中的常用方法，取发酵水平最高批次的菌体进行分离筛选，研究和比较其生产性能，获得更加优良的菌株。③从天然药用真菌分离筛选。野生型药用真菌是获得优良菌种的宝库，从自然界分离菌种是获取发酵优良菌株的最基本的途径，但投资和劳务成本比较高。

在自然条件下，药用真菌主要依靠孢子进行繁殖，孢子随风吹散，在适宜的环境条件下萌发形成菌丝体，进一步生长发育形成子实体，但在这种条件下药用真菌不是单独存在的，而是与环境中其他微生物杂居混生。因此，要从野外获得药用真菌纯的菌种，药用真菌菌种的分离纯化步骤至关重要，这需要多次筛选和鉴定，工作量大、周期长，这是药用真菌培养的重要前提。药用真菌菌种的分离常用方法主要有孢子分离法、组织分离法及基内菌丝分离法。药用真菌菌种的分离纯化要在固定的超净工作台上进行，以防交叉感染。

(一) 孢子分离法

孢子分离法是利用药用真菌成熟的有性孢子(接合孢子、卵孢子、子囊孢子、担孢子)或无性孢子(分生孢子、孢囊孢子、游动孢子、节孢子、粉孢子等),以及直接由营养细胞通过细胞壁加厚和积贮养料而能抵抗不良环境条件的孢子如“厚垣孢子”和“休眠孢子”等萌发成菌丝,来获得纯菌种的一种方法。由于孢子的数量大,变异机会多,因此,采用孢子分离法可以提供选择优良菌株的更多机会,且孢子生命力强,所得的菌株菌龄低,生命力旺盛。根据菌种分离时挑取的孢子数目,孢子分离法又可分为单孢分离法和多孢分离法两种。

单孢分离法是每次(每支试管)只挑取一个单孢子,待其萌发成菌丝体以获得纯菌种。如蘑菇、草菇采用单孢分离法得到的菌丝具有结实能力的特点,可以采用单孢分离法制备纯菌种,其他药用真菌只有育种时才采用单孢分离,而且技术比较复杂,所以单孢分离法在生产上较少被采用。

多孢分离法是把许多孢子接种在同一培养基上,使其萌发、自由交配来获得药用真菌纯菌种。多孢分离的具体操作方法主要有以下几种:

1. 孢子弹射法　选择优良的种菇(菇形圆整、成熟度适当、生长健壮、品系纯正、无病虫害)作分离材料进行孢子的采集。孢子可利用以下 3 种方法采集:①孢子印分离法。将已成熟的新鲜菌盖(切去菌柄,菌褶向下)置于灭过菌的白色或黑色蜡光纸上,用无菌玻璃钟罩罩上,在 22~25℃温度下静置数小时后,轻轻移去菌盖,这时大量孢子已按照菌褶的排列方式散落在纸上。有孢子印的纸可在无菌条件下保存备用。需要时从纸上挑取少许孢子接入培养基培养即可。②悬钩法。取成熟菌盖的几片菌褶或一小块耳片,用无菌的不锈钢丝或铁丝、棉线等悬挂材料将其挂于培养瓶内的培养基上方,勿使其接触到培养基或四周瓶壁。将瓶置于该菌适宜的温度条件下培养,待成熟的孢子落到培养基上,立刻在无菌箱中移去菌褶或耳片,单孢子继续在瓶中培养或移植到新的试管中培养。③贴附法。取一小片成熟的菌褶或耳片,用融化的琼脂培养基等,将其黏附在马铃薯葡萄糖琼脂培养基(potato dextrose agar, PDA)斜面的正上方试管壁或平皿盖上,置适宜温度下,经 6~12 小时培养,孢子会自然落下。待孢子落下后,移去小块菌褶或耳片,并及时进行转管培养,这种方法成功率较高,在缺乏正规的孢子收集器或野外采种时应用较为方便。

2. 菌褶涂抹法　大型伞菌的褶片之间有一定距离,分离时将接种环插入褶片之间,轻轻抹取褶片表面尚未弹射的孢子,在培养基上划线接种即可。操作时要注意勿使接种针接触到长期暴露在菌褶之外的部分,以防止杂菌感染。

3. 空中孢子捕捉法　灵芝、猴头等伞菌成熟后,大量的孢子会自动弹射出来,在子实体周围可形成似烟雾状的“孢子云”,可将无菌培养平皿或试管的口对准“孢子云”飘动的方向,使孢子散落在培养基表面,盖上无菌皿盖或塞上棉塞即可。

(二) 组织分离法

组织分离法是利用子实体组织来分离获得纯菌丝的方法。子实体(fruiting body, sporocarp, fructification)是药用真菌产生孢子的生殖体,由已组织化了的菌丝体组成。子实体具有很强的再生能力，通过组织分离，可得纯菌种，此方法简便、取材广泛、不易发生变异，一般新鲜的菌体都能分离成功。

组织分离时，应选用菌盖肥厚、新鲜、无病虫害、尚未完全成熟的子实体。首先用 70% 的酒精棉球对菇体表面进行消毒，然后切取一小部分组织块，组织块要尽量是菌盖和菌柄的交界处，其他地方如菌盖的周围部分、菌柄、菌柄中心都能萌发形成菌丝，但一般在菌柄与菌盖的交界处的效果最好。接下来将切取的组织块在无菌条件下进一步消毒处理，或直接接入马铃薯葡萄糖琼脂 PDA 平板培养基上，置于 25℃下恒温培养，待长出菌丝确认无污染后转接试管斜面培养基上培养制备菌种。

（三）基内菌丝分离法

基内菌丝分离是利用生长食用菌菌丝的基质作为分离材料进行分离的一种方法，黑木耳和银耳类常用此方法进行菌种分离。例如黑木耳菌种的分离，在分离时选择长有子实体、附近有耳芽的部位锯下长 5cm 的小块段木，风干一段时间，去掉树皮，从横段面分辨出有菌丝处取 1cm 厚的木块作为分离材料，在超净工作台中以 0.1% 氯化汞（也可用 70% 酒精）中浸泡 15~20 秒后，以无菌水洗去残留的药液，无菌纱布吸干水，用灭菌的解剖刀将木块切成火柴大小的木条，置于培养基内 23~25℃下培养，待菌落形成检查无污染后移植活化。

对分离纯化获得的菌种，可在不同的培养基上培养，观察在不同温度、pH、不同氮源和不同碳源下菌丝的生长状况，优选出适合菌丝生长的培养条件及培养基种类。

二、菌种的筛选

药用真菌菌种筛选常采用随机分离筛选、选择性分离筛选或高通量筛选等方法。

1. 随机分离筛选　随机分离筛选是根据菌种的产物设计高产培养基培养，建立快速、灵敏和专一的产物检测方法，通过逐一检测随机分离获得的大量菌株各自发酵产物浓度，最终来决定要筛选的目的菌株。主要关键技术有产物合成条件的控制及快速、灵敏、专一的产物检测方法的确定。随机筛选工作量大且风险较高。

2. 选择性分离筛选　选择性分离筛选是通过采用选择性培养基或控制培养条件来实现，如，控制培养基营养成分、酸碱度、添加特殊基质；控制特定的培养温度等，实现定向筛选，其筛选效率显著高于随机分离筛选。

3. 高通量筛选　高通量筛选（high throughout screening）技术是 20 世纪 80 年代兴起的一种用于药效物质基础研究及目的菌种选育等方面的技术，伴随着芯片技术和基因组学的发展而迅速崛起。目前，国外已经发明出多种全自动高通量菌种筛选系统，可进行培养基灭菌、培养基自动分装至发酵容器、自动接种、数据自动采集和分析等，组成一套连续的自动化系统，实现高效自动化筛选，从而大大提高了筛选效率。微孔板是高通量菌种筛选的关键技术设备，微孔板将原来几十毫升甚至上百毫升的摇瓶发酵体系变成了几毫升甚至几微升的体系中，提高筛选效率，实现高通量。国外学者将谷氨酸棒状杆菌置于旋式 96 微孔板中培养发现微孔板与摇瓶培养及发酵罐的生长参数具有一致性。高通量筛选技术是一整套高通量筛选方法的有机整合和合理匹配，可实现快速、准确、微量的菌体筛选。高通量筛选技术可大幅度提高工作效率，且利用大数据处理分析等手段，操作平行性好，但仪器设备等方面要求较高。

三、菌种的选育

菌种质量的优劣是影响药用真菌发酵及其代谢产物产出的关键。优良的生产菌种需具备以下主要特征：①遗传特性稳定，不易退化；②生长繁殖能力强，具有较高的目标产物合成能力及生长速率；③目标产物易从发酵液中分离、提取和精制，副产物少；④对培养基营养成分要求低，对培养基原料成分变动不敏感，原料来源广泛且价格低廉；⑤培养温度和耗氧适中，可在易于控制的培养条件下迅速生长和发酵。

要实现药用真菌及其活性产物的高效生产，必须有目的、定向地进行菌种的选育，下面介绍菌种选育的方法。

菌种选育的方法主要包括自然选育、人工诱变、杂交等。

（一）自然选育

不经过人工处理，利用微生物的自然突变进行菌种选育的过程称为自然选育（spontaneous mutation）。收集分离各地区或不同类型的菌株，通过不同性状的比较试验，筛选出生产性能好或具有某种特性的菌株。在生产过程中，菌种可能有产生负突变的现象发生，表现为菌种衰退和产量下降。为了确保菌种生产水平稳定，生产菌株使用一定时间后需进行菌株的复壮，淘汰衰败菌株，保存优良菌株。

（二）诱变育种

诱变育种分为物理诱变和化学诱变，是迄今为止提高菌种发酵性能的主要手段之一。

1. 物理诱变　物理诱变是用物理诱变因子使微生物发生基因突变的过程，主要有紫外诱变育种、空间诱变育种、电离辐射诱变育种、离子注入诱变育种和激光诱变育种等，下面简要介绍常用的紫外诱变及空间诱变育种。

（1）紫外诱变育种：紫外诱变育种是目前进行物理诱变中使用最方便的方法，在药用真菌的育种中有着广泛应用。除了利用孢子液进行诱变外，也可利用原生质体进行紫外诱变。去除细胞壁的原生质体对外界环境比较敏感，诱变处理后容易发生突变。

（2）空间诱变育种：空间诱变育种又叫航天育种或太空育种，利用返回式卫星或高空气球将种子带到太空，太空特殊的环境如空间宇宙射线、微重力、高真空、弱磁场等对种子诱变作用来产生变异，来选育出新品种。运用空间技术进行的微生物诱变育种是培养新的生物菌种的一种有效的方法。

2. 化学诱变　化学诱变是利用化学诱变因子使微生物发生基因突变的过程。主要的化学诱变剂有 3 类：碱基类似物、烷化剂、移码突变剂。化学诱变剂要求微生物细胞必须处在代谢旺盛期（如对数生长期），才能获得最佳诱导效果。化学诱变剂通常具有毒性，90% 以上是致癌物质或剧毒药品，因此，开展化学诱变实验不仅要注意自身防护，也要防止环境污染。

（三）杂交育种

杂交育种是指将两个基因型不同的菌株经吻合（或接合）使遗传物质重新组合，从中分离和筛选具有新性状的菌株。药用真菌杂交育种的方法有单孢子杂交、多孢子杂交及原生质体融合等，其中原生质体融合技术应用较为广泛。

原生质体融合技术可将遗传性状不同的两个细胞融合为一个新细胞。两个亲本的细胞壁分别通过酶解，使菌体细胞在高渗环境中释放出只有原生质膜包裹着的球状体。两个亲本的原生质体在高渗条件下混合，用聚乙二醇作为助融剂，使其发生细胞融合，实现遗传重组。该技术可以大幅度提高重组频率，在工业发酵中的应用相当普遍，目前该技术已经应用在灵芝、茯苓等的育种上。

第四节　发酵过程的优化与控制

一、发酵培养基的组成

培养基是维持微生物生长、繁殖和产物形成的营养物质。不同微生物或发酵产物对培养基的要求不同，因此对发酵培养基进行优化，有利于发酵产物产量的提高。

发酵培养基设计应遵循的一般原则是：①需提供有利于微生物细胞生长和发酵产物产出的基本成分；②有利于提高单位营养物质的转化率；③有利于提高目标产物的浓度和单位容积发酵罐的生产能力；④有利于提高产物的合成速度，缩短发酵周期；⑤有利于减少副产物的形成；⑥培养基原料价格低廉，质量稳定。

发酵培养基分类：①根据培养基的形态分类，分为固体培养基、液体培养基。②根据发酵生产过程分类，分为斜面培养基、种子培养基、发酵生产培养基。培养基组成为碳源、氮源、无机盐和微量元素、代谢调节物质、生长因子、诱导物和水等（表 6-1）。

表 6-1　发酵培养基基本组成要素

培养基组成	主要物质
碳源	葡萄糖、淀粉、动植物油脂、甘油、醇类
氮源	花生饼粉、黄豆饼粉、玉米浆、蛋白胨、酵母粉，铵盐、硝酸盐、氨水
大量元素和微量元素	钠、钾、钙、硫、铁、锌、铜、锰
代谢调节物质	代谢促进剂和抑制剂
生长因子	维生素、氨基酸、碱基
诱导物	内源性诱导物、外源性诱导物
水	无菌水
其他	消泡剂

二、发酵培养基的优化

发酵培养基的优化是药用真菌发酵培养实现高产出、高效率和高收益的重要环节。首先要回答优化的目的是什么？要优化哪些参数？对优化结果如何进行统计分析以阐明优化的效果？优化设计可以依据前期实验初步确定培养基的组分，然后通过单因素优化和多因素实验确定最适培养基的组分、浓度和条件。单因素优化常用的方法有黄金分割法、分数法、分批试验法等，多因素实验包括正交试验、响应面分析法、遗传算法和神经网络算法。下面介绍几种常用的多因素实验设计的方法：

1. 正交试验设计　正交试验设计是一种使用正交表来安排多因素多水平试验，并利用普通的统计分析方法来分析试验结果的一种试验设计方法，正交试验法的内容比较丰富，不仅可以解决多因素优选问题，还可以用来分析各因素对整体结果的大小，从而抓住主要因素。例如文献报导利用正交试验对蝉花培养基进行优化，通过发酵培养基的优化使蝉花生物量提高到6.97g/L，提高了蝉花菌丝体产量，降低了成本。

2. 响应面法　响应面法（response surface methodology，RSM）是采用多元二次回归方程来拟合因素与响应值之间的函数关系，通过对函数响应面和等高线的分析，能够精确地研究各因子与响应值之间的关系，寻求最优工艺参数，解决多变量问题的一种统计方法。

3. 人工神经网络　人工神经网络（artificial neural network，ANN），以数学模型模拟神经元活动，是基于模仿大脑神经网络结构和功能而建立的一种信息处理系统，具有自组织、自学习和自适应等特点，能够解决一些非线性问题。樟芝 *Antrodia camphorata* 是一种生长于台湾牛樟树 *Cinnamomum kanehirai* 腐朽内壁的药用丝状真菌，具有抗肿瘤、保肝、抗炎症、调节免疫等良好生物活性。由于樟芝自然产量极低，子实体人工栽培技术尚未产业化，导致近年来樟芝子实体十分昂贵，人们基于人工神经网络 - 遗传算法进行樟芝发酵培养基的优化，有效提高了生物量，显著降低了培养基成本。

三、发酵过程的主要影响因素及其控制

影响发酵的因素很多，可检测的参数包括物理参数、化学参数及生物参数等。对大多数发酵而言，发酵过程常用控制参数有温度、pH、溶解氧和基质浓度等。

1. 最适温度的选择与控制　温度是影响微生物发酵工程的重要的物理因素之一，一般发酵温度升高，酶促反应速率增大，在生物学的范围内温度升高10℃，菌体生长速度加快一倍。但是发酵所用菌种大多数是中温菌如放线菌，霉菌，其最适生长温度一般在20~40℃，如果温度过高，容易导致酶失活、菌体衰老和死亡等问题，因此发酵过程中需要维持适当的温度。影响发酵温度的因素主要是发酵热，发酵热包括生物热、搅拌热、蒸发热和辐射热等。

不同微生物、不同的生长阶段以及不同的酶反应，最适温度会有所不同，一般在发酵初期菌体浓度低，应优先考虑菌体生长最适温度，待菌体生长到一定浓度后，将温度控制在满足产物合成的最适温度。此外，温度控制还要考虑与其他发酵条件配合，例如通气情况差的条件下，需要降低发

酵温度，以降低微生物代谢速度从而减少菌体对氧的需求，另外，较低温度下氧在发酵液中的溶解度相应提高，进而改善因通气不足造成的代谢异常。

发酵中常用的控温方式常为盘管或夹套通循环水的方式控温。在工业化发酵中，发酵过程中产生大量的热，因此发酵罐一般不需要加热，需要采用冷却方式来降低发酵温度。

2. 最适 pH 的选择与控制　不同微生物对 pH 要求不同，多数细菌的生长最适 pH 为 6.5~7.5，放线菌为 6.5~8.0，霉菌一般为 4.0~5.8，如果培养液 pH 不适合会直接影响菌体生长，因此控制 pH 是保证微生物正常生长和提高发酵产物产量的重要因素之一。

发酵过程中控制 pH 的方法主要有以下几种：①调整发酵培养基的组成；②培养基中的碳 / 氮比影响发酵的 pH，多数情况下，当培养基中碳 / 氮比高时，发酵液倾向于酸性，反之则倾向于中性或碱性；③发酵培养基中加入 pH 缓冲剂，培养基中加入缓冲盐可对发酵 pH 起到稳定作用；④直接加弱酸或弱碱来调节 pH。

3. 溶解氧对发酵的影响及其控制　溶解氧是需氧发酵的必备条件，发酵过程中溶解氧的浓度变化和菌体生长代谢状况密切相关，在接种 1~5 小时后，随着菌体进入对数生长期，氧的消耗率上升，同时由于菌体量增加，发酵液黏度逐渐增加，氧传递系数将会下降，此时溶解氧会明显下降。

提高溶解氧的方法主要有提高设备供氧能力，如提高输氧量、提高搅拌速度和改变搅拌器直径与类型等方法。

另外，基质浓度、泡沫、补料方式等优化和控制也会对发酵有影响，在实际发酵生产中应加以控制。

4. 发酵终点控制　合适的放罐时间对提高发酵产物的产量和质量有重要影响，在考虑目标产物产量的同时还要兼顾发酵的成本，两者要结合起来，做到高产量、低成本。一般确定放罐的主要参考指标有产物合成的速率、菌丝形态、pH、发酵液外观和黏度以及过滤速度等综合上述参数来确定。

第五节　发酵技术在菌物药生产中的应用

药用真菌在提高人体免疫功能、滋补和抗衰老等方面具有良好的药效作用，在新药及健康产品研发中受到广泛关注。随着科学技术的发展，通过发酵，从药用真菌中发现菌物药物，目前已开发出许多产品，下面举例说明。

冬虫夏草 *Cordyceps sinensis* (Berk.) Sacc. 是我国传统的名贵中药材，它是由冬虫夏草菌侵染蝙蝠蛾幼虫而形成的幼虫尸体与真菌子座的复合体。现代药理学研究表明，冬虫夏草具有调节机体免疫、保肝、抗肿瘤、抗病毒、降糖等作用。研究者从冬虫夏草中分离培养出多种丝状菌种，目前已从自然界的冬虫夏草中分离出中华虫草菌无性型共有 9 属 31 种，其中部分菌种已用于规模化发酵培养及产业化生产。如虫草制剂有胶丸、胶囊、颗粒剂、口服液等，健康产品有冬虫夏草酒、冬虫夏草健康饮料等。

蜜环菌 *Armillaria mellea* (Vahl.ex Fr.) Quel. 为口蘑科（Tricholomataceae）蜜环菌属 *Armillaria*，又名榛蘑、蜜环蕈，是一种药食兼用真菌。民间常用于预防视力失常、皮肤干燥、治疗癫痫、抵抗某些呼吸道和消化道疾病。现代研究表明，蜜环菌及其发酵产物有广泛的药理作用，包括催眠镇静、调节血液循环、增强免疫能力、清除自由基、延缓衰老、抑制肿瘤等作用。在临床应用中，蜜环菌的单味和复方已取得显著疗效。蜜环菌发酵的主要目的是生产蜜环菌菌丝体以及多糖等代谢物，液体静置培养蜜环菌，其培养基配制方便，易于大规模生产，且生产周期短，具有广泛的发展前景。目前利用深层发酵生产蜜环菌培养液或菌丝体已开发出多种药品和保健品，如治疗高血压、高胆固醇血症的蜜环菌片；治疗神经衰弱、失眠、眩晕头痛的蜜环菌糖浆；用于增强体质、预防老年多发高血压和头晕的健脑露。

公元 3 世纪葛洪在《肘后备急方》中提到“肠痔下血，槐树上木耳为末，饮服方寸匕，日三服”。之后唐代至明代有关本草均有较多记述，其中正式提到“槐耳”的最早见于唐《新修本草》，“槐耳此槐树上菌也，主治五痔、脱肛、‘下血’”，此多为以后有关本草沿用。20 世纪 80 年代，庄毅教授及其科研团队，通过对古方和临床病例研究，发现槐耳具有抗肿瘤作用，经过十几年的探索，研发出扶正固本、活血消癥，适用于正气虚弱、瘀血阻滞、原发性肝癌不宜手术和化疗者辅助治疗用的中成药槐耳颗粒。此外，在槐耳菌质的成功基础上，仍以槐耳为发酵菌种而分别试用一百余种中药材作为药性基质，采用双向性（型）固体发酵。生产的“槐芪菌质”除各项药效试验效果优良外，又试用于临床，对慢性乙型肝炎 HBeAg 阳性患者转阴率也有非常显著的提高，为菌物药的研究和开发提供了较好的成功实例。槐耳颗粒生产流程如下：

1. 种子制备　从新鲜的槐耳中分离纯化 *Trametes robiniophila* Marr 槐栓菌的菌种，原菌种保存于冰箱为母种，然后制备种子，种子采用液体振荡培养为一级种子可保存，另移植一部分试管斜面作为生产菌种。

2. 发酵基质　为营养基质，采用碳 / 氮丰富的玉米芯、麦麸等为主，合理配比，加少量酵母粉、葡萄糖混合均匀，加水适量，培养基装发酵瓶到瓶肩部，瓶口用 2~3 层报纸外加一层聚丙烯薄膜扎紧，121℃灭菌 2 小时，冷却后接种种子，瓶口用报纸扎紧，外虚罩一层薄膜套，以便于过滤通气，置于 27℃恒温发酵室内发酵。

3. 发酵周期与发酵终点　同一批号槐耳菌发酵 0~100 天，在发酵过程中每隔 10~15 天取出一份菌质样本，菌质样本进行化学成分分析，并进行相关的动物体内抑瘤试验。待一定发酵周期（约 45 天），此时菌质中槐耳菌丝体已由营养生长转向生殖生长阶段，此阶段菌质成分的抑瘤率最高，为合理的发酵终点。

4. 菌质后处理和制剂制备　新鲜槐耳菌质从瓶内出料后，提取清膏，加热 70℃烘干，成为干燥菌质。菌质经充分破碎后用热水提取两次，弃去药渣，药液经减压浓缩后混合，清膏加适量糖、糊精等制成槐耳颗粒剂。

猴头菇 *Hericium erinaceus*（Bull）Pers.，是一种药食兼用真菌。因其形状似猴子头而得名，又称猴头蘑、刺猬菌、阴阳蘑等。猴头菇肉质细嫩、营养丰富。猴头菇的药效成分主要有多糖、低聚糖、多酚、猴头菌素、猴头菌酮、甾醇类和不饱和脂肪酸等。猴头菇多糖、多肽及氨基酸对机体神经系统、消化系统、循环系统以及免疫系统疾病具有预防和治疗作用。可用于治疗消化性溃疡、神经衰弱、身体虚弱等疾病，具有抗癌、增强免疫力等功效。目前，猴头菌及其多糖已研发成药物和保健品，如对消化系统疾病有明显疗效的猴头菌片、复方猴头颗粒等。此外，利用发酵生产其他真菌药物如亮菌片、红曲等亦已应用于临床，引起越来越多人的关注（表 6-2）。

表 6-2 药用真菌发酵产品示例

药品名称	菌类品种	功能主治 / 主要成分
亮菌甲素片	亮菌	亮菌甲素片用于急性胆囊炎、慢性胆囊炎的急性发作及慢性浅表性胃炎、慢性浅表性萎缩性胃炎
亮菌片	亮菌	用于治疗胆囊炎、肝炎
蜜环片	蜜环菌	治疗眩晕及神经衰弱、失眠、耳鸣、肢麻、癫痫
天麻蜜环素片	蜜环菌	用于眩晕头痛、惊风癫痫、肢体麻木、腰膝酸痛
槐耳颗粒	槐耳	扶正固本、活血消癥。适用于正气虚弱、瘀血阻滞、原发性肝癌不宜手术和化疗者辅助治疗用药，有改善肝区疼痛、腹胀、乏力等症状的作用
脂必妥	红曲	用于高脂血症、动脉粥样硬化及由此引起的头晕、头痛、胸闷、胸痛、肢体麻木、舌质紫暗或有斑点等症
金水宝	发酵冬虫夏草菌粉（Cs-4）	补益肺肾、秘精益气。用于肺肾两虚、精气不足、久咳虚喘、神疲乏力、不寐健忘、腰膝酸软、月经不调、阳痿早泄；慢性支气管炎、慢性肾功能不全、高脂血症、肝硬化见上述证候者
百令胶囊	发酵冬虫夏草菌粉（Cs-C-Q80）	补肺肾，益精气。用于肺肾两虚引起的咳嗽、气喘、腰背酸痛；慢性支气管炎的辅助治疗

我国有丰富的菌种资源和良好的自然条件，具有巨大的开发潜力，中医药理论广博精深，为菌物药研究和开发提供了有力的理论指导。但是，整个菌物药研发环节专业力量薄弱，主要体现在缺少专业技术人才，造成了药物研发人员不熟悉菌、菌物工作者不熟悉药的尴尬局面。随着生命科学技术的发展，新的技术、新的经验将应用到菌物药的研发中，对菌物药的研发起到了很大的推动作用，药用菌物研究的优势和特色将日益显现。

思考题

1. 简述发酵培养基的基本组成，发酵过程中需要重点控制哪些参数。
2. 列举目前应用发酵生产药用真菌的实例。
3. 简述利用发酵技术生产菌物药的优势和存在的问题。
4. 如何对药用真菌发酵过程中进行质量控制？
5. 槐耳颗粒研发实例对其他同类菌物药研发有何启示？

（刘吉华）

06章 同步练习

ER-06 章　同步练习

第七章　中药生物转化技术

ER-07 章　课件

学习要求

掌握：生物转化概念、特点及常见反应类型。
熟悉：微生物转化方法与关键技术。
了解：植物生物转化方法与关键技术。

第一节　概述

早在春秋战国时期（公元前 400 年），我国民间已经掌握了将酒酿造成醋的生产方法，在当时人们没有认识到这是个可以用微生物实现化学物质转化的一种操作。1864 年巴斯德发现乙酸杆菌能将乙醇氧化为乙酸，当人们能用纯种乙酸杆菌 *Bacterium xylinum* 将乙醇氧化成乙酸后，人们开始通过微生物方法来合成化学物质，生物转化技术开始逐渐渗透到人们生活的各个方面。1952 年，美国 Upjohn 公司的 Murray 和 Perterson 等应用黑根霉 *Rhizopus nigricans* 通过一步将孕酮 11 位上导入了一个 α 羟基，使孕酮合成皮质酮只需三步，且回收率高达 90%，使可的松的工业生产成为现实，体内微量的各类甾体激素广泛应用于临床治疗，这项研究成果标志着生物转化进入工业化生物转化时代。此后，随着生物技术迅速发展，生物转化在有机合成中已得到越来越广泛的应用，一些传统化学反应工艺被由生物催化剂催化的生物转化反应所代替。中药生物转化技术应运而生，广泛应用于中药化学成分的结构修饰和生物合成、天然产物的不对称合成、光学活性化合物的手性拆分、中药新药开发、药物代谢研究、中药资源保护等诸多领域。

一、生物转化的概念

生物转化（biotransformation）是指利用生物体系（包括细菌、真菌、植物组织、动物组织培养系）以及它们所产生的酶对外源化合物（exogenous substrate，foreign substrate）进行结构修饰而获得有价值产物的生理生化反应，其本质是利用生物体系本身所产生的酶对外源化合物进行酶促催化反应。生物转化反应催化剂可以来自于动物、植物、微生物，由于微生物培养简单、种类繁多、酶系丰富，成为生物转化中最常用的有机体。

二、生物转化的特点

与化学修饰相比，中药活性成分的生物转化具有以下特点：

1. 可催化的生物转化反应类型丰富　由于生物体系中酶的种类多种多样，代谢类型丰富，可进行各种生物转化反应，如氧化、还原、酯化、水解、环化等。

2. 具有高度的立体结构专一选择性　生物转化反应是一种酶的催化反应，对底物作用时，具有高度的立体结构选择性，包括化学选择性（chemoselectivity）和非对映异构体选择性（diastereotope selectivity），并且有严格的区域选择性（regioselectivity）、面选择性（face selectivity）和对映异构体选择性（enantiope selectivity）。可顺利完成一般化学合成、修饰难以实现的反应，而实现对中药活性成分的特定基团或结构进行修饰、改造。

3. 反应条件温和、低能耗、高效率　生物转化大多是在室温和中性环境中作用完成，无须高压和强热等苛刻条件，减少了产物的分解、异构、消旋和重排反应。反应底物不需要基团保护，特别适于不稳定化合物的制备。生物转化反应的本质是酶催化反应，在最适宜条件下，酶能在 1 秒内使 10^2~10^6 个底物分子转变为产物。

4. 生物转化可以减少反应步骤　生物反应中本身含有多种酶、复合酶、多酶体系，或通过酶合成基因构建得到的基因工程菌，都可以将几步催化反应在一次反应链中完成。

三、生物转化常用体系

在天然药用化学成分的生物转化研究中，用于生物转化的生物体系一般为微生物、植物细胞或组织器官培养物，以及由之而来的纯酶或粗酶制剂。近几年，海洋微藻和一些昆虫也开始作为转化体系用于生物转化的研究中。在这些转化体系中，由于微生物具有资源丰富、种类繁多、易于保存、大规模发酵技术成熟等优点而为人们广泛接受，成为生物转化研究中最常用的生物体系之一。Carvalho 有关萜类化合物的生物转化研究结果表明，萜类化合物的生物转化研究中，生物转化体系以细菌和真菌应用较多，而且反应器多采用小规模的摇瓶进行实验室的研究，见表 7-1。

表 7-1　萜类化合物生物转化中常见生物转化体系与反应器

生物转化体系		生物转化反应器	
体系	所占百分比 /%	反应器	所占百分比 /%
细菌（bacteria）	41	摇瓶（shake flask）	48
真菌（fungi）	33	小规模（small scale）	15
植物（plants）	11	琼脂板（ager plates）	8
酶（enzymes）	7	气升式反应器（airlift reactor）	3

续表

生物转化体系		生物转化反应器	
体系	所占百分比/%	反应器	所占百分比/%
酵母(yeasts)	2	搅拌式反应器(stirred tank reactor)	18
蓝藻(cyanobacteria)	2	膜反应器(membrane reactor)	3
微藻(microalgae)	4	柱反应器(column reactor)	5

(一) 微生物转化体系

自从1952年美国Upjohn公司的Murray和Peterson利用根霉菌进行黄体酮(progesterone)11α-羟基化并申请专利以来,微生物转化在药物研究中的重要性开始被们所认识,这方面的研究成果也越来越多。近几年,由于人们对环境的重视加上手性药物的发展,微生物转化就更加被重视。起初人们主要利用丝状真菌作为生物催化剂,而且主要用于甾体化合物的结构修饰研究。后来,微生物催化剂拓宽到酵母细菌,甚至某些厌氧菌(包括肠内菌)等微生物。肠道菌群的生物转化是一个热点,由于多使用的是人体肠道菌群,故用于天然药物的生物转化不仅可以模拟药物的代谢途径,而且可以帮助人们阐明何种代谢产物被吸收以及何种代谢产物或药物原型发挥药理作用,对药物的研究以及新药的开发具有重要指导意义。肠道菌群的生物转化在渐渐演变成一个独立的研究领域。微生物转化涉及的天然药用化学成分和反应类型很多,上述化合物和反应类型在微生物体系生物转化研究中都有报道,其中以羟基化反应最为普遍。

(二) 植物细胞或组织器官培养物转化体系

与微生物相比,利用植物培养细胞进行药用化学成分的生物转化研究要晚得多,最早可追溯到德国Reinhard等关于洋地黄强心苷的羟基化反应的报道。用于生物转化的植物体系除细胞悬浮培养物外,还包括植物的再生根培养物、毛状根培养物以及固定化细胞。运用植物培养体系进行生物转化的天然产物的反应种类也较多,较为常见的是羟基化反应和糖基化反应。利用植物培养体系进行生物转化的优点是植物体系拥有丰富的酶体系,易于寻找所需反应类型。其缺点是:首先必须建立稳定的植物细胞或器官悬浮培养体系,而其保存困难、稳定性控制较难;其次是植物培养物的大规模培养工艺涉及的参数多,较为复杂,不易控制。上述因素虽然是制约植物细胞生物转化应用的因素,但由于分子生物学的发展,利用基因克隆技术可以寻找出相关反应酶的基因,进而重组到易于控制的微生物体系中进行天然产物的生物转化,可以克服上述缺点,这是此领域将来发展的一种趋势。以下介绍常用于生物转化的几种植物培养体系。

1. 悬浮培养细胞转化系统　悬浮培养细胞转化系统是最早开发的植物生物转化系统,具有直接使用前体、细胞转移限制少等特点。其反应步骤多为一步反应。例如,长春花 *Catharanthus roseus* 的悬浮细胞可以将苯磺酰基类化合物氧化成其衍生物;雷公藤 *Tripterygium wilfordii* 也可以将去氢松香酸转化成异雷酚内酯。由于植物细胞生长缓慢、易污染,特别是悬浮培养的体细胞克隆容易变异,使生物转化的产物不稳定,并且大规模培养较为困难等因素限制了这一方法的大规模使用。

2. 毛状根转化系统　毛状根具有生长速度快、生物合成能力强、一般不需要补充外源激素、遗传稳定性强等特点。随着毛状根诱导和培养技术的不断发展，利用毛状根进行生物转化的例子越来越多。表 7-2 列举了利用毛状根常见的生物转化反应。

表 7-2　植物毛状根常见生物转化反应

植物毛状根名称	转化底物	产物	反应类型
人参毛状根	洋地黄毒苷配基	洋地黄毒苷配基月桂酸酯	酯化
		洋地黄毒苷配基豆蔻酸酯	酯化
		洋地黄毒苷配基棕榈酸酯	酯化
		洋地黄毒苷配基硬脂酸酯	酯化
		洋地黄毒苷配基 -β-D 葡糖苷	糖基化
		洋地黄毒苷配基 -β-D-sphoroside	糖基化
		洋地黄毒苷配基 -β-D-glucoside	糖基化
人参毛状根	(*RS*)-2- 苯基丙酸	(*RS*)-2- 苯基丙酸 -β-D 葡糖苷	酯化
	2-(3- 苯甲酰苯基)- 丙酸	2-(3- 苯甲酰苯基)- 丙酸葡糖苷	酯化
鬼针草毛状根	丁羟基甲苯	二苯乙烯醌二聚体	氧化

3. 固定化培养　从 Reinhard 等在 1980 年利用固定化的毛地黄 *Digitalis purpurea* 细胞成功地把 β- 甲基洋地黄毒苷转化为 β- 地高辛，利用固定化培养细胞进行生物转化取得了飞速的发展，现在已有 10 多种固定化植物细胞用于药物的生物转化。同传统的悬浮培养细胞相比，固定化细胞生物转化体系具有可以长时间反复利用、保护细胞免受剪切力的影响、容易实现高密度培养等优点。另外，固定化培养的细胞可以提供多步生物转化和反复利用重要因子以及协同酶系作用的环境，有利于转化产物的合成。

（三）海洋藻类转化体系

海洋微藻是光合自养型的生物，不需要任何有机成分作为能源物质，因此微藻的大规模培养理论上要比细菌、酵母及丝状真菌更经济和简单。20 世纪 90 年代，科学家们开始关注海洋微藻，希望利用海洋藻类实现天然产物的生物转化研究，用于萜类等多种化合物的结构修饰。这是一个新兴的生物转化体系，具有巨大的发展潜力。

（四）昆虫幼虫转化体系

昆虫幼虫是一个强大的生物转化体系，用昆虫的幼虫作为生物转化体系引起了科学界的兴趣。采用鳞翅目昆虫的幼虫有目的地进行萜类化合物和木脂素类化合物的生物转化研究，可以获得一些具有抗昆虫的活性天然产物并考察一些天然产物在昆虫体内的代谢情况。所用的试验方法为简单易行，就是将底物和食物一起搅拌均匀后喂养昆虫的幼虫，一定时期后收取粪便进行提取分离得到转化产物。不仅如此，昆虫幼虫作为生物转化体系除能得到活性化合物外，还可以作为药物的一个代谢模型，模拟药物在动物或人体内的代谢途径，也能为药物的代谢研究提供帮助。

四、生物转化中效应酶

在生物转化过程中，起转化效应的酶，称效应酶。效应酶根据转化类型分为β-糖苷酶、羟化酶、脱氢酶、酯化酶、脂肪酶等。生物转化不需要其他特殊的催化剂，只要将筛选得到的生物体进行活化和产酶培养，然后再对底物进行单一的催化反应即可完成。紫杉醇作为一线抗肿瘤药物，多年来经筛选得到多个菌种，对紫杉醇的合成工艺进行了不断地改进和研究，攻克了多个化学合成中的难题，取得了重要的成果。常见的生物转化中效应酶见表 7-3。

表 7-3　常见的生物转化中效应酶

效应酶	反应类型	典型转化反应（底物→产物）
β-葡糖苷酶	糖苷反应	水飞蓟素 A/B→水飞蓟宾 A/B-3(7)-*O*-β-葡糖苷
β-葡糖苷酶	糖苷键水解	牛蒡子苷→牛蒡子苷元
羟化酶	羟基化	莪术醇→羟基莪术醇衍生物
脱氢酶	脱氢	四氢小檗碱→小檗碱
酯化酶	酯化	乌头碱→苯甲酰乌头碱
脂肪酶	酯键水解	紫杉醇类似物→巴卡汀Ⅲ，巴卡汀Ⅴ，10-去乙酰巴卡汀Ⅲ

近年来，酶的定向进化（directed evolution of enzyme）研究在生物转化领域兴起，即利用分子生物学技术高效快速地对生物转化酶的基因进行人工改造、突变，然后进行表达，获得蛋白质酶库，结合高通量筛选技术，最终获得高效或高选择性的效应酶。例如利用 DNA 重组技术将 *Pseudomonas pseudoalcaligenes* KF707 的基因 *bph*A1 和 *Burkholderia cepacia* LB400 的基因 *bph*A1 进行杂交得到 *bph*A1（2072）A2A3A4，为具有底物特异性编码的双苯基双氧化酶全酶基因簇。这些基因被导入到革兰氏阳性土壤丝状链霉菌 *Streptomyces lividans* 生物转化黄酮和黄烷酮的衍生物，均能得到一个或两个位点羟基化的产物。在生物转化过程中，如何选择效应酶，是实现转化高效率、高收率的关键环节之一。

五、生物转化常见反应类型

生物转化的目的是获得活性更好、毒副作用更小和结构新颖的化合物。由于这样的化合物都是由不同催化反应得到的，究其根本原因是在生物体系中酶的种类多种多样、代谢类型丰富，使生物转化可进行的反应类型相当丰富，如羟基化反应（hydroxylation）、糖基化反应（glycosylation）、醇和酮之间的氧化还原反应（oxido-reduction between alcohols and ketones）、脱氢反应（dehydrogenation）、水解反应（hydrolysis）、碳碳双键的还原反应（reduction of carbon double bonds，C＝C）、甲基化反应（methylation）、去甲基化反应（demethylation）、异构化反应（isomerization）、酰化反应（acylation）、环氧化反应（epoxidation）、重排反应（rearrangement）等。同时，生物转化反应的温和条件、立体结构的选择性还能够完成许多化学合成不能进行或难以完成的反应，实现将化学合成过程中几步反应一次完成。已应用于工业化生产的生物转化反应有酯酶 / 脂肪酶和蛋白酶对底物的手性拆分和水解、酮的不对称还原、腈水解酶催化的腈水解反应和醇腈酶催化的氰醇合成反应等。下面举例介绍常见的生物转化反应类型。

（一）氧化反应

氧化反应是最常见的微生物转化反应类型之一。生物转化常见的氧化反应类型有单加氧反应、羟基化反应、环氧化反应、氮杂基团的氧化反应、硫杂基团的氧化、β- 氧化、脱氢反应等。其中，羟基化反应、脱氢化反应是药物合成工业应用较为成熟的反应。常见生物转化氧化反应类型见表 7-4。

表 7-4　常见生物转化氧化反应类型

反应类型	常见化学反应
单加氧反应	1. $R—CH_2OH \longrightarrow R—CHO$ 2. $R—CHO \longrightarrow R—COOH$ 3. $R—CH_3 \longrightarrow R—CO—R'$
羟基化	1. $R—CH_3 \longrightarrow R—CH_2OH$ 2. 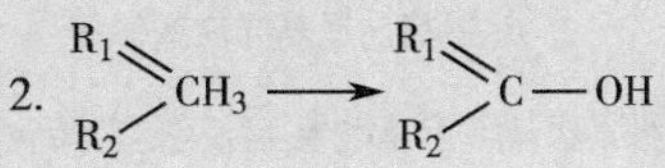
环氧化	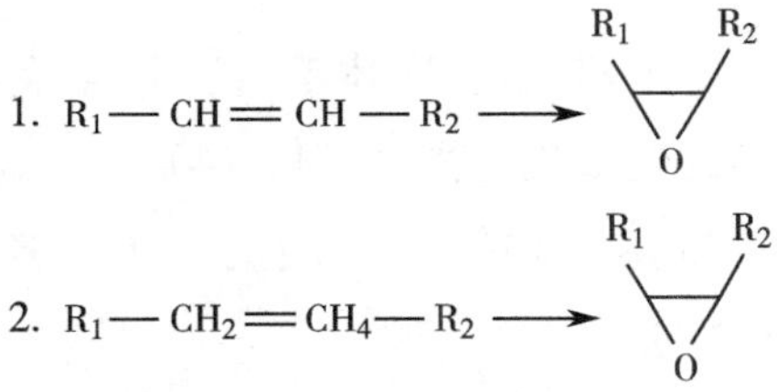
氨杂基团的氧化	$R—NH_2 \longrightarrow R—NO_2$
硫杂基团的氧化	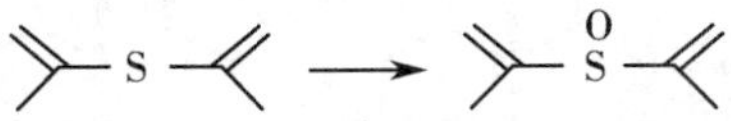
β- 氧化	$R—CH_2—CH_2—CH_2—COOH \longrightarrow R—CH_2—CH(OH)—CH_2—COOH$
脱氢	1. $R_1—CH_2—CH_2—R_2 \longrightarrow R_1—CH=CH—R_2$ 2. 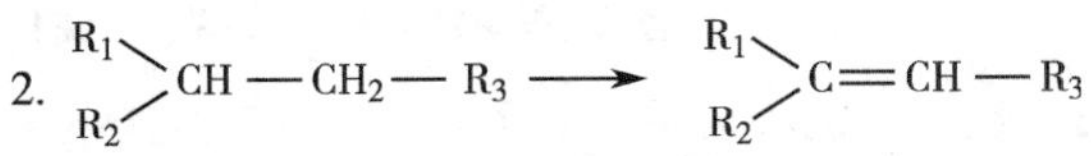

1. 羟基化反应　羟基化反应是在生物转化过程中最为重要、最为普遍的一类反应。经典的生物催化羟基化反应包括直接氧化 C—H 键生成醇，这不同于其他生物催化反应，因为没有一个类似的化学反应在形成产物的区域选择性和立体选择性方面可以与之相比，在离底物的功能基团较远的碳上发生羟基化反应是最有用的羟基化反应之一。

羟基化反应最初在 20 世纪 50 年代用于根霉菌 *Rhizopus arrhius* 在孕酮 C-11α 位羟基化生成皮质甾类化合物，它引起了一次世界范围内甾体激素生产的革命。另外一个经典实例为德国科学家利用植物培养细胞实现洋地黄强心苷的羟基化反应。洋地黄强心苷中只有 C-12 位上有羟基，例如 β- 甲基异羟基洋地黄毒苷（β-methyl digoxin）才有重要药用价值。为了减少副反应，必须将洋地黄强心苷的末端糖链保护起来，通过大量实验发现β-甲基洋地黄毒苷(3-methyl digitoxin)作为底物几乎能100%地实现C-12位上的羟基化，只生成β-甲基异羟基洋地黄毒苷(β-methyl digoxin)，没有其他副产物(图7-1)，但反应必须采用气升式反应器使细胞和培养基保持持久循环才能实现转化，这是迄今世界上第一个利用植物培养细胞来进行羟基化反应生产药物的成功例子。

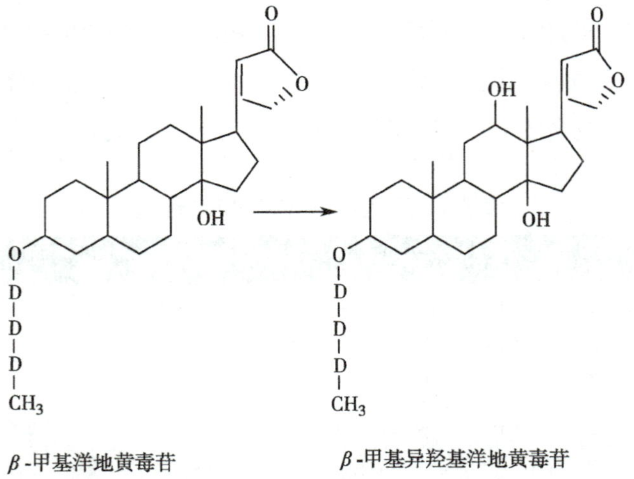

● 图7-1 洋地黄悬浮细胞对甲基洋地黄苷的生物转化

(-)-马榄醇[(-)-maaliol]是具有1个稳定的三环体系的倍半萜，利用毛霉菌科真菌 *Mucor plumbeus* 可使其羟基化，转化成2个新的羟基化产物，分别为(+)-7,8-脱氢-9-β-羟基马榄烷氧化物[(+)-7,8-didehydro-9-β-hydroxymaalioxide]和(-)7,8-脱氢-1-β-羟基马榄烷氧化物[(-)-7,8-didehydro-1-β-hydroxymaalioxide](图7-2)。

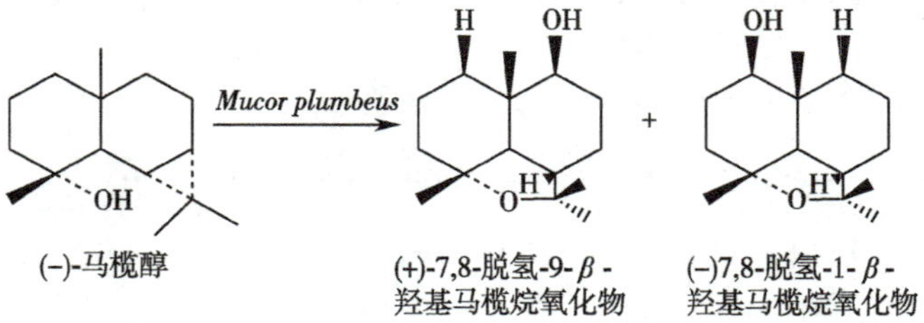

● 图7-2 *Mucor plumbeus* 对(-)-马榄醇的羟基化

利用灰色链霉菌(*Streptomyces griseus* ATCC 13273)可将双氢青蒿素(dihydroartemisinin)转化为9α-羟基双氢青蒿素(9α-hydroxy-dihydroartemisinin)(图7-3)。

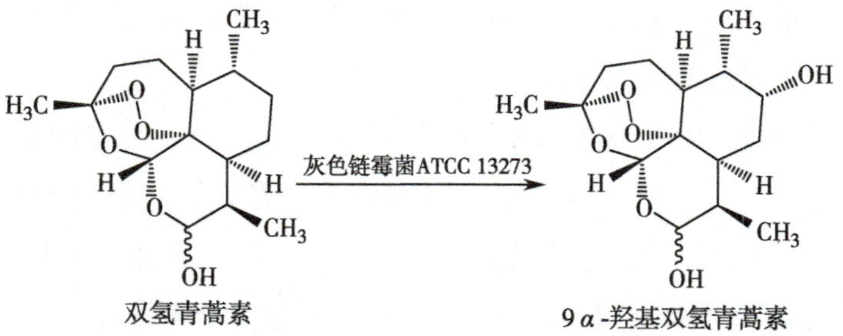

● 图7-3 灰色链霉菌ATCC13273对dihydroartemisinin的羟基化反应

羟基化反应一般是通过全细胞体系进行。全细胞生物催化的局限性在于大部分全细胞催化反应的酶特异性等尚不明确，同时，由于培养基传质效率低、底物产物的反馈抑制和全细胞生物催化副产物多等原因，寻找一个在特定底物特定位置上发生羟基化反应的生物催化剂往往需要通过大规模的筛选。另外，在生物转化中羟基化反应通常被认为是生物体内一个减毒的反应。疏水性的化合物，如一些萜类及甾类化合物对细胞或细胞器的膜系统有损伤作用；而酚类化合物被细胞摄入后则可产生活性氧从而对细胞造成损伤。因此，这些外源化合物的羟基化可以理解为细胞对自身损伤的一种防御性反应。

2. 脱氢反应　脱氢反应包括 C—C、C—O 等键的脱氢反应，醇变成酮的反应也属于一种脱氢反应。脱氢反应在自然界及药物的生产过程中非常重要，其中经典的实例为甾体 C-1、C-4 位脱氢形成双键的生物转化反应。微生物能够对甾醇母核不同位置上进行脱氢反应。由于所有高效皮质激素都含有 C-1 双键，C-1 位脱氢反应尤其具有重要的实用意义。不同的微生物的脱氢能力也不同，一般细菌的脱氢能力大于真菌的脱氢能力。

6- 甲基氢化泼尼松（6-methyl-prednisolone）为抗炎皮质激素类药物，抗炎作用比氢化可的松强 7~12 倍，而钠潴留等不良反应很小。在它的制备工艺中，首先利用新月弯胞霉 *Curvularia lunata* NRRL 2380 将 Medroxiprogesterone 醋酸酯的 C-11 位进行羟基化，接着再利用一种简单诺卡菌 *Nocardia simplex* ATCC 6940 在 C-1 和 C-4 位上同时脱氢，其整个制备流程见图 7-4。

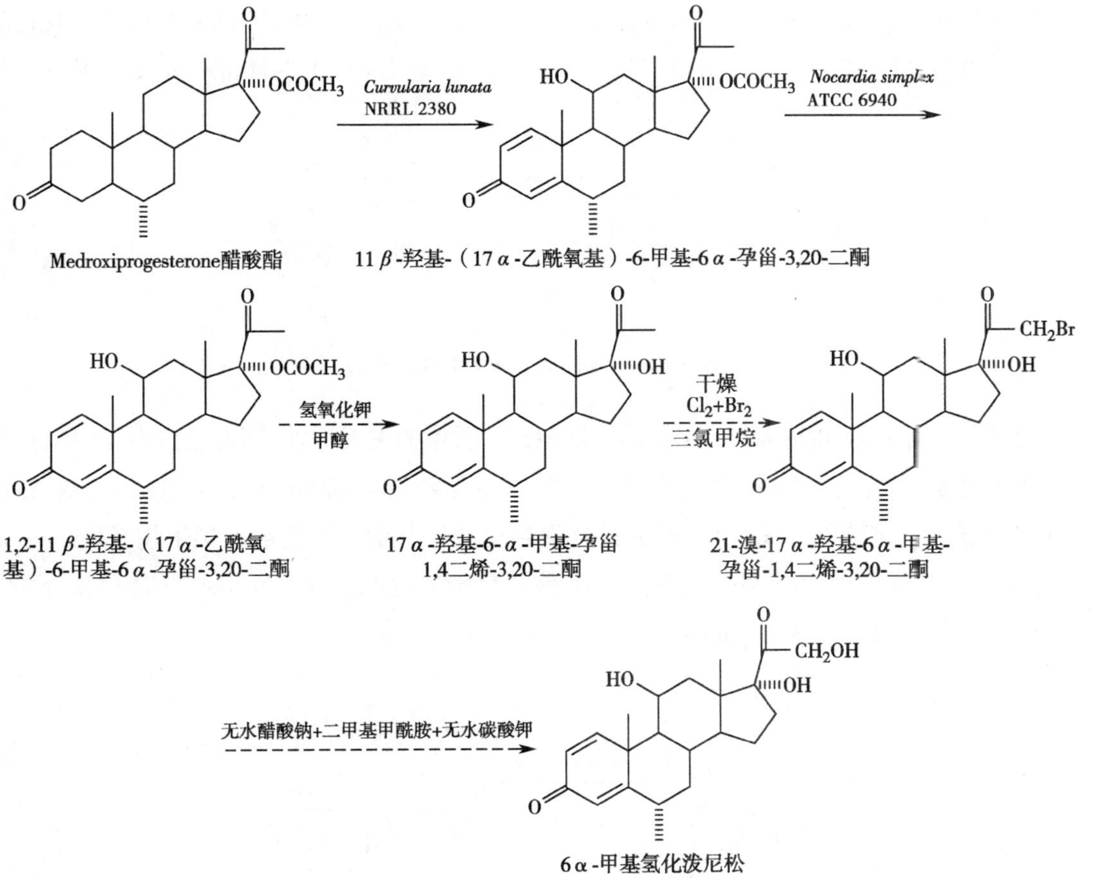

● 图 7-4　脱氢反应应用于甾体生产

注：实线表示生物转化反应，虚线表示化学反应。

（二）还原反应

多种脂肪族、芳香族醛类化合物，饱和或不饱和的羟基取代或卤素取代的醛，以及各种单酮、双酮、三酮，或含羟基、卤素取代的酮类化合物都能被微生物还原成相应的醇。常见生物转化还原反应见表 7-5。应用微生物转化进行还原时，得到的仲醇都具有光学活性，不必对对映异构体进行拆分，降低了生产成本。

表 7-5　常见生物转化还原反应类型

反应类型	常见化学反应
羰基还原	1. R — CHO ⟶ R — CH_2OH 2. 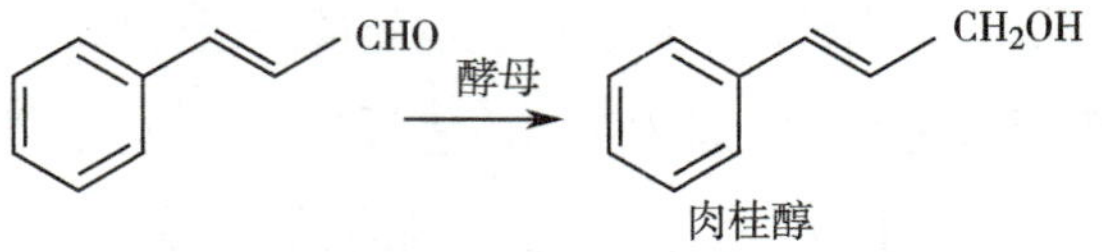
氮杂基团还原	1. R — NO ⟶ R — NH_2 2. 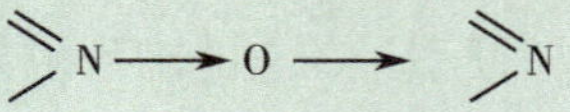

α- 山道年（*α*-santonin）属于倍半萜内酯类物质，是合成具有桉烷和愈创木烷骨架结构的天然生物活性萜类化合物的起始原料，这类物质具有一定的细胞毒性、抗肿瘤、免疫抑制、杀虫和抗 HIV 活性。研究发现经过培养的地钱 *Marchantia polymorpha* 植物细胞包含多种不同的酶，对于选择性还原 C ═ C 双键具有很大潜力，可使 *α*- 山道年转化为 1，2- 二氢 -*α*- 山道年(1，2-dihydro-αsantonin)（图 7-5）。

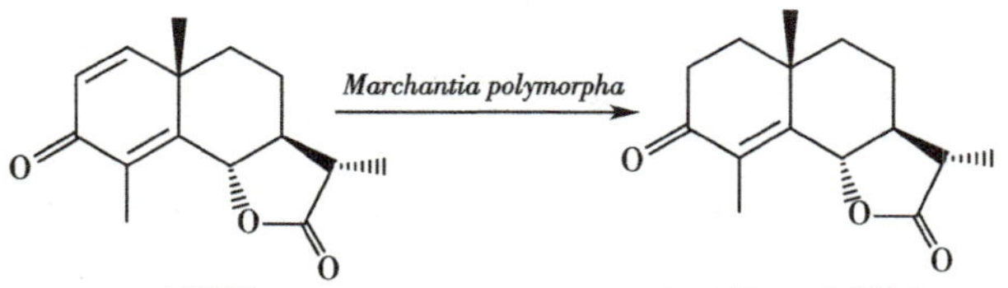

α -山道年　　1，2-二氢- *α* -山道年

图 7-5　*Marchantia polymorpha* 对 α- 山道年的还原反应

脱氢广木香内酯（dehydrocostuslactone）是中药木香中的主要活性成分，是倍半萜内酯类物质合成的重要中间体。相关研究表明，其可抑制一氧化氮和肿瘤坏死因子 -α（TNF-α）的合成，但水溶性低限制了它的临床应用，而通过生物转化能够有效改善溶解性和生物活性。*Mucor polymorphosporus* AS 3.3443 菌株能够催化脱氢，使广木香内酯的 C_{11}、C_{13} 位双键还原为 11*α*，13- 二氢脱氢广木香内酯（11*α*，13-dihydrodehydrocostuslactone）（图 7-6）。

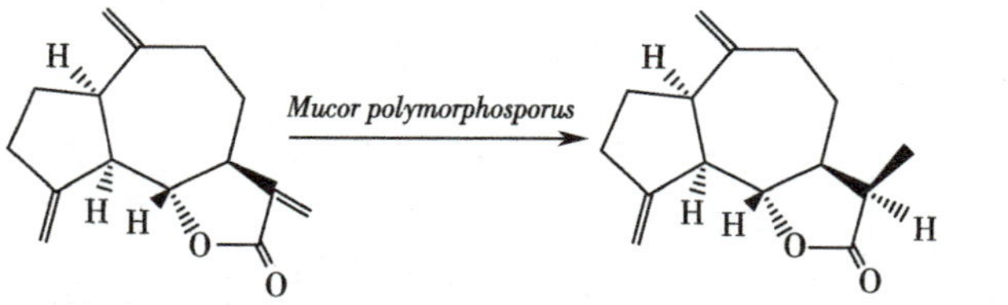

脱氢广木香内酯　　11*α*，13-二氢脱氢广木香内酯

图 7-6　*Mucor polymorphosporus* 对广木香内酯的还原反应

（三）水解反应

由于生物催化的水解反应具有高度的立体与位置选择性，因此生物转化水解反应被广泛用于天然产物的生物转化研究中，如酯、内酯、苷、酰胺和内酰胺等化合物的水解，常见生物转化水解反应见表 7-6、表 7-7。生物转化水解具有对映异构体的选择性，故被广泛地应用于光学活性化合物的拆分。

表 7-6　常见酯和内酯的生物转化水解反应

反应类型	常见化学反应
酯和内酯的水解	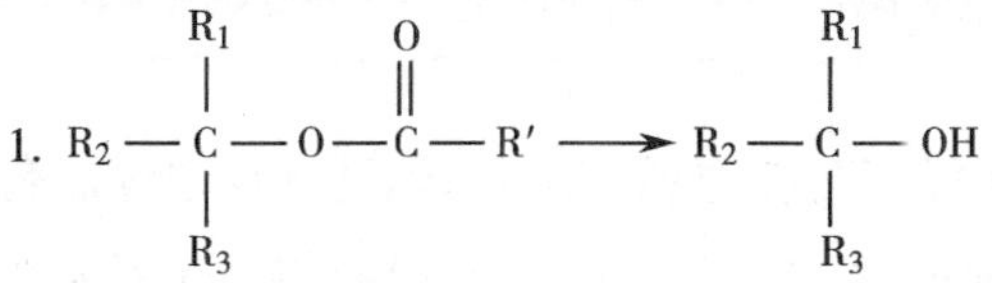 2. $R—CO—O—R' \longrightarrow R—COOH$

表 7-7　常见醚的水解和开裂生物转化反应

反应类型	常见化学反应
基本反应	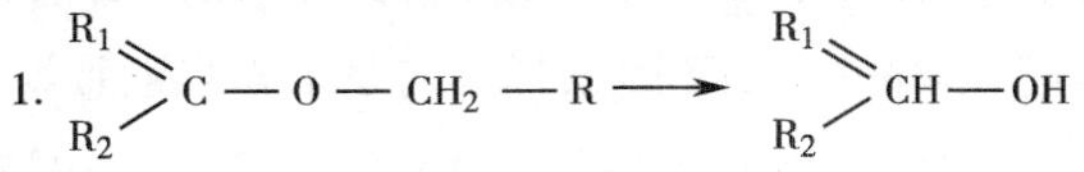 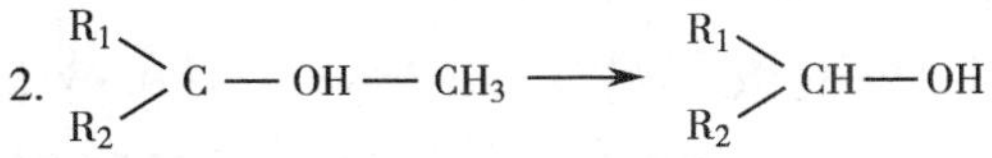
硫醚的水解开裂	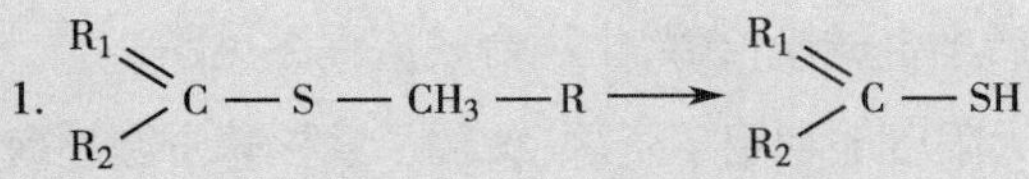 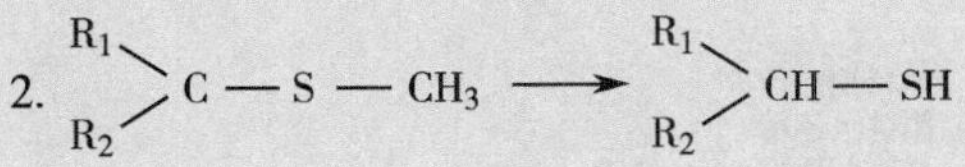
苷的水解	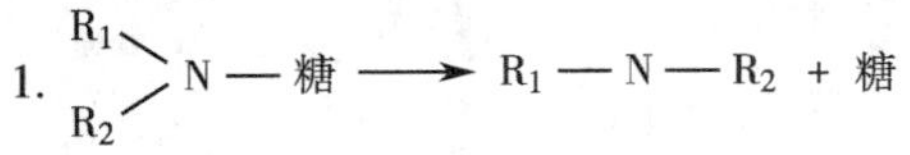 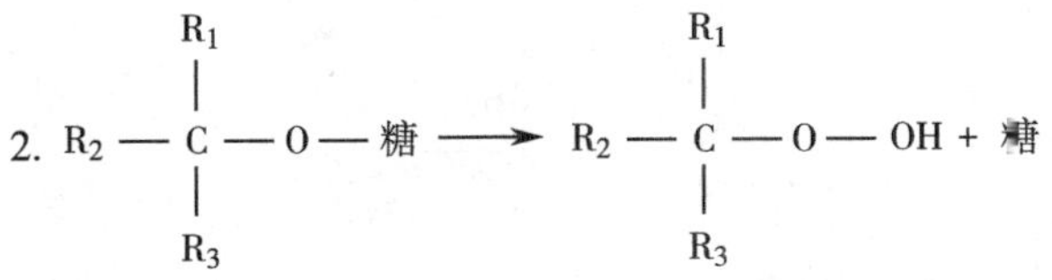
酰胺、内酰胺的水解	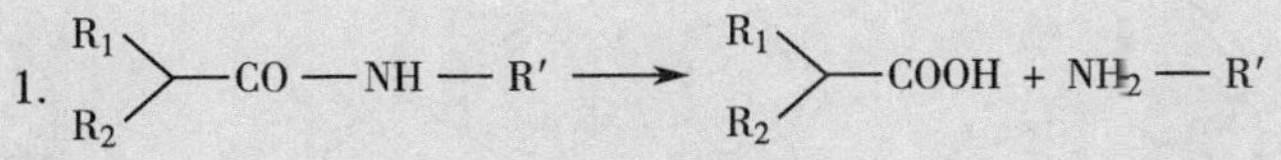 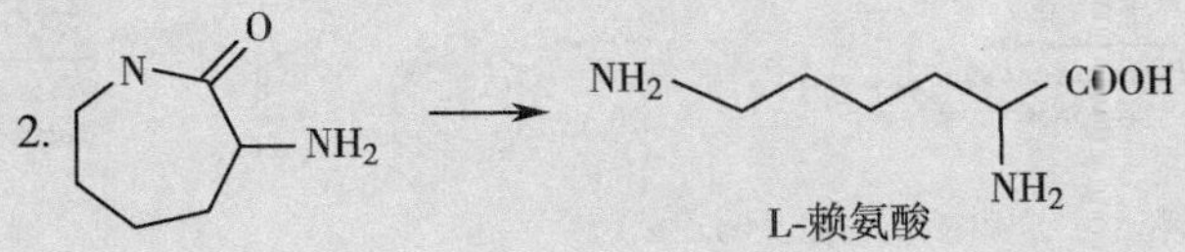 L-赖氨酸

续表

反应类型	常见化学反应
环氧水解开环	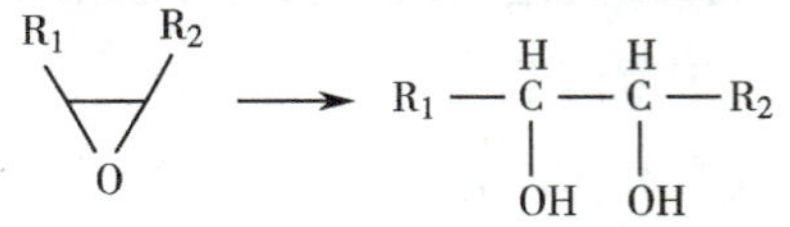
水解脱胺	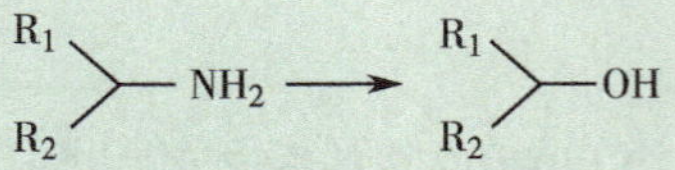
水解胺烷基中烷基	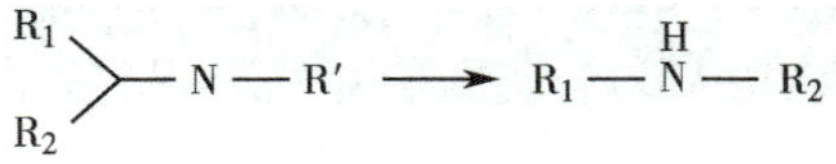

由于紫杉醇对乳腺癌、晚期卵巢癌及其他癌症有独特疗效，所以紫杉烷生物转化研究也引起了全世界的关注。在进行了大量的筛选试验后筛选出了 3 种微生物：① *Nocardioicles albus*（SC13911），可产生的一种紫杉烷 13 位侧链水解酶，能特异性地水解各种紫杉烷的 C-13 侧链；② *Nocardioides luteus*（SC13912），可产生的一种紫杉烷 10 位去乙酰酶，能特异性地水解各种紫杉烷的 G10 乙酰基；③ *Morexella* sp.，可产生的紫杉烷 C-7 木糖苷酶，能特异性地水解各种紫杉烷类化合物 C-7 位上木糖。

利用这些微生物水解反应，能将多种紫杉烷化合物（如紫杉醇、三尖杉宁碱、7- 木糖紫杉醇、7- 木糖 -10- 去乙酰紫杉醇、10- 去乙酰紫杉醇与浆果赤霉素Ⅲ等）转化成单一产物：10- 去乙酰浆果赤霉素Ⅲ。经过上述生物转化后的各种红豆杉醇提取物中 10- 去乙酰浆果赤霉素Ⅲ产量分别可提高 5.5~24 倍。同时他们还将微生物 *Nocardioides luteus*（SC13912）产生的一种酶（C-10 去乙酰酶）固定化，以乙烯乙酸（vinyl acetate）作为酰基供体，将 10- 去乙酰浆果赤霉素Ⅲ催化成浆果赤霉素Ⅲ，其转化率为 51%，然后半合成紫杉醇，生物合成流程图见图 7-7。这些研究工作大大克服了分离过程的困难与烦琐，极大限度地利用了资源、缓解了紫杉醇资源短缺及价格昂贵问题。

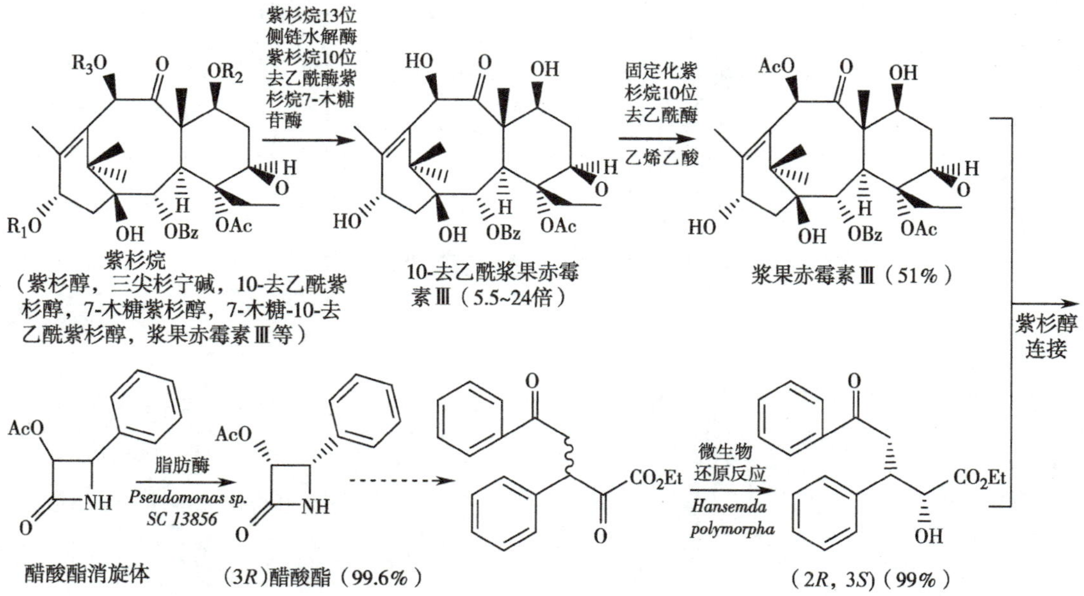

● 图 7-7 基于生物转化的紫杉醇半合成

研究报道从 *Mucilaginibacter* sp.QM49 菌株中克隆表达得到重组的 *β*- 葡糖苷酶(BglQM),利用该酶水解人参皂苷 Rg_1,得到 20-(*S*)- 人参皂苷 Rh_1,见图 7-8。此外,也有研究者从热解糖酵母杆菌 *Thermoanaerobacterium thermosaccharolyticum* 中获得 *β*- 木糖苷酶,利用 *β*- 木糖苷酶水解三七皂苷 R_2,得到人参皂苷 Rh_1。

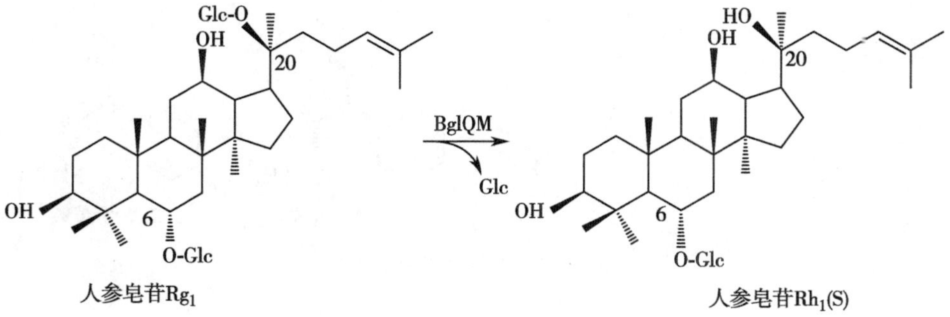

● 图 7-8　微生物 *Mucilaginibacter sp*. 对人参皂苷的水解反应

(四) 缩合反应

缩合反应是 2 个或 2 个以上有机分子相互作用后以共价键结合成一个大分子,并常伴有失去小分子(如水、氯化氢、醇等)的反应。通过生物转化缩合反应,可以形成新的碳 - 碳键。常见的生物转化缩合反应有腈醇缩合和偶姻缩合。

1. 腈醇缩合反应　常见反应类型见图 7-9。

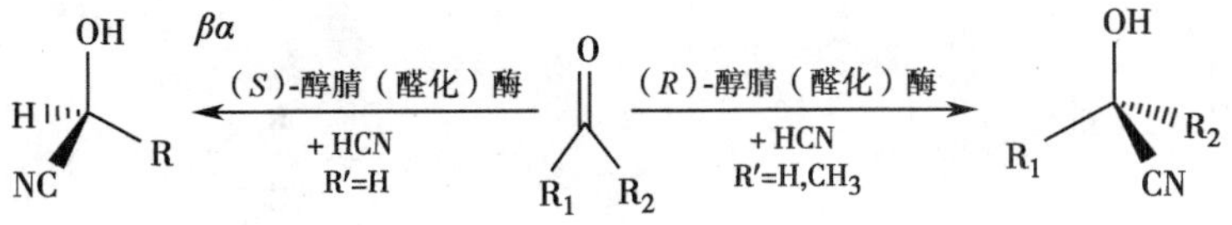

● 图 7-9　腈醇缩合反应

2. 偶姻缩合反应　通常叫醇酮缩合,是羧酸或羧酸衍生物被还原并发生偶联的过程,两分子醛间缩合形成不对称的醇酮化合物。偶姻缩合反应常见反应类型见图 7-10。

酿酒酵母 *Saccharomyces cerevisiae* 通过发酵可使苯甲醛与丙酮酸发生醛缩合反应,产物与甲胺反应可进一步生成(1*R*,2*S*)- 麻黄碱,(1*S*,2*S*)- 麻黄碱(图 7-10)。

(五) 胺化反应

微生物的胺化反应可以将醇基、酮基或羧基基团分别转化为氨基或酰胺。常见生物转化胺化反应见表 7-8。

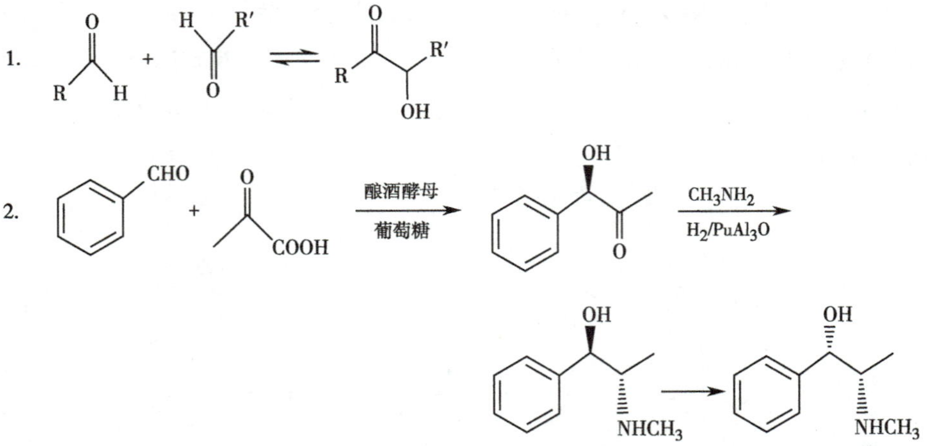

(1*R*,2*S*)麻黄碱　　(1*R*,2*S*)麻黄碱

● 图 7-10　偶姻缩合反应

表 7-8　常见生物转化胺化反应类型

反应类型	常见化学反应
仲醇转化为氨基	$(R_1)(R_2)CH-OH \longrightarrow (R_1)(R_2)CH-NH_2$
叔醇转化为氨基	$R_2-C(R_1)(R_3)-OH \longrightarrow R_2-C(R_1)(R_3)-NH_2$；$R_2-C(R_1)(R_3)-OH \longrightarrow R_2-C(R_1)(R_3)-N(CH_3)_2$
酮基转化为氨基	$(R_1)(R_2)C=O \longrightarrow (R_1)(R_2)CH-NH_2$
羧基转化为氨基	$R-COOH \longrightarrow R-C(=O)-NH-R'$

如利用大肠埃希菌 *Escherichia coli* 及产粪杆菌可将苯丙酮酸(2-oxo-3-phenylpropanoic acid)转化为苯丙氨酸(phenylalanine)(图 7-11)。

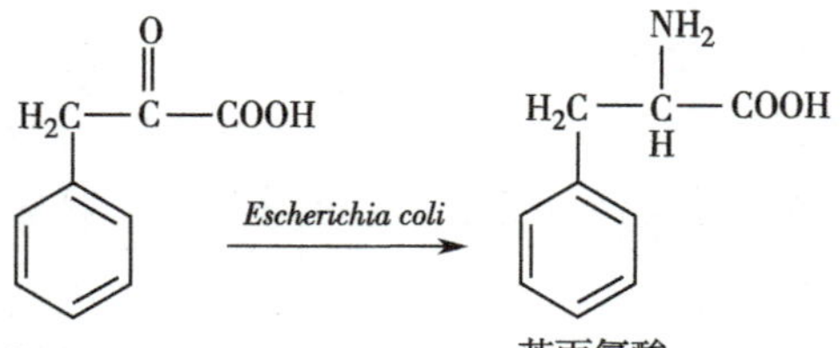

苯丙酮酸　　苯丙氨酸

● 图 7-11　*Escherichia coli* 对苯丙酮酸的氨基化

（六）酰基化反应

常见的生物转化酰基化反应见表 7-9。

表 7-9　常见生物转化酰基化反应类型

反应类型	常见化学反应
羟基酰基化	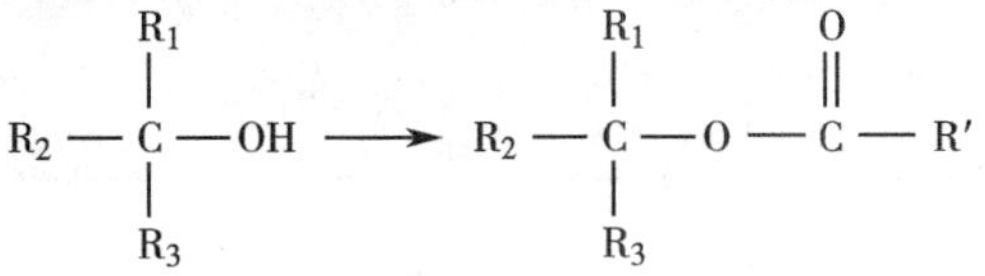
氨基酰基化	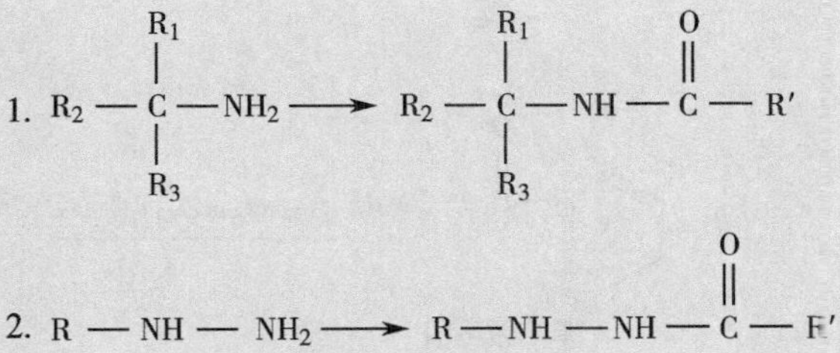

如利用小克银汉霉 *Cunninghamella blakesleeana* 可将放线菌酮转化为乙酰放线菌酮（图 7-12）。

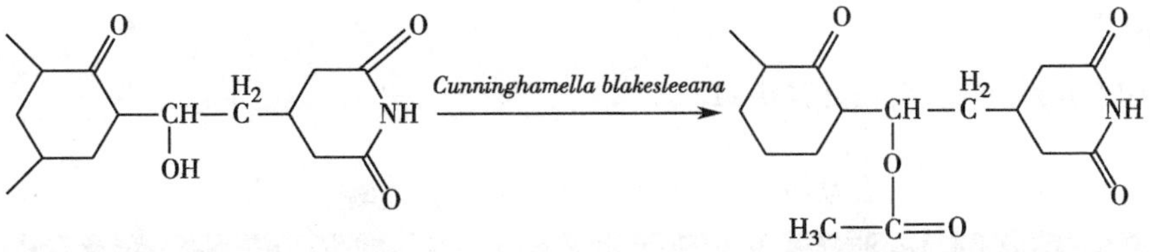

放线菌酮　　　　乙酰放线菌酮

● 图 7-12　*Cunninghamella blakesleeana* 对放线菌酮的酰基化

（七）降解反应

常见的生物转化降解反应见表 7-10。

表 7-10　常见生物转化降解反应类型

反应类型	常见化学反应
脱羧反应	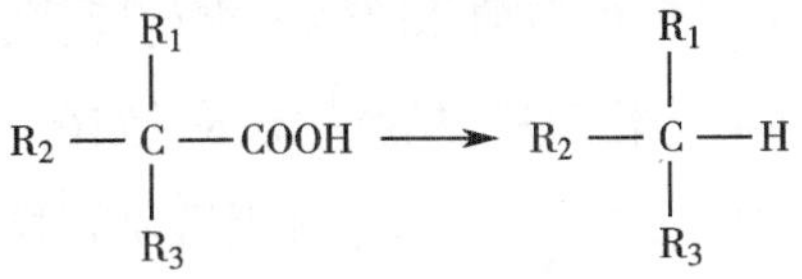
脱羧还原反应	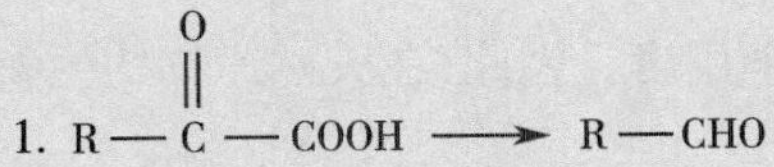

续表

反应类型	常见化学反应
脱羧还原反应	2. 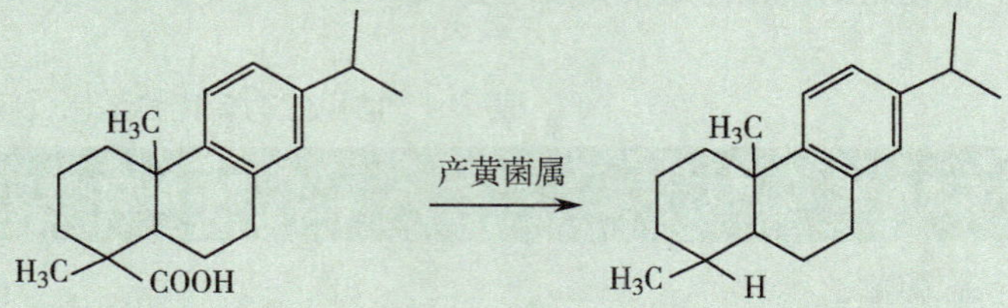 脱氧松香亭酸 → 脱氧松香亭

如利用产黄青霉 *Penicillium chrysogenum* 可将苯甲酰甲酸转化为苯甲醛(图 7-13)。

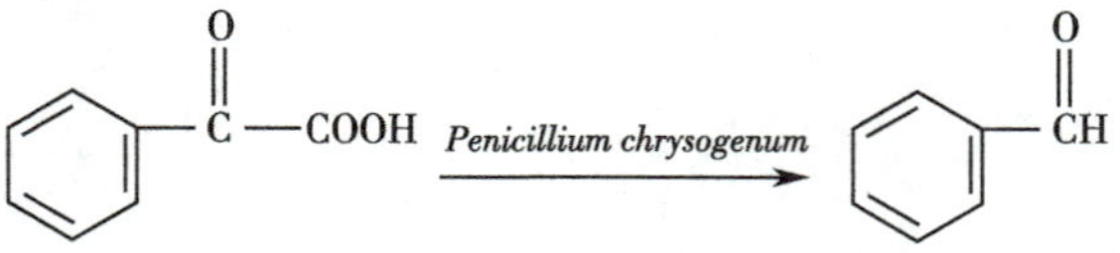

苯甲酰甲酸　　苯甲醛

● 图 7-13　*Penicillium chrysogenum* 对苯甲酰甲酸的脱羧

(八) 脱水反应

常见的生物转化脱水反应见表 7-11。

表 7-11　常见生物转化脱水反应类型

反应类型	常见化学反应
脱水反应	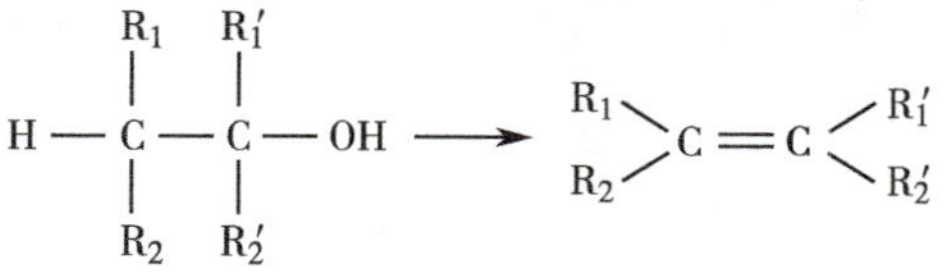

(九) 糖基化反应

糖基化反应发生非常普遍，在生物转化过程中引起了人们的高度重视。与苷的水解反应将一个或多个糖单元从天然配糖体降解下来相反，它是将糖单元连接到天然产物的分子上形成配糖体，此反应也称糖苷化反应、糖酯化反应(如糖单元与羧基形成糖酯)。涉及此类反应的酶称糖苷化酶、糖基化酶、糖酯化酶等，或称糖苷基转移酶，属于一类转移酶，常见生物转化糖基化反应见表 7-12。在天然产物中，有些化合物只有在糖苷化后才具有更强的活性，或由于其水溶性好而增加其生物利用度。因此，在天然产物的生物转化过程中，糖基化反应也是一类较为重要的反应。

表 7-12　常见生物转化糖基化反应类型

反应类型	常见化学反应
糖基化反应	$R—OH + UDPG \xrightleftharpoons{E_1} UDP + R—OG$

植物细胞中含有丰富的糖基转移酶，悬浮培养细胞则是最常见的糖基化反应器。例如利用桉树细胞培养转化柑橘苷和柑橘素，可以生成多种糖苷衍生物。红景天苷的来源主要是红景天属植物的地下根茎，但含量甚微。可利用其苷元酪醇进行糖基化反应人工合成红景天苷，但反应过程复杂，收率低。利用高山红景天培养细胞将酪醇转化为红景天苷，为红景天苷的生产提供了一条新途径。

此外还有利用微生物进行糖基化反应的报道，黏帚霉菌 NRLL 1086 *Gliocladium deliquescens* NRRL1086 可以对鲁斯可皂苷元进行糖基化，该反应能够选择性地对 C-1 位羟基糖基化，实现了该类甾体皂苷的定向合成糖基化（图 7-14）。

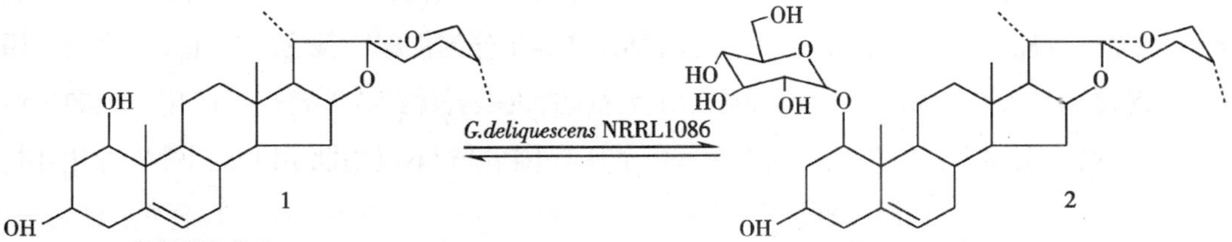

1　鲁斯可皂苷元

2　1-葡萄糖-鲁斯可皂苷

● 图 7-14　*Gliocladium deliquescens* NRRL1086 对鲁斯可皂苷元的糖基化反应

六、生物转化的应用

生物催化和生物转化技术在药物研究与开发的各个环节均有着广泛的应用价值，在食品、香精、香料、精细化工等领域也已得到越来越多的应用，成为原料药、中间体制备的重要手段。

（一）修饰已知天然活性先导化合物结构，产生新的化合物

微生物或植物细胞在生长过程中可以分泌几十种胞外酶到培养液中，结合其进行生命活动所产生的胞内酶更是成百上千，这些丰富而强大的酶系是发生生物转化反应的物质基础，可以对天然活性先导化合物进行分子结构修饰，从而产生新的活性成分。同时，微生物或植物细胞的次级代谢产物也会与天然活性先导化合物相互作用，产生新化学结构的物质。当以游离酶作为生物催化剂时，这些酶也可对天然活性先导化合物进行高效、专一的结构修饰。

1. 提高生物活性　利用生物催化剂对天然活性先导化合物进行分子结构修饰，提高先导化合物的生物活性，更好地发挥其药效作用，这对充分发挥我国天然资源优势、开发具有自主知识产权的创新药物具有十分重要的意义。将天然产物的生物转化与组合化学相结合，开展生物组合化学研究，利用植物、微生物或酶转化既具有明确生物活性，又有中国药物研究特色的天然活性先导

化合物，建立组合型天然化合物库，通过与高效药物筛选手段相结合，寻找新的高活性或低毒性的化合物，或通过对活性组分中不同成分结构变化与活性消长关系的分析发现关键活性成分，这加快了化合物的合成与筛选速度。

2. 降低毒副作用　部分天然活性先导化合物的活性非常好，但是往往具有较强的毒副作用，限制了其进一步作为药物的开发应用。大量的研究表明，利用生物催化剂对其进行转化，可达到降低毒副作用的目的。

3. 改善水溶性和生物利用度　天然活性先导化合物在生物体内外药效差异较大，其中一个重要的原因是较高纯度的天然活性先导化合物溶解度低或体内吸收不好，从而导致生物利用度差。利用生物转化技术对结构复杂的天然活性先导化合物进行结构修饰（如羟基化、糖苷化），可有效提高其水溶性，对提高这类成分的生物利用度具有重要意义。

（二）生产具有重要应用价值的微量天然活性先导化合物

作为天然药物发挥药效的物质基础，天然活性先导化合物在原生物体内往往含量较低，如紫杉醇、三尖杉酯碱、喜树碱、美登木素等都仅有万分之几或更低，且结构复杂、合成困难。而随着天然野生资源可被开发利用的存储量不断下降，其无法满足作为提取制备这些活性天然产物的原料的需求，这是所有天然药物开发共同面临的重大难题，也是天然药物能否广泛应用并走向产业化的瓶颈。运用生物技术实现微量活性天然产物的工厂化生产，不仅是批量制备活性先导化合物的重要手段，也是提高生物资源的利用率、保护我们赖以生存的自然资源和环境的根本途径之一，具体表现在以下 2 个方面：

1. 运用生物合成技术生产微量活性天然产物　香草醛是一种重要的食品香料，广泛应用于食品、香料及制药业。香草醛虽广泛分布于植物界，但含量均较低，故长期以来主要通过化学方法制备。而随着人们对健康和营养的日益关注及美国和欧盟等对化学食品添加剂的限制规定，天然香草醛的需求量越来越大。美国 FDA（CFR21）规定由天然原料通过生物转化获得的香料属天然香料。因此，近年来人们开始利用生物转化方法生产香草醛，如利用恶臭假单孢菌 IE27 转化廉价的异丁香酚制备香草醛，收率达 16.1g/L。

2. 运用生物转化技术，从同系物中定向转化目标产物　生物体中往往存在一些生源关系相近或结构类似的化合物，有的化合物含量较高，但活性很低，有的活性很强，但含量很低。利用定向生物转化技术将共存的含量较高的成分定向转化成高活性成分，实现微量活性成分的生产，满足原料药或先导化合物的供应，同时提高生物资源的利用率保护人们赖以生存的自然环境。例如美登木素（ansamitocin）是从卫矛科美登木属（*Maytenus*）植物中分离得到的大环内酰胺类抗肿瘤活性成分，其抗肿瘤机制与紫杉醇相似，即能抑制微管蛋白的聚合或使已聚合的微管蛋白解聚，使细胞停止在有丝分裂中期，从而达到抗肿瘤的效果。但美登木素在美登木属中的含量较低，而美登木属植物的菌根菌及内生菌中存在一些美登木素的类似物，利用菌根菌及内生菌转化这些类似物，将有可能得到美登木素这一高效抗肿瘤活性成分。

（三）手性药物与手性药物中间体的合成

手性是影响许多药物产品安全性和有效性的关键因素，所以药物中间体单一对映体的生产对于制药工业日益重要。合成药物的不对称合成和手性拆分是整个合成工艺中的关键步骤之一。常规的有机不对称合成试剂昂贵，且收率不高。微生物及其产生的酶应用于生物转化合成化学产品，具有高度的化学选择性、区域选择性和手性选择性，因此有巨大的开发价值。手性药物的生物催化和生物转化反应大致可分为 2 类：一类是对外消旋体进行手性拆分；另一类是从外消旋或潜手性的前体出发，通过催化反应得到不对称的光学活性产物。

近年来，在有机合成中经常使用酶或微生物作为催化剂来完成不对称合成反应，其良好的反应专一性得到了有机化学家和药物化学家的青睐。光学活性药物是目前药物研究的一个热点，如布洛芬类药物、沙星类药物，现在经常使用的仍是消旋体，利用酶和微生物作为拆分工具对这类药物进行拆分得以获得光学活性的药物，具有成本低、选择性好等优点。特别是近年来可在有机合成反应条件下进行，深得研究者的关注和生产厂家的欢迎。在抗生素类、环孢菌素 A 及衍生物、甾类及他汀类等微生物制药研究中生物转化技术更是关键。

(四) 药物代谢机制的研究及其微量代谢产物的制备

药物在人体内受机体作用会发生化学结构变化，多数药物经代谢后活性减弱或消失，少数药物须经代谢活化而产生活性。为了保证用药安全、有效，必须充分了解药物在体内的转化过程。Smith 和 Rosazza 在研究芳香化合物的微生物羟基化作用时，注意到微生物代谢物与哺乳类动物代谢物有相似性，并于 1974 年提出了“哺乳动物代谢的微生物模型（microbial models of mammalian metabolism）”的概念，其核心理论是真菌和哺乳动物都是真核细胞生物，在主要生理功能上两者具有类似的酶作用机制，所以两者在外源性化合物的代谢过程中就有相似的代谢系统和过程。至今这一理论已经得到了大量的实验验证，因此微生物转化在模拟哺乳动物的药物代谢途径具有一定的可预见性。很显然，用微生物作为体外代谢模型将更加方便于人们对药物代谢的认识和结果预判。

1. 微生物体外代谢模型优点

(1) 微生物来源广泛，种类繁多，可提供大量的筛选模型。

(2) 建立微生物转化系统成本较低，操作简单，易于控制。

(3) 可以通过调节和优化条件，显著提高代谢产物的收率，易于纯化，可得到足够量的代谢产物单体作进一步的药效学和毒理学研究。

(4) 减少实验动物的用量，降低实验成本。

2. 微生物体外代谢模型的应用

(1) 药物代谢机制的研究：药物在微生物体内的转化与在人体内的分解代谢机制相类似，所以将生物转化模型作为辅助手段引入中药及其活性成分的体内代谢研究也是一个不容忽视的研究方向，寻求利用“微生物转化模型”模拟中药活性成分在哺乳动物体内的代谢，为研究中药体内代谢，阐明中药体内发挥作用的物质基础，提供了有益的探索。因此，天然活性先导化合物生物转化可作为预测药物代谢与毒理学方面的体外模型。

(2) 微量代谢产物的制备：药物的人体内代谢产物往往含量较低，且杂质干扰严重，产物的分离纯化与结构鉴定均较困难，目前广泛运用 LC-MS/MS 等先进的仪器设备，在一定程度上能定性和定量解析出代谢产物类型，但由于微生物转化产物的分离过程相对简单，因此可用于辅助鉴定药物代谢的微量甚至痕量产物，并可大量制备以做深入研究。选择重要天然活性先导化合物进行微生物转化研究，制备、鉴定天然活性先导化合物经体内代谢后形成的产物，为探明天然活性先导化合物发挥药作用机制提供了参考。

（五）研究次生代谢产物生源途径

由于生物体系中某些酶系的相似性，因此生物转化可以模拟某些天然产物的生源途径，为其生源途径的研究提供强有力的帮助。比如利用赤霉菌 *Gibberella fujikuroi* 进行 15- 羟基 -*ent*- 贝壳杉烯二萜的生物转化研究，结果表明反应正好与赤霉素和贝壳杉内酯的生物合成途径相吻合。比如利用真菌 *Abisidia coerulea* IFO 4011 转化紫杉烷类化合物的研究中获得的 3 个非常有意义的化合物，推测紫杉烷类化合物生物合成途径中它们的可能作用，即它们架起了 C-14 位有含氧取代基的紫杉烷类化合物和 C-13 位有含氧取代基团的紫杉烷类化合物之间生缘关系的桥梁，为紫杉烷类化合物的合成研究提供了一定的实验依据。

第二节　中药微生物转化技术

一、中药微生物转化技术概述

微生物转化在药物研制中的应用始于 20 世纪 30 年代，50 年代已有大规模的工业生产。由于微生物转化反应可以持续进行，反应量大，设备和原料简单易得，生产成本低于酶合成法，微生物转化的应用范围现在已经拓展到了几乎所有类型的天然产物。上一节介绍了常见的微生物转化反应类型，如羟化（hydroxylation）、氧化还原（oxido-reduction）、异构化（isomerization）以及水解（hydrolysis）等。微生物培养简单、种类繁多、酶系丰富，具有许多化学催化剂所没有的优点，微生物转化技术在中药研究中的运用是中药生物技术研究领域的一个热点内容。

中药微生物转化是利用微生物中特定的酶，对来源于中药的某些化学成分进行结构修饰、改造，以降低这些化学成分的毒性或提高其生物活性以及发现新的活性化合物，同时，以化学合成中间体为底物结合化学合成工艺，定向制备某些中药活性成分。微生物转化的作用在于可以有效地提高已知的中药活性成分的药理活性、降低毒副作用、改善水溶性和生物利用度，也可以用来生产具有重要应用价值的微量中药活性成分，同时可用于中药活性成分的代谢机制研究。目前微生物转化已广泛地应用于生物碱、甾体皂苷、黄酮、氨基酸等中药化学成分的转化。

二、常用的生物转化体系

1. 细菌、放线菌与真菌　细菌、放线菌和真菌常被用于转化中药化学成分。如二萜类化合物的转化既可由黑曲霉 *Aspergillus niger*、产黄青霉 *Penicillium chrysogenum* 和禾谷镰刀菌 *Fusarium granunearum* 等真菌完成，也可由灰色链霉菌 *Streptomyces griseus*、淡紫灰链霉菌 *Streptomyces*

lavendulea 和诺卡菌 *Nocardia sp.* 等放线菌完成。

2. 游离细胞与固定化细胞　中药生物转化可采用游离细胞和固定化细胞，固定化细胞的应用越来越多。固定化微生物技术是通过化学或物理的手段将游离微生物细胞或酶定位于限定的空间区域内，使其保持活性并可以反复利用。该技术克服了微生物细胞太小、与水溶液分离困难、难以反复使用的弊端，具有微生物密度高、反应迅速、微生物流失少、产物易分离、反应过程易控制等优点。例如总三萜类化合物是槲寄生细胞毒活性的有效成分之一，研究发现，经球形红细菌转化后，槲寄生中总三萜类化合物的含量会提高，并且发现固定化球形红细菌比游离球形红细菌更利于总三萜类化合物的生成。

3. 生长细胞与静息细胞　处于生长状态的细胞酶活性较高，常用于中药生物转化。静息细胞是有生命并保持酶活性，但不分裂或很少分裂的细胞。静息细胞转化法是将菌体培养一定时间后，用离心或过滤方法分离、收集菌体，并悬浮于不完全培养基或缓冲液中，在适当条件下加入底物进行转化的方法。静息细胞转化法的优势在于可自由改变转化体系中底物和菌体比例，提高转化效率。例如白桦脂酸具有广谱的生物学以及药理学活性，有抗疟性、抗炎性、抗肿瘤活性和抗艾滋病活性，并且白桦脂酸的体内毒性很小或没有，白桦脂酸的获得多以自然界中丰富的白桦脂醇为前体。科学家利用黄绿蜜环菌生物催化白桦脂醇合成白桦脂酸的过程中发现，静息细胞对白桦脂醇的转化率较高，可合成更丰富的白桦脂酸及其他三萜类衍生物。

4. 野生菌和基因工程菌　野生菌来源受限因素较多，同时在催化反应中也存在以下问题：底物跨膜的通透性大小影响最终的转化率；副反应导致底物或产物的降解；存在旁路反应和副产物积累等。利用基因工程对天然酶进行定向改造或异源表达重组酶能够克服野生菌这些弊端，基因工程菌在转化领域正迅速得到应用。科学家从可将 1- 苯基 -2- 甲氨基丙酮专一性转化为 *d*- 伪麻黄碱到摩氏摩根菌中，分离纯化出调控此生物转化过程的羰基还原酶，并利用基因工程手段使其在枯草芽孢杆菌中进行高效的表达，成功实现了目标酶的生物转化功能，生成了 *d*- 伪麻黄碱。

三、微生物转化的实验方法与转化方式

（一）微生物转化方法

微生物转化的一般过程是：采集菌种→鉴定菌种→培养成熟菌丝或孢子→选择适宜的转化方式→转化培养或转化菌丝及孢子悬浮液转化→转化液的提取分离→产品精制。

1. 菌种的选择　菌种的选择是转化反应的关键，要根据转化反应的类型，选择含有能催化该类反应的微生物。

2. 培养基的制备　培养基的制备必须依据转化菌种的培养特征和转化反应的需要进行，一般要求培养基的成分能使菌体有丝生长丰满，并富含需要的酶。

3. 转化底物的添加　加底物时有 2 个同等重要的因素：①选择适当的菌株生长期添加底物；②选择添加底物方式，如连续加料或间歇加料。

4. 刺激剂或抑制剂的添加　添加刺激剂是为了提高酶活力和增加酶生成量；亦或抑制

其他对反应不良酶的生长。添加抑制剂的目的是抑制酶副反应或抑制其他对反应不良酶的生长。

5. 整个转化过程中各项影响因素的调控　如开始加底物时间，加入的底物和转化的产物在转化环境中最大稳定的滞留时间，适宜的转化温度、pH和菌丝浓度等。

6. 转化反应终点的控制　充分结合转化反应各种影响因素，控制好转化反应培养终点，使底物转化达到最大转化率。当取样分析反映转化培养液中转化产物积累量不再增加时，立刻去除菌丝体（包括转化反应的胞外酶）及培养物来停止转化反应。

7. 分离纯化转化产物　将转化产物从转化体系中分离，利用化学方法分离纯化。

（二）微生物转化方式

固定化细胞、诱变和基因重组等重要的生物技术的发展，不仅使微生物转化在中药化学成分结构修饰中发挥重要的作用，还使得生物转化率成倍提高，并且使微生物转化方法更加丰富。现在将几种微生物转化方法简介如下。

1. 分批培养转化法　分批培养（batch culture）转化法是在摇瓶和发酵罐中待菌体生长到一定阶段加入底物进行转化的方法。底物加入时间因菌种和底物的不同而各异，一般在对数生长期，但也有在延迟期和稳定期加入的。

2. 利用酶进行生物转化　直接从微生物体内或发酵液中将酶提出，在体外对底物进行生物催化。可以经过多步处理得到纯度较高的酶，也可以是粗酶。现在来源于微生物的酶已广泛应用于食品、医药、化工及环保等行业。

3. 应用渗透细胞进行生物转化　应用渗透细胞进行生物转化主要是促进底物渗入细胞内，与酶充分接触，同时便于转化产物渗出胞外，这种方法更适合于胞内酶作用的生物转化。增大细胞渗透性或改变细胞膜孔，一般采用表面活性剂或有机溶剂，有时也可利用抗生素来增加细胞膜的渗透性，但用量应当控制，以免杀死微生物。

4. 应用孢子进行生物转化　细菌的孢子一般无活性，而真菌的分生孢子和子囊孢子往往有较高的酶活力，与菌丝体比较具有杂质相对少的优点。孢子转化需要注意的是不能让孢子萌芽，否则不能保持稳定的生物转化活力。应用于生物转化的孢子悬浮液和培养基成分与静止细胞转化法相似，也是采用不完全培养基（缺少某种营养物质，如氮源等），仅含有缓冲液及葡萄糖等产生能量的碳源。完全培养基（complete medium）是在基本培养基内加入一些富含氨基酸和维生素等多种营养物质，用来满足微生物的各种营养缺陷型菌株的生长需要的培养基，是一种微生物学上常用的培养基。

5. 应用固定化细胞进行生物转化　固定化细胞在适宜的转化条件下进行生物转化能保持细胞相对的活力，它的最大优点是可以长期反复使用，有的能维持有效催化达数月之久。另外，使用固定化细胞还可使产物提取简单，便于自动化和大规模的工业化生产。目前常用的固定化方法有聚丙烯酰胺聚合法和卡拉胶包埋法。

6. 静息细胞转化法　静息细胞转化法是指将微生物培养至一定阶段后分离出菌丝体，将其重新悬浮于不完全培养基中，使其处于不再生长但仍保持原有酶活的状态，再加入底物，在适当的温度、pH和震荡条件下进行转化的方法。它是一种将生长影响减至最小的生物转化方法。

7. 应用干燥细胞进行生物转化　干燥细胞转化法实际上是另一种静息细胞转化法，这种细胞便于贮藏和随时使用。干燥细胞的制备有以下两种常用方法。

(1) 冷冻干燥法：将培养好的菌丝液，通过离心或过滤，将洗涤后获得的干净菌丝体重新悬浮于稀的缓冲液或纯水中，冰冻后抽真空，直接升华除去水分，得到蓬松的粉末。这种干燥菌丝体在冷冻保存的条件下可以保持活力达数年之久，适合于大规模的工业化生产。

(2) 丙酮干粉制备法：将菌丝体悬浮于 -20℃的丙酮中处理 3 次，每次获得泥浆状的丙酮液，用抽气过滤进行收集，最后用冷乙醚洗涤，以帮助洗去残余的丙酮。丙酮干粉制剂必须冷冻贮藏，以供随时使用。

四、微生物转化的影响因素

在中药微生物转化过程中，影响转化过程的因素较多，如培养基的组成、底物的添加方法、酶的诱导剂、酶的抑制剂等对微生物转化都有重要的影响。

1. 培养基的组成　培养基的组成如营养成分和外源激素等在生物转化中都有很重要的影响。这些因素要协同考虑，以实现最大转化效率为前提。在设计培养体系和参数时，切不可只关注一两个参数来优化培养条件。

微生物在转化发酵过程中，培养基的碳源、氮源不同，转化的产物也不一样。转化发酵时提高搅拌速率，可以增加发酵液中的溶解氧，并能使底物均匀地分散于发酵体系中，有利于底物的转化，提高转化效率。在微生物转化的不同阶段对氧的需求也是不一样的。微生物转化的本质是利用微生物细胞中某些酶的催化作用，一般来讲，在酶的诱导生成时所需溶氧浓度较低，则酶表达时就需要较高的溶氧含量。增加发酵过程中的通气量，从而增加氧气的供给，往往有利于生物转化的进行。

2. 底物的添加方法　在游离细胞的生物转化过程中，底物的物理化学性质，如底物的溶解度、渗透性、稳定性和对微生物的毒性等决定了底物的投料方式、投入量等。

(1) 底物的溶解性：微生物产生的酶可分为胞内酶和胞外酶两类。大多数参与生物转化的微生物酶是胞内酶，底物必须通过细胞壁和细胞膜才能与酶接触，从而进行转化反应。真菌的细胞壁对大多数低分子量有机化合物的透性较好，其生物转化率一般较高。细菌的细胞壁透性较差，其转化率相对较低。一般来说，培养基中底物的浓度与生物转化率呈线性增加关系。但也有例外，例如在微生物氧化性生物转化中，疏水性底物的转化率反而较高。这是因为催化其生物转化的氧化酶类绝大部分位于细胞膜中，膜脂对疏水性底物具有较高的亲和力，有利于疏水性底物与氧化性酶类接触，从而增加生物转化的效率。

(2) 底物溶解溶剂：中药里面的化学成分大多数是极性较小的天然产物，而游离细胞转化主要是在培养基或缓冲液中进行的，必须将转化底物“溶解”在培养基或缓冲液体系中才能被微生物酶所催化。在实际转化工程中，通常是将底物溶解在小体积的无毒或毒性较小的有机溶剂（如乙醇、丙酮、DMSO、DMF 或其他低分子量醇）中，然后加入培养基或缓冲液，使底物在培养系统中形成混悬液进行转化反应。尽管 DMSO 和 DMF 对大多数有机物都是良好的溶剂，且能和水混溶，但是由于它们的沸点很高，会影响转化产物的分离与纯化，因此在使用这类溶剂时应尽可能减少用量。另一种底物的加入方法是向培养基中直接添加固体粉末状底物，同时在培养基中添加无毒的表面活性剂（如吐温等），以促进微生物细胞对底物的吸收。在没有有机溶剂存在的条件下，微生物能耐受较高的底物浓度，因此可适当增加底物的量。

（3）底物自身毒性：很多天然活性物质都有一定的细胞毒性，加入培养基后会影响微生物的生长。对于这类底物，通常在加样时采取少量多次添加的方法，以避免底物对微生物细胞初级代谢产生太大的影响，不利于转化的完成。

（4）底物的稳定性：对于酸性或碱性的底物（如有机酸、生物碱等），则通常将其转化为盐的形式加入，以避免发酵液 pH 的波动。高挥发性底物则应在密闭的转化体系中进行反应，以减少底物的损失。对于稳定性较差的底物，则应在底物相对稳定的条件下进行转化反应，例如在对光敏感的底物进行转化反应时，生物转化体系应置于避光的条件下进行。

3. 酶的诱导剂的作用　要增加转化体系中酶的活力，除了增加细胞的总数外，更重要的是诱导细胞内酶的产生。酶的合成在整个细胞生命过程中是根据生理需要严格进行调控的，在没有诱导物存在的情况下，许多应用于生物转化的酶平时测不出其存在量，这类属于诱导酶。这类酶在对数生长期，即培养早期易被诱导产生，这是加诱导物有效的最佳时期。而通常能被转化的底物都具有该转化酶的诱导活性。所以一般生物转化实验中，会在微生物培养基中加入微量的底物进行诱导。

安慰诱导作用（gratuitous induction）是一种由能诱导合成酶的某些化合物所产生的诱导作用，而不是由该酶的天然底物引起的。能起安慰诱导作用的化合物为安慰诱导剂，它不会被酶破坏。因此在整个转化过程中，都可以添加少量的安慰诱导剂来诱导增加酶的活力。例如，大肠埃希菌在转化过程中，异丙基 β- 硫代半乳糖苷是 β- 硫代半乳糖苷酶的一种有效安慰诱导剂。

4. 酶抑制剂的作用　在微生物转化过程中通过添加酶抑制剂从而抑制转化过程中生合成途径的碳流走向和副反应发生，保证获得目标转化产物。例如，在制取甾体激素类药物重要中间体雄甾二醇的微生物转化过程中，添加二价铁的螯合剂来抑制开裂甾体母核酶的副反应，使降解边链反应终止在边链与母核相连接的 C-17 位上。这是因为甾体母核的氧化开环酶需要二价铁，整合剂的添加有效地抑制了副反应。

五、微生物转化在中药研究中的应用

1. 生物碱的微生物转化　生物碱（alkaloid）是天然的含氮有机化合物，但不包括氨基酸、蛋白质、卟啉胆碱甲胺等开链的简单脂肪胺。一些生物碱具有很强的生理活性，1803 年，从鸦片中分离到的吗啡至今仍然在临床上发挥着重要的作用。从金鸡纳树皮中分离到的奎宁是治疗疟疾的特效药，从 17 世纪发现到 20 世纪中叶一直是主要的抗疟药。近几十年来，从印度萝芙木 *Rauwolfia serpentina*（Linn.）Benth.et Kurz 中分离到的主要成分利血平（reserpine），马钱子 *Strychnos nuxvomica* Linn. 种子中分离到的中枢神经兴奋剂马钱子碱（strychnine）已成为重要的临床用药。在抗肿瘤活性方面，从长春花中分离出的长春花碱（vinblastine）、长春新碱（vincristine），从喜树 *Camptothec aacuminata* Decne. 中发现的喜树碱（camptothecine）、10- 羟基喜树碱（10-hydrocamptothecine）已作为抗癌药物用于临床。但生物碱往往毒性也较大，有的具有严重的成瘾性，为解决这些问题，可以应用中药的生物转化技术。

生物转化中研究较多的生物碱为异喹啉生物碱。该类化合物中又以吗啡类生物碱的微生物转化为研究热点。利用 *Cylindrocarpon didymium* 可转化吗啡生成 2,2′- 二聚吗啡，然后又转化生成其他产物(图 7-15)。从反应的类型来看，主要是氧化还原反应。

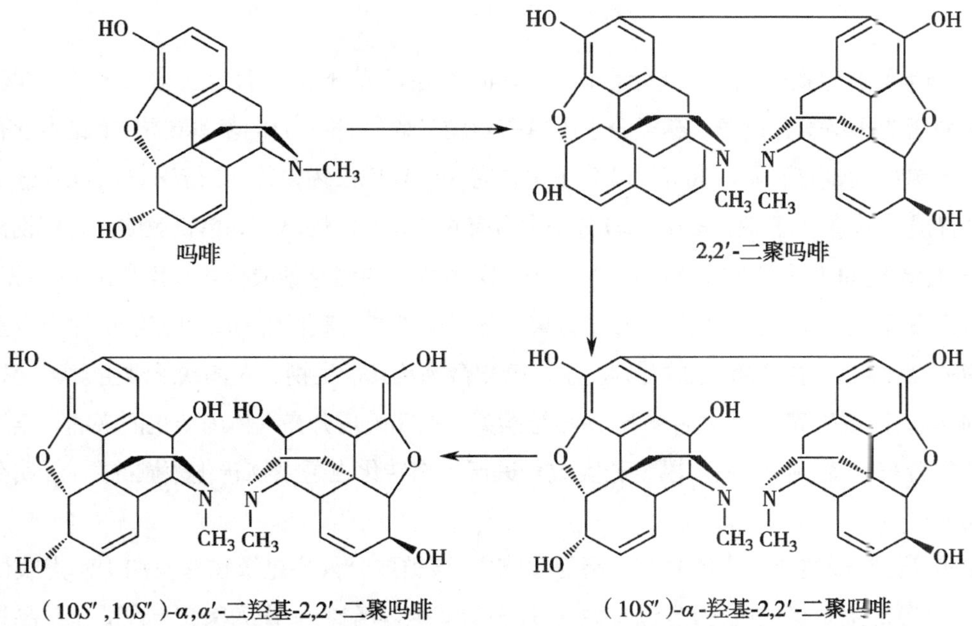

● 图 7-15 *C didymumb* 对吗啡类生物碱的生物转化

菌株 *Rhodococcus sp.strain* MB1 对可卡因(cocaine)转化，可将底物水解生成苯甲酸(benzoic acid)和芽子碱甲酯(ecgonine methyl ester)，如图 7-16 所示：

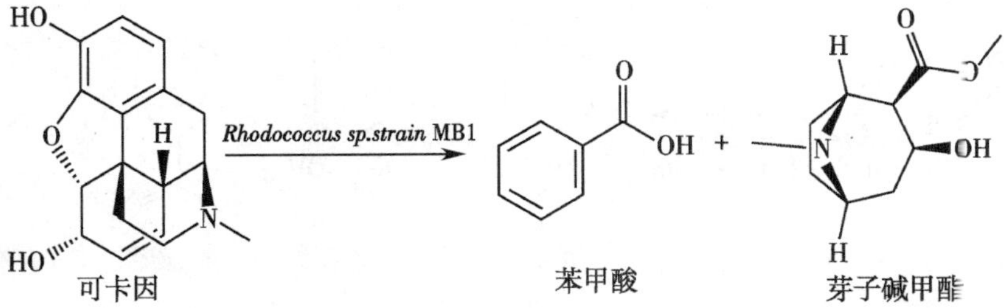

● 图 7-16 *Rhodococcus sp.strain* MB1 对可卡因进行转化

灰色链霉菌 *Streptomyces griseus* ATCC 13273 可将左旋四氢巴马汀(*l*-tetrahydropalmatine)转化为左旋紫堇达明(*l*-corydalmine)，产物的镇痛活性更强、副作用更小，为利用生物转化实现中药痕量活性成分的高效合成提供了新的思路(图 7-17)。

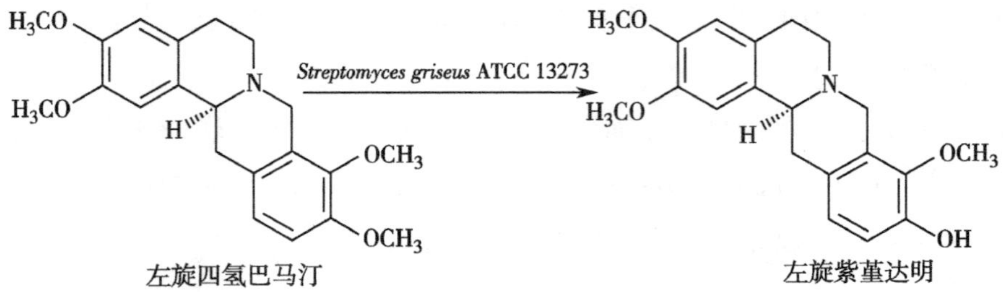

● 图 7-17 *Streptomyces griseus* ATCC 13273 转化生成左旋紫堇达明

2. 萜类的微生物转化 萜类化合物（terpene）在自然界分布十分广泛，含量大，结构多样，对人类生命活动作用十分重要。萜类分子中具有异戊二烯（isoprene）的基本单位，单萜中含有 2 个异戊二烯单位；倍半萜（sesquiterpene）分子中含有 3 个异戊二烯单位；二萜（dieterpene）分子中含有 4 个异戊二烯单位；三萜（triterpene）分子中含有 6 个异戊二烯单位。单萜类成分为植物挥发油类组分，如玫瑰油中的主要成分香叶醇（geraniol）；黄花蒿的倍半萜成分青蒿素（artemisinin），在抗疟疾方面发挥了重大作用。从红豆杉中分离到的二萜类成分紫杉醇（taxol）已经成为当今重要的抗肿瘤药物。人参的主要活性成分则属于三萜化合物及其衍生物。人体缺乏维生素 A 会导致多方面的疾病，而维生素 A 是由胡萝卜、南瓜等蔬菜中的四萜成分在人体内转化而来的。萜类成分在植物界分布广泛、种类繁多，围绕萜类成分进行生物转化也是生物转化领域的重点，现在分别阐述如下：

（1）单萜：单萜类成分广泛分布于高等植物中，该类成分大多是植物挥发油中沸点较低组分（150~190℃）的主要组成成分，多具有香气，许多具有生理活性，可作为医药、食品、化妆品等工业的主要原料。单萜类成分按骨架可分为无环单萜、单环单萜、二环单萜等。

1）无环单萜：无环单萜中的代表性化合物主要是萜醇和萜醛等一些含氧衍生物（如香叶醇、橙花醇等），主要的微生物转化也是围绕这些化合物展开。所用的微生物种类以 *Penicillium italicum*、*Aspergillus niger* 为主，无环单萜常见生物转化反应见图 7-18。

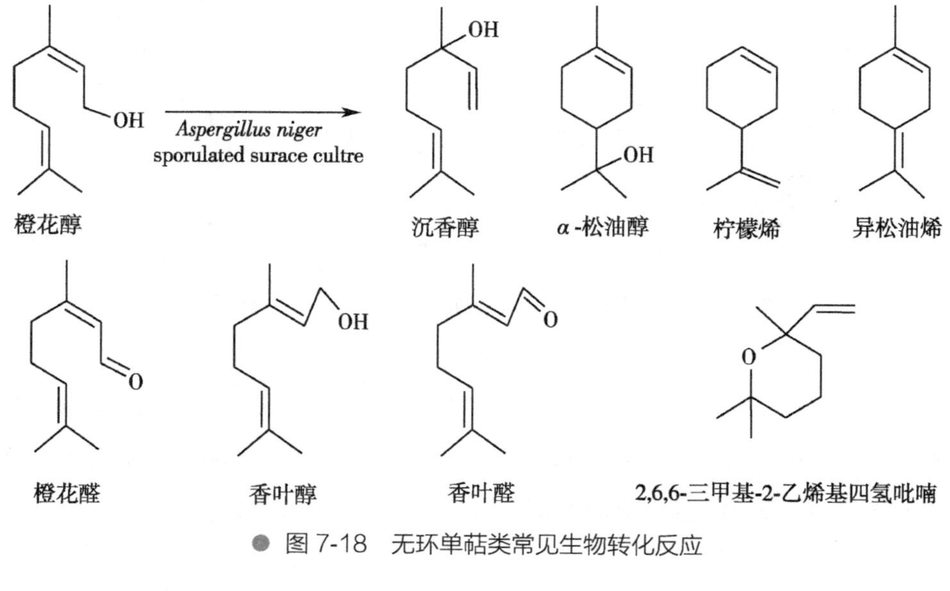

● 图 7-18 无环单萜类常见生物转化反应

2)环状单萜:常见的环状单萜有萜烯、萜酮和萜醇等,微生物转化的主要反应类型是氧化还原反应,因此这一类化合物的生物转化以双键的生成和还原、羟基化等反应为主。环状单萜常见生物转化反应见图 7-19。

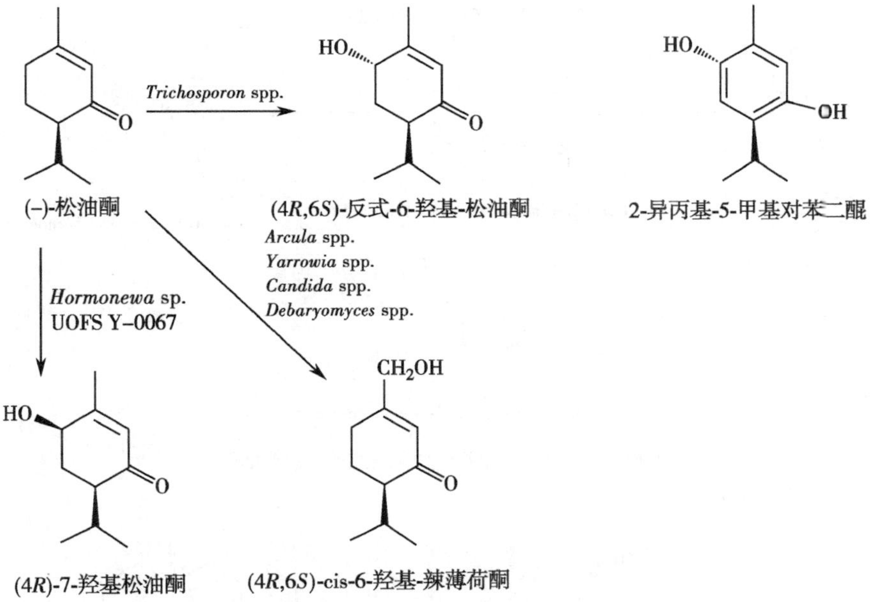

● 图 7-19 环状单萜类常见生物转化反应

(2)倍半萜:倍半萜类成分分布也比较广,与单萜类成分一样,该类成分常见于植物的挥发油中,是挥发油中高沸程成分的主要组成部分。倍半萜类化合物的含氧衍生物多有较强的香味和生物活性,是医药、食品、化妆品工业的重要原料。倍半萜由三个异戊二烯单位构成,这类化合物无论在数目上,还是在结构骨架类型上都是萜类成分中最多的一类 倍半萜的基本骨架有 60 多种,如果考虑各种骨架形成不同类型的内酯环,还有各种复杂的立体结构,倍半萜类化合物的结构类型更是纷繁复杂,该类化合物的生物转化同样也是以氧化还原反应类型为主。

无环倍半萜(acyclic sesquiterpenoid)在自然界中是合成其他类型的倍半萜类化合物的前体物质,因此能够对这一类化合物进行生物转化的微生物较多,常见的微生物有 *Aspergillus niger*, *Rhodococcus rubropertinctus*, *Streptomyces cinamonetsis*, *Diplodia gossypina*, *Mucor circinelloides*, *Fusarium solani*。由于无环倍半萜中含有不饱和双键,生物转化反应类型主要以双键的还原和转移为主,其他常见反应尚有双键的还原、羟化。比较典型的反应如图 7-20。

桉烷型双环倍半萜的生物转化是另一类研究较多的化合物类型,常用的微生物有 *Exserohilum halodes*(CECT 2176), *Setosohaeria rutrata*(IMI 76563), *Curvularia lunata*(ATCC 12017), *Rhizophus nigrican*(ATCC 10404)。比较典型的反应如图 7-21。

(3)二萜:二萜类成分可以看成是由 4 个异戊二烯连接而成,在植物中主要由焦磷酸香叶麦香叶酯(geranyl geranyldiphosphate, GGPP)转化缩合而成。一些二萜的含氧衍生物如穿心莲内酯、丹参酮、雷公藤内酯等都已成为重要的药物。二萜化合物大多以环状形式存在,根据其分子骨架的碳环数目,可将二萜化合物分为无环二萜、单环二萜、二环二萜、大环二萜等。

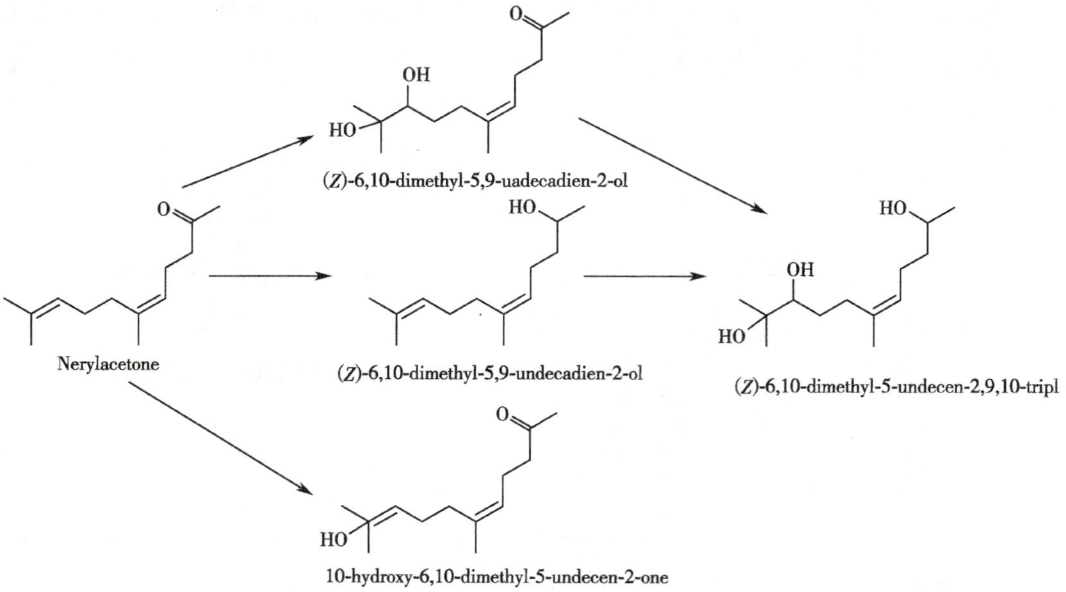

● 图 7-20　倍半萜类常见生物转化反应

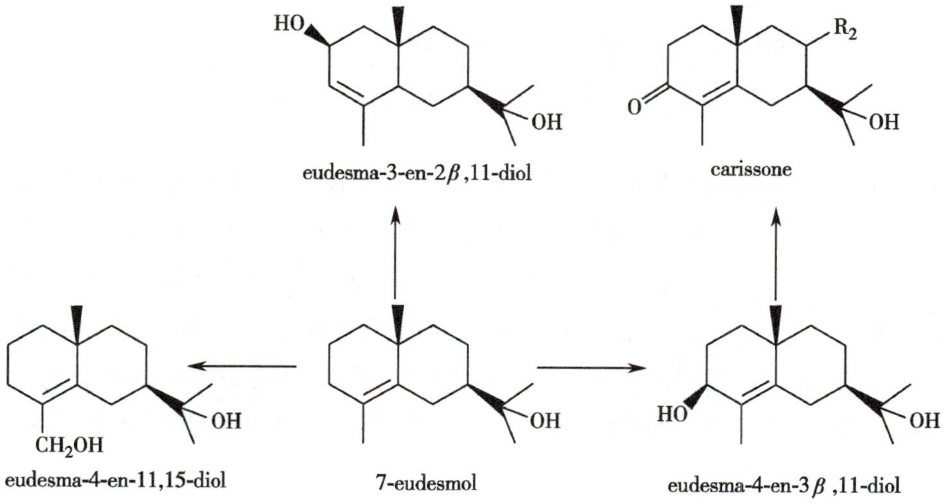

● 图 7-21　双环倍半萜类常见生物转化反应

在劳丹烷型二萜化合物的生物转化的反应中，主要的反应类型还是在分子中引入羟基，由于反应中引入羟基的位点较多，因此在不同位点羟基化的组合中可以形成一系列数目众多的化合物。比较典型的反应如图 7-22。

四环二萜类化合物是普遍存在于植物中的成分，尤其在香茶菜属植物中分布最多，其中又以对映 - 贝壳杉烷类化合物为代表，所以四环二萜类化合物的转化主要围绕该类化合物展开。比较典型的反应如图 7-23。

3. 甾体化合物的微生物转化　甾体（steriod）成分在植物界的分布同样相当广泛，是植物细胞的重要组成部分，它们通常以高级脂肪酸酯或者以甾醇的形式存在，多与油脂类共存于植物种子和花粉粒中，亦可以与糖结合成苷存在于植物的根、根茎等部位。天然的甾体结构中具有环戊烷多氢菲母核，根据甾体植物成分 C-17 侧链的不同可分为 C-21 甾体、强心苷类、植物甾醇类等。其中 C-21 甾体植物成分，具有重要的生理活性，该类成分具有孕甾酮的基本骨架，多以孕甾酮或其异构体为基本骨架的羟基衍生物。微生物转化最早应用于甾体类化合物。从生物转化的反应类型来看，主要有甾体类母核上的羟化反应、甾醇类化合物侧链的断裂以及脱氢反应。

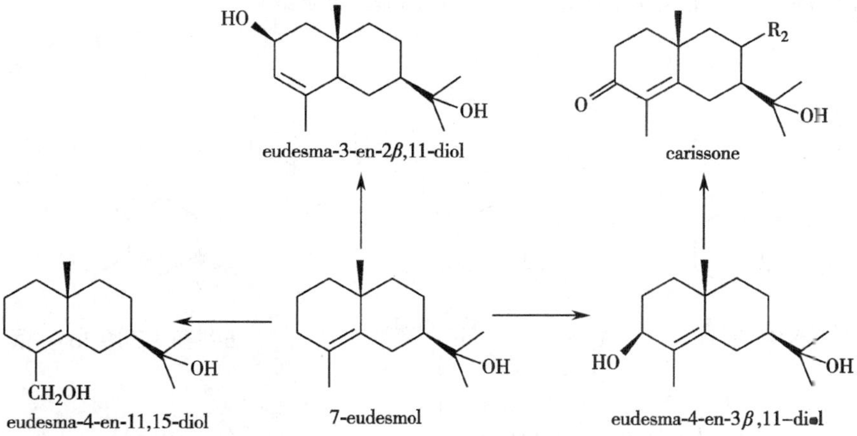

● 图 7-22　双环倍半萜类常见生物转化反应

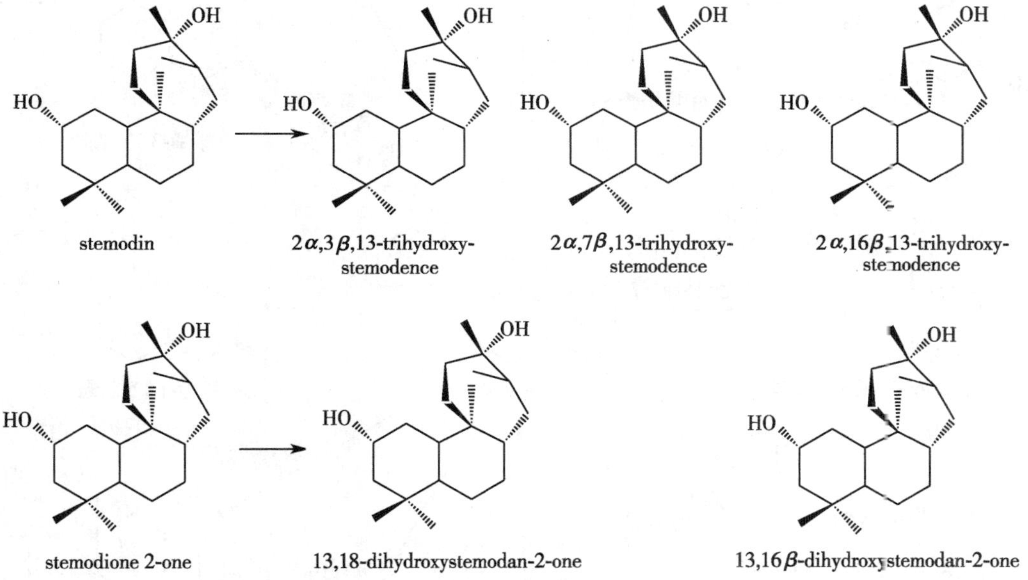

● 图 7-23　四环二萜类常见生物转化反应

微生物几乎对甾体的每个位置都能进行转化，其中对甾体药物合成比较重要的位置及反应优点如图 7-24 所示。

微生物对甾体可以发生的生物转化反应如下，不同转化反应之间的差别在于所选择底物的差异。常见甾体类微生物转化反应见图 7-25。

(1) 羟化微生物对甾体进行羟化时，以 C-9α，C-11α，β，C-11α，β，C-17，C-19 角甲基和边链上 C-26 上的羟基化较为重要。

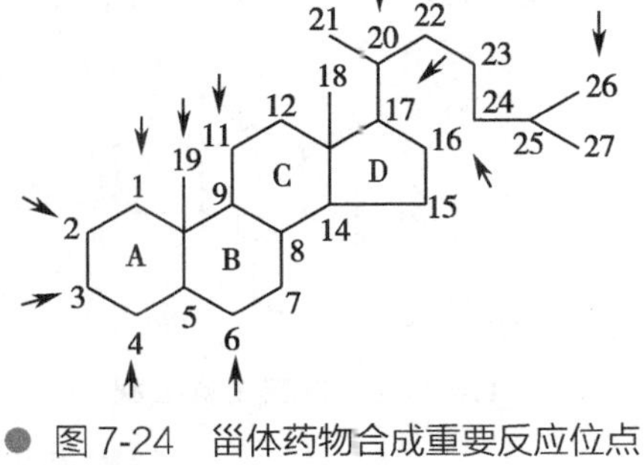

● 图 7-24　甾体药物合成重要反应位点

(2)羟基转化为酮基最常见的是 C-9α 或 C-3β 转化为 C-3 酮基，以及 C-17 羟基转化为 C-17 酮基。

(3)脱氢微生物对甾体脱氢常发生于 A 环的 C-1，2 和 C-4，5 位之间。

(4)芳香化主要发生在 A 环上。

(5)环氧化常发生在 C-9，11 和 C-14，15 之间。

(6)酮基还原为羟基主要是 C-3、C-17、C-20 位上酮基还原。

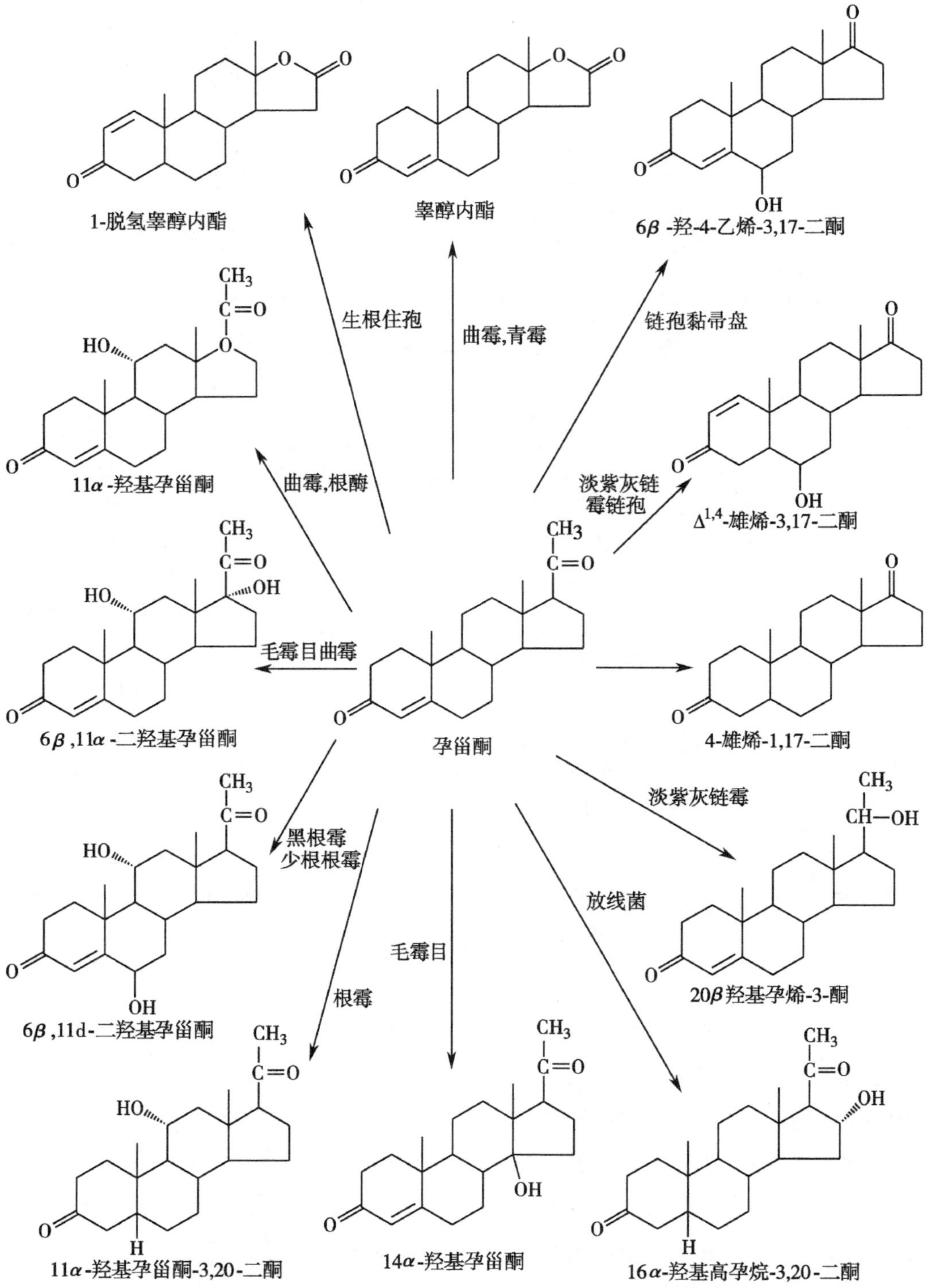

● 图 7-25 孕甾酮类常见生物转化反应

4. 黄酮类化合物的微生物转化　黄酮类化合物(flavonoids)是自然界尤其是植物界分布最广泛的一大类天然类酚性化合物,是药用植物的活性成分之一。该类化合物生物活性多样,如防治心血管疾病、抗肿瘤、抗自由基、抗氧化等,而且可用作食品、化妆品的天然添加剂,如甜味剂、抗氧化剂、食品色素等,对黄酮类化合物的结构和生物活性的研究一直是药物研究和开发的热点。黄酮类化合物系色原烷(chromane)或色原酮(chromone)的 2- 或 3- 苯去衍生物,泛指有两个芳环通过中央三碳键相互连接而形成的一系列化合物,一般具有 $C_6-C_3-C_6$ 的基本骨架特征。

黄酮类化合物生物转化的类型主要是苯环上酚羟基的甲基化(见图 7-26),这个反应对于一般的有机合成来说是很难完成的。同时天然存在的黄酮类化合物中也含有此类结构,所以微生物中的酶系与植物中相关酶系比较类似。

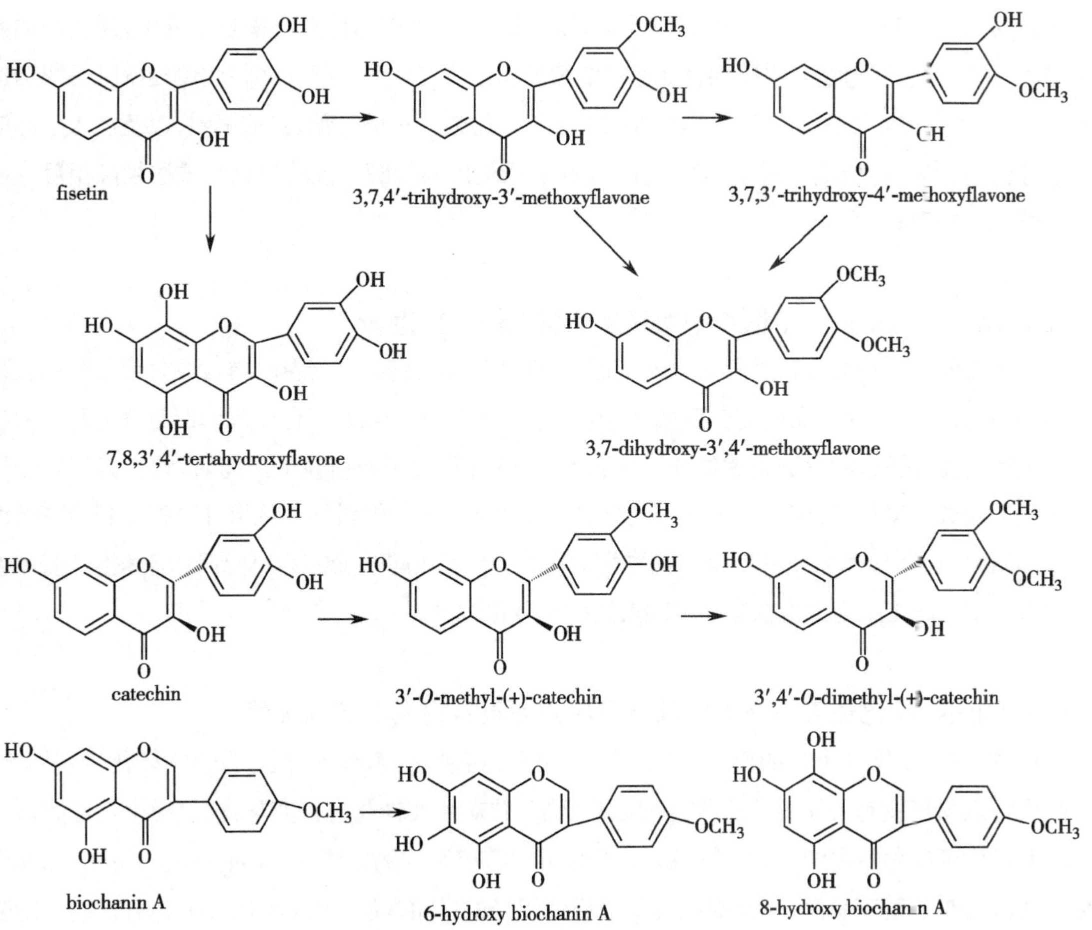

● 图 7-26　黄酮类化合物常见的微生物转化反应

第三节　植物生物转化技术

与微生物一样,植物细胞与组织中同样含有丰富的酶系,因此药用植物细胞和组织培养不仅使大规模的生产植物天然产物成为可能,同时也具有转化外源化合物的能力,可作为反应器,用于天然化合物的结构修饰或化合物的生物合成。这种利用植物培养细胞为酶源，使某种前体化合物转化为相应产物的技术就是植物细胞转化。植物细胞内含有可以催化酯化、氧化、还原、皂化、羧基化、羟基化、异构化、甲基化、环氧化、葡萄糖基化及去甲基化等反应的多种酶类。利用植物细胞组织系统进行转化，更多的是发根农杆菌 *Agrobacterium thizogenes* 诱导产生的毛状根或冠瘿组织对天然化合物进行结构修饰。

一、植物细胞、组织生物转化的特点与优势

（一）植物细胞、组织中酶系统更适合于天然活性成分的生物转化研究

植物与微生物虽然同样能催化氧化、还原等一系列的反应，但分属不同的自然分类系统，所含的酶系显然是不同的，代谢途径有明显的差异。而大多数天然活性成分来自于植物，通过饲喂前体物质，可用作研究植物代谢产物合成途径的模型。这项工作通过微生物转化途径研究是很难达到的。例如，通过对中国红豆杉悬浮培养细胞进行放射性标记葡萄糖、乙酸饲喂，以及加入不同的外源性代谢中间体，检测其对紫杉醇产量的影响，推测出紫杉醇母核的生物合成途径除甲羟戊酸途径外，还有丙酮酸途径。

（二）植物生物转化可用于植物中微量或痕量天然产物生产

许多天然活性成分在自然界中含量很低，如红豆杉和长春花中含有的有效成分紫杉醇和长春新碱，均是抗癌和治疗白血病的有效成分，但原植物中的含量极低，仅有十万或百万分之一。治疗 1 名癌症患者所需的紫杉醇要砍掉 3 株生长 60 年的红豆杉树方可获取。同时，紫杉醇和长春新碱的化学合成步骤复杂，用现行化学合成方法难以达成。大量的科学家从事红豆杉和长春花组织培养的研究，对紫杉醇和长春新碱在植物中的次生代谢机制研究逐渐深入，细胞培养生产前体物质并与化学合成相结合的方法有望实现最终的工业化生产。

（三）植物生物转化在天然产物糖基化反应方面具有更为显著的优势

植物细胞、组织能进行的反应类型有氧化、还原、羟基化、水解等，但与微生物转化反应相比，其突出特点是植物对外源性化合物的糖基化反应，并对所连糖基进行酯化，这是微生物难以进行的。糖基化可视为植物细胞对植物毒素化合物的去毒机制。例如桉树 *Eucalyptus robusta* Smith 细胞能糖基化对氨基苯甲酸、丁香酚和异丁香酚、托品酸、甘草次酸、单萜类化合物。植物细胞发酵培养不但能大规模合成次生代谢产物而且能大规模糖基化外源化合物，但由于植物细胞生长缓慢，转化率低，易污染，因此植物细胞较少应用于催化糖基化反应。Ri 质粒裂化的毛状根表现为激素自养、生长迅速、遗传性状稳定、次生代谢产物合成能力强，可作为一种新型的糖基化反应器。

植物生物转化与化学反应合成糖苷相比有如下特点：①植物对外源性化合物的糖基化反应是将几步反应连续进行一次完成，副产物少，而化学合成反应包括乙酰化、糖基化、去乙酰化几个步骤，副产物多。②植物对外源性化合物进行糖基化具有空间立体选择性，而化学合成反应需要使用保护剂，才能糖基化特殊的空间位点。但利用植物细胞、组织进行转化也有它本身

的缺点，如植物细胞系不稳定、产率低、生长速度慢、不易扩大培养，植物器官培养所用的反应器需要特殊的供气、搅拌和剪切力等，进而生产成本较高，影响了植物细胞、组织进行转化的工业化。但是，若仅从科研角度来看，阐明某些化合物生物转化机制，运用植物细胞、组织是可行的。

二、植物生物转化实验方法与技术要点

（一）植物细胞转化方法与技术要点

1. 植物细胞转化一般实验流程 植物细胞转化实验过程：建立细胞株→培养细胞→选择适宜的转化方式→转化培养→转化产物的提取分离→产品精制。

（1）植物细胞株的选择是成功进行转化反应的关键，要根据转化的目的，选择含有能催化该类反应酶的细胞株。

（2）制备培养基，首先要能使植物细胞充分生长，同时要考虑到转化所需要的酶诱导条件。

（3）转化底物添加要选择适当的时期，选择添加底物的方法（如固体投料或液体加料）和方式（如连续加料或间隙加料）。

（4）调控好整个转化过程中各项影响因素，如开始加底物的时间、加入的底物和转化的产物在转化环境中最大的稳定滞留时间，控制好转化反应终点，防止滞留时间过长，产物及底物被代谢消耗。

2. 植物细胞转化方式

（1）悬浮细胞转化：利用液体培养基培养保持良好分散状态的单个细胞或小的细胞聚集体，从而实现对外源性化合物进行转化的方法，称为悬浮细胞转化。悬浮细胞转化分为两个阶段：先进行悬浮细胞的培养；在细胞培养到一定程度时，再加入底物或者前体物质，进入转化阶段。常用的药用植物细胞悬浮培养体系见表 7-13。在实验室小量实验中，通常使用摇床和自旋式培养架等设备进行植物细胞的悬浮培养与转化。而用于植物细胞的大量培养与转化的生物反应器主要有搅拌式生物反应器与气升式生物反应器。

表 7-13 常用的药用植物细胞悬浮培养体系

药用植物	底物	转化目标
美洲商陆	羟苯基丁酮	8 位羟基的糖基化及其衍生物
人参	丹皮酚	2 位羟基的糖基化反应及其衍生物
何首乌	大黄素	大黄素 -8-*O*-*β*-D- 吡喃葡糖苷
掌叶大黄	鬼臼毒素	脱水鬼臼毒素
笋瓜	香叶基香叶醇、法尼醇、香叶醇	转化成相应的酸，其中香叶基醇的转化率最高
印楝	蒿甲醚	10-*β*- 甲氧基青蒿黄素Ⅰ，12-*β*- 甲氧基青蒿黄素Ⅲ

（2）固定化细胞转化：植物细胞培养最大的问题是人工培养的植物细胞遗传和生理的高度不

稳定以及细胞间的不一致性，导致在培养中高产细胞往往出现低产率和产生其他代谢物的情况。固定化细胞可以在一定程度上避免这种问题，并且有利于连续培养及转化产物的合成、分泌与积累。常用的固定化方法有凝胶包埋、表面吸附、网格及泡沫固定、膜固定(包括中空纤维)。固定化反应器有固定床生物反应器、流化床生物反应器、中空纤维反应器与气升式反应器等。科学家比较了红豆杉固定化连续培养与非固定化连续细胞培养对细胞生长和紫杉醇生产的影响，发现固定化的细胞其紫杉醇产量明显高于非固定化连续培养的细胞。目前固定化培养技术已广泛应用于胡萝卜、长春花、毛地黄、烟草、咖啡、万寿菊等植物的细胞培养中。

(3)两相培养转化法：该方法是在培养体系中加入水溶性或脂溶性的有机物，或者是具有吸附作用的多聚化合物(如大孔树脂)，使培养体系形成上下两相，要求增加的一相比水相对转化产物有大得多的溶解度或吸附能力；也就是说在细胞外创造一个储藏转化产物的单元，从而将释放到水相中的转化产物转移到新加的一相中，由此打破产物在胞外水相和胞内的平衡，促使合成更多的产物并释放到胞外水相中，然后通过萃取剂萃取或吸附剂吸附，最终达到分离产物的目的。

(二) 植物毛状根转化方法与技术要点

1. 植物毛状根转化基本步骤　用发根农杆菌进行感染诱导形成毛状根→毛状根的培养→转化培养→转化产物的提取分离→产物的精制。

2. 影响植物毛状根转化的因素

(1)植物培养的种类、株系、生长阶段：植物培养物的种类、株系、生长阶段都将影响特定外源化合物的转化。对于通过有目的地饲喂前体化合物、获得天然活性物质的转化来说，通常直接选用产生该活性物质的外植体，通过诱发愈伤组织、单细胞分离，筛选优良的单细胞无性繁殖系；或通过农杆菌介导的转基因组织(主要是毛状根和冠瘿组织)，作为转化反应的反应系统。对于不是以获得次生代谢产物为目的的转化反应，则可根据反应需要选择不同的植物培养体系。例如，天麻素即对羟基甲基苯-*β*-D-吡喃葡糖苷(4-hydroxymethylphenyl-*β*-D-glucopyranoside)是兰科植物天麻的主要活性成分，有镇静、抗惊厥、抗炎、镇痛及增强机体免疫功能等作用。以对羟基苯甲醇为底物，利用人参毛状根培养体系为反应器进行生物转化反应，即可获得天麻素。Bouhouche 研究发现悬浮培养的积雪草 *Centella asiatica*(L.) Urb. 细胞的生长阶段将影响糖基化产物的产量、含量、糖基化率，研究表明悬浮培养细胞的对数生长期初期是糖基化外源化合物的最佳时期。

(2)外源化合物的影响：植物细胞、组织转化的本质也是酶催化的转化反应。大部分植物细胞、组织转化所需要的酶如氧化酶、糖基化酶都是胞内酶；因此底物必须与植物细胞充分接触，并且能够进入细胞内，才有可能使转化反应顺利进行。外源化合物的量都有一个阈值，一旦超过，其生长将被抑制，甚至导致其死亡。例如，利用高山红景天将外源性酪醇转化为红景天苷，当培养基中酪醇浓度超过 3mmol/L 时，细胞的正常代谢将受到很大影响，从而引起转化率急剧下降；悬浮培养的人参根对极性越强的外源化合物，糖基化率越低，可能是外源化合物的极性越强，根的吸收率越低；洋地黄毒苷元、甘草次酸、鬼臼毒素等外源化合物溶解度小，被植物培养物吸收较难，加入吐温-80、环糊精等助溶剂增加其溶解度，使其被吸收而糖基化。研究发现利用悬浮培养的白色烟草细胞糖基化，且酚羟基的取代位置会影响伯醇基的糖基化率，糖基化率是间位 > 对位 > 邻位。

(3) 培养条件

1) 培养基组成的影响：基本培养基的组成将影响植物培养物对外源化合物的转化。Daniela A Casas 通过研究不同碳源对白花木曼陀罗 *Brugmansia Candida* 毛状根糖基化外源氢醌的影响，发现蔗糖作为碳源时的糖基化率最高，并发现以蔗糖、葡萄糖为碳源时毛状根为浅褐色，以木糖醇、山梨糖醇为碳源时毛状根为黑色。研究表明蔗糖、葡萄糖不但是 UDPG 的前体，而且还能清除糖基化时产生的自由基、降低外源氢醌的细胞毒性。研究发现悬浮培养的桉树细胞在不含 Fe^{2+} 的 BA1 培养基中对崖柏素的糖基化率是在含 Fe^{2+} 的 BA1 培养基中的 2 倍。

2) 植物激素的影响：植物激素对植物培养物的生长、对化合物的转化能力有较大影响。常用的植物激素是控制生长的生长素和调节次生代谢产物合成的细胞分裂素。例如 Takashi Kometani 发现悬浮培养的小果咖啡 *Coffea arabica* L. 细胞糖基化外源辣椒碱，加入 0.5μmol/L 2，4-二氯苯氧乙酸后细胞生长量和糖苷产量是加 5μmol/L 吲哚乙酸后的 2.7 倍，加入 5μmol/L 2，4-二氯苯氧乙酸和 0.5μmol/L 6-糖基氨基嘌呤后细胞生长量和糖苷产量是加入 5μmol/L 吲哚乙酸后的 318 倍。

3) 其他影响因素：培养基起始 pH、光照、温度等因素对植物培养物生长、次生代谢产物的合成和化合物的转化都有影响。对于毛状根转化天然活性成分，还有 Ri 质粒的基因改造的影响，通过设计制作的 Ri 质粒来改造毛状根的基因组 DNA，利用这一体系可以通过一种单一的毛状根类型来生产多个化合物。已有研究表明，莨菪碱 6*β*-羟化酶（H6H）催化莨菪碱的环氧化，是转化为东莨菪碱很重要的一步，将 H6H 基因从莨菪 *Hoscyamus niger* L. 引入到颠茄 *Atro belladonna* L.，颠茄的毛状根能够生产高含量的东莨菪碱。

三、植物生物转化在中药研究中的应用

1. 人参毛状根对洋地黄毒苷元转化的研究　人参 *Panax ginseng* C.A.Meyer Pg-3 株系，于 B2K 琼脂培养基（MS 培养基加蔗糖 30g/L、琼脂 9g/L、indole-butyric acid 2mg/L、激动素 0.1mg/L)，25℃避光培养传代。转化时，采用培养 4 周的培养物，每瓶摇瓶（每 1L 瓶中装有 B2K 培养液 250ml，毛状根鲜重 30~40g）中加入含 30~40mg 洋地黄毒苷元的 5%Tween-80 悬浮液，转速为 90r/min，孵化 18~20 天，温度 25℃。生物转化得到洋地黄毒苷元硬脂酸酯（Ⅱ）、棕榈酯盐（Ⅲ）、肉豆蔻酯（Ⅳ）、月桂酸酯（Ⅴ）、3-表洋地黄毒苷（Ⅵ）（主要转化产物）、杠柳毒苷配基（Ⅶ）、3-表杠柳毒苷配基（Ⅷ）、3-表杠柳毒苷配基-*β*-D-葡糖苷（Ⅸ）、洋地黄毒苷配基-*β*-D-葡糖苷（Ⅹ）、杠柳毒苷配基-*β*-D-葡糖苷（Ⅺ）、洋地黄毒苷配基-*β*-D-槐糖苷（Ⅻ）、1-*β*-羟基洋地黄毒苷（acovenosigenin-A）（XIII）、洋地黄毒苷配基-6′-丙二酸酰化葡糖苷（digitoxigenin-*β*-D-glucoside malonyl ester）（XIV）等转化产物。其中Ⅵ是主要转化产物，Ⅺ、Ⅻ含量很低，XII、XIV是新的转化产物。脂肪酸酰化萜类糖苷与丙二酸酰化糖苷是人参根中的常见成分，糖基化、脂肪酸酰化反应与糖苷丙二酸酰基化转化反应在人参毛状根转化体系中也是比较常见的，由此可见反应体系中次生代谢途径中对外源性化合物的转化是有影响的。人参毛状根对洋地黄毒苷配基的生物转化反应见图 7-27。

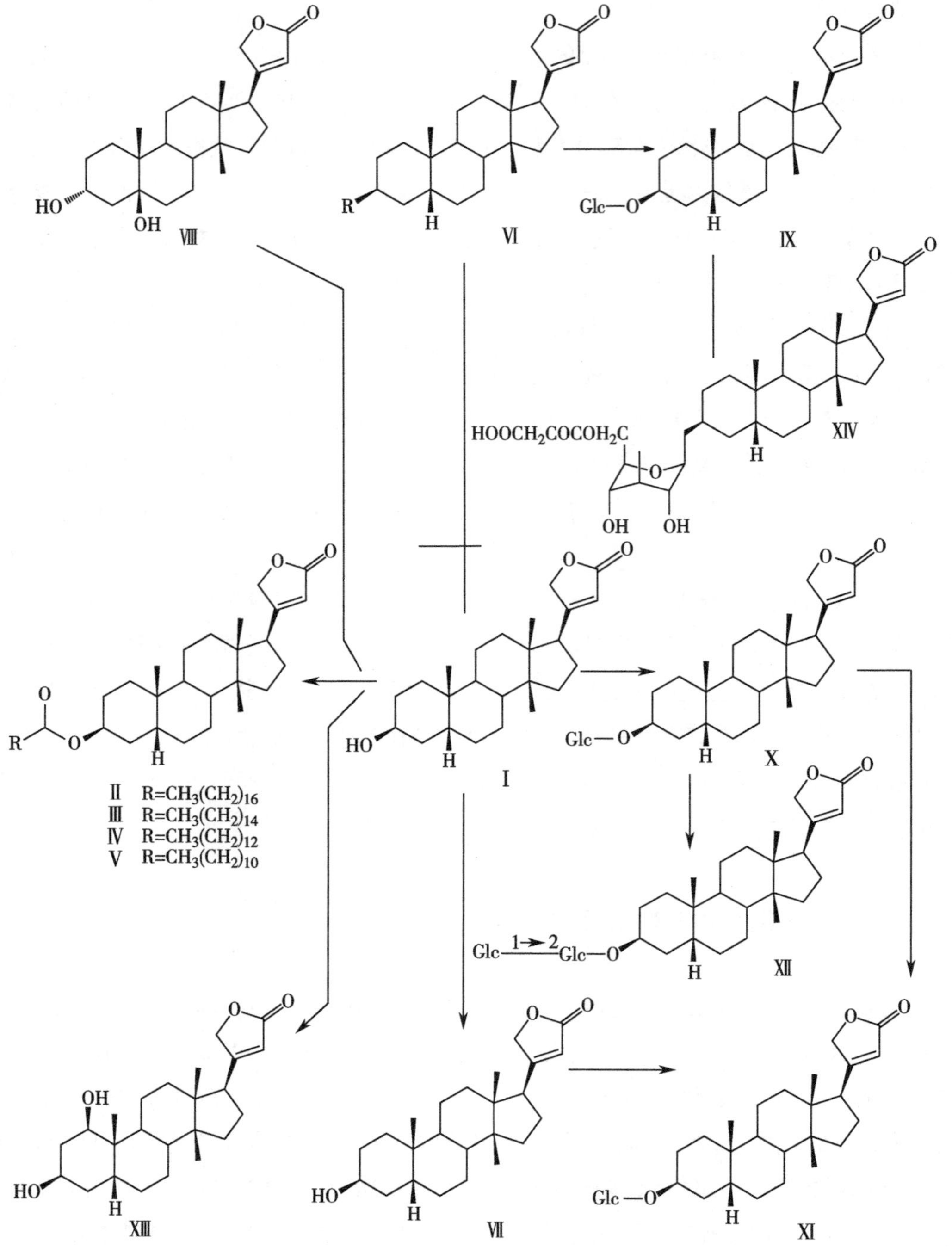

● 图 7-27 人参毛状根对洋地黄毒苷配基的生物转化

2. 高山红景天悬浮细胞将酪醇转化为红景天苷的研究 红景天苷（酪醇 -β-D- 葡糖苷）具有抗缺氧、抗寒冷、抗疲劳、抗微波辐射等功能，而且具有延缓机体衰老、防止老年疾病等功效，是一种很有发展前途的药物。红景天苷的来源主要是红景天属植物的地下根茎，但含量甚微。利用其苷元酪醇进行糖基化反应人工合成红景天苷的反应过程复杂，收率低。高山红景天细胞培养为红景天苷的生产提供了一条新途径，但产量很低，培养细胞中的红景天苷含量至多只能达到野生植株的水平。利用添加外源性合成中间体酪醇，可以使红景天苷的收率远高于细胞培养的收率。

高山红景天 *Rhodiola sachalinesis* A.Bor. 细胞悬浮培养的建立与继代方法：以海拔 1 700m 以上的高山红景天的茎作为外植体诱导出愈伤组织。诱导的愈伤组织在含蔗糖 3%，并附加 1mg/L 2，4-二氯苯氧乙酸及 1mg/L 苄氨基腺嘌呤的 MS 琼脂培养基上培养。将培养 20 天左右的生长旺盛的愈伤组织转入液体培养（培养基同上），建立细胞悬浮培养体系。每隔 10 天继代一次，培养基为附加 0.3mg/L α- 萘乙酸和 3mg/L 苄氨基腺嘌呤的 MS 培养基。

生物转化培养基与转化方法：培养基为附加 0.3mg/L α- 萘乙酸和 3mg/L 苄氨基腺嘌呤的 MS 培养基（含 3% 蔗糖）。在添加酪醇时，先将一定量的酪醇溶解在乙醇中，配成浓度为 0.1mol/L 的溶液，过滤灭菌后在细胞生长的不同时期添加到培养物中，使其达到所需浓度。实验采用 250ml 三角瓶中装培养基 50ml，摇床转速 120r/min，室内自然光照，培养温度 24℃ ± 1℃。

高山红景天悬浮培养细胞中能自行累积酪醇，但葡萄糖基转移酶的活性与酪醇在胞内的积累量不同步，在指数生长期，酶活性很高而胞内酪醇积累量很低；相反，在静止期，胞内酪醇虽有大量积累，但酶活性很低，最终导致培养细胞中的红景天苷含量较低。但是通过在指数生长期添加外源底物酪醇，使其胞内酪醇在葡萄糖基转移酶的作用下通过生物转化生产红景天苷，能有效地转化成红景天苷，使培养细胞内红景天苷含量达到 37mg/g，几乎是正常培养细胞中的 9 倍。高山红景天悬浮培养细胞反应见图 7-28。

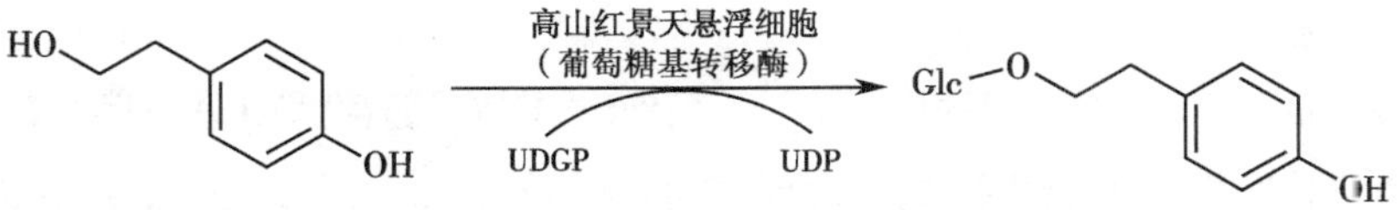

图 7-28　酪醇转化为红景天苷

当培养基中酪醇浓度为 0.5~3.0mol/L 时，胞内红景天苷含量几乎呈线性升高，而转化率呈缓慢下降趋势。在酪醇浓度超过 3mmol/L 后，红景天苷含量与转化率都急剧下降。这表明，在培养基中酪醇浓度较低的情况下，对细胞的正常代谢过程影响较小，可使胞内糖基化反应正常进行，所以使得红景天苷含量随酪醇浓度的增加而升高。但胞内酪醇浓度的增大可能会影响到糖基转移酶的活性，同时生成的红景天苷对糖基化反应也有可能起负反馈作用，因而使得转化率一直呈下降趋势。但当培养基中酪醇浓度超过 3mmol/L 时，细胞的正常代谢将受到很大影响，从而引起转化率急剧下降。因此这里 3mmol/L 的酪醇浓度是一个转折点。从第 7 天起连续 3 天添加较低浓度酪醇，虽然转化率明显降低，但最终红景天苷产量能有明显提高。培养 12 天时红景天苷的浓度明显下降，有可能被细胞进一步代谢生成其他产物。通过 3 次连续添加酪醇，在 6g/L 培养细胞密度下，得到红景天苷含量为 155mg/g，已具有潜在的商业应用价值。

3. 利用前体饲喂的方法对紫杉醇母核的生物合成途径进行研究　细胞悬浮培养技术是研究生物碱、萜类等天然产物的生物合成途径及酶学反应机制的有效手段。目前采用的策略是应用同位素饲喂植物体或细胞悬浮培养物，通过核磁共振谱（NMR）分析，或者控制细胞悬浮体系中相关酶的浓度，使其呈梯度分布，然后分析中间产物的结构。

利用南方红豆杉悬浮细胞饲喂代谢中间体考察目的产物紫杉醇产量的影响，推测了紫杉醇的生物合成途径，具体内容如下。

细胞及培养方法：实验材料为连续培养 6 代以上的南方红豆杉悬浮细胞系。培养基为 B5+NAA(2mg/L)+KT(0.2mg/L)，在 25℃±2℃、黑暗条件下进行培养，摇床速度为 110r/min，30 天继代一次。

生物转化体系：代谢中间产物牻牛儿醇、牻牛儿牻牛儿醇、蒎烯，分别以无水乙醇配制成 10mg/L、5mg/L、10mg/L；甲瓦龙酸与等当量 KOH 溶液混合，终浓度为 100mg/L。加入培养基前以 0.20μm 除菌滤膜除菌，并于培养 0 天加入。

实验结果：在合适的浓度，4 种代谢中间产物对南方红豆杉培养细胞紫杉醇含量的影响不同。其中，牻牛儿醇和牻牛儿牻牛儿醇对紫杉醇含量的促进作用最为明显，分别比空白对照提高了 73% 和 91%，甲瓦龙酸的作用居中(32%)，而蒎烯基本没有作用。

紫杉醇是一种双萜化合物，在植物次生代谢中异戊二烯是合成所有萜类化合物的通用前体，它在体内经甲羟戊酸途径生成。因此，根据植物萜类次生代谢产物的生源途径，紫杉醇的三环二萜骨架似乎来自甲羟戊酸。但实验结果表明，3-羟基-3-甲基戊二酸还原酶(HMCR)抑制剂 comptin 对南方红豆杉培养细胞的生长和紫杉醇的合成略有抑制，其低剂量(0.01mg/L)时影响不明显，但当剂量为 0.1mg/L 时，使紫杉醇含量降为 0.58mg/L，约为空白对照的 70%。而加入甲瓦龙酸后促进作用不明显。由此推测南方红豆杉细胞中紫杉醇的形成除了通过乙酸/甲羟戊酸外，还可能存在其他形成途径。

此外，Eisenreich 等以 ^{13}C 标记的[U-$^{13}C_6$]葡萄糖、[1-^{13}C]葡萄糖和[1,2-^{13}C]乙酸作前体，对中国红豆杉悬浮培养细胞进行饲喂试验，发现产物 taxuyunnanine C [2α,5α,10β,14β-四乙酰氧-4(20),11-紫杉二烯]的 4 个异戊二烯单元以完全相同的方式被标记，其中二碳单位和三碳单位均来自葡萄糖，外源乙酸仅标记 taxuyunnanine C 的乙酰基侧链而不标记紫杉烷环骨架。通过远程 ^{13}C—^{13}C 偶联分析表明，在异戊二烯单元的形成过程中发生了分子内重排。甲羟戊酸途径无法解释源自葡萄糖的三碳单位存在于双萜化合物中和异戊二烯单元中的放射标记分布方式。因此，异戊二烯单元不可能来自经典的甲羟戊酸途径，而是通过葡萄糖的初级代谢产物磷酸丙糖与丙酮酸脱羧产物二碳单位缩合，并发生分子内重排而产生的。然后经过 4 个异戊二烯分子的逐一缩合、环化及 C-1、C-2、C-5、C-7、C-9、C-10、C-13 等位点的修饰，最终形成巴卡亭Ⅲ，它是合成紫杉醇的直接前体。

4. 通过植物细胞培养的橙皮素糖基化研究　橙皮素有多种药理作用，但其被口服后由于低水溶性和低吸收率使它的药理活性开发受到限制。研究表明利用甘薯 *Ipomoea batatas*(L.) Lam 和桉属植物 *Eucalyptus perriniana* 的细胞培养，可以对橙皮素进行生物转化。

将 2 个植物的培养细胞每隔 4 周在 MS 固体培养基中于黑暗条件下进行继代培养，培养基中含 10mmol/L 二氯苯氧基乙酸和 1% 琼脂。再将培养细胞移至含液体培养基的锥形烧瓶(共 10 个)中以建立悬浮培养物。将橙皮素(1)加至这些烧瓶中，于 25℃、暗处振摇培养 5 天，过滤。滤液依次用醋酸乙酯和正丁醇提取。培养的细胞用甲醇提取 3 次，共 12 小时，然后超声 5 分钟。将甲醇提取物浓缩，用水和醋酸乙酯萃取 3 次，合并醋酸乙酯部分。水部分用 Diaion HP-20 柱色谱分离，先用水洗，再用甲醇洗脱，甲醇洗脱液用于 HPLC 得所需产物。从 *E.perriniana* 细胞培养所得产物中分离、鉴定了 3 个新的生物转化产物，即橙皮素-3′-*O*-β-D-吡喃葡糖苷(2)，橙皮素-3′,7-*O*-β-D-

二吡喃葡糖苷(5),橙皮素 -7-*O*-［6-*O*-(*β*-D- 吡喃葡糖基)］-*β*-D- 吡喃葡糖苷(6);还分得 3 个已知的糖苷类化合物橙皮素 -5-*O*-*β*-D- 吡喃葡糖苷(3),橙皮素 -7-*O*-*β*-D- 吡喃葡糖苷(4)和橙皮素 -7-*O*-［6-*O*-(*α*-L- 吡喃鼠李糖基)］-*β*-D- 吡喃葡糖苷(7)。从甘薯细胞培养物的甲醇提取物中分得化合物 2、3、4。生物转化研究表明,甘薯培养细胞优先将橙皮素的 7- 位酚羟基糖基化,得到化合物橙皮素 -7-*O*-*β*-D- 吡喃葡糖苷,100 小时后转化减弱;培养 5 天后分别得到的转化产物有化合物 2、3、4、5、6、7。而在 *E.perriniana* 细胞培养的早期阶段,橙皮素可被转化为化合物 2、3、4,20 小时后,化合物 5、6、7 为主要化合物,但量相对较低。同时研究结果表明,桉属植物 *E.perriniana* 对橙皮素的糖基化能力和活力明显强于甘薯。

思考题

1. 生物转化技术有哪些优势?
2. 简述生物转化常见反应类型。
3. 简述生物转化在中药研究、开发方面有哪些应用。
4. 简述常用微生物生物转化实验方法。
5. 结合所学专业,你认为生物转化还可以应用于哪些方面?

(杜晨晖　刘吉华)

07章 同步练习

ER-07 章　同步练习

第八章　中药活性成分分类及生物合成途径

ER-08 章　课件

学习要求

掌握:中药活性成分分类。

熟悉:主要中药活性成分生物合成途径。

了解:中药活性成分生物合成途径研究方法。

第一节　概述

19 世纪初,法国药学家 Derosone 和德国药学家 Serturner 从鸦片中分离出镇痛活性成分吗啡(morphine),开启了人们从天然药物中提取分离活性成分的征程。此后药用植物活性成分不断被分离纯化并应用于临床,如副交感神经抑制剂阿托品(atropine)、抗胆碱药东莨菪碱(scopolamine)、平喘药麻黄碱(ephedrine)及强心药地高辛(digoxine)等,这些药用植物活性成分的发现极大地促进了药用植物资源的利用及开发。

我国学者对中药活性成分的研究与探索,源于 20 世纪 20 年代对麻黄碱研究,到了 20 世纪 30 年代,研究者从中药延胡索中分离纯化出延胡索甲素(*d*-corydaline)、延胡索乙素(*dl*-tetrahydropalmatine)、延胡索丙素(protopine)等多种具有镇痛作用的活性成分。1949 年以后,随着我国中医药的快速发展,中药活性成分的提取分离、结构鉴定、药效作用及作用机制研究等方面取得了卓越的成绩。如从黄花蒿中分离获得抗疟成分青蒿素;从茵陈中分离纯化具有降血脂作用的香豆素类成分;从黄芩中发现抗菌活性成分黄芩素和黄芩苷等。据统计,我国科研人员仅在 20 世纪 80 年代,就从中药中发现了 800 余个新化合物,到了 90 年代,每年发现百余个新化合物并发表 400 余篇有关学术论文。从 2000 年至今,我国科学工作者在天然产物的提取分离领域已迈入高产出、高效率的时代,每年发表 SCI 有关学术论文多达上千篇。

中药活性成分是中药中作用于生命有机体或组织、细胞、分子,同时会引起某些(某种)生理、生化功能变化的化学物质。大多为药用植物的次级代谢产物,如生物碱、黄酮、皂苷和萜类等。中药活性成分包括有效成分(effective constituents)和毒性成分(toxic constituents)。中药有效成分一般指具有明确的临床疗效,或在整体动物水平上具有某种药效作用,且其药效与中医临床疗效相吻合或相关的活性成分。毒性成分则指在很低的剂量或浓度下具有明显毒性或副作用的成分。

有效成分与毒性成分是相对的，有效成分如果使用不当，也会产生毒副作用，而毒性成分在某种意义上讲，是某种活性非常强的成分。

中药活性成分是中药发挥药效的物质基础，因此对中药活性成分的研究不仅可以证实中药及复方的科学性、发展中药复方配伍理论、揭示中药复方配伍规律，而且在新药创制及药物先导化合物的发现中也发挥重要作用。

本章主要介绍中药活性成分的分类，生物合成途径以及生物合成途径解析的常用方法。

第二节　中药活性成分的分类

中药化学成分种类繁多、结构复杂，按照代谢产物的产生过程分类，可以分为初级代谢产物和次级代谢产物。初级代谢产物是生物生命代谢过程中最基本的物质，如常见的碳水化合物、蛋白质、油脂等。次级代谢产物是初级代谢产物进一步代谢产生的，如生物碱、黄酮、皂苷等。初级代谢产物为生物所共有，次级代谢产物则因生物的科、属和种而异。次级代谢产物往往具有多种特殊的生物活性，中药活性成分主要集中在次级代谢产物中。

在中药的次级代谢产物中，根据其组成元素、基本母核、生物活性、生物合成途径、特殊的理化性质和用途等，可以划分为不同的类型。常用的分类方法主要有：①按照化合物结构类型分类；②按照植物次级代谢产物的生物合成途径分类；③按照化合物的理化性质或用途分类；④按照化合物的生理功能分类等。为了便于后面生物合成途径章节的学习，本教材按照植物次级代谢产物的生物合成途径分类。

植物次级代谢产物的生物合成，主要有以下几种途径，即异戊二烯途径、莽草酸途径和聚酮途径以及一些分支途径和复合途径。下面重点介绍生物碱类、苯丙素类、醌类、黄酮类、萜类与挥发油等。

一、生物碱类

生物碱(alkaloids)是含负氧化态氮原子，存在于生物有机体中的环状化合物。氮原子多在环上，有类似碱的性质，可与酸反应成盐。生物碱具有丰富的药理活性，如可待因具有止咳作用；罂粟碱具有松弛平滑肌作用；麻黄碱有平喘作用；小檗碱有抗菌消炎作用等。在临床用药中，生物碱类成分占据着重要地位。

生物碱种类繁多，化学结构复杂。根据生物碱的生物合成途径及化合物结构类型大致可以分为有机胺类、吡咯类、哌啶类、莨菪烷类、喹啉类、异喹啉类和吲哚类等(表8-1，图8-1)。

表8-1　生物碱的分类及其代表性化学成分

分类	代表性成分	来源植物	药理活性
有机胺类	麻黄碱	麻黄	平喘
	秋水仙碱	秋水仙	抗癌

续表

分类	代表性成分	存在部位	药理活性
吡咯类	红古豆碱	山莨菪	中枢镇静，外周抗胆碱作用
	水苏碱	益母草	祛痰，镇咳
哌啶类	槟榔碱	槟榔	驱绦虫
	氧化苦参碱	苦参	抗癌，抗心律失常，平喘
莨菪烷类	东莨菪碱	洋金花	抗胆碱，镇痛解毒
	樟柳碱	山莨菪	解痉，解有机磷中毒
喹啉类	喜树碱	喜树	抗癌
	奎宁	金鸡纳属植物	抗疟
吖啶酮类	山油柑碱	山油柑	抗癌
异喹啉类	罂粟碱	罂粟	解痉
	粉防己碱	粉防己	保护肝细胞及防治肝纤维化
吲哚类	吴茱萸碱	吴茱萸	抗肿瘤
	利血平	萝芙木	降压
萜类	龙胆碱	龙胆、秦艽	抗炎，镇痛，镇静
	乌头碱	乌头	局麻，镇痛
甾体类	辣茄碱	辣茄	减慢心率，抗菌

多数生物碱为结晶型固体，少数为无定形粉末，且多具苦味，一些小分子生物碱为液体，如槟榔碱、烟碱等；个别小分子生物碱尚有挥发性，甚至升华性，如麻黄碱具有挥发性、咖啡因具有升华性等。生物碱一般无色或白色，结构中具有较长共轭体系，并有助色团，可显不同颜色，如小檗碱为黄色。游离的生物碱大多不溶或难溶于水，能溶于乙醇、氯仿、丙酮、乙醚和苯等有机溶剂。而生物碱的盐尤其是无机酸盐和小分子有机酸盐则易溶于水及乙醇，不溶或难溶于常见的有机溶剂。

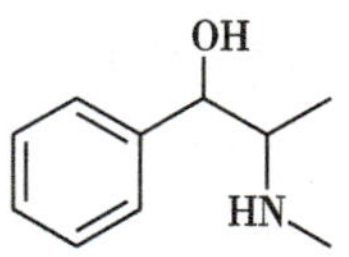

麻黄碱（ephedrine）

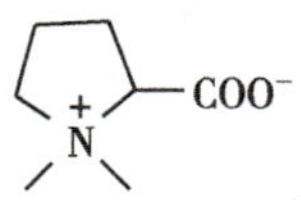

水苏碱（stachydrine）

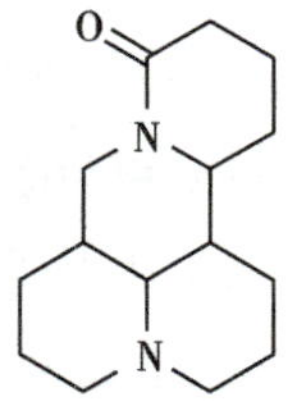

苦参碱（matrine）

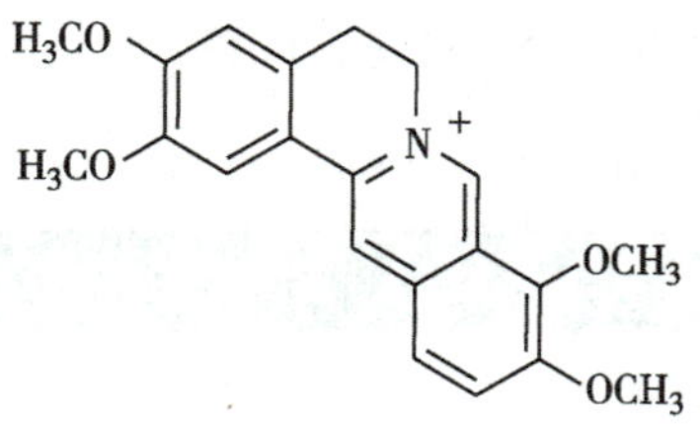

掌叶防己碱（palmatine）

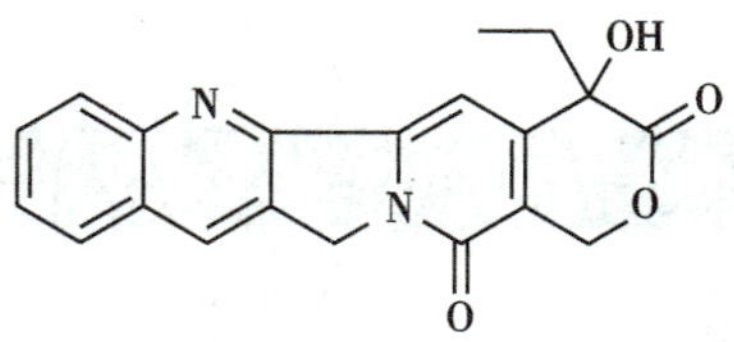

喜树碱（camptothecin）

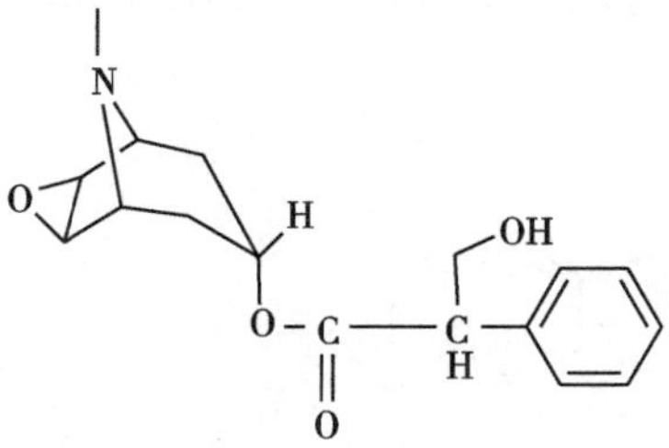

东莨菪碱（scopolamine）

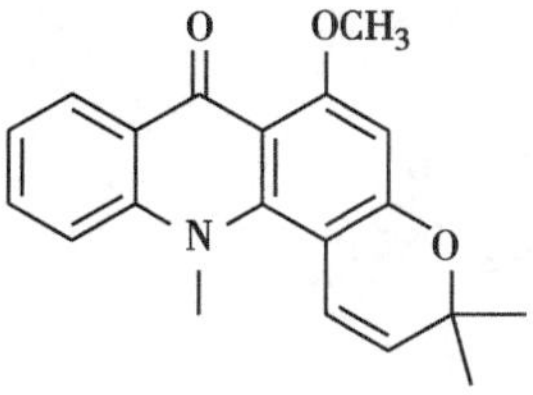

山油柑碱（acronycine）

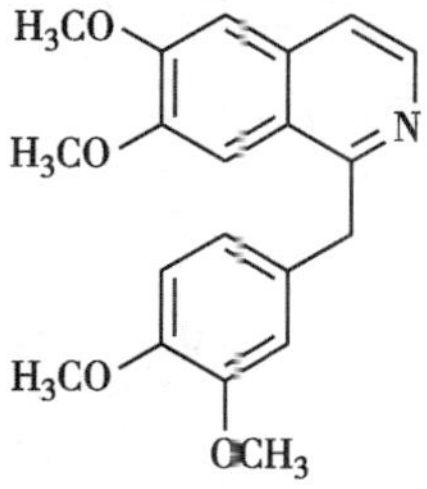

罂粟碱（papaverine）

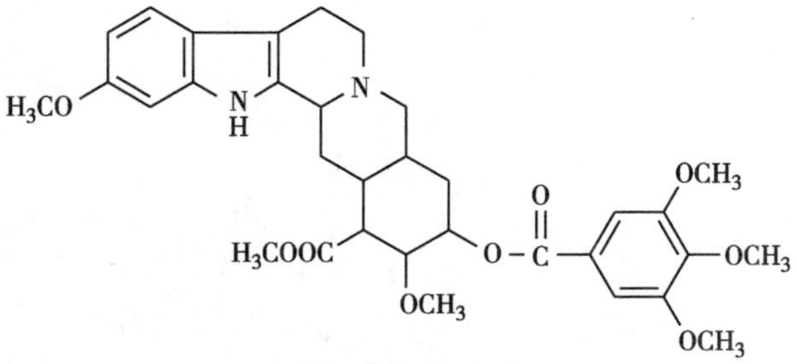

利血平（reserpine）

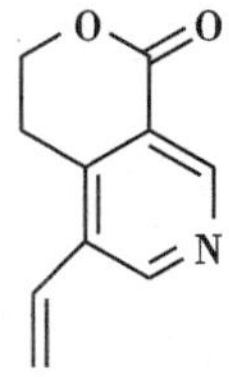

龙胆碱（gentianine）

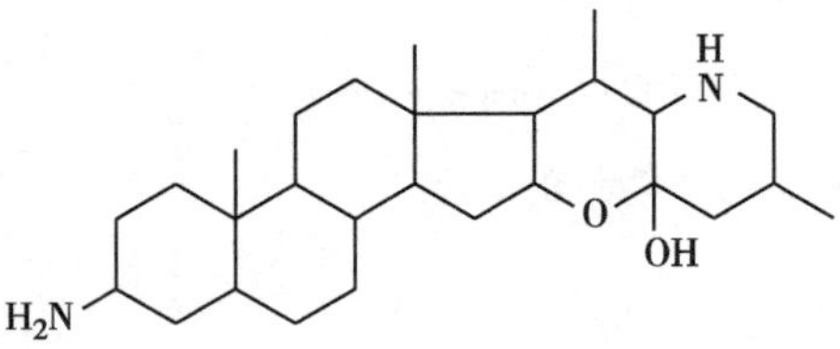

辣茄碱（solanocapsine）

● 图 8-1　常见生物碱化合物结构

二、苯丙素类

苯丙素类（phenylpropanoids）是苯环与三个直链碳连在一起为单元（C_6—C_3）构成的一类化合物。通常将其分为苯丙酸类、香豆素类、木脂素类等。其中，苯丙酸类成分是植物中分布广泛的一类酚酸类成分，如具有抗菌、利胆作用的绿原酸和心血管疾病治疗作用的阿魏酸等。香豆素类、木脂素类为常见的中药活性成分，如具有白癜风治疗作用的补骨脂素和具有治疗肝炎作用的五味子酯甲（图 8-2）等。

香豆素（counmarins）是顺式 - 邻羟基桂皮酸脱水形成的内酯，在稀碱溶液中内酯环可水解开环，生成能溶于水的顺式 - 邻羟桂皮酸盐，加酸后可环合成为原来的内酯结构。游离香豆素多有完好的结晶形状，呈淡黄色或无色，并具有香味，小分子的游离香豆素有挥发性、升华性。游离香豆素类可以部分溶于热水，难溶或不溶于冷水；易溶于苯、乙醚、三氯甲烷、丙酮、乙醇等有机溶剂。香豆素苷类一般呈粉末状，多数无香味，也不具有挥发性和升华性，可溶于甲醇、乙醇、水；难溶于苯、乙醚、三氯甲烷等低极性有机溶剂。

木脂素（lignans）是一类由苯丙素双分子氧化聚合而成的化学成分，即由两分子 C_6—C_3 单位氧化缩合而成的化合物，少数为三聚物或四聚物。一般呈游离状态存在，白色结晶或白色粉末，能溶于乙酸乙酯、乙醚、三氯甲烷、丙酮、甲醇和乙醇等有机溶剂，难溶于水，少数与糖结合成苷，极性增大，有一定的水溶性。

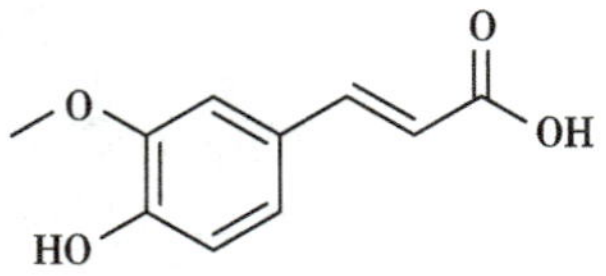

阿魏酸（ferulic acid）

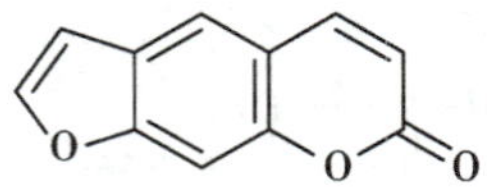

补骨脂素（psoralen）

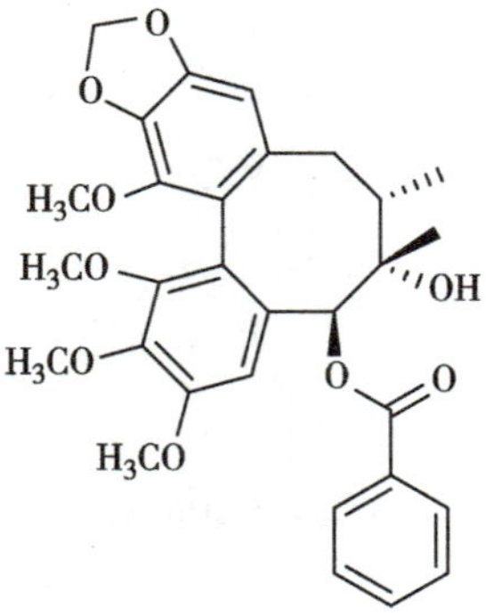

五味子酯甲（schisantherinA）

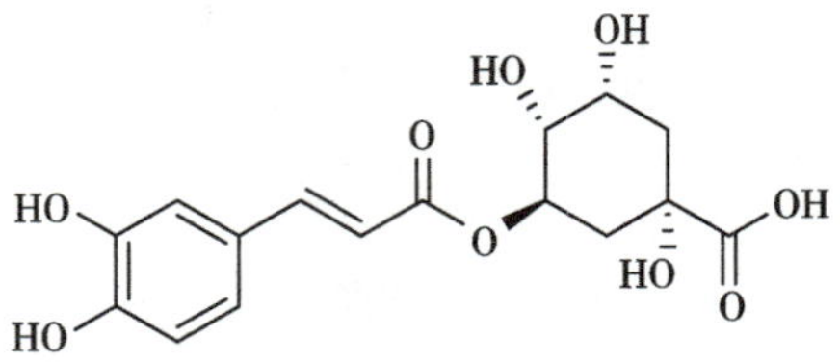

绿原酸（chlorogenic acid）

图 8-2 常见苯丙素类化合物结构

三、醌类

醌类(quinones)是分子内具有不饱和环二酮类结构(醌式结构)或容易转变成这类结构的天然有机化合物。根据芳香环稠合程度的不同，主要分为苯醌、萘醌、菲醌和蒽醌 4 种类型，其中以蒽醌及其衍生物最为常见。苯醌和萘醌多以游离状态存在，如中药紫草中具有止血、抗炎等作用的萘醌类化合物紫草素和异紫草素；而蒽醌在植物中一般以苷的形式存在，如中药大黄中具有泻下作用的大黄素、大黄素甲醚、大黄酸等成分(图 8-3)。游离醌类一般具有升华性，小分子的苯醌和萘醌还具有挥发性，能随水蒸气蒸馏。另外，游离醌类多溶于乙醇、乙醚、苯、三氯甲烷等有机溶剂，基本不溶于水，结合成苷后极性增大，易溶于甲醇、乙醇，可溶于热水，几乎不溶于乙醚、三氯甲烷等极性小的有机溶剂。

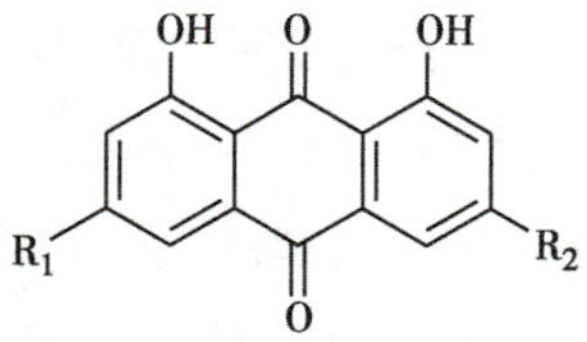

大黄酸：　R_1=H, R_2=COOH
大黄素：　R_1=CH_3, R_2=OH
芦荟大黄素：R_1=H, R_2=CH_2OH
大黄素甲醚：R_1=CH_3, R_2=OCH_3
大黄酚：　R_1=H, R_2=CH_3

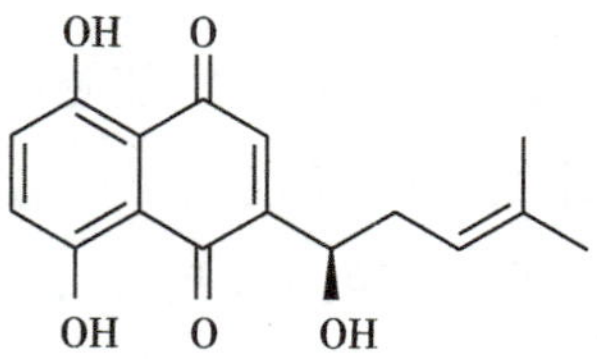

紫草素（alkanin）

图 8-3 常见醌类化合物结构

四、黄酮类

黄酮类（flavonoids）化合物是一类重要的中药活性成分，广泛分布于植物界中，具有丰富的药理活性，如具有抗氧化作用的红花苷、具有抗炎作用的槲皮素、具有扩张冠状动脉血管作用的葛根素、具有维生素P样作用的橙皮苷、具有抗菌作用的木犀草素等（图8-4）。

黄酮类化合物主要是指两个苯环（A-环和B-环）通过中间三个碳原子相互连接、具有 C_6—C_3—C_6 结构的一系列化合物。根据中央三碳链的氧化程度、是否构成环状以及B-环的连接位置，可以将黄酮类化合物分为黄酮、黄酮醇、二氢黄酮、二氢黄酮醇、异黄酮、查耳酮，以及橙酮、黄烷醇、花色素类等。黄酮类化合物多呈黄色，在植物体内大多以苷的形式存在，大多为结晶性固体，部分黄酮苷类为无定形粉末。黄酮多具有游离酚羟基，显酸性，但因其分子中具有碱性氧原子，能与矿物酸形成锑盐，因此曾被称为黄碱素类化合物。

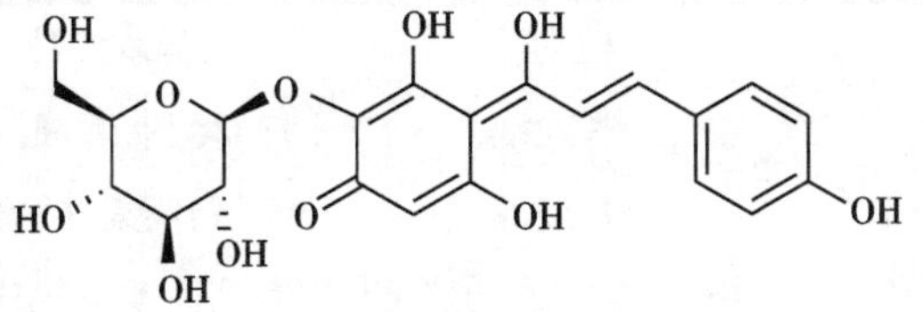

红花苷（carthamin）

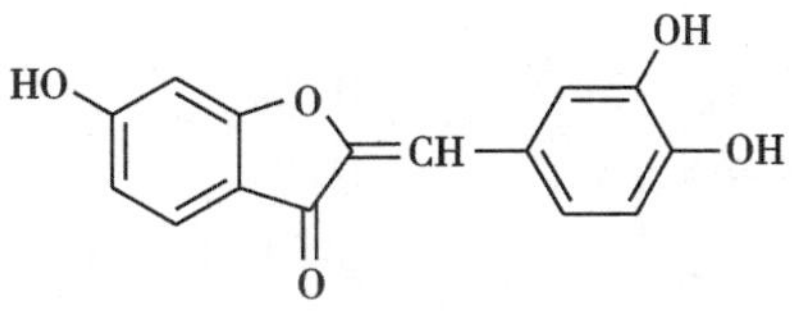

硫黄菊素（sulfuretin）

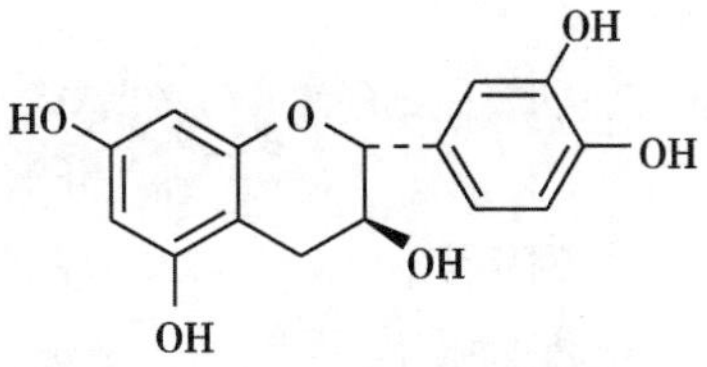

（+）-儿茶素［（+）-catechin］

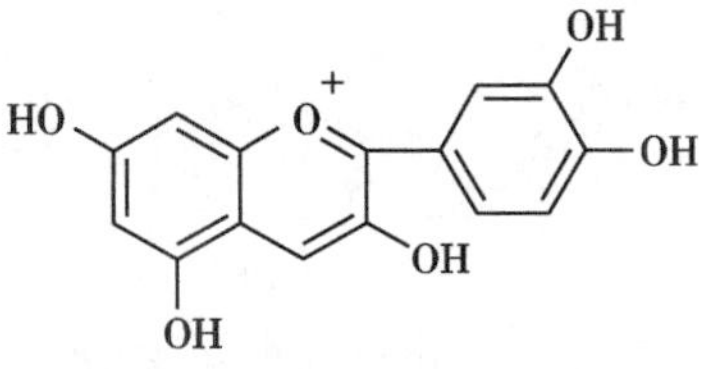

矢车菊素（cyanidin）

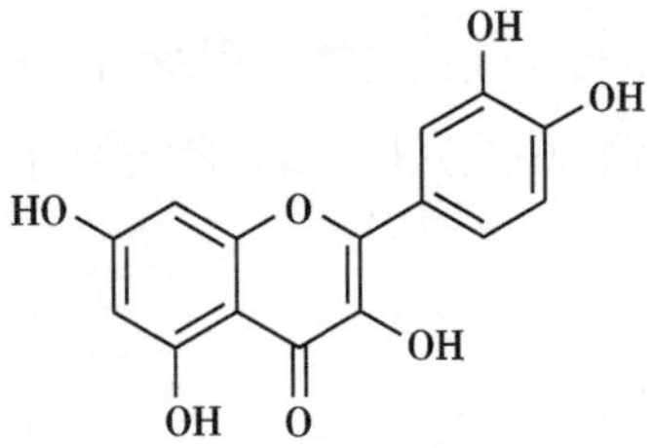

槲皮素（quercetin）

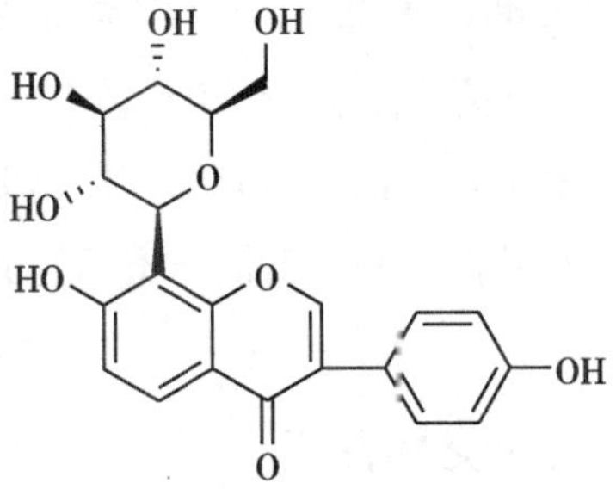

葛根素（puerarin）

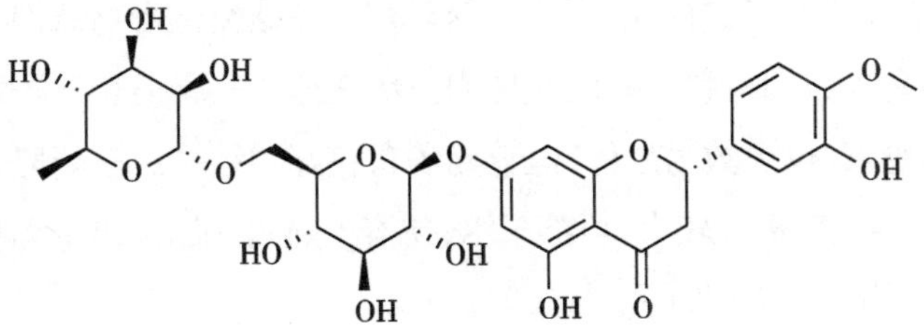

橙皮苷（hesperidin）

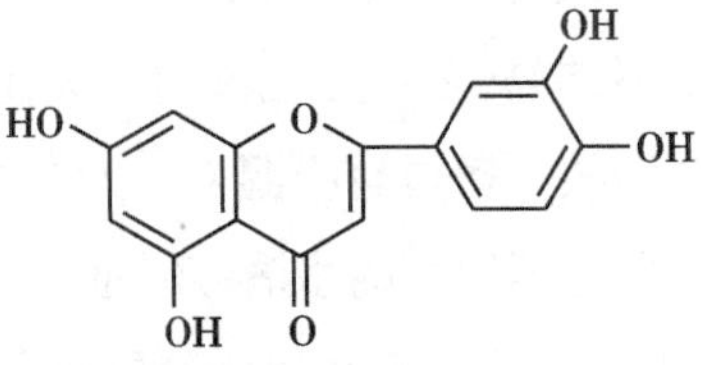

木犀草素（luteolin）

● 图8-4 常见黄酮类化合物结构

五、萜类和挥发油

萜类化合物(terpenoids)是由甲戊二羟酸(mevalonic acid)衍生的、具有$(C_5H_8)_n$通式的碳氢化合物及其含氧的饱和程度不等的衍生物。其在自然界中分布广泛、种类繁多、骨架庞杂且具有广泛生物活性,如治疗乳腺癌的二萜类成分紫杉醇和治疗原发性肝癌的单萜类成分斑蝥素。萜类化合物的基本碳架多具有 2 个或 2 个以上异戊二烯单位(C_5 单位),通常根据其分子结构中异戊二烯单位的数目可将萜类化合物分为单萜、倍半萜、二萜及二倍半萜等(表 8-2)。

单萜、倍半萜多具有挥发性,为挥发油的主要构成成分;含氧较多的倍半萜不具有挥发性。环烯醚萜、二萜和二倍半萜多为结晶性固体;游离萜类化合物亲脂性强,易溶于醇及脂溶性有机溶剂。

表 8-2 萜类化合物的分类及其分布

分类	碳原子数	通式$(C_5H_8)_n$	存在部位	代表性化学成分
半萜	5	n=1	植物叶	异戊烯醇
单萜	10	n=2	挥发油	樟脑、斑蝥素
倍半萜	15	n=3	挥发油	青蒿素、棉酚
二萜	20	n=4	树脂、苦味质、植物醇	紫杉醇、穿心莲内酯、银杏内酯
二倍半萜	25	n=5	海绵、植物病菌,昆虫代谢物	粉背蕨三醇
三萜	30	n=6	皂苷、树脂、植物乳汁	人参皂苷、柴胡皂苷、齐墩果酸
四萜	40	n=8	植物胡萝卜	β- 胡萝卜素
多聚萜	7.5×10^3~3×10^5	$(C_5H_8)_n$	橡胶、硬橡胶	橡胶烃

挥发油(volatile oils)又称精油,是一类可随水蒸气蒸馏、与水不相混溶的油状液体物质。这类成分主要是单萜、倍半萜和芳香族化合物,以及脂肪酸酯、含氮及含硫化合物。挥发油为无色或淡黄色的透明油状液体,具芳香味,常温下能挥发,有较强的折光性和旋光性,如具有抗炎、神经保护作用的桂皮醛,具有镇痛、抗炎活性的丁香酚(图 8-5)。

六、三萜及其苷类

三萜由 6 个异戊二烯单位构成,常以苷的形式存在,形成三萜皂苷。三萜类化合物结构类型很多,多数为四环三萜和五环三萜,也有少数为链状、单环、双环和三环三萜。三萜皂苷分子量较大,不易结晶,多为无色或白色无定形粉末,仅少数为晶体,但苷元多有完好的结晶。三萜皂苷因含有糖,故大多具有吸湿性。大多数三萜皂苷极性较大,可溶于水,易溶于热水、稀醇、热甲醇和热乙醇中,三萜皂苷的水溶液经强烈振摇能产生持久性的泡沫。

中药中的三萜类化合物具有广泛的药理活性,如人参皂苷能促进 RNA 及蛋白质的生物合成、调节机体代谢及增强免疫功能;齐墩果酸具有降转氨酶作用,能促进肝细胞再生,防治肝硬化,还具有抗炎、镇静和预防肿瘤等作用(图 8-6)。

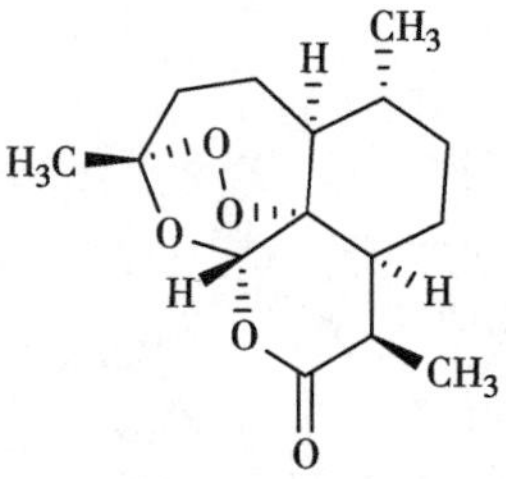

青蒿素（artemisinin）

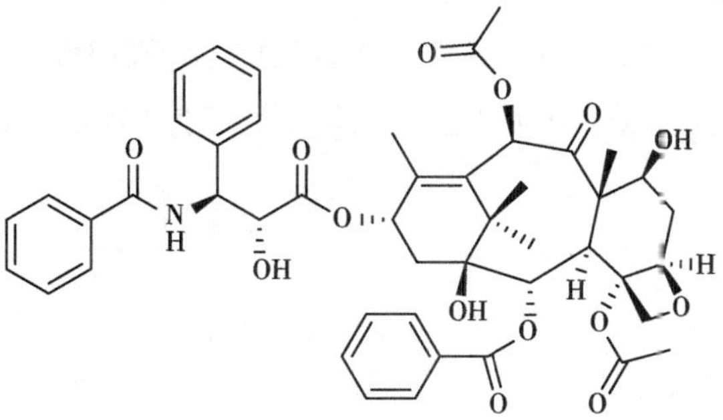

紫杉醇（taxol）

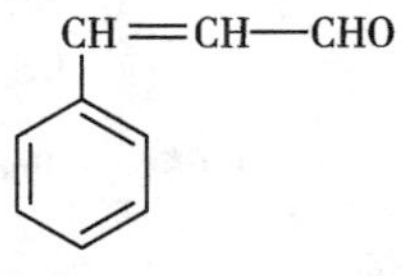

桂皮醛（cinnamaldehyde）

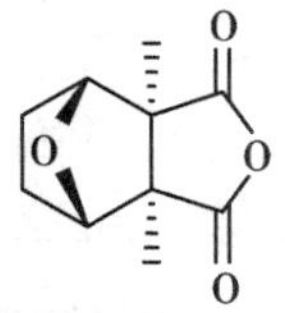

斑蝥素（cantharidin）

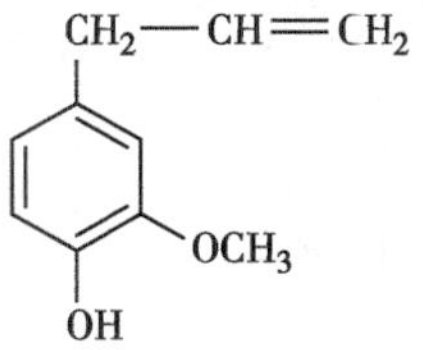

丁香酚（eugenol）

● 图 8-5　常见萜类和挥发性芳香族化合物结构

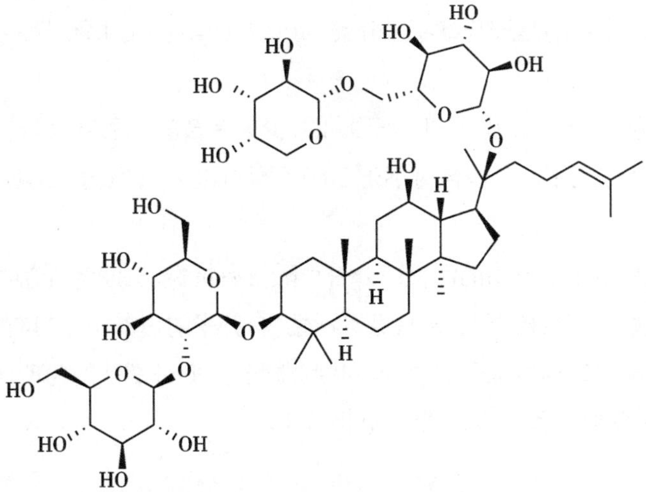

20(*R*)-人参皂苷Rb_2：20(*R*)-ginsenoside Rb_2

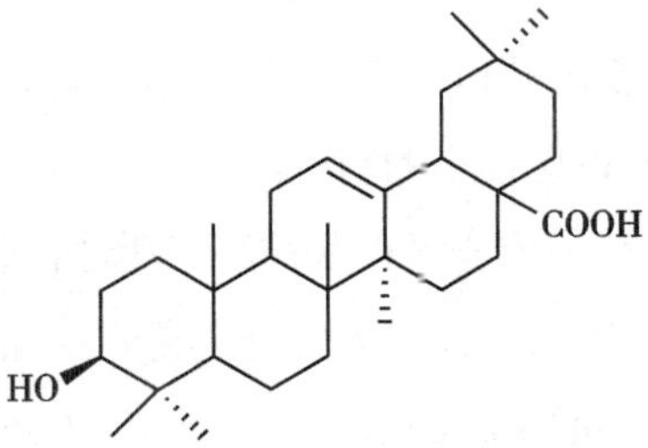

齐墩果酸（oleanic acid）

● 图 8-6　典型三萜类化合物结构

七、其他类成分

1. 糖类　糖类(saccharides)化合物亦称碳水化合物,是多羟基的醛或酮及其衍生物聚合物的总称。根据其分子水解反应的情况,糖类可以分为单糖类、低聚糖和多聚糖类及其衍生物。中药中的糖类成分主要有淀粉、菊糖、黏液质、果胶、树胶,以及纤维素和甲壳质等。

单糖多为无色晶体,有旋光性,味甜,易溶于水,难溶于无水乙醇,不溶于乙醚、苯等极性小的有机溶剂，如 D- 木糖，D- 果糖。低聚糖通常是由 2~10 分子的单糖脱水缩合而成，仍具有甜味和易溶于水的性质，但难溶或几乎不溶于乙醇等有机溶剂中，如龙胆二糖和棉子糖。多糖通常是由十个至上千个单糖脱水而形成的高聚物，大多数为无定型粉末，没有甜味，有旋光性，无还原性，难溶于冷水，溶于热水生成胶体溶液，不溶于有机溶剂（图 8-7）。

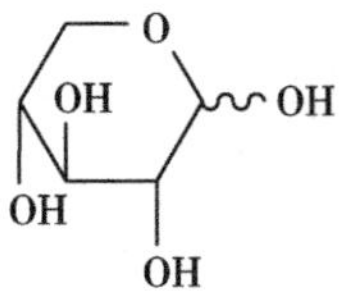

D-木糖（D-xylose）

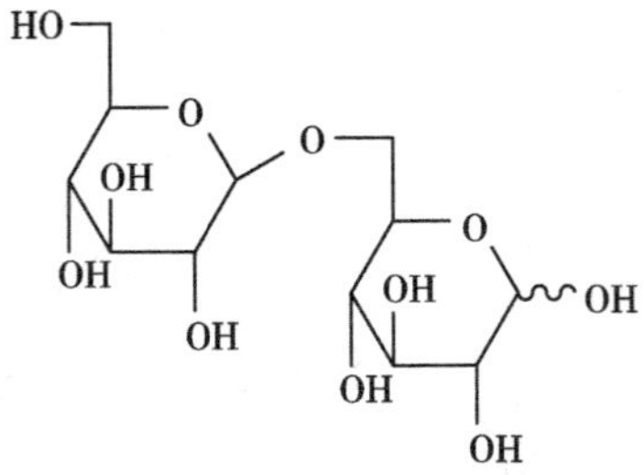

龙胆二糖（gentiobiose）

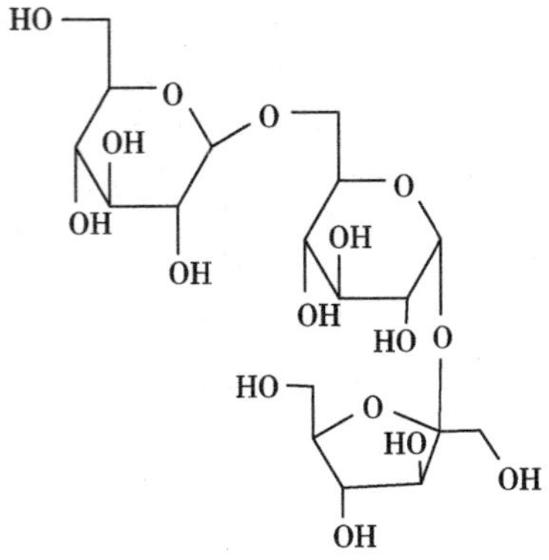

棉子糖（raffinose）

● 图 8-7　中药中常见糖类化合物结构

2. 苷类　苷类（glycosides）亦称配糖体，是由糖或糖的衍生物（如氨基酸、糖醛酸等）与另一非糖物质（称为苷元或配基，aglycone 或 genin），通过糖的半缩醛或半缩酮羟基与苷元脱水形成的一类化合物。苷类有不同的分类方法，最常用的是按苷键原子分类，可分为氧苷（O- 苷）、氮苷（N- 苷）、硫苷（S- 苷）和碳苷（C- 苷）。

苷类多为具吸湿性的无定形粉末，少数为晶体；一般是无味的，少数有苦味或甜味，具有旋光性。多数苷可溶于水、甲醇、乙醇、含水正丁醇，有些苷可溶于乙酸乙酯与氯仿，难溶于乙醚、石油醚、苯等极性小的有机溶剂。

苷类成分具有多种药理活性，从甘草中分离出的活性成分甘草酸具有抗炎、抗溃疡、抗肿瘤的药理活性，从红景天中分离得到的红景天苷有抗衰老、抗疲劳等活性，白芥子的白芥子苷具有抑制前列腺增生的药理活性，在巴豆中分离出的活性成分巴豆苷具有刺激肠道，促进蠕动的药理作用，从山楂中分离出的活性成分牡荆素具有神经保护的药理作用（图 8-8）。

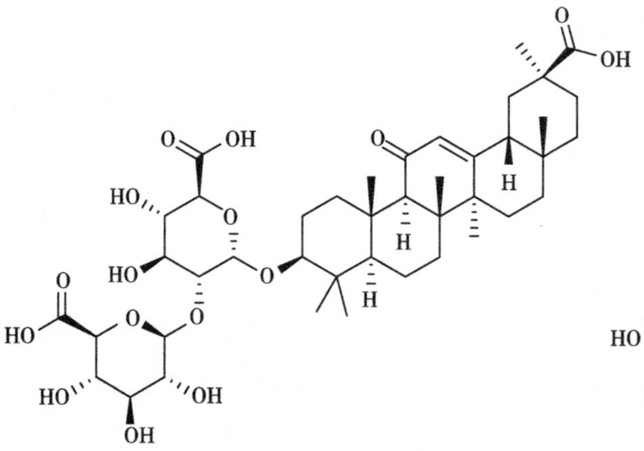

甘草酸（glycyrrhizin）

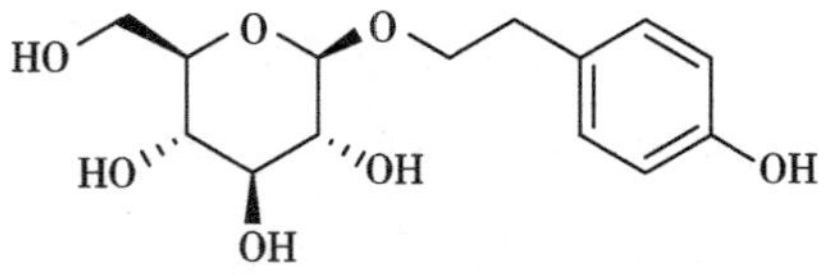

红景天苷（salidroside）

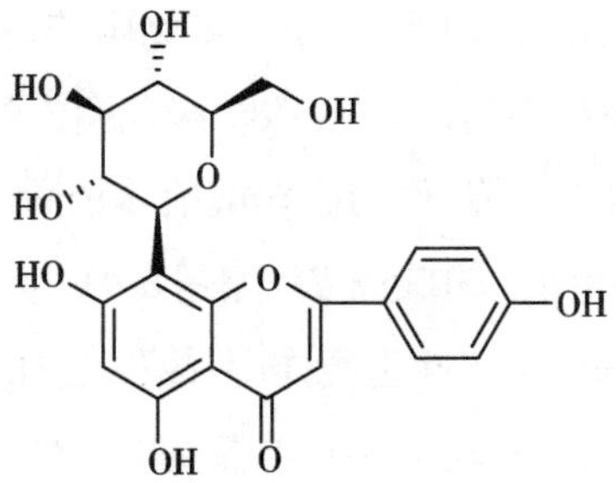

牡荆素（vitexin）

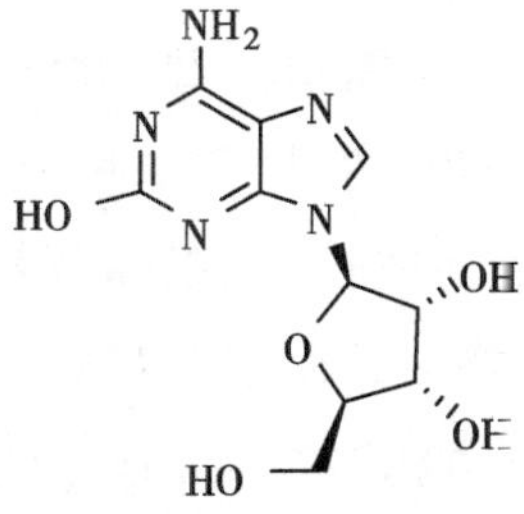

巴豆苷（crotonoside）

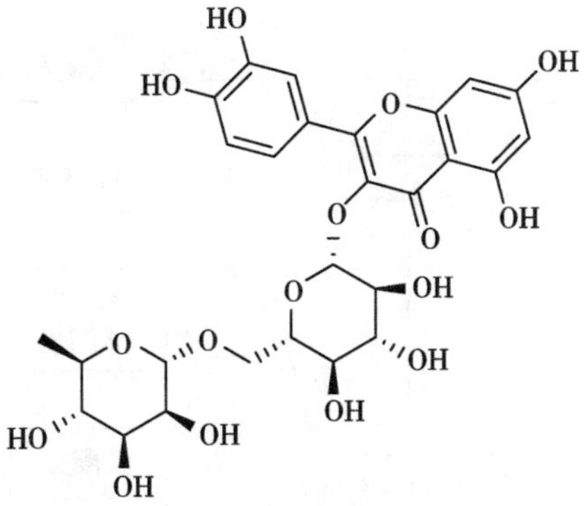

芦丁（rutin）

● 图 8-8　常见苷类化合物结构

除以上介绍的各类成分，中药中尚含有脂肪酸、含硫有机化合物、天然色素、氨基酸、肽类和酶、核苷类、鞣质及其他酚类、有机酸类以及无机元素，其理化性质各异，本节不作详细介绍。

第三节　中药活性成分生物合成途径

中药活性成分是在生物体内酶的作用下经过复杂的生物催化过程而生成的。因此，从基因和酶的层次阐明中药活性成分的生源合成途径，并对合成途径中的关键步骤定向调控，对深入认识中药活性成分在植物中的生成过程，及有效利用植物资源开发药用活性成分具有非常重要的意义。如今，随着天然药物化学及生物化学研究的不断深入，中药活性成分的生物合成途径研究日益明晰。其主要目的是探讨生物体内次级代谢产物的生源途径，研究中药活性成分从前体化合物经各个中间体直至生成终产物的历程以及反应机制，进而用生物方法实现基因水平的调控，完成一般化学方法难以实现的某些反应，为合成生物学、生物组合化学和生物信息学等提供更多信息，为源于天然活性成分的药物先导化合物的制备提供仿生生物合成策略，也可为天然药物资源的可持续利用提供新的研究途径。

植物中的成分按生物合成途径可分为初级代谢产物和次级代谢产物。绿色植物及藻类通过光合作用将水和二氧化碳合成为糖类，进一步通过不同代谢途径，生产植物中普遍存在的维持有机体正常生存的必需物质，即初级代谢产物（如糖类和蛋白质等）。以初级代谢产物（如乙酰辅酶A、丙二酸单酰辅酶A、莽草酸、甲戊二羟酸及一些氨基酸等）作为原料或前体物质，进一步通过不同的代谢过程，生成的化合物称为次级代谢产物，如生物碱和萜类等（如图8-9）。因为后一过程并非在所有的植物中都能发生，对维持植物生命活动来说又不起重要作用，故称之为次级代谢过程。植物中的次级代谢产物，可反映中药科、属和种的特征，表现出特殊或显著的生理活性，而大多数中药活性成分都是次级代谢产物。

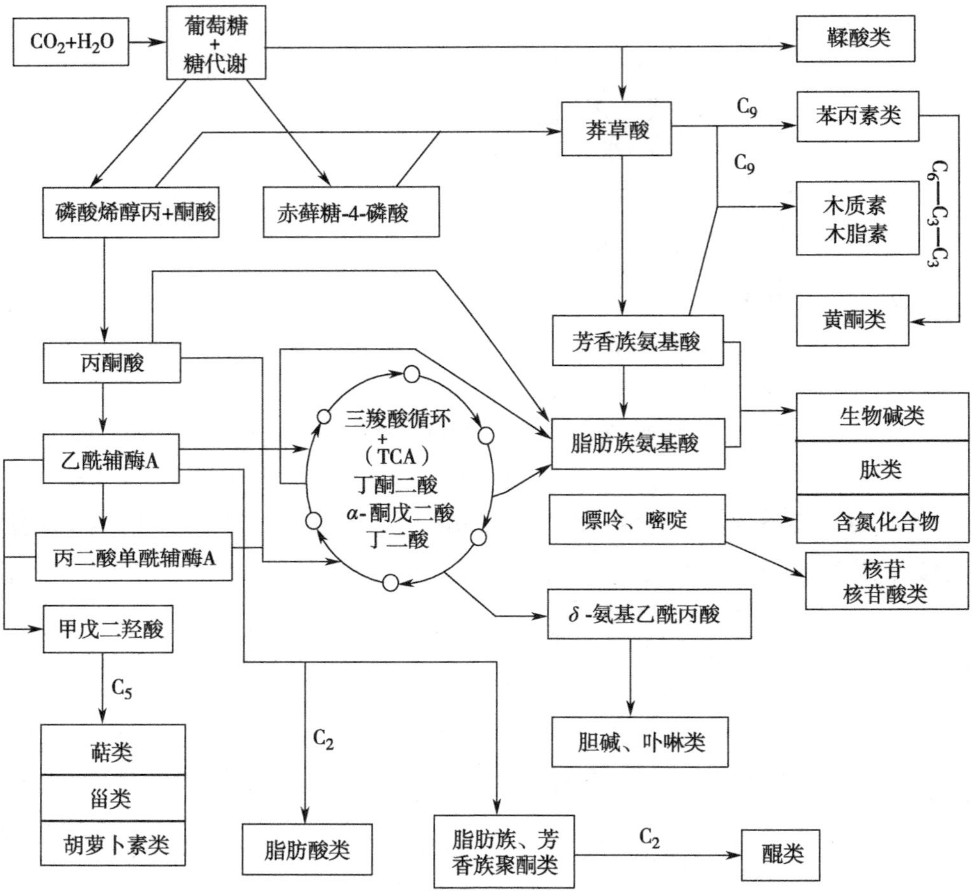

● 图8-9 植物体内的物质代谢与生物合成过程

一、乙酸-丙二酸途径

通过乙酸-丙二酸途径（acetate-malonate pathway，AA-MA途径）可生成醌类、酚类和链状脂肪酸类等化合物。在AA-MA途径中，由多酮环合生成各种醌类化合物或聚酮类化合物。以中药大黄和番泻叶所含的羟基蒽酮类的生物合成途径为例（图8-10），8个C_2单位经过脱羧缩合，生成蒽酮类化合物，蒽酮经氧化而成羟基蒽醌，如大黄素（emodin）。羟基蒽醌经进一步氧化、聚合产生番泻苷（sennoside）。

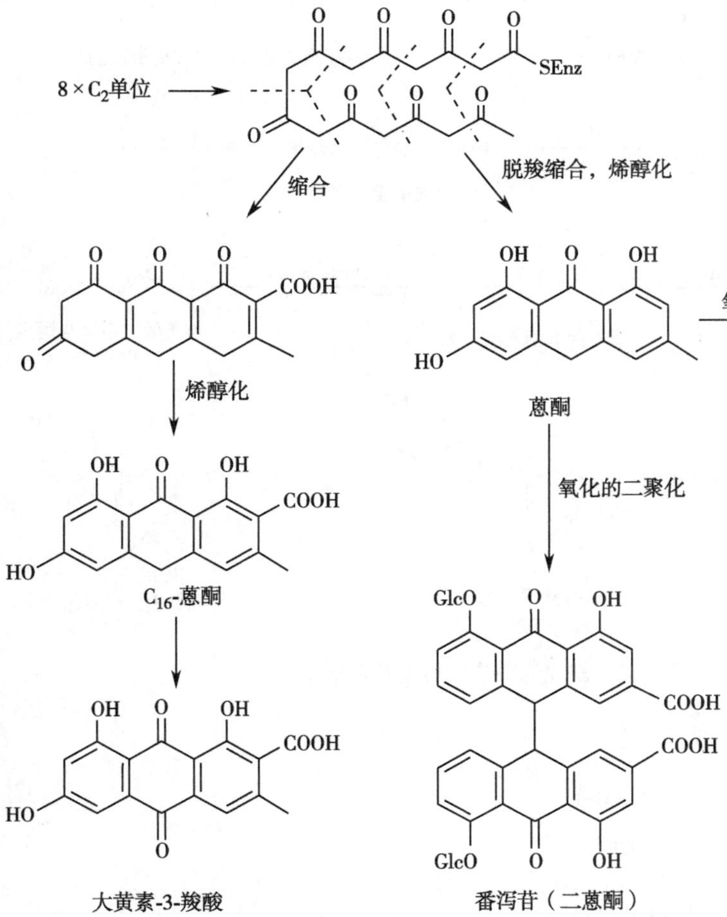

● 图 8-10 蒽醌类的生物合成途径

二、甲戊二羟酸途径

通过甲戊二羟酸途径（MVA pathway）可生成萜类、甾体化合物。在萜类化合物的生物合成过程中，由乙酰辅酶 A（acetyl-CoA）经乙酰辅酶 A 乙酰基转移酶（AACT）、羟甲基戊二酰 -CoA 合酶（HMGS）、羟甲基戊二酰 -CoA 还原酶（HMGR）等酶生成甲戊二羟酸（MVA）。活性异戊烯前体物 MVA 通过多步反应转化得到焦磷酸异戊烯酯（IPP），IPP 再经硫氢酶（sulphyhydryl enzyme）以及焦磷酸异戊烯酯异构酶（IPP isomerasre）转化生成焦磷酸二甲基烯丙酯（DMAPP）。IPP 和 DMAPP 两者均可转化为半萜，并在酶的作用下，头 - 尾相接缩合生成焦磷酸香叶酯（geranyl pyrophosphate，GPP），进一步催化生成单萜类化合物，或继续与 IPP 分子缩合生成倍半萜、二萜、二倍半萜。IPP 和 DMAPP 是生物体内的“活性的异戊二烯”，起着烷基化和延长碳链的作用。异戊二烯并不参与萜类化合物的形成，真正具有生物活性的异戊二烯单位是 DMAPP 和 IPP，它们均由甲戊二羟酸（MVA）代谢生成。各种萜类分别经由对应的焦磷酸酯得来，三萜及甾体则由反式角鲨烯（trans-squalene）转变而成，再经氧化、还原、脱羧、环合或重排，生成种类繁多的三萜类及甾体化合物（图 8-11、图 8-12），如柴胡皂苷元、远志皂元、洋地黄毒苷元、薯蓣皂苷元等。

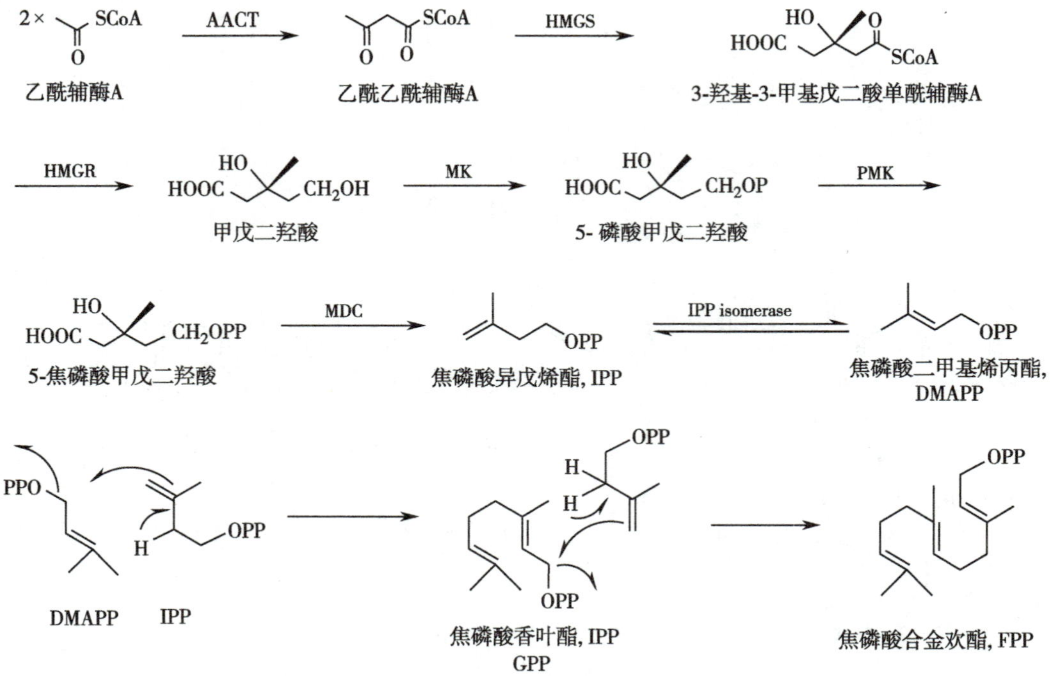

● 图 8-11 异戊烯链的生物合成途径

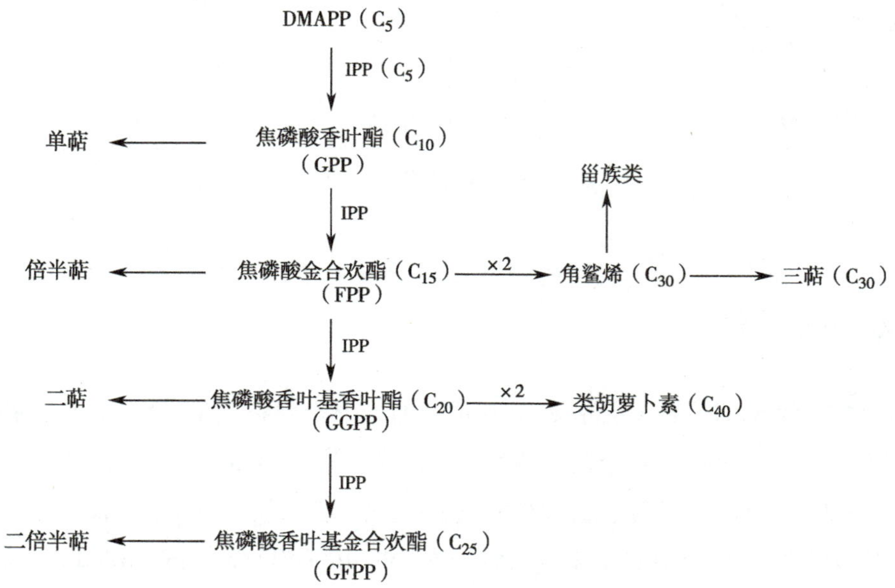

● 图 8-12 萜类、甾体化合物的生物合成途径

三、莽草酸途径

莽草酸途径(shikimic acid pathway)可合成具有 C_6—C_3 结构的苯丙素类化合物，如香豆素类、木脂素类、木质素类等(图 8-13)。丙酮酸经三步催化生成 5- 去氢奎宁酸(5-dehydroquininic acid)，再经还原、脱水生成莽草酸。莽草酸与 1 分子丙酮酸磷酸酯进一步缩合，经由分支酸

(chorismic acid)、预苯酸(prephenic acid)产生苯丙酮酸(phenylpyruvic acid)或者对 - 羟基苯丙酮酸(*p*-hydroxyphenylpyruvic acid),构成 $C_6—C_3$ 基本骨架。

安息香酸、没食子酸及苯醌等化合物前体物质是莽草酸。安息香酸是由 C_9 单位的侧链氧化、断裂而成,3,4,5- 三羟基安息香酸,没食子酸衍生物是由 5- 去氢奎宁酸直接脱氢而成。

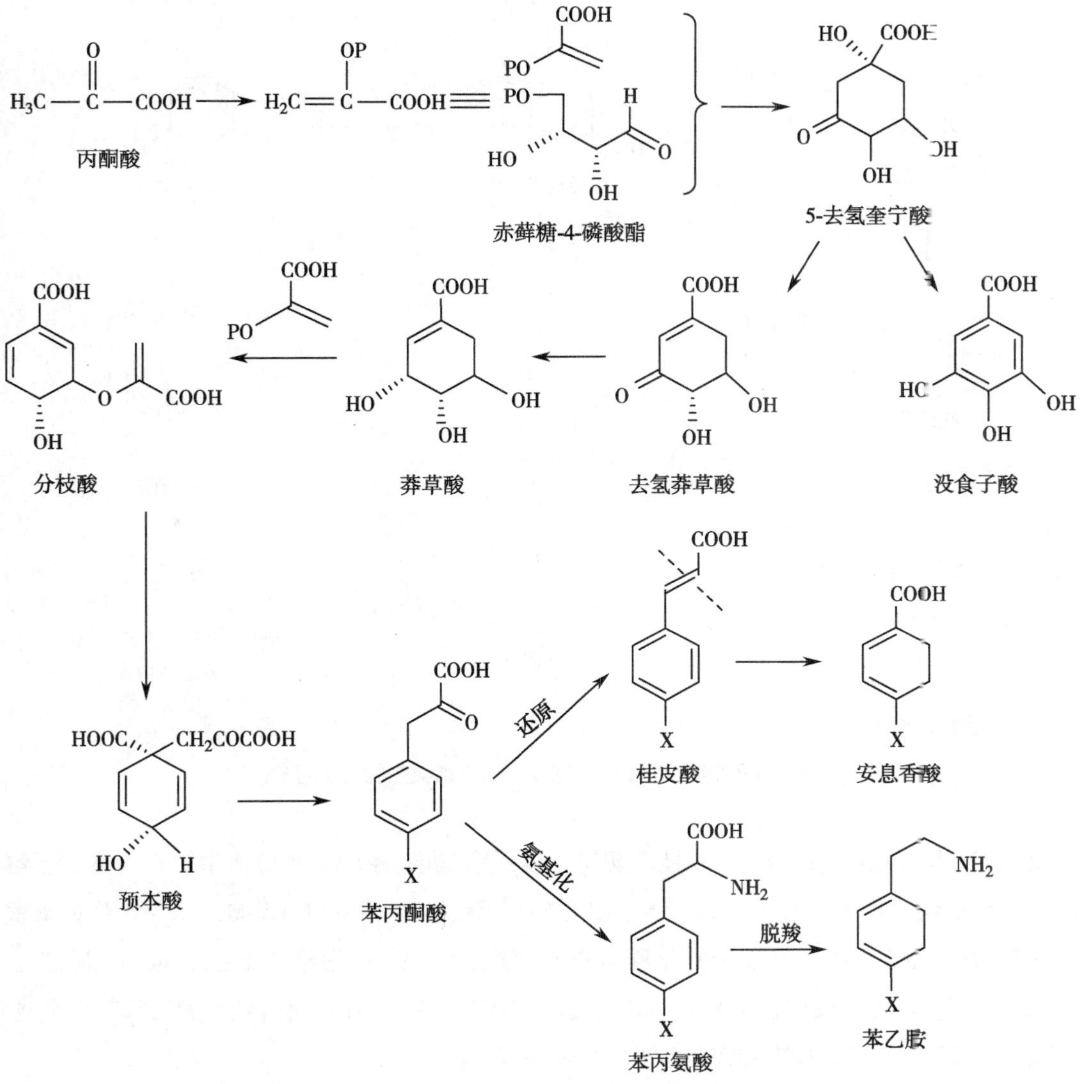

● 图 8-13 莽草酸生物合成途径

1. 香豆素、木脂素、木质素类 苯丙酮酸和对 - 羟基苯丙酮酸经氨基化反应,产生苯丙氨酸(phenylalanine)和酪氨酸(tyrosine),经脱氨反应转变成桂皮酸(cinnamic acid)和对羟基桂皮酸(*p*-coumaric acid)(图 8-14)。桂皮酸衍生物经反式邻羟基苷异构化为顺式邻羟基苷,再经过环合反应生成广泛分布于自然界的香豆素类化合物,如伞形花内酯。

而松柏醇(coniferol)等有对位羟基的一类化合物,经由游离基反应和聚合反应转变成木脂素(lignans)类化合物。由于 $C_6—C_3$ 游离基单位呈不规则聚合和高次聚合,产生广泛存在于木材组织中的木质素(lignins)。

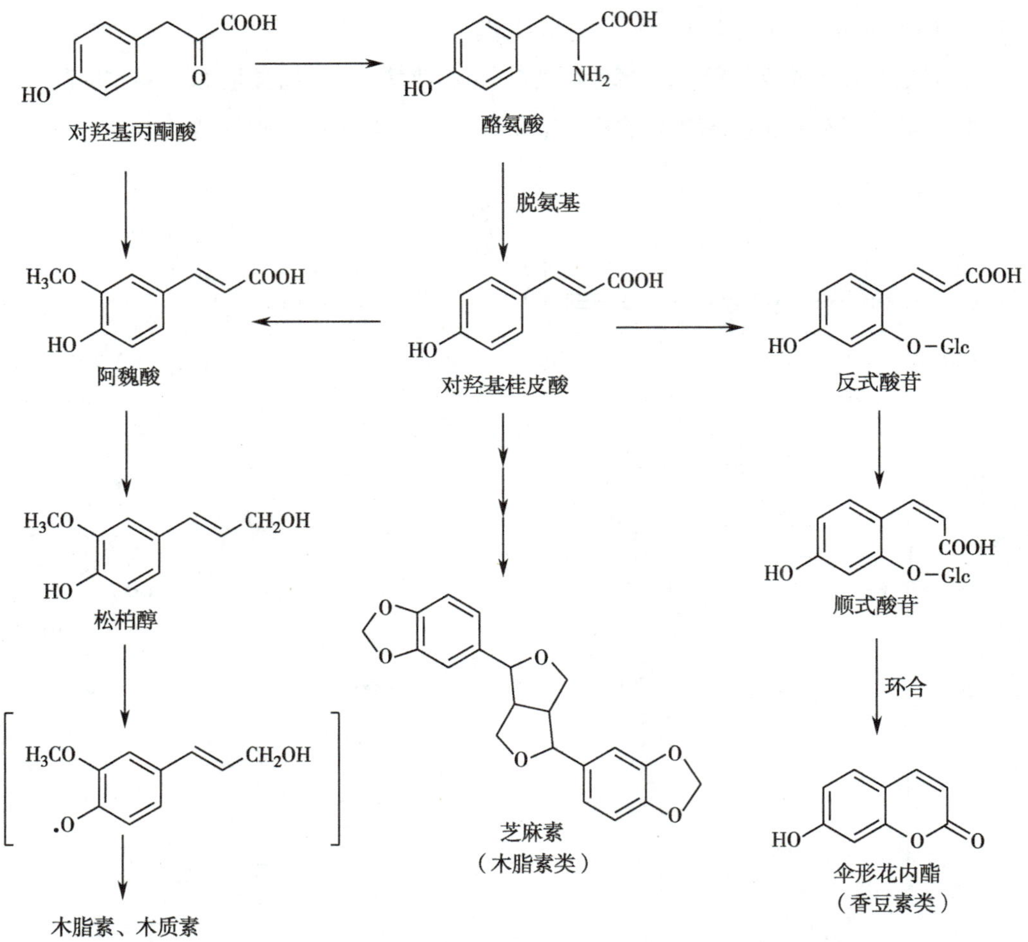

● 图 8-14　香豆素、木脂素、木质素类生物合成途径

2. 黄酮类　黄酮类化合物是由桂皮酸与乙酸 - 丙二酸途径（AA-MA）衍生的 C_2 单位，经聚酮链延长反应，组合成 $C_6—C_3—3\times C_2$ 链。如图 8-15 所示，A- 环来自 AA-MA 途径衍生的聚酮，B- 环来自莽草酸途径衍生的桂皮酸，聚酮与桂皮酸通过电子转移、重排等反应，并依据三碳链的氧化程度、三碳链是否构成环状以及 B- 环连接位置，衍生一系列黄酮类化合物，如二氢黄酮类成分甘草素、黄酮醇类成分槲皮素和双黄酮类成分银杏素等。

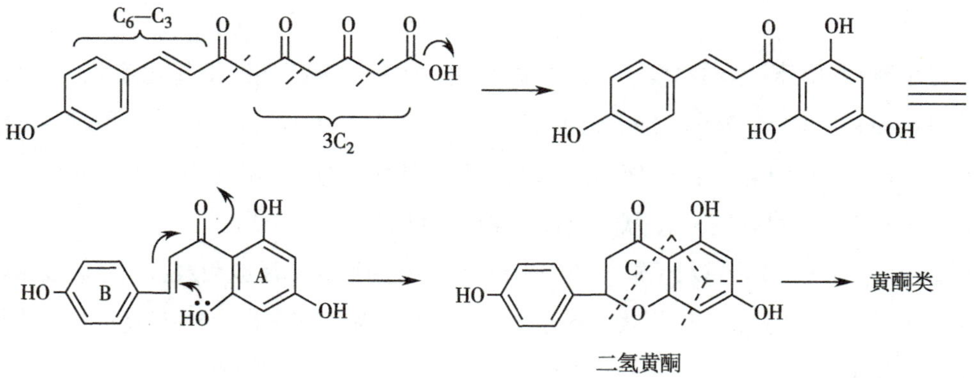

● 图 8-15　黄酮类生物合成途径

四、氨基酸途径

氨基酸途径(amino acid pathway)指鸟氨酸、赖氨酸、苯丙氨酸、酪氨酸和色氨酸等氨基酸经脱羧成为胺类,再经过一系列化学反应(甲基化、氧化、还原和重排等)生成各种生物碱。中药中的大多数生物碱类成分均由此途径生成。下面以小檗碱(berberine)为例(图 8-16),简要说明生物碱的生物合成途径。小檗碱生源合成前体是酪氨酸(*l*-tyrosine),从酪氨酸的衍生物多巴胺(dopamine)和 4- 羟基苯乙醛(4-hydroxyphenylacrtaldehyde)开始,经去甲乌药碱合成酶(NCS)缩合作用生成去甲乌药碱[(*S*)-norcoclaurine],再经 3 个甲基转移酶(6OMT,CNMT,4′OMT)和一个细胞色素 P-450 氧化还原酶(NMCH)生成中间体(*S*)- 网状番荔枝碱[(*S*)-reticuline],然后由小檗碱桥酶(BBE)催化生成的(*S*)- 金黄紫堇碱[(*S*)- scoulerine],从(*S*)- scoulerine 开始,经过 SOMT 酶催化反应,形成四氢非洲防己碱。四氢非洲防己碱再经四氢小檗碱合酶(CAS)、四氢小檗碱氧化酶(STOX)催化生成小檗碱(berberine)。

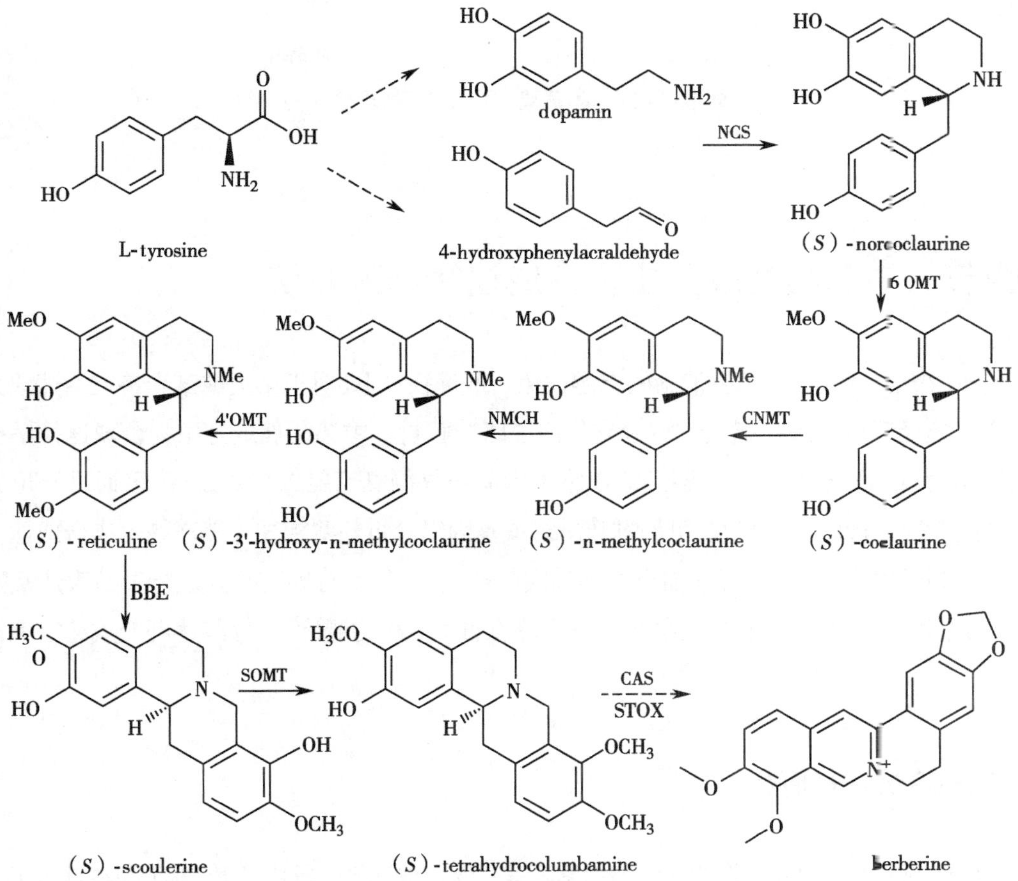

● 图 8-16 小檗碱生物合成途径

五、复合途径

许多中药活性成分由上述生物合成的复合途径生成。如蛇麻酮(lupulcne)、四氢大麻酚

(tetrahydrocan-nabinol)都含有异戊烯基,它们不单是由甲戊二羟酸途径而来,还包含莽草酸途径和乙酸-丙二酸途径。

常见的复合生物合成途径有下列几种:乙酸-丙二酸-莽草酸途径;乙酸-丙二酸-甲戊二羟酸途径;氨基酸-甲戊二羟酸途径;氨基酸-乙酸-丙二酸途径;氨基酸-莽草酸途径。如茜草素是由莽草酸-甲戊二羟酸的复合途径产生(图 8-17)。

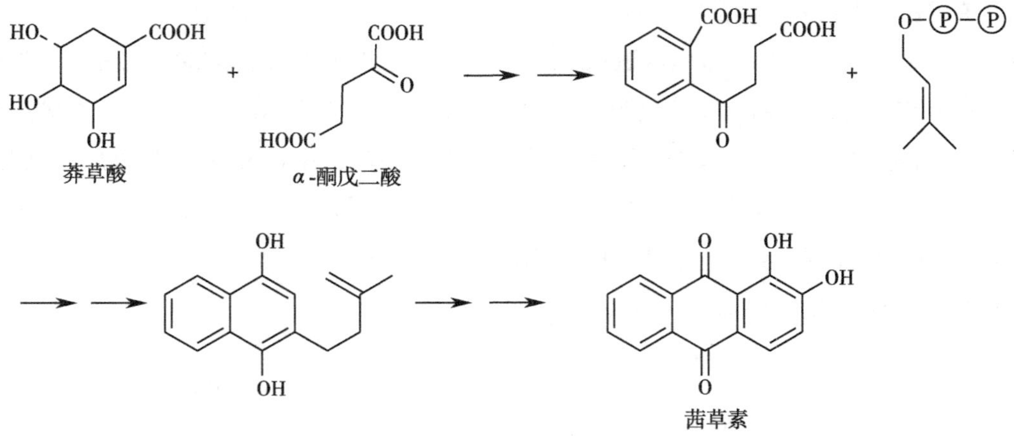

● 图 8-17 莽草酸-甲戊二羟酸复合途径

第四节 中药活性成分生物合成途径研究方法

大多数中药活性成分都有清晰的上游代谢合成途径,因此对于某类或某个特定活性成分的生物合成途径解析一般是指其下游分支代谢通路的解析。中药活性成分生物合成途径解析的一般策略为:首先,根据已分离鉴定的通路中中间产物推测可能的代谢途径,再通过同位素示踪对推测途径进行确认。其次,可通过转录组或基因组分析预测相关天然产物生物合成途径的关键酶及编码序列,从而发现并缩小候选基因的范围。最后,对候选基因进行异源表达及酶活检测确定其催化活性。通过对代谢途径中关键酶的发掘和功能确认,最终达到合成途径解析的目的。

一、生物合成途径解析

利用已分离得到中间产物的化学结构预测其生物合成途径。其中,同位素示踪法常用于合成途径的确证。同位素标记的化合物与非标记化合物具有相同的生物学和化学性质,但是具有不同的质量,可以通过质谱仪和核磁共振仪等质量分析仪器来进行区分。因此,饲喂同位素标记的前体物质后,检测到的那些被同位素标记的化合物被认为是代谢途径的中间产物或终产物。

例如,将 ^{13}C 标记的苯丙氨酸作为底物加入到丹参毛状根培养体系中,采用 UPLC-Q-TOF 仪器检测到 111 种同位素标记的化合物,与数据库比对发现了 8 个化合物与丹参酚酸的生物合成相关。

进一步通过比较这 8 个含同位素的化合物出现的先后顺序，推测出丹参酚酸的合成途径，并鉴定出第 1 个参与丹参酚酸生物合成的细胞色素 P-450（CYP98A14）。利用 ^{13}C 同位素标记前体饲喂的方法，对丹参酚酸类化合物尤其是丹酚酸 B 的生源途径进行研究，同时，克隆得到了酚酸类生源途径上的 3 个重要基因 Sm RAS、Sm CYP98A14、Sm CPR，结果推测得出迷迭香酸下游途径是由 2 分子迷迭香酸经酶催化生成丹酚酸 E，丹酚酸 E 环合生成丹酚酸 B。

二、功能基因的筛选

生物合成途径中关键酶及其调控基因的确认有助于人们认识植物次级代谢途径及其调控机制。高通量测序技术的快速发展，使得高效获得特定植物物种的基因组信息成为可能。但是从数万个基因中筛选出可能参与某特定天然产物生物合成的候选基因依然是一项具有挑战性的工作。目前基于转录组测序的共表达分析和基于基因组测序的基因簇发掘是筛选关键基因的常用方法。

（一）共表达分析

同一个天然产物生物合成途径中的基因通常是共表达的，即受到体外或体内信号刺激后，同一个途径的基因表达会同时上调或下调。基因共表达是生物对信号刺激最经济的应答方式，是生物长期进化和自然选择的结果。利用共表达分析可以对参与某个特定途径的基因进行筛选，缩小候选基因的范围。基于高通量转录组测序分析不但可以获得生物样本在某个时刻的所有表达基因的信息，而且可以通过多个样本之间基因表达的关联分析获得基因共表达信息。例如对过表达转录因子 ORCA2 或 ORCA3 的长春花悬浮细胞转录组进行研究发现，有 3 个氧化还原酶、4 个细胞色素 P-450 和 1 个糖基转移酶与基因 GES/G8O 有显著的共表达趋势，已知 GES/G8O 基因是长春花环烯醚萜途径中的酶，该途径是萜类吲哚生物碱合成途径的重要组成部分。经过进一步的功能验证鉴定出 4 个酶参与了环烯醚萜途径，分别是 8- 羟基香叶醇氧化还原酶、环烯醚萜氧化酶、7- 脱氧马钱苷酸糖基转移酶和 7- 脱氧马钱苷酸羟化酶，至此长春花环烯醚萜途径中所有的酶都已被鉴定，从而为利用合成生物学手段生产环烯醚萜及生物碱类天然活性成分奠定了基础。为了鉴定涉及丹参酮和酚酸生物合成的下游和调控基因，需要对丹参毛状根进行全面的转录组分析，其中 42 458 个基因簇（76.4%）被成功解析。通过实时定量 PCR 鉴定了基因簇中 19 种基因表达显著上调。根据与特定生物合成基因的共表达模式分析，从 RNA-seq 数据集筛选涉及丹参酮和酚酸生物合成途径晚期步骤的候选下游基因和其他细胞色素 P-450。另外，375 个转录因子被鉴定为在诱导反应中表现出显著上调的表达模式。

（二）基因簇发掘

在放线菌和真菌中，同一代谢途径中的酶基因往往在基因组中是成簇存在的。近年来发现在高等植物中，某些代谢途径中的酶基因也可以形成基因簇，这使得通过基因组序列测定寻找代谢途径候选基因成为可能。对于基因组较小的物种，全基因组测序和组装是发现基因簇的有效方法。但是对于基因组较大或遗传背景不清晰的药用植物，通过构建细菌人工染色体文库（BAC 文库），利用途径中已知基因为靶点，筛选可能含基因簇的 BAC 并进行测序是一种经济可行的快速发现基因簇的方法。但由于多数植物次级代谢途径的基因并不形成基因簇。因此基因簇发掘的方法在植物天然产物合成途径候选基因筛选中具有较大的局限性。

三、功能基因活性的验证

天然产物的结构千差万别导致其生物合成途径中的酶具有多样性，因此针对每一个酶的功能验证实验都具有一定的独特性。候选基因的功能验证需要综合运用分子生物学和分析化学等的实验技术，是中药活性成分合成途径解析中最关键也是最具有挑战性的一步。

（一）异源表达及酶活性检测

将候选基因在异源表达系统中进行表达，成功表达的酶蛋白可以催化内源性或外源性底物生成目标产物，通过 LC-MS 或 GC-MS 等技术对产物进行分析鉴定，从而确定酶的催化活性。目前常用于候选基因功能验证的异源表达系统包括大肠埃希菌、酵母、拟南芥和烟草等。从红豆杉 cDNA 文库中筛选出 9 个可能参与紫杉醇生物合成的酰基转移酶并在大肠埃希菌中进行表达，发现 TAX10 能将底物 *N*-debenzoyl-(3′RS)-2′-deoxytaxol 转化为 2′-deoxytaxol，表明该基因编码紫杉烷 C13- 侧链 -*N*- 苯甲酰转移酶，是参与紫杉醇最后一步酰基化的酰基转移酶。酿酒酵母是应用最广泛的真核表达系统，对于一些在大肠埃希菌中无法成功表达的酶基因，可以尝试在酿酒酵母表达系统中进行表达。植物中细胞色素 P-450 是膜锚定蛋白，难以在大肠埃希菌系统中活性表达，因此酿酒酵母常常是植物细胞色素 P-450 表达的首选系统。从黄花蒿腺毛的 cDNA 文库中筛选出一个细胞色素 P-450 基因（CYP71AV1），并在酿酒酵母中进行了表达，发现该 P-450 能催化三步连续的反应，使底物紫穗槐 -4，11- 二烯经过青蒿醇，青蒿醛生成青蒿酸。在产呋喃香豆素的芸香中克隆到 1 个 CYP98A 家族的 CYP98A22。为了鉴定 CYP98A22 的功能，利用农杆菌介导的方法将 CYP98A22 基因导入烟草细胞中，成功表达出 CYP98A22 蛋白。进一步研究发现 CYP98A22 对底物 p-coumaroyl quinate 的亲和性最高。冬青中含有大量的乌苏烷类三萜皂苷，通过 RNA 测序和毛状根的转录组装，共获得 68 688 个基因簇，其中包括与三萜骨架生物合成有关的 128 个基因簇、11 个氧化角鲨烯环化酶（OSC）、233 个细胞色素 P-450（CYP）和 269 个 UDP-糖基转移酶（UGT）。并在酿酒酵母 INVSc1 中成功克隆和表达一个 OSC（命名为 IpAS1）。通过气相色谱（GC）和气相色谱 - 质谱（GC-MS）分析酵母提取物显示 IpAS1 是混合的丙烯酰胺合酶，以 5∶1 的比例产生 α- 丙氨酸和 β- 丙氨酸，该方法为此类物质的生物合成途径解析提供了新的思路。

（二）基因表达抑制

利用基因缺失或基因表达抑制技术可对植物中的酶进行生物催化功能研究。通过检测植物体内各种次级代谢产物含量的变化，以验证酶在植物体内的生物催化活性。通常酶的功能缺失会导致上游底物的积累和下游产物的减少。用于基因功能缺失的方法较多，目前最常用的是 RNA 干扰（RNAi）和病毒诱导的基因沉默技术（virus-induced gene silencing，VIGS）。RNAi 和 VIGS 均属于转录后基因沉默(post-transcription gene silencing,PTGS)。RNAi 是一种序列特异性的 PTGS 过程,通过双链 RNA 引起具有相同序列的 mRNA 发生降解来抑制基因的表达。药用植物罗勒中丁香酚和木质素享有共同的初始合成步骤,均在 4- 香豆酸 CoA 连接酶(4CLs)的作用下将羟基肉桂酸转化为它们的共同前体物质,4CLs 被认为是从苯丙烷代谢到木质素、黄酮类化合物等几大生物代谢的一个分支点。为了阐明丁香酚起始步骤的代谢流、克隆植物罗勒的 *Os4CL* 基因,利用 RNAi 技术短暂抑制基因 *Os4CL* 的表达,通过定量分析发现经 RNAi 处理后的叶片与对照相比丁香酚含量降低了 31%,5 个酚酸底物除了芥子酸(sinapic acid,SIN)外均有增加,其中对香豆酸(p-coumaric acid,COU)增加量最大,与对照相比经 RNAi 处理后的叶片 COU 增加了 10 倍,因此,在罗勒腺毛中高度表达的基因 *Os4CL* 对底物 COU、阿魏酸(ferulic acid,FER)、咖啡酸(caffeic acid,CAF)、肉桂酸(trans-cinnamic acid,CIN)表现出不同的催化活性使得代谢流流向丁香酚。

(三) 基因过表达

基因过表达(gene overexpression)也常用于候选基因的功能验证,通过检测植物中代谢产物产量的增加来确定酶的功能。基因过表达很少单独使用,常结合 RNAi 实验以更全面地验证酶在原植物体内的功能。基因过表达一般可以通过增加基因的拷贝数或者采用强启动子来实现。例如从西洋参中克隆到了一个细胞色素 P-450(CYP6H)并进行了过表达和 RNAi 研究。结果发现在西洋参中 CYP6H 能对原人参二醇的 6 位进行羟基化,将原人参二醇转化为原人参三醇。此外,从黄花蒿叶中克隆到青蒿 HDR cDNA(AaHDR1)并进行了过表达研究。结果表明 AaHDR1 的过表达提高了青蒿素、青蒿素 B 等倍半萜类化合物和多种单萜类化合物的含量;相反,通过反义抑制 AaHDR1,则导致相反的结果。

思考题

1. 简述中药活性成分合成途径对中药现代化研究的意义。
2. 简述中药活性成分生物碱生物合成途径。
3. 中药活性成分多样性对中药药效的发挥有何影响?

(余伯阳)

ER-08 章　同步练习

ER-09章 课件

第九章 中药有效成分生物合成途径相关基因的克隆与表达

学习要求

掌握：同源克隆和功能互补法的原理、方法及用途；RNA-seq 技术步骤、特点及应用；功能基因组学技术发现基因的基本策略；蛋白表达系统的定义、种类和用途；药用植物转基因技术的种类和原理。

熟悉：cDNA 文库、差异显示技术的类型及特点；RACE 原理及基本步骤；功能基因编码蛋白的表达、纯化、活性鉴定原理和方法；转基因植物的鉴定方法及适用范围。

了解：图位克隆的原理；基因组文库的概念及特点；本草基因组学的基本范畴；各种蛋白表达系统的优缺点；各种转基因方法的优缺点；中药活性成分生物合成途径相关基因克隆和表达的应用实例。

第一节 概述

中药的有效成分是中药发挥预防保健、治疗疾病作用的物质基础。中药源于中药资源，由于中药资源自身及生产过程特殊，有效成分表现出复杂性、多样性和可变性等诸多特点，给以有效成分为指标的中药质量控制提出了更高的要求。中药的临床用药指导原则是“辨证施治”和“标本兼治”，强调中药的配伍及协同效应，而各组分的有效成分含量会直接影响中药的临床疗效。因此，有效成分含量无疑是中药质量控制的核心问题。如何提高中药材有效成分含量，构建中药质量控制及溯源体系等问题，是当前中药领域研究的热点。借助现代生物技术手段，解析中药有效成分生物合成途径及其分子调控机制，无疑成为解决这一问题的突破口。

当前，随着基因工程、生物信息学、基因组学等交叉学科技术的应用，中药有效成分生物合成途径、关键酶基因及调控机制研究已取得了快速的进展。长春花抗肿瘤活性成分长春碱和长春新碱的生物合成途径（图 9-1）最具代表性。由于长春碱和长春新碱在原药材中含量很低，通过对长春花萜类吲哚生物碱（terpenoidindole alkaloids，TIAs）生物合成途径关键酶（DXR、SLS、G10H、STR）基因功能研究，深入揭示了长春花 TIAs 生物合成机制，为利用合成生物学进行体外大规模生产长

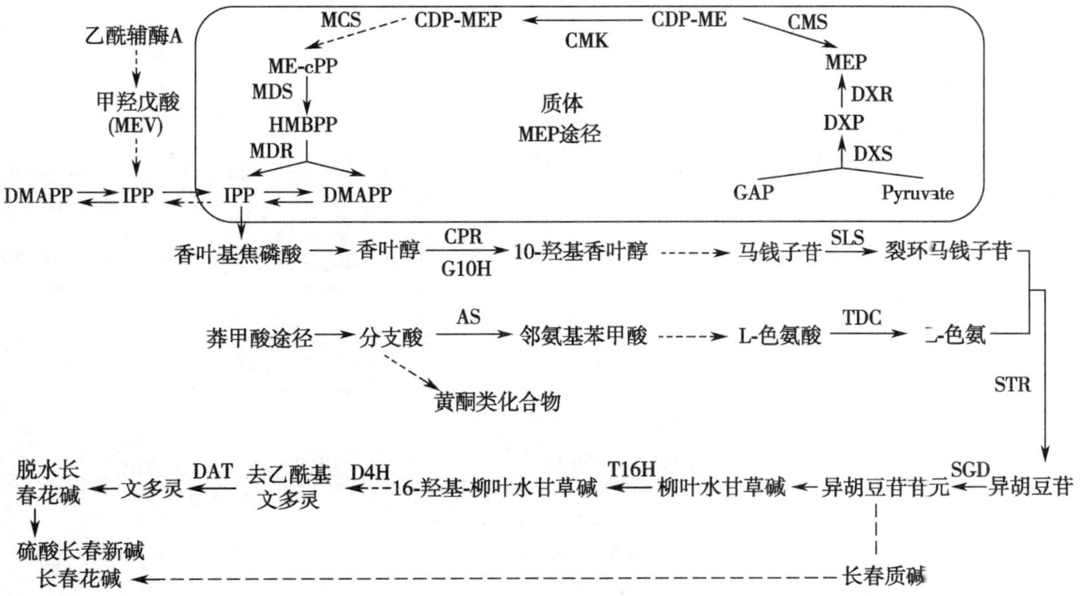

● 图 9-1 长春花萜类吲哚生物碱的生物合成途径

春碱和长春新碱提供了理论依据。

紫杉醇（taxol）系 1971 年首次由 Wani 等从短叶红豆杉 *Taxus brevifolia* Nutt. 树皮中提取出来并确定其化学结构，具有低毒、高效的抗癌效果，广泛用于卵巢癌、乳腺癌的临床治疗。但由于原药材中紫杉醇含量极低（500mg/kg），而红豆杉是国家重点保护野生植物，资源匮乏，从红豆杉中提取紫杉醇无法满足临床需求。国内外学者在紫杉醇化学合成、细胞培养、高产红豆杉品种筛选及微生物转化等方面做了大量的研究工作，现已明确紫杉醇的生物合成途径（图 9-2）分为 3 个阶段：①紫杉烷环母核结构的合成，以巴卡亭Ⅲ为产物。②苯基异丝氨酸侧链的合成。③侧链与紫杉烷母核的 C-13 位酰化连接，然后在侧链 C-2′ 位和 C-3′ 位分别被羟化和苯甲酰化；形成紫杉醇。已克隆 15 个紫杉醇生物合成关键酶基因并进行功能分析：牻牛儿牻牛儿基焦磷酸合成酶（GGPPS）、紫杉烯合酶（TS）、紫杉烷 10*β*- 羟基化酶（T10*β*H）、紫杉烷 13*α*- 羟基化酶（T13*α*H）、紫杉烷 14*β*- 羟基化酶（T14*β*H）、紫杉烷 5*α*- 羟基化酶（T5*α*H）、紫杉烷 2*α*- 羟基化酶（T2*α*H）、紫杉烷 7*β*- 羟基化酶（T7*β*H）、紫杉烯醇 5*α*- 乙酰氧化基转移酶（TAT）、紫杉烷 2*α*- 苯甲酰基转移酶（TBT）、10*β*- 去乙酰巴卡亭Ⅲ乙酰氧化基转移酶（DBAT）、巴卡亭Ⅲ 3- 氨基 3- 苯丙醇基转移酶（BAPT）、3′-*N*- 去苯甲酰 -2′- 脱氧紫杉醇 *N*- 苯甲酰基转移酶（DBTNBT）和苯丙氨酸氨基变位酶（PAM）。随着紫杉醇生物合成途径及调控机制的逐渐明晰，使得其在人工可控条件下大量生产成为可能。

药用植物是中药原料来源的主体。药用植物在生长发育过程中，通过初级代谢产生了大量的人类赖以生存的初级代谢产物，如糖类、脂类及蛋白质等；同时，也通过次级代谢生产种类繁多的次级代谢产物，如生物碱、萜类、黄酮类、酚类和醌类等。这些次级代谢产物的产生是细胞内一系列酶促反应构成的生物合成途径综合作用的结果，一方面是植物应对不同生态环境的生理表现，另一方面构成了丰富的潜在中药药效成分资源。随着中药资源日趋匮乏，运用现代分子生物学技术结合合成生物学策略，解析中药次级代谢途径中关键酶的分子作用，并进行精细调控，最终提高中药有效成分的含量和产量，为临床用药提供保障迫在眉睫。

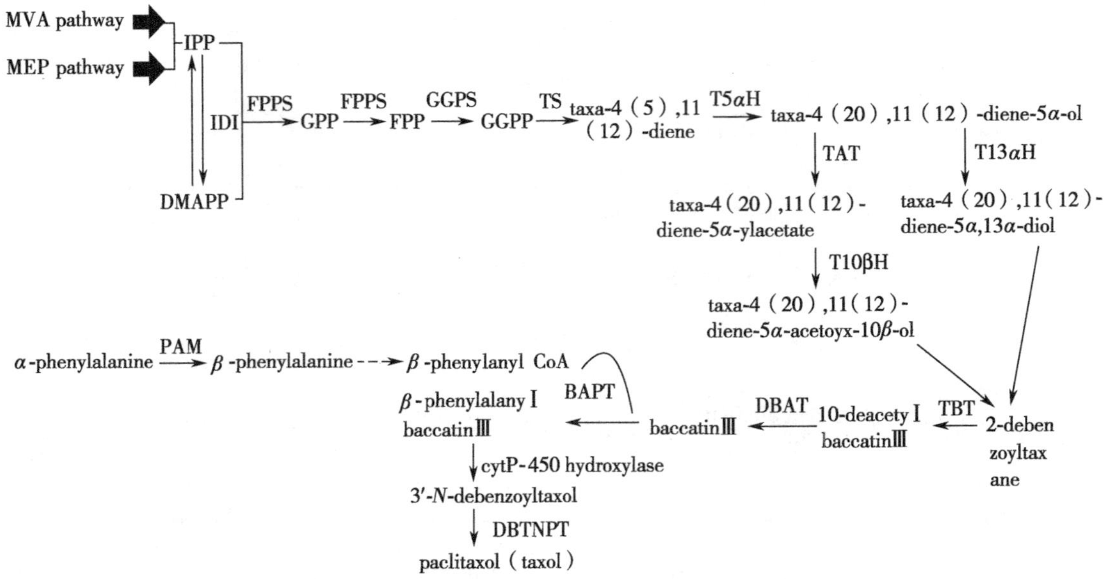

● 图 9-2　紫杉醇的生物合成途径

第二节　特定基因的克隆策略

一、基因克隆

1969 年，美国哈佛大学 J R Beckwith 博士的研究小组运用 DNA 杂交技术分离到大肠埃希菌的 β- 半乳糖苷酶基因，首次创建了基因分离技术。1973 年，Boyer 等科学家在基因分离技术的基础上，利用重组 DNA 技术得到第一个重组 DNA 分子，标志着基因克隆技术的诞生。克隆（clone）是指从一个共同的祖先通过无性繁殖获得的一群遗传上一致的 DNA 分子、细胞或个体所组成的特殊群体。基因克隆是采用一定的技术方法从生物体基因组中分离获得特定基因（target gene）的过程。

克隆特定基因有以下几个方面的主要用途：①在分子生物学研究领域，深化对基因结构、功能及调控的认识，探索基因表达调控与生物体生命活动规律之间的关系。②在医学领域，用于疾病的早期诊断、临床治疗和有效预防。③在药学领域，借助现代合成生物学技术，实现基因工程药物的高效生产。④在中药学领域，进行次级代谢产物合成关键酶基因克隆及转基因分子育种，提升中药材品质，获得新品种。

二、特定基因的克隆技术

特定基因（target gene）即拟研究的目的基因。中药生物技术一个主要研究内容就是分离特定基因，研究基因在中药材有效成分合成过程中的分子作用。中药材多来源于真核生物，基因组庞大、结构复杂。因此，特定基因的克隆显得尤为重要。目前，特定基因的克隆方法很多，归纳起来主要包括基于特定基因表达蛋白的克隆、同源克隆、功能互补法和图位克隆等。

1. 基于基因表达蛋白的克隆　这是通过蛋白质的氨基酸序列反向推测基因核苷酸的方法。首先分离和纯化控制目的性状的蛋白质或多肽，并进行氨基酸序列测定，常采用双向凝胶电泳-质谱联用技术。然后根据所得氨基酸序列推导可能的核苷酸序列，再采用化学合成方式合成该基因，或根据该氨基酸序列设计简并引物，通过反转录 PCR 技术(RT-PCR)得到基因的 cDNA (complementary DNA)。

密码子简并性即一个氨基酸可能有多个密码子，不同生物的同一个氨基酸的密码子可能不同，因此通过设计简并引物的方法才能克隆到目的基因 cDNA 片段。再通过相应的功能鉴定确定所推导的序列是否为目的基因。在这个过程中，简并引物的质量是影响目的基因克隆成败的关键因素。因为不同植物的亲缘关系存在差异，所以需要对检索到同样功能的基因所对应的物种进行筛选，根据物种的分类学属性，选择亲缘关系较近的物种序列来设计简并引物往往能提高成功率。

但是，该方法的关键是分离纯化出纯度很高的蛋白质，而许多蛋白质的分离、纯化并非易事，对于含量较少的微量样品而言更加困难，因此该法虽然有许多优点，但总体来说技术复杂、操作困难、效率较低，所以很少采用。

2. 同源克隆　同源克隆(homology-based cloning)法系根据相同祖先同源基因的核苷酸序列高度保守、基因家族成员所编码的蛋白质具有保守氨基酸序列的特点发展起来的克隆基因家族未知成员的方法，是药用植物特定基因早期克隆研究中最常用的方法。

随着一些模式植物全基因组序列的测定和多个药用植物基因家族研究的深入，药用植物中越来越多的次级代谢途径中的基因都可以在数据库中找到同源的序列，通过序列比对，便可以找出基因的保守区域。根据保守序列设计简并引物，以基因组 DNA 或 cDNA 为模板进行 PCR 反应，扩增产物经纯化后连接到载体上，进行序列分析并与已知序列进行验证比较。在获得基因保守序列后，有两个途径可获得目的基因。一是根据保守区域的序列合成探针，然后用探针筛选基因组文库或 cDNA 文库，对筛选到的克隆子进行测序分析，便可得到目的基因序列。二是保守序列只是目的基因的部分序列，通常位于基因的中部。要获得基因 5′ 端和 3′ 端的序列，通常使用 cDNA 末端快速扩增技术(rapid amplification of cDNA ends，RACE)克隆该基因的全长序列，其原理见图 9-3。

目前，吲哚类生物碱、黄酮、萜类化合物的生物合成途径的基本步骤已经明确，这类化合物的合成途径中相关酶可利用的信息较多，但有很多基因的保守序列不明显，不可能根据这些基因核酸序列来设计简并引物。因此，就不得不用到其他的基因克隆技术。

3. 功能互补法

功能互补法(functional complementation)是指以这些突变体为受体，将外源基因克隆到其相应的表达载体上，转化这些受体，从中选择表型恢复成或近似野生型的转基因株系，即可获得与这些突变体功能互补的外源基因。主要有 T-DNA 标签法(T-DNA tagging)和转座子标签法(transposon tagging)两种类型，即在 T-DNA 或转座子突变体中寻找感兴趣的表型，再通过反向 PCR 直接找到 T-DNA 和转座子的插入位点附近的 DNA 序列，并以此为探针，筛选野生型基因的 cDNA 文库，分离到其编码基因的 cDNA，进一步筛选基因文库得到基因组 DNA 序列。该方法已成功地应用于西洋参、丹参等多种药用植物中功能基因的克隆研究。

T-DNA 是位于根癌土壤杆菌 *Agrobacterium tumefaciens* 的 Ti 质粒中的一段可转移的 DNA 区段，当根癌土壤杆菌感染植物时，T-DNA 能发生高频的转移。转座子（transposon）是染色体上一段可复制、移动的 DNA 片段，可以从染色体的一个位置移动到另一个位置。当 T-DNA 或转座子插入植物基因组中目的基因的内部或其邻近位点时，便会诱发该基因发生突变，并最终导致表型变化，形成突变体植株。如果它们切离或转座到其他位置，失活基因的功能又可以得到恢复。在大肠埃希菌、酵母菌中，已获得数千个特定基因缺失的突变体，拟南芥、水稻等也有大量的 T-DNA 插入突变、转座子插入突变或基因缺失突变体，其范围已涉及基因组中绝大多数基因。

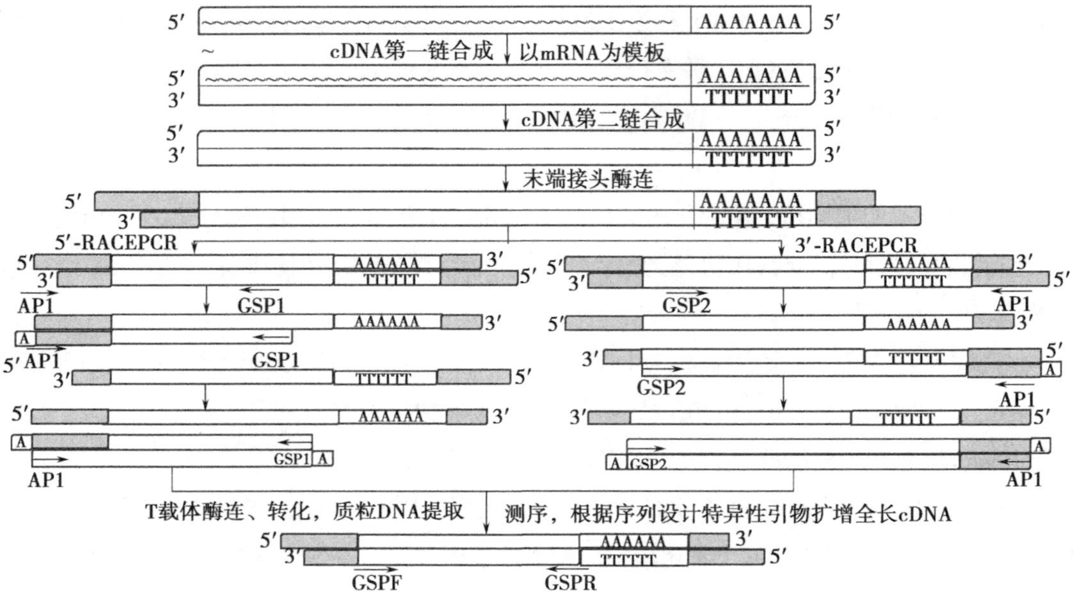

● 图 9-3　RACE PCR 中 cDNA 的合成及反应原理简图

4. 图位克隆　植物生长发育过程中多数性状，尤其是重要的经济或农艺性状的基因及其在生物学功能还不清楚，也有些性状的基因表达产物量很低，这就限制了根据基因的功能进行基因克隆策略的应用。随着各种分子标记连锁图的相继建立和越来越多的基因被定位，图位克隆（map-based cloning）于 20 世纪 90 年代应运而生。图位克隆又称定位克隆（positional cloning），是根据目标基因在染色体上的确切位置，寻找与其紧密连锁的分子标记，根据遗传连锁分析，将目的基因定位到染色体的某个具体位置，再通过染色体步移法（chromosome walking）缩小筛选区域，进而克隆目的基因。

该方法优点在于无须预先掌握基因产物的任何信息，是用于分离基因编码产物尚不清楚的基因的有效方法之一。然而，图位克隆技术在药用植物目的基因克隆研究方面进展缓慢。这主要因为药用植物、生长环境的差异性造成种质不稳定、生长周期长、性状变异大及遗传基础研究薄弱等问题。如何构建药用植物的图位克隆研究模式体系是值得探索的新领域，也是推动药用植物分子遗传育种的重要工作之一。

第三节　功能基因组学技术克隆策略

一、功能基因组学

基因组(genome)是1920年Winkles将genes和chromosoes组合而成的,用于描述生物的全部基因和染色体组成的概念。1986年美国科学家Thomas Roderick提出了基因组学(genomics),指对所有基因进行基因组作图(包括遗传图谱、物理图谱、转录图谱、序列图谱)、核苷酸序列分析、基因定位和基因功能分析的一门科学。因此,基因组研究应该包括两方面的内容:①以全基因组测序为目标的结构基因组学(structural genomics);②以基因功能鉴定为目标的功能基因组学(functional genomics),又被称为后基因组(postgenome)研究。

功能基因组学利用结构基因组所提供的信息和产物,以高通量、大规模实验方法及统计与计算机分析为特征,通过在基因组或系统水平上全面分析基因的功能,使得生物学研究从对单一基因或蛋白质的研究转向多个基因或蛋白质同时进行的研究。功能基因组学的主要研究内容包括基因表达分析、突变检测和功能验证等。其中,基因表达分析是最为重要的一个方面,通过探讨基因组在特定条件下转录水平上的表达丰度及差异表达模式,揭示转录组(transcriptome)变化规律特征,为揭示生物体生理功能的分子生物学基础提供重要信息。

2009年,我国科学家陈士林首次提出了本草基因组计划,将基因组学策略应用于中草药现代研究中,极大地加快了中草药的分子生物学基础研究的步伐。2015年国际期刊*Science*增刊详述"本草基因组解读传统药物的生物学机制",提出本草基因组学为药用模式生物、道地药材研究、基因组辅助育种、中药合成生物学、DNA鉴定等提供理论基础和技术支撑。目前,药用植物基因组学与生物信息学已经进入快速发展阶段,必将对传统中药学产生巨大影响。

二、功能基因组学技术克隆

功能基因组学技术在本草基因组学研究初始,就在功能基因挖掘、基因表达谱、基因可变剪切研究等方面发挥了举足轻重的作用。借助cDNA文库、基因芯片(gene microarrays)、RNA seq测序等功能基因组学技术,国内外已经获得了青蒿、丹参、西洋参、甘草、五味子、肉苁蓉等多种药用植物的转录组数据信息,发掘大量时序表达的功能基因,为揭示药用植物生长发育、生理适应、次级代谢产物合成通路及调控机制提供重要信息。以下介绍几种常用的功能基因组学技术克隆方法。

1. cDNA文库　基因文库包括基因组文库和cDNA文库。由于真核基因为断裂基因,在功能基因研究中,很少使用基因组文库,常用的是各种cDNA文库。构建cDNA文库已成为功能基因组学研究的基本手段之一。cDNA便于克隆和大量表达,它不像基因组文库含有内含子而难于表达,因此可以从cDNA文库中筛选到所需的目的基因,并直接用于目的基因的表达。这样,通过构建 cDNA 文库可用于分离全长基因来开展基因功能研究。因此，cDNA 文库在个体发育、细胞分化、细胞周期调控与植物抗性反应等研究中具有广泛的应用价值，是研究工作中最常使用到的基因文库。

经典 cDNA 文库包括以下基本步骤（图 9-4）。首先，由 mRNA 合成双链 cDNA，两端连接上具有特点酶切位点的接头，酶切后通过葡聚糖凝胶柱将大小不同的片段分开，一般取大于 2kb 的片段酶连到设计好的 Phagemid 载体中。然后，用噬菌体的衣壳蛋白对连接好的片段进行体外包装（in vitro package）、扩增（amplification）、体内切制（*in vivo* excission），从而得到插入 cDNA 文库片段的载体。最后，重组载体转化大肠埃希菌，挑取克隆，提取质粒 DNA 并进行测序。由于经典 cDNA 文库的构建方法所获得的单个克隆上的 DNA 片段太短，所以克隆到 cDNA 的全长，建立富含全长的 cDNA 文库具有重要意义。

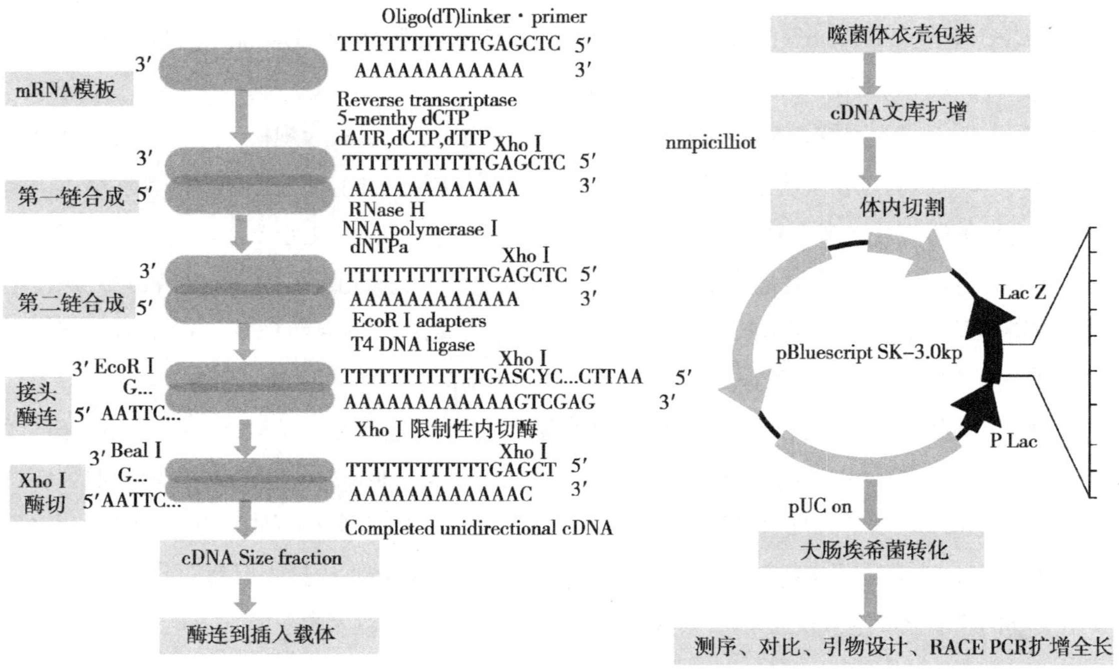

● 图 9-4 cDNA 文库构建流程

cDNA 全长文库是指从生物体内一套完整的 mRNA 分子经反转录得到的 DNA 分子群体，是 mRNA 分子群的一个完整的拷贝。cDNA 全长文库不仅能提供完整的 mRNA 信息，而且可以通过基因序列比对得到 mRNA 剪接信息，还可以对蛋白质序列进行预测及进行体外表达和通过反向遗传学研究基因的功能等。目前，cDNA 全长文库已成功用于丹参、人参等多种药用植物全长基因的分离。

在构建 cDNA 文库过程中，由于绝大多数基因是处于中等或低丰度的，高丰度表达基因仅占总表达量的 25%，这导致无法获得一个具有理想的完整代表性 cDNA 文库。因此，均一化 cDNA 文库应运而生。均一化 cDNA 文库是指某一特定组织或细胞的所有表达基因均包含其中，且文库中表达基因对应的 cDNA 的拷贝数相等或接近，该技术能克服基因转录水平的差异给文库筛选和分析带来的阻碍，有利于研究基因的表达和序列分析。

构建均一化 cDNA 文库中有两种方法。一种是基于复性动力学的原理，高丰度的 cDNA 在退火下复性速度快，而低丰度的cDNA复性要很长时间，从而可以通过控制复性时间来降低丰度；另一种是基于基因组DNA在拷贝数上具有相对均一化的性质，通过cDNA和DNA的饱和杂交而降低在文库中高拷贝存在的cDNA的丰度。目前已报道的均一化cDNA文库多是根据第二种原理构建的，常用策略有基于PCR技术应用cDNA多次复性cRNA-cDNA杂交等。

虽然cDNA文库技术是一种较好筛选基因的方法，但是因为植物中和有效成分生物合成相关的基因只占整个生物体内所有基因的一小部分，所以从植物的cDNA文库中寻找生物合成相关基因是工作量很大、很烦琐的工作，因此如何更有针对性地寻找和克隆生物合成途径相关基因就显得尤为重要，而功能基因组学相关技术则恰好可以满足这样的要求。

2. 差异显示　基因的时序性表达是一切细胞分裂与分化的分子基础。差别显示技术(differential display)是将不同类型或不同状态的组织或细胞内的基因表达情况进行比较，对组织特异性表达的基因进行分离的一种方法。通过比较不同的组织，或不同发育阶段的同一组织，或同一组织经不同诱导处理后的所表达的mRNA的差异，分离出差异表达的基因。

差异显示技术发展十分迅速，许多新技术不断涌现，如mRNA差别显示(different display)、mRNA差示筛选(differential screening)、抑制消减杂交法(suppression subtractive hybridization, SSH)、cDNA-AFLP(cDNA amplified fragment length polymorphism)、基因表达系列分析(serial analysis of gene expression, SAGE)、cDNA微阵列(microarray)及基因芯片(gene chip)等。

这些技术的发展，为药用植物次级代谢功能基因组的研究提供了丰富的研究工具。其中mRNA差别显示、差示筛选和SSH差异显示技术只适合于高丰度或表达差异大的基因筛选，且由于在筛选基因方面的随机性使之无法描述转录组的全貌。SAGE是新建立的一种基因表达模式研究技术，能够全面地分析特定组织或细胞表达的基因，并得到这些基因表达丰度的数量信息，还可比较不同组织、不同时空条件下基因表达的差异。cDNA微阵列或基因芯片是把成千上万个代表不同待检测基因的cDNA或特异的寡聚核苷酸固定在固相支持物上，并与来自不同细胞、组织或同一细胞不同状态下的用不同荧光标记的DNA探针杂交，杂交信号以定量的方式反映基因在不同细胞、组织或器官的差异表达状况。因此，基因芯片在高通量分析方面的优势是十分明显的，是功能基因组学研究的重要手段。

3. RNA-seq　RNA-seq即转录组测序技术，是利用第二代高通量测序技术完成mRNA、smallRNA或Non-coding RNA等测序，结合生物信息学算法，全面获得组织或细胞转录产物信息特征的技术。该技术结合了转录组测序建库的实验方法与数字基因表达谱(digital gene expression profiling, DGE)的信息分析手段，可以从整体上对参与植物生长发育和次级代谢的基因进行系统地研究。通过构建药用植物不同组织部位、不同生长时期的转录组文库，可以全方位地研究生物体基因在不同时期、不同发育状态下的表达水平，从而有效地发掘和鉴定次级代谢物的生物合成及调控相关基因。目前，该技术已被用于分析表达谱、鉴定差异表达基因。

RNA-Seq技术包括以下基本步骤：

(1)提取RNA并进行高通量测序：分别提取不同样品的总RNA，分离mRNA，使用随机引物和反转录酶反转录成cDNA，随机打断制备均一的cDNA文库，并使用高通量测序技术进行测序。

(2)进行序列质控、组装分析：经数据过滤除杂和冗余处理等质控得到高质量clean reads，再利用Trinity进行reads组装分析，获得Unigene。

(3)功能注释:利用 BLAST 将 Unigene 与蛋白数据库 NR、Swiss-port、KOG(Cluster of Orthologous Groups of proteins、蛋白相邻类的聚簇)和 KEGG(京都基因与基因组百科全书)进行比对,获得 Unigene 功能注释、GO 注释、KEGG 标准通路等信息,从宏观上认识该物种的基因功能分布特征。再者,对差异表达基因进行数目统计。使用 RPKM(Reads per kb per million reads)法计算 Unigene 的表达量。RPKM 法可以消除基因长度和测序量差异对计算基因表达量的影响,计算得到的基因表达量可直接用于比较不同样品间的基因表达差异。利用 RPKM 筛选出差异表达基因,使用 cluster 软件对差异基因聚类、GO 功能富集和 Pathway 功能富集进行分析。

与差异显示技术相比,RNA-seq 技术具有显著优势,主要体现在:①测序宽度和深度明显提高,可以发现更多未知基因,提供更精确的数字化基因表达谱数据。②短序列长度显著增加,序列信息更多,提高了识别转录物的特异性和准确性。③可以检测 mRNA 可变剪接、编辑方式等。④可对非转录 RNA 如 miRNA 进行深度测序。⑤基于第三代测序技术的 DRS(Direct RNA sequencing),省去了反转录及扩增过程,提供的数据更为直接。RNA-seq 技术面临的主要问题是海量数据的诠释和比对鉴定分析,以及如何确定最佳测序量,获得高质量转录图谱。

RNA-Seq 技术虽然是刚刚起步,但是技术本身的优势已显现出来,并以惊人的速度应用于生命科学和中医药各领域。该技术作为道地药材功能基因组研究的重要手段在发现次级代谢物生物合成关键酶基因、阐明生物合成途径和调控机制以及研究道地药材形成的分子机制方面发挥着极其重要的作用。

功能基因组学在寻找生物合成相关基因中的应用见图 9-5。首先由原植物外植体建立细胞或器官培养体系,然后对培养体系进行诱导子处理,对处理前后的两种培养体系进行代谢物检测,筛选出高产培养体系,进而对差异表达基因进行分析、克隆和测序,这样就可以找出可能对促进有效成分合成起关键作用的一系列基因。这种方法往往能够找到合成途径以外的关键基因,比如转录因子,这为鉴定次级代谢物合成及其调控的转录因子提供了有力的技术支持。

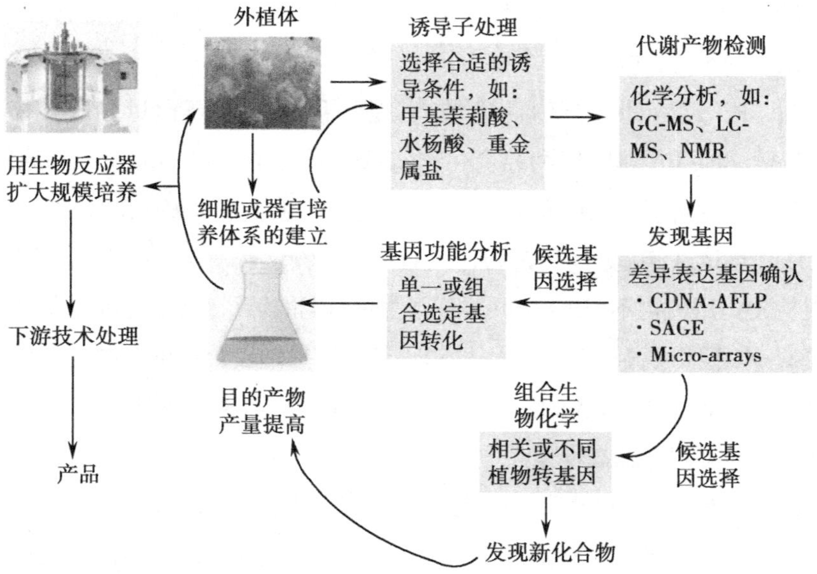

● 图 9-5 功能基因组学技术在发现生物合成相关基因过程中的核心作用

在获得药用植物目的基因的全长之后，需要进行基因功能研究，主要包含体外生化水平蛋白活性和体内生理水平基因分子功能验证。因为真核生物蛋白翻译后需经过糖基化、折叠等一系列结构修饰，因此在选择蛋白表达系统时，最好选用真核表达系统，如昆虫细胞杆状病毒（baculoviruses）表达载体和酵母细胞表达载体等。基因体内功能验证体系必须依赖良好的植物遗传转化体系。药用植物个体和生理特征各有差异，就需要有针对性地构建遗传转化体系。目前，丹参、人参、黄芪、柴胡、甘草等多数大宗中药材具备良好的毛状根遗传转化体系，为有效成分生物合成及调控基因功能研究提供了平台保障。此外，在模式植物拟南芥中对异源过表达目标基因进行功能研究也是较好的选择。拟南芥因生长周期短、遗传转化体系成熟，且能够产生黄酮类、萜类、苯丙素类次级代谢产物等优点，适合于功能复杂基因如转录因子的功能验证；同时，拟南芥数据库还提供了大量的基因敲除突变株信息以方便未知外源基因的功能验证。

第四节　功能基因编码蛋白的表达、纯化和活性鉴定

基因编码蛋白的表达，对研究其结构功能是十分重要的。将功能基因片段与载体 DNA 连接起来，导入受体细胞，从而使功能基因在其中正常复制和表达，这就构成了一个蛋白表达系统。迄今为止，人们已经开发出多种蛋白表达系统，主要分为原核表达系统和真核表达系统。

一、原核表达系统

原核表达系统是最早采用、发展最为成熟的表达系统。顾名思义，原核表达发生在原核生物内，通过将外源基因构建表达载体，并导入原核菌株中进行表达。它具有的优势非常明显，如多数细菌表达系统的基因背景和表达特性都很清楚，培养操作简单，价格低廉，代谢易于控制，容易获得大量的基因表达产物等。由于原核细胞中没有真核生物的转录后加工过程，无法进行 mRNA 的剪接，因此目的基因只能是 cDNA。同时，因为没有真核生物翻译后加工的过程，表达产生的蛋白质也不能得到修饰，无法形成正常的空间结构，可能导致蛋白质缺乏生物活性。常用的原核表达系统有大肠埃希菌表达系统、芽孢杆菌表达系统、链霉菌表达系统等。

（一）大肠埃希菌表达系统

在原核表达系统中，最有代表性、应用最为广泛的是大肠埃希菌表达系统。大肠埃希菌是革兰氏阴性菌，作为研究得最为详尽的原核表达宿主，它的培养、转化、突变株筛选等实验方法已经非常成熟，多个菌株的染色体 DNA 已测序完成，大部分基因的生物功能也已被鉴定，同时，它也有大量表达载体可供选择。

由于大肠埃希菌缺乏真核生物的蛋白加工系统，表达形成的蛋白质往往无法形成正确的空间构象，导致表达产物没有活性。另外，大肠埃希菌的一些内源性消化酶还容易降解一些外源蛋白，影响表达的效率。为了克服这些缺陷，研究学者不断在对表达系统进行优化，如将一些分子伴侣

与目的蛋白共表达，以利用分子伴侣来促进目的蛋白的折叠。对大肠埃希菌宿主菌进行遗传改造也是很重要的改进手段，常用的方法是对宿主菌的随机突变数据库进行筛选，获得能够高效表达的菌株，再通过基因组水平分析找出突变的基因，研究其对菌株代谢调控的作用。目前常用的大肠埃希菌受体菌株有 BL21、JM109 等。

（二）芽孢杆菌表达系统

芽孢杆菌表达系统从 20 世纪 70 年代的枯草芽孢杆菌研究开始，现在已扩展至其他品种。它是革兰氏阳性菌，除了培养条件简单、生产周期短、易于控制等优点，它还有一个特点是它有分泌系统，表达的蛋白质能以可溶的形式分泌到胞外的培养基中。但是野生型的芽孢杆菌会分泌胞外蛋白酶降解外源表达产物，因此需要将宿主菌的蛋白酶基因进行突变或敲除。芽孢杆菌表达系统适用的载体比较有限，而且表达效率不如大肠埃希菌，所以应用范围受到了限制。

（三）链霉菌表达系统

链霉菌属于革兰氏阳性菌，由于链霉菌工业化生产抗生素的历史悠久，因此它的发酵技术非常成熟。链霉菌也具有胞外酶分泌系统，可以将表达产物分泌到细胞外，从而简化外源基因表达产物的分离纯化步骤。链霉菌具有丰富的次级代谢途径和代谢调控系统，对它的分子遗传学研究已具有一定的基础，这为外源基因在其中表达提供了很好的理论依据。但链霉菌作为外源基因的表达宿主，转化操作比较复杂，转化频率较低，表达系统适用的载体也比较有限。

（四）原核表达载体

原核表达载体作为外源基因在细菌中表达的工具，除了具有一般克隆载体的特性，还需要具有基因转录和翻译所需的元件，包括启动子、SD 序列、终止子、复制子、标记基因等。

启动子位于转录基因的上游，用于结合 RNA 聚合酶，并启动 RNA 的转录，一般原核表达系统中应用的启动子都需要作用强且具有可诱导性。

SD 序列紧挨翻译起始密码子，位于它的上游，这段序列富含嘌呤核苷酸，是核糖体 RNA 的识别与结合位点，决定了细菌中 mRNA 的翻译效率。

终止子的作用是终止转录，在构建表达载体时，需要使用强终止子来终止外源基因的表达，提高蛋白质表达水平。

复制子包含复制起始点和终点，用于质粒在细胞中的复制拷贝。

标记基因的作用是筛选阳性菌落，在构建载体时加入特定的选择标记，使转化菌产生新的表型，就可以将之从大量菌落中筛选出来，原核表达系统中常见的标记基因有氨苄抗性基因 amp^{r}、卡那霉素抗性基因 kan^{r}、四环素抗性基因 tet^{r} 等。

除了上述构成原核表达载体的必要元件，在实际操作时，还需要根据外源基因和受体菌的具体情况，考虑加入增强子、沉默子、绝缘子等元件，通过优化构建组合，保证外源基因蛋白的高效表达。

表达载体的构建是外源基因进行原核表达的第一步，使用限制性核酸内切酶、DNA 连接酶和其他修饰酶，分别对目的基因和载体 DNA 进行切割和修饰，然后将两者连接在一起。主要的步骤包括①载体的选择：阅读载体图谱，了解载体的启动子等必要元件类型、标记基因、多克隆位点上的限制性内切酶切点等，根据实际需求确定合适的载体。②目的基因的获得：根据目的基因的序列，设计引物并通过 PCR 方法扩增得到目的基因。在设计引物时需注意加上酶切位点，选择的酶切位点应该在目的基因序列上没有，而在载体的多克隆位点上有且只有一个。③酶切和连接：使用选择好的限制性内切酶对载体和目的基因片段进行酶切，使它们都具有相匹配的黏性末端，再通过连接酶将片段和载体连接起来。④转化：连接后的载体需要转化到感受态细菌中扩增，感受态细菌在含有标记抗性的培养基中生长，只有获得了带标记基因载体的细菌才能生长。⑤阳性克隆的鉴定：将转化后的单克隆细菌扩大培养后，提取质粒，再通过酶切、PCR、测序等方式验证是否获得正确的表达载体。

（五）表达产物的分离纯化和活性鉴定

根据表达的蛋白本身分子大小、分子极性、分子亲和力等特性的不同，蛋白分离纯化的方法也各不相同。一般的分离纯化步骤都包括回收菌体、细胞破碎、离心分离、柱层析、电泳等步骤。

(1) 需要将培养的细胞与培养液分离以回收菌体，一般采用离心沉降法或者过滤法。

(2) 对于胞内表达的蛋白质，待细胞与液态相分离后，就需要将细胞破碎使蛋白质释放到提取液中，细胞破碎的方法较多，常用的有研磨破碎、超声破碎、变性裂解、酶解、反复冻融等。

(3) 需要通过离心来去除未破碎的细胞和细胞壁碎片，得到含有蛋白的上清液。

(4) 蛋白质进一步的纯化则依赖于柱层析法，根据蛋白质分子的理化特性，使混合溶液各组分不同程度地分布在固定相与流动相中，并以不同的速度移动，最终完全分开。

(5) 分离得到的蛋白质一般都采用聚丙烯酰胺凝胶电泳（PAGE）来进行检测鉴定，电泳后转膜洗脱可得到纯的蛋白质样品。

为了利于重组蛋白的纯化，还需要在目的蛋白的 N 端或 C 端增加一段特异性多肽序列，称为纯化标签。纯化标签可以改变目的蛋白的理化性质和亲和作用特性，便于进行离子交换或亲和层析，从而与杂质分离开。

纯化标签的选择需要考虑的因素：标签对目的蛋白的空间结构和生物活性是否有影响？标签是否容易从目的蛋白上分离？标签是否有助于蛋白的表达和分析？传统的蛋白标签有 His 标签（组氨酸标签）、Flag 标签、GST 标签（谷胱甘肽巯基转移酶标签）、MBP 标签（麦芽糖结合蛋白标签）等。其中 His 标签是目前最常见的纯化标签，它由不足 10 个氨基酸残基的多肽构成，纯化步骤简便，纯化条件温和，可以产出大量的目的蛋白，但缺点是不适合易氧化蛋白或膜蛋白的纯化。Flag 标签蛋白为编码 8 个氨基酸的亲水性多肽，通常不影响目的蛋白的功能性质，纯化效率高，易于从目的蛋白上分离。GST 标签常用于亲和层析纯化，它洗脱条件温和，但分子量相对较大，可能会影响蛋白质的功能和下游实验。MBP 标签有助于增加目的蛋白的表达量和稳定性，提高表达产物的水溶性，但标签较大，对蛋白的结构功能会有一定影响。此外，还有一些新型蛋白标签被不断开发出来，如硅多肽标签、类弹性蛋白多肽标签、自剪切标签、单克隆抗体标签等，在某些方面比传统标签显示出明显的优越性。

对表达得到的蛋白活性，需要根据实际情况来设计方案进行鉴定。常见的有通过 Western 杂交、ELISA 检测等鉴定蛋白反应活性，或是根据蛋白质具体的功能来进行验证。

例如，何首乌中二苯乙烯苷合成途径中的关键酶——植物Ⅲ型聚酮化合物合酶（PKS）的基因表达产物进行活性鉴定研究，先将纯化后的原核表达蛋白以丙二酰-COA和香豆酰-COA为底物进行催化反应，再用薄层色谱鉴定反应产物，发现重组蛋白能够催化合成二苯乙烯类物质白藜芦醇，即验证了表达产物的活性。

二、真核表达系统

由于大肠埃希菌等原核宿主菌缺乏对真核蛋白质的修饰加工机制，不能表达出功能性蛋白质产物。相较于原核表达系统的这些不足，真核表达系统更易于表达来自高等生物的外源基因。真核表达系统主要包括酵母、昆虫、哺乳动物、植物等。

（一）酵母表达系统

酵母是单细胞真核生物，它不仅具有原核生物繁殖快、成本低、易于操作的特点，还有比较完备的基因表达调控机制，可以对表达的蛋白进行糖基化、磷酸化等修饰。这些明显的优势让酵母表达系统得到了非常广泛的应用。

在各类酵母中，酿酒酵母由于安全无毒、遗传背景清楚、转化效率高等特点，最早成为蛋白表达系统的宿主细胞。但是它也有不足之处，如发酵时产生的乙醇会影响酵母生长，使表达水平受到限制；另外它的遗传不稳定，质粒易丢失，分泌蛋白质的效率较差，对蛋白质的糖基化修饰也不够理想。因此，人们又开发出其他性能更为优良的系统，毕赤酵母就是使用最多、最广泛的酵母之一，它具有表达量高、遗传稳定、分泌蛋白质的能力较强、糖基化修饰功能更接近于高等真核生物等优点，很好地弥补了酿酒酵母的不足。但是由于毕赤酵母是甲醇营养型酵母，在安全性方面，仍然不能代替酿酒酵母。

酵母的表达载体一般以大肠埃希菌质粒作为基本骨架，由来自酵母的部分核酸序列和细菌的部分核酸序列组成。它既可以在大肠埃希菌中复制，也可以进入酵母细胞中，这种质粒称为穿梭质粒。质粒上原核部分主要包括复制起始点和抗生素抗性基因序列，用于质粒在大肠埃希菌中的复制和阳性克隆筛选；质粒上酵母部分主要包括标记基因序列（与宿主菌互补的营养缺陷型基因序列、抗生素抗性基因序列），以及用于基因表达的启动子和终止子序列。分泌型的表达载体上还需要带有信号肽序列，用于编码分泌信号肽，以引导分泌蛋白从细胞内转移到细胞外。

为了提高外源基因的表达水平，人们已经通过多种方式对酵母系统进行了改造。在转录水平上，可以筛选高效的启动子，如利用甘油醛磷酸脱氢酶启动子*GAPDH*这种强的组成型启动子，但同时，组成型表达可能会在细胞培养初期让外源基因有很高的表达，影响酵母细胞本身的生长，因此也常使用*GAL1*等诱导表达启动子。除了启动子外，密码子偏好性和载体的拷贝数、稳定性也是影响外源基因表达的重要因素。通过对外源基因的密码子进行优化，使其更符合宿主的密码子偏好性，可以有效提高表达效率。在载体拷贝数和稳定性方面，部分酵母有多拷贝的内源质粒，可以之为基础构建多拷贝的表达载体，但是游离的载体在酵母细胞中的稳定性较差，因此也经常采用将表达载体重组在宿主基因组上来解决稳定性问题。

（二）昆虫表达系统

昆虫表达系统主要依托的是杆状病毒，构建的表达载体含有杆状病毒结构基因中多角体蛋白的强启动子，可以使外源基因高水平表达。它具有真核表达系统的翻译后加工过程，能同时克隆表达多个外源基因，表达的蛋白在昆虫体内是可溶状态，对脊椎动物无传染性，这些优点使昆虫表达系统迅速发展并流行起来。但是，这一系统的弊端是外源蛋白容易被蛋白内切酶切割形成没有活性的产物，而且糖基化修饰水平低。

（三）哺乳动物和植物表达系统

从对外源蛋白的加工修饰能力来看，哺乳动物表达系统能够指导蛋白质正确折叠，拥有复杂的糖基化等翻译后加工过程，表达的产物在分子结构、理化特性上与天然蛋白高度一致，使表达的外源蛋白质在活性方面远远高于上述其他表达系统。但是哺乳动物细胞的培养复杂，容易污染或携带人类病原物，存在生物安全性的问题。相比之下，植物表达系统也可以表达高生物活性的蛋白，培养成本低，能将携带人类病原物的风险降至最低，因此得到了非常广泛的应用。

第五节　药用植物转基因体系的建立

转基因技术可以打破自然界物种间原有的生殖隔离，促进基因在不同物种间的交流。通过将外源目的基因导入受体植株，并对转化植株进行鉴定选择，可以对特定的基因进行功能研究、对植物性状进行改良。转基因技术在药用植物研究上的应用为解决中药质量控制、中药活性成分作用机制、中药品种选育等方面开辟了广阔的前景。

一、药用植物转基因技术

目前外源基因导入植物的方法和技术较多，大致分为三种途径：①不借助任何载体，通过物理或化学的方法把 DNA 直接导入植物细胞，称为直接转化法；②经过载体介导的转化法，即目的基因随着载体 DNA 的转移而插入到植物的基因组中，如农杆菌介导法、病毒介导法；③以花粉管通道法为代表的种质系统法。

（一）直接转化法

1. 聚乙二醇 PEG 介导法　聚乙二醇 PEG（polyethylene glycol）最早用于植物的原生质体融合研究，1982 年 Krens 等首先将其应用于 DNA 的转化。在采用纤维素酶降解植物细胞壁后，将得到的原生质体悬浮在含有外源 DNA 的 PEG 介质中，通过改变细胞膜表面的电荷，引起细胞膜通透性的改变。DNA 通过原生质体的内吸作用进入原生质体并整合到细胞染色体上，最后通过原生质体的培养再生获得完整的转基因植株。

PEG法的优点是简单易操作，对原生质体的伤害较小，一次性转化原生质体的数量较多。但是转化效率较低，一般在10^{-6}~10^{-5}左右，PEG的浓度、处理时间、pH、DNA的浓度等都对转化效率有较大影响。

2. 电激介导法　电激介导法是通过高压电脉冲在原生质体上电击形成微孔，以使外源DNA进入原生质体完成转化。当把原生质体置于电激缓冲液中，随着电场强度的增加，细胞膜不断被压缩变薄，最后击穿成孔，DNA可趁机进入原生质体，此时不再增加电场强度，细胞膜孔又可封闭复原。因此控制好一定的电场强度和处理时间，就能够达到转化目的。

电激介导法的优点是操作简便，转化效率较高，根据情况在缓冲液中加入一定浓度的PEG也可提高转化效率。但实验仪器较昂贵，对原生质体的伤害较大，增加了培养再生的难度。

3. 脂质体法　脂质体法是将包含有外源DNA的脂质体与植物原生质体融合，从而实现遗传转化。此方法被广泛使用于动物细胞的转化，在植物中的应用还相对较少。

4. 显微注射法　显微注射法是使用毛细微管，在显微镜下将外源DNA注射入原生质体或植物细胞内。此方法最先应用于动物转基因，在植物转化的过程中，最大的不同是固定细胞的方法。由于植物细胞壁和原生质体的弹性，通常使用琼脂糖法和多聚赖氨酸法来固定。琼脂糖法是将一半细胞包埋在琼脂糖中，向裸露的另一半细胞进行注射。多聚赖氨酸法是把多聚赖氨酸置于玻璃表面，利用它对细胞的粘连作用进行固定。

显微注射法转化效率较高，但是需要精细的显微操作技术和低密度培养技术，较为费工。

5. 基因枪法　基因枪法是1987年由美国康奈尔大学的Sanford开创。它无须制备原生质体，而是利用高速微粒直接把外源DNA转入植物细胞。使包裹有DNA的金属微粒（如金粒）高速轰击植物受体组织，微粒可穿透细胞壁进入受体细胞，附载于金属微粒上的DNA则可以整合到植物基因组上。

目前，基因枪法已成为仅次于农杆菌介导法的第二大植物转基因方法。这种方法避开了原生质体制备和再生的困难，载体质粒的构建相对简单，能转化任何植物，因此得到了广泛的应用。但它的缺点是实验设备和耗材昂贵，转化效率相对较低，轰击可能造成外源基因断裂，并且基因插入往往是多拷贝，容易造成基因沉默等。

（二）载体介导转化法

1. 农杆菌介导法　农杆菌介导法是应用最为广泛的一种植物转基因技术。农杆菌是普遍存在于土壤中的一种革兰氏阴性菌，它能感染大多数双子叶植物的受伤部位形成肿瘤，其中诱发冠瘿瘤的称为根癌农杆菌，诱发毛状根的称为发根农杆菌。根癌农杆菌和发根农杆菌中分别含有Ti（tumor inducing）和Ri（root inducing）质粒，其上的一段T-DNA（transfer DNA）可在农杆菌浸染植物伤口后，进入细胞插入到植物基因组中。

以根癌农杆菌为例，天然的Ti质粒DNA可分为四个区域：① T-DNA区域，用于整合到宿主基因组上，它具有真核生物基因的表达信号，因此可以在植物中有效表达；② vir区域，用于编码能够实现T-DNA转移的蛋白；③ con区域，用于调控Ti质粒在农杆菌之间结合转移；④ ori区域，用于质粒自身的复制。用于植物转化的载体需要把原有的天然Ti质粒进行改造，切除T-DNA上与肿瘤形成有关的基因，保留vir区域和T-DNA边界，插入选择性的标记基因。这样在加有选择因子的培养基上选择出转化细胞，可提高筛选转基因植株的效率。

与基因枪等直接转化法相比，农杆菌介导法具有转化效率高、转基因拷贝数低、遗传稳定等优点。它在双子叶植物和裸子植物中有较广的宿主范围，但是在单子叶植物上较难转化。

2. 病毒介导法　病毒介导法是将外源基因插入到病毒基因组中，通过病毒对植物细胞的感染，从而将外源基因转入。目前正在研究的病毒载体系统有单链 RNA 病毒、单链 DNA 病毒、双链 DNA 病毒。

与农杆菌介导法相比，病毒载体不受单子叶和双子叶植物的限制。但是目前已知的植物病毒中，大部分为单链 RNA 病毒，因 RNA 的操作困难，不适合作为克隆载体，而目前已知的 DNA 病毒也不是非常理想的载体，还需要进一步的改造。

（三）种质系统法

种质系统法最典型的代表就是花粉管通道法。此方法由我国科学家周光宇创立并成功应用于棉花的遗传转化。植物授粉后，花粉在柱头上萌发形成花粉管，外源 DNA 可沿着花粉管经珠孔进入胚囊，再进入受精卵细胞，并进一步整合到受体细胞基因组中。

花粉管通道法操作简单方便，因利用了自然生殖过程，所以不需要复杂的组织培养步骤。但是该方法遗传转化具有随机性，适用的物种范围较小，而且受到开花季节的限制，因此没有得到广泛的应用。

二、转基因植物的鉴定

将外源基因转化到受体植株后，面临的问题就是外源基因是否整合到了寄主染色体上，整合的外源基因是否能够正常表达，外源基因控制的性状是否呈现出了表型。为了回答这些问题，需要进行转基因植物的鉴定，常用的鉴定方法如下。

（一）外源基因整合的鉴定

1. 报告基因　在植物转基因过程中，一般会利用抗生素、抗除草剂等标记基因初步筛选转化细胞。除此之外，还要通过检测报告基因来从分子水平鉴别阳性转化体。报告基因必须是易于检测的，它的表达产物必须是未转化的植物细胞内不存在的。常用的报告基因包括一些编码催化人工底物产生颜色变化的酶基因，如 β- 葡糖苷酸酶基因 *GUS*；还有编码可在一定条件下显示特异颜色的蛋白基因，如绿色荧光蛋白基因 *GFP* 等。

2. PCR 检测　PCR 是用于转基因植物鉴定最简单常用的方法。它根据外源基因序列设计出一对引物，利用 DNA 聚合酶的酶促反应，可特异性地扩增出外源基因的片段。它的检测灵敏度高，需要的模板样品量少，操作简单，耗时少成本低。但是由于引物设计、模板污染等原因很容易出现假阳性结果，常规 PCR 检测只能作为初步鉴定的手段。

3. 荧光定量 PCR　荧光定量 PCR 是在常规 PCR 反应体系中加入荧光基团，并且通过荧光信号从弱到强的变化实时监测整个 PCR 反应的过程。由于荧光定量 PCR 可通过引物或探针的特异性杂交对模板进行鉴定，因此具有较高的特异性，降低了假阳性概率。通过扩增产物的量与荧光信号强弱的相关性，可以对照标准曲线对目标基因进行定量分析。

4. Southern 杂交　Southern 杂交是研究外源基因在植物染色体上是否整合的最可靠方法。它利用经过标记的探针，与目的基因 DNA 进行特异性杂交，分析外源基因在植物中的整合位置、拷贝数、稳定性等。Southern 杂交不受操作过程中的核酸污染影响，准确度高、特异性强。但此方法操作复杂，实验技术条件和成本要求较高。

（二）外源基因转录的鉴定

1. Northern 杂交　Northern 杂交是利用探针与细胞总 RNA 和 mRNA 的杂交，来分析外源基因在植株中的转录情况，它与 Southern 杂交相比更接近性状的表现，是研究转基因植株中外源基因表达调控的重要手段。但是由于 RNA 不易操作等原因，Northern 杂交的灵敏度有限，不适用于大批量的检测。

2. RT-PCR　RT-PCR 是通过反转录酶将待检测植株的 mRNA 反转录为 cDNA，再以 cDNA 为模板进行 PCR 检测。因此这一方法也是在 mRNA 水平上检测目的基因的表达。RT-PCR 简单快速，灵敏度高，对于低丰度的 mRNA 也能检测出，是最常用的转录水平上的目的基因检测方法。但在操作过程中需要注意 RNA 的降解和 DNA 的污染，对于转基因植株的最终确定，还需要与 Northern 杂交实验相结合。

（三）外源基因表达的鉴定

1. Western 杂交　Western 杂交是将聚丙烯酰胺凝胶电泳（SDS-PAGE）分离得到的目的蛋白原位固定在固相膜上，再将膜放入高浓度的蛋白质溶液中温育，以封闭非特异性位点，然后使用含有放射性标记或酶标记的特定抗体杂交。检测的结果在翻译水平上显示了目的基因的表达情况，能够直接表现出外源基因对植株性状的影响，具有重要的意义。

2. ELISA 检测　酶联免疫吸附法 ELISA（enzyme-linked immunosorbent assays）是基于免疫学的原理检测抗体、抗原的技术。它把抗原抗体反应的高度特异性与酶催化的高效性有机结合，由于酶的放大作用，测定的灵敏度高。但是也存在缺乏标准化，容易出现本底过高等问题。

除了在分子水平上对转基因植物进行鉴定，根据转基因目的的不同，也有相应的检测验证手段。如测定特定的生理生化指标，可通过施加外界的选择压力、检测植株的抗性等。对于转基因结果的验证并不能单纯采用一种方法，而是需要在不同水平、层次上对外源基因的表达调控进行鉴定。

根据实际情况把多种方法结合运用，才能得到更有说服力的验证结果。

第六节　中药活性成分生物合成途径相关基因克隆和表达的应用

活性成分生物合成途径相关基因的克隆和表达已经成为一种常用的天然药物研究手段。人们希望通过在分子水平上改造植物原有的代谢途径，来提高目标次级代谢产物的含量，从而获得高产的药用活性成分。在分子水平上改造的策略主要有以下几个方面。

（一）对中药活性成分生物合成途径中关键酶基因的克隆和表达研究

在中药活性成分生物合成途径中，一些关键的限速酶是影响有效成分合成效率的重要因素，提高这些关键酶基因的表达是最直接的分子改良方式。目前已经有大量的研究对各类药用植物活性成分合成途径关键酶基因进行探索。

例如，类异戊二烯类成分是天然药物雷公藤的主要活性成分，主要包括了甾醇、赤霉素、萜类等。Hongyu Guan 等对雷公藤甾醇类成分合成途径中的一个关键酶基因——甾醇 C24- 甲基转移酶（Sterol C24-methyltransferase，SMT）基因进行了克隆和表达分析。通过 RACE PCR 的手段从雷公藤中克隆得到 *SMT* 基因，并在大肠埃希菌中进行原核表达，经 SDS-PAGE 鉴定后，发现表达的产物具有甲基转移酶活性，能够将环阿屯醇催化为 24- 亚甲基环阿屯醇。同时，对 *SMT* 基因在植物体内的表达量也做了分析，发现它在雷公藤木栓层中表达量最高。这一研究为探索甾醇类成分在天然药物中的合成机制打下了基础。通过对有效成分合成机制的探索，正确调控关键酶基因的表达，就可以调控相关酶在细胞中的表达量，进而催化得到更多的有效成分。

（二）对中药活性成分生物合成途径中转录因子的克隆和表达研究

转录因子又叫反式作用因子，它通过与特定基因启动子中的顺式作用元件结合，进而启动基因的转录和表达。转录因子直接影响基因表达水平，因此在植物的次级代谢中也有着重要的调节作用，这使得对转录因子的克隆和表达也成为一种研究策略。例如对青蒿素生物合成的关键酶——青蒿紫穗槐二烯合酶（ADS）的转录因子进行的克隆和表达分析，从青蒿分泌腺毛的 cDNA 文库中克隆得到一个转录因子 AaWRKY1，它可以结合 *ADS* 基因启动子的 W-box 顺式元件，从而启动 *ADS* 基因表达。采用绿色荧光蛋白 *GFP* 为报告基因，通过瞬时表达分析，发现 AaWRKY1 定位于细胞核；将 *AaWRKY1* 基因转化烟草进行过表达实验，验证了 AaWRKY1 能够激活 *ADS* 启动子。通过调控转录因子的表达，可以实现对活性成分合成途径中功能基因的调控，从而影响最终天然药物中有效成分含量。

（三）药用植物生长发育关键基因的克隆和表达研究

一些植物生长发育的关键蛋白广泛存在于植物体内，它们在药用植物体中催化多种初级和次级代谢反应，也往往对黄酮类、萜类、香豆素等活性成分的合成有重要作用。对这一类基因的克隆和表达分析也可以为有效成分合成途径的研究奠定基础。吴鹏等利用 RT-PCR 法对刺五加的细胞色素 *P-450* 基因进行了克隆，并通过实时定量 PCR 分析了 *P-450* 基因在茉莉酸甲酯处理后的表达规律，分析了它与刺五加总皂苷含量的相关性。研究结果证实刺五加 *P-450* 基因的表达量与总皂苷含量间存在极显著的正相关性，证实了 *P-450* 对植物有效成分的影响，为品种的分子改良奠定了基础。

（四）其他有效成分代谢调控研究策略

根据不同种类活性成分合成途径的特点，还有一些其他的品种改良思路。如针对在生物合成途径中能降解有效成分或中间体的相关基因，通过反义技术降低它的表达，就可以阻断有效成分在植物体中的内源性消耗；也可以针对一些与有效成分合成途径发生资源竞争的其他合成途径关键基因，保证活性成分的产量；还有通过阻断反馈抑制过程中的信号通路，来减少产物对合成酶的反馈抑制，从而增加活性产物的积累。

（五）通过基因克隆和表达探索中药治疗新手段

基因的克隆和表达应用于中药活性成分合成途径研究，为药用活性化合物的研究和生产提供了依据。这一手段也进一步地应用于对传统中药新用途的开发。凝集素是一类具有高度糖结合特异性的蛋白，由于它具有结合特异性单糖或者多糖的特点，因此可以用于肿瘤和 HIV 等的治疗。Miaomiao Liu 等通过对天然药物苦参转录组数据的分析，克隆了苦参中的两个凝集素基因 *sfl1* 和 *sfl2*，并在大肠埃希菌中对它们进行了原核表达分析，采用 Western 杂交进行了鉴定。这一研究提出了可以使用苦参为原料来生产植物凝集素作为抗肿瘤药物，为中药治疗肿瘤等重大疾病方面的探索提供了新的思路和研究基础。

思考题

1. 同源克隆与功能互补的基因克隆方法有何本质区别？
2. 何为全长 cDNA？如何实现从 EST 到全长 cDNA 的克隆？
3. cDNA 文库与基因组文库在基因序列特征方面有何差异？
4. 差异显示技术主要包括哪些类型？各有何特点？
5. RNA-seq 技术是什么？有什么特点？在中药研究领域有哪些应用？
6. 原核生物与真核生物基因表达有什么特点和区别？
7. 构成表达载体必要的元件有哪些，有什么作用？
8. 构建表达载体一般的步骤是什么？
9. 最常用的药用植物转基因方法是什么？有什么特点？
10. 直接转化法与载体介导转化法各自的优缺点是什么？
11. 报告基因是什么？有什么作用？
12. 研究中药活性成分生物合成途径的相关基因有什么意义？
13. 举例说明中药活性成分合成途径的相关基因的克隆和表达研究思路。

（张岗　邓薇）

ER-09 章　同步练习

第十章　药用植物功能基因组学与系统生物学

ER-10章　课件

学习要求

掌握：结构基因组学、功能基因组学和系统生物学的概念和研究内容。

熟悉：结构基因组学、功能基因组学和系统生物学的研究思路、方法和特点。

了解：功能基因组学与系统生物学在药用植物研究中的应用。

第一节　概述

许多生物全基因组的破译，使结构基因组学开始过渡到功能基因组学。以功能基因组学为代表的后基因组学利用结构基因组学丰富的信息资源，应用高通量、大规模的实验分析方法，结合统计和计算机分析来研究基因的表达、调控与功能，基因与基因、基因与蛋白质、蛋白质与底物、蛋白质与蛋白质之间的相互作用以及生物的生长、发育等规律，其研究过程和研究结果正是揭开药物作用机制、作用靶点和代谢调控的核心所在。药用植物功能基因组学研究极大地推动了前沿生命科学技术在药用植物和中药领域的应用。大量药用植物的转录组、蛋白质组、代谢组和表观组等数据的发表，对阐明药用植物天然活性成分合成及其调控、有效药用活性成分的生物合成途径奠定了基础，并促进药用植物基因组多样性与环境交互作用机制研究的开展；而系统生物学恰是整合当前不断加速积累的海量生物学数据，揭示生命活动本质特征的十分重要的工具之一。

生物体的高度复杂性导致了分割研究的科学方法无法准确地描述单个基因、蛋白或信号肽等的全部功能，随着分子生物学的迅速发展，从组学和系统的角度进行研究已经成为还原中医药现象本质的重要选择。学习药用植物功能基因组学与系统生物学理论，需要用整体观、辩证观和发展观等哲学思想领会其内涵。

一、基因组学的产生和发展

1920年，德国汉堡大学植物学教授汉斯·温克勒(Hans Winkler)首次使用基因组(genome)一词，用于描述生物的全部基因和染色体组成的概念。基因组是生命体完整的遗传信息，而基因组学则是研究基因组结构、功能与进化的学科。自20世纪八九十年代以来，随着技术的发展，基因组学取得长足发展，从过去获得核酸的序列到如今对序列功能的描绘，凝练出了基因组研究的主要内容，一是以全基因组测序为目标的结构基因组学；二是以基因功能鉴定为目标的功能基因组学，涉及基因作图、测序和整个基因组功能分析的遗传学分支。该研究领域由于掌握强大的基因组信息以及相关数据系统，为解决生物、医学、和工业领域的重大问题提供了可能。

1977年，首个生物基因组噬菌体φX174序列被测定。20世纪90年代，随着几个物种基因组计划的启动，基因组学取得长足发展。目前，国际上已经完成了人类、多种细菌和酵母等微生物、多种昆虫、多种啮齿类动物以及水稻、拟南芥等植物的全基因组序列测定工作。在模式生物领域，最先完成的是啤酒酵母基因组全序列测定，初步确定了5 885个编码蛋白质的基因、140个rRNA基因和275个tRNA基因，第一次揭示了一种真核生物的全部基因的数目和大体上的功能分类。此后又完成了第一种多细胞生物——线虫的全基因组测序，发现了19 000多个基因，并发现存在多种重复序列和大量高度保守的基因，40%以上预测的基因产物可以在其他生物体中找到相匹配的蛋白质，为人类等生物的基因功能分析乃至生物学研究提供了一个十分理想的技术平台。2003年人类基因组计划完成，为基因组学研究揭开新的篇章。ENCODE计划（encyclopedia of DNA elements）又称人类基因组DNA元件百科全书计划，是人类基因组计划完成之后紧接着的又一个大型国际科研项目，其目的是寻求新一代DNA研究技术对人类基因调控序列在全基因组水平上研究的应用。

人类基因组计划最终目标是揭示基因功能，为人类生命健康服务。随着基因组学的不断发展成熟，鉴定与疾病相关基因的研究已经取得了一些成果。基因组学界的几个主要中心和其他研究机构宣布已经找到了导致一系列常见疾病发生的DNA序列的特定变化，为一些疾病提供了新的诊断和治疗方法。人类期待已久的“个性化医疗”时代的到来将不再遥远，医师将可通过分析基因组图谱，设计个性化医疗方案。

基因组学是伴随人类基因组计划提出的，虽然只有短短数十年，但是关于基因组的词汇和分支越来越多，如结构基因组学、功能基因组学、比较基因组学、化学基因组学、药物基因组学、营养基因组学、病理基因组学、环境基因组学、生殖基因组学、群体基因组学、宏基因组学等，基因组学已俨然成为一门研究生物基因组的组成、组内各基因的精确结构、相互关系及表达调控的“大学科”，与转录组学、蛋白质组学与代谢组学等一同构成系统生物学的组学（omics）生物技术基础，可以看到基因组学的发展，正如早上八九点中的太阳，喷薄向上。

二、系统生物学的产生和发展

系统生物学中“系统”的概念是一种整体概念，也是一种整体哲学观。整体哲学观是指一个整体可以被人为地分为不同的组分，但是这个整体的特性并不能用这些组分中所含有的知识进行完全解释，整体哲学观在传统中医学中体现得淋漓尽致。传统中医学它是以天人合一的哲学观的整体理念与辨证论治为最大特色的传统中医学体系的基础与核心。例如，阴阳五行学说、藏象学说、运气学说、脉象学说、经脉学说、脏腑学说、体质学说、病因学说及养生学说等，从整体哲学观全面系统地阐述了人体的生理和病理现象，并用于指导临床诊疗。

20世纪生物学经历了由宏观到微观的发展过程，由形态、表型的描述逐步分解，细化到生物体的各种分子及其功能的研究。1953年詹姆斯·杜威·沃森(James Dewey Watson)和弗朗西斯·克里克(Francis Harry Compton Crick)提出的DNA双螺旋模型是生物学进入分子生物学时代的标志，20世纪70年代出现的基因工程技术极大地加速和扩展了分子生物学的发展。1990年启动的人类基因组计划开始了对生物全面、系统研究的探索。2003年完成了人和各种模式生物体基因组的测序，第一次揭示了人类的生命密码。人类基因组计划和随后发展的各种组学技术将生物学带入了系统科学的时代。同时，计算科学、计算能力的不断提高，也促进了系统生物学的发展。

比较好理解的是经典的分子生物学研究可以认为是一种垂直型的研究，即采用多种手段研究个别的基因和蛋白质。首先是在DNA水平上寻找特定的基因，然后通过基因突变、基因敲除等手段研究基因的功能，然后在基因研究的基础上，研究蛋白质的空间结构、蛋白质的修饰以及蛋白质间的相互作用等。基因组学和其他各种"组学"则是水平型研究，即以单一的手段同时研究成千上万个基因或蛋白质。而系统生物学的特点，则是要把水平型研究和垂直型研究整合起来，成为一种"三维"的研究。系统生物学可在细胞、组织、器官和生物体整体水平上对结构和功能各异的各种分子及其相互作用进行研究，并通过计算生物学来对其进行定量描述和预测生物功能、表型和行为。系统生物学在基因组序列的基础上，完成基因密码到生命功能的研究，是一个逐步发展的过程，由生物体内各种分子的鉴别及其相互作用的研究到途径、网络、模块，最终完成整个生命活动的路线图。

系统生物学作为后基因组时代的新秀，与基因组学、蛋白质组学等各种"组学"的不同之处在于，它是一种整合型大科学，它要把系统内不同性质的构成要素(基因、mRNA、蛋白质、生物小分子等)整合在一起进行研究。系统生物学研究所发表的第一篇研究论文，就是整合酵母的基因组分析和蛋白质组分析，研究酵母的代谢网络。由于不同生物分子的研究难度和技术发展程度不一样，对它们的研究水平有较大的差距。例如，基因组和基因表达方面的研究已经比较完善，而蛋白质研究就较为困难，至于涉及生物小分子的代谢组分的研究就更富有挑战性。因此，要真正实现这种整合还有很长的路要走。

第二节　结构基因组学研究基础

结构基因组学(structural genomics)是系统研究基因组的基因数量、每个基因在染色体上的线性分布位置距离，以及每个基因编码区和基因间隔区的核酸序列结构的一门学科。真核生物结构基因组还包括叶绿体基因组和线粒体基因组等。

一、结构基因组学研究内容

根据目前的研究发展来看，结构基因组学的研究内容主要包括以下几个内容：①构建生物体高分辨率遗传图谱。即利用不同DNA的多态性和分子标记基因，通过计算遗传标记之间的重组率，建立遗传连锁图谱。②构建生物体高分辨率物理图谱。即通过构建全基因组YAC（酵母人工染色体，yeast artificial chromosome）、BAC（细菌人工染色体，bacterial artificial chromosome）等文库，采用STS（序列标记位点，sequence-tagged site）、EST（表达序列标签，expressed sequence tag）等标记手段，根据文库克隆之间重叠序列，确定片段间的连接顺序和遗传标志之间的物理距离。③构建生物体高分辨率转录图谱。即通过从cDNA文库中随机挑选克隆进行测序获得EST序列，利用EST作为标记所构建的分子遗传图谱被称为转录图谱。④构建生物体高分辨率序列图谱。就是根据物理图谱将基因组分为几个具有特殊标识的区块，进行测序分析。在同一区块内，利用DNA片段重叠群，使测序工作延伸或其他测序策略完成全基因组测序，从而清楚具有编码功能的基因序列结构。

真核生物包括药用植物的结构基因主要分为以下几个部分：①蛋白质编码区。它是最突出同时也是人们最熟悉的基因组序列，编码蛋白质的基因转录成mRNA，经过一系列的加工和处理，再通过核糖体将成熟的mRNA翻译成多肽。②非蛋白质编码区。该区域只进行RNA的转录，并形成三级结构（如发卡结构）从而实现功能的行使，或通过互补配对影响其他基因的表达。这些区域包括但不限于转运RNA（tRNA）、核糖体RNA（rRNA）、小分子RNA（miRNA）、中等长度非编码RNA和干扰RNA（iRNA）。③调控基因及其靶标区域。如负责转录调控的配体结合位点。④重复序列。重复序列在真核生物基因组，特别是植物基因组内占有很大的比例。重复序列一般包括分散基因家族、串联基因家族、短散在重复元件、长散在重复元件、小卫星序列、微卫星序列、端粒序列等，其中在药用植物中很值得关注的一类重复序列为转座子，它在一定程度上影响基因组的膨胀、基因功能的改变、基因组的重排、表现遗传的重构及物种进化的建立。目前有如此多形状相似但药效各异的药用植物，也与其息息相关。

二、结构基因组学研究方法

结构基因组学是基因组学的重要组成部分和研究领域之一。它通过基因作图、核苷酸序列分析从而确定基因组成和基因定位。遗传信息存在于染色体上，而染色体不能用来直接测序，必须将基因组这一巨大的研究对象进行分解，使之成为较为容易操作的较小的结构区域，这个过程就是基因作图。根据使用的标志和手段不同，分为四种作图类型，即构建生物体基因组高分辨率的遗传图谱、物理图谱、转录图谱和序列图谱。

（一）遗传图谱

遗传图谱（genetic map）是通过遗传重组所得到的基因在具体染色体上的线性排列图。它是通过计算连锁的遗传标志之间的重组频率，确定他们的相对距离，一般用厘摩（cM，即每次减数分裂的重组频率为1%）来表示。绘制遗传连锁图的方法有很多，但是在DNA多态性技术未开发时，鉴定的连锁图很少，随着DNA多态性的开发，使得可利用的遗传标志数目迅速扩增。早期使用的多态性标记有限制性酶切片段长度多态性（restriction fragment length polymorphism，RFLP）、随机引物扩增多态性DNA（random amplified polymorphic DNA，RAPD）、扩增片段长度多态性（amplified fragment length polymorphism，AFLP），20世纪80年代后出现的短串联重复序列（short tandem repeat，

STR),又称微卫星(microsatelite)和简单重复序列(simple sequence repeat,SSR),90 年代发展的单个核苷酸的多态性(single nucleotide polymorphisms,SNPs)分析。

(二) 物理图谱

物理图谱(physical map)是指有关构成基因组的全部基因的排列和间距的信息,它是通过对构成基因组的 DNA 分子进行测定而绘制的,目的是把有关基因的遗传信息及其在每条染色体上的相对位置线性而系统地排列出来。

物理图谱是利用限制性内切酶将染色体切成片段,再根据重叠序列确定片段间连接顺序,以及遗传标志之间物理距离[碱基对(bp)或千碱基(kb)或兆碱基(Mb)]的图谱。以人类基因组物理图谱为例,它包括两层含义:①获得分布于整个基因组 30 000 个 STS 位点。将获得的目的基因的 cDNA 克隆,进行测序,确定两端的 cDNA 序列,约 200bp,设计合成引物,并分别利用 cDNA 和基因组 DNA 进行模板扩增;比较并纯化特异带;利用 STS 制备放射性探针与基因组进行原位杂交,使每隔 100kb 就有一个标志。②在此基础上构建覆盖每条染色体的大片段插入文库。首先是构建数百 kb 的文库,对这些克隆进行作图,得到重叠的连续克隆系,被称为低精度物理作图,然后在几十 kb 的 DNA 片段水平上进行,将大片段随机切割后装入粘粒(柯斯质粒,cosmid)的作图称为高精度物理作图。基因组 DNA 大片段插入文库作为基因组学和基因克隆的技术平台,它的发展主要经历了柯斯质粒文库和人工染色体文库。

柯斯质粒文库是为克隆和增殖基因组 DNA 大片段而设计的,文库的插入片段一般是 5~45kb。通过该系统成功地构建了果蝇、小鼠和人的基因组文库,进而从不同的生物中分离获得了所需的目的基因。但是,柯斯质粒文库在进行染色体步行时却遇到了很大的困难,由于插入片段过小而造成步行的次数过多,因此限制了它的进一步应用。

酵母人工染色体文库 YAC 是最早发展起来的真正意义上的人工染色体。在成功分离出酵母的复制启动区序列元件、端粒和中心粒等几个保持染色体稳定性所必需的作用元件后,将它们连于同一线性载体上并引入芽生酵母细胞中,构建成第一条人工染色体。随着酵母高效转化体系的建立及大片段 DNA 脉冲场电泳的引进,获得了能够克隆大片段 DNA 的 YAC 系统,并证明该系统能够用于构建完整的基因组文库。YAC 载体系统的插入片段理论上可达 2Mb 左右,能够覆盖完整的基因组。目前已成功构建了人类、牛、衣藻、拟南芥、番茄、水稻和高粱等物种的 YAC 文库。

BAC 系统具有 YAC 系统无法比拟的优点,如嵌合体比例低并很少发生插入重排、插入片段易于分离和快速繁殖等。因此,它已逐步取代了 YAC 系统,在物理作图及基因图位克隆等研究中发挥着重要作用。经过近十年的发展,目前已经在几十种植物、动物及线粒体等细胞器中构建了 BAC 文库。

(三) 转录图谱

利用 EST 作为标记所构建的分子遗传图谱被称为转录图谱。通过从 cDNA 文库中随机挑取的克隆进行测序所获得的部分 cDNA 的序列称为表达序列标签(EST),一般长 300~500bp。一般说,mRNA 的 3′- 端非翻译区(3′-UTR)是代表每个基因的比较特异的序列,将对应于 3′-UTR 的 EST 序列进行放射杂交定位，即可构成由基因组成的STS图。这些EST不仅为基因组遗传图谱的构建提供了大量的分子标记，而且来自不同组织和器官的EST也为基因的功能研究提供了有价值的信息。其不足之处在于通过随机测序有时难以获得那些低丰度表达的基因和那些在特殊环境条件下(如生物胁迫和非生物胁迫)诱导表达的基因。因此，为了弥补EST的不足，必须开展基因组测序。通过分析基因组序列能够获得基因组结构的完整信息，如基因在染色体上的排列顺序、基因间的间隔区结构、启动子的结构以及内含子的分布等。

(四) 序列图谱

随着遗传图谱和物理图谱的完成，测序就成为重中之重的工作。DNA序列分析技术是一个包括制备DNA片段化及碱基分析、DNA信息翻译的多阶段的过程，通过测序得到基因组的序列图谱。如何开展测序工作?

1. 大规模测序基本策略　对细菌和小基因组(小于10Mb)的单分子基因组，用全基因组散弹法依赖计算机技术将单一读序自动组装起来；对多染色体基因组的测序，如人类基因组的测序采用逐个克隆各个击破。

2. 测序技术　DNA测序(DNA sequencing)是指分析特定DNA片段的碱基序列，也就是腺嘌呤(A)、胸腺嘧啶(T)、胞嘧啶(C)与鸟嘌呤(G)的排列方式。

第一代DNA测序技术早在1953年，DNA双螺旋结构被发现后不久就有人报道过，但是操作流程复杂，没能形成规模。随后在1977年Sanger发明了具有里程碑意义的末端终止测序法，同年Maxam和Gibert发明了化学降解法。Sanger法因为既简便又快速，并经过后续的不断改良，成为迄今DNA测序的主流方法，即第一代测序技术。

然而随着科学的发展，传统的Sanger测序已经不能完全满足研究的需要，第二代测序技术随之产生，也是当前主流的测序技术，具有低费用、高通量、高速度等优点，测序的指标包括测序深度和覆盖度。根据发展历史、影响力、原理和技术等不同，第二代测序技术主要有以下几种平台：大规模平行测序技术(massively parallel signature sequencing，MPSS)、聚合酶克隆测序(polony sequencing)、454焦磷酸测序(454 pyrosequencing)、Illumina(Solexa)sequencing、ABI SOLiD sequencing、离子半导体测序(ion semiconductorsequencing)、DNA纳米球测序(DNA nanoball sequencing)等，以上技术平台的原理、准确度、读长及通量相关信息总结见表10-1。

表10-1　第二代测序技术平台相关信息

技术名称	测序原理	准确度	读长	通量
大规模平行测序技术	提取组织或细胞内高质量的总mRNA并反转录为cDNA均匀地克隆到特定的小分子载体表面，然后进行普通PCR扩增，最后进行cDNA序列测定	通过直接计算样品中cDNA的拷贝数目，属于非连续变量，所以只要有病理和正常个体(或组织)两个样品即可以进行严格的统计检验，能有效地检测差异性中等或较小的基因	17bp	通量高，基因组覆盖率高，能测出几乎所有已表达的基因

续表

技术名称	测序原理	准确度	读长	通量
454 焦磷酸测序	合成测序法(焦磷酸测序)	99%	测序片段较长(400~500 bp)	400M
Solexa	合成测序法	99%	GA Ⅱ读长为 75 bp;Hi-Seq 读长 100 bp	GA Ⅱ通量增高至 8~10G;Hi-Seq 为 200G
SOLiD	链接测序法(双碱基编码)	原始碱基数据的准确度大于 99.94%,而在 15X 覆盖率时的准确度可以达到 99.999%	SOLiDTM3 只有 25bp SOLiDTM4 读长为 50bp	SOLiDTM3 为 20G;SOLiDTM4 为 100G

第三代测序技术又称为单分子 DNA 测序,即通过现代光学、高分子、纳米技术等手段来区分碱基信号差异的原理,以达到直接读取序列信息的目的。通过在单一 DNA 分子组成的阵列上进行合成测序,跨越了文库制备中基于 PCR 扩增的信号放大过程,避免了该过程可能引入的错误。第三代测序设备在 DNA 序列片段读长上优于第二代设备,但在准确度上较第二代设备差,未来随着技术的改善,第三代测序设备将更为稳定和成熟。测序技术的发展历程见图 10-1 所示。

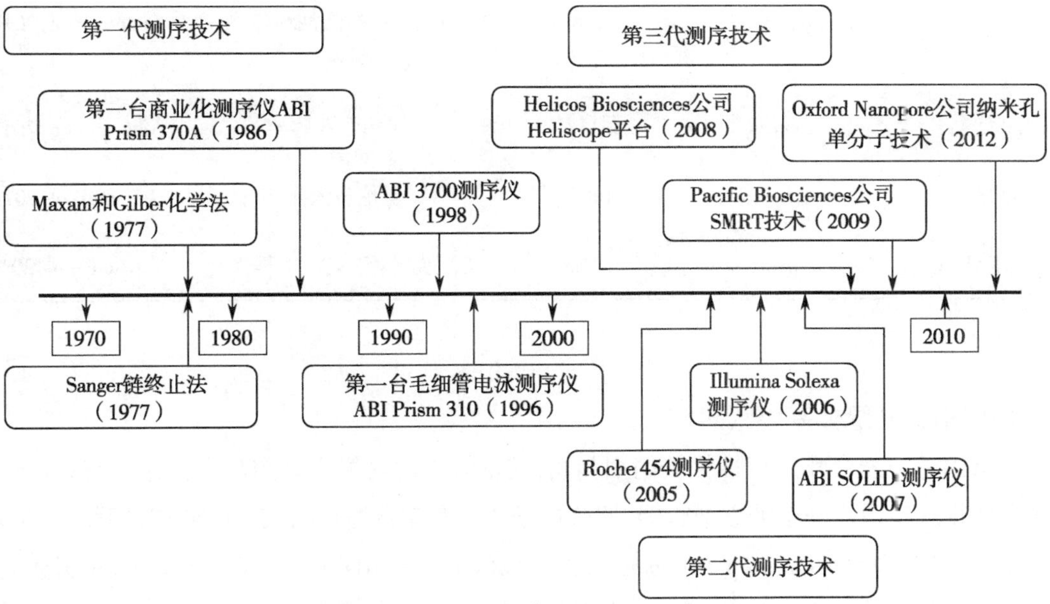

● 图 10-1 测序技术的发展历程

三、药用植物结构基因组学研究

(一)药用植物核基因组研究

近年来,药用植物的物种鉴定、种质资源调查及保护、栽培育种、活性化学成分分离及药理毒理学等方面的研究都取得了巨大进展。自2000年第一个高等植物拟南芥的全基因组测序以来，数十个重要植物的国际基因组测序联盟成立，并对多个物种进行全基因组序列测定。迄今为止，已有上百种陆生植物以及藻类的全基因组正在或已经完成测序，其中包括铁皮石斛、丹参等高等植物在内的多种药用植物的全基因组序列已经公开发表(表10-2)。随着测序技术的空前发展，测序成本持续降低，作为天然药物的主要来源，药用植物的基因组测序工作受到世界瞩目。

表10-2 已经测定核基因组的药用植物

中文名	拉丁名	基因组/Mb	发表单位	杂志，年份
人参	*Panax ginseng*	3 512	中国中医科学院中药研究所	*GigaScience*,2017
黄石斛	*Dendrobium catenatum*	955.4	深圳市兰科植物保护研究中心	*SciRep*,2016
丹参	*Salvia miltiorrhiza*	538	中国中医研究院中药研究所	*MolPlant*,2016
长春花	*Cathuranthas roseus*	521.9	英国的翰英纳斯研究中心	PlantJ,2015
枣	*Ziziphus jujube*	437.8	河北农业大学	NatCommun,2014
莲	*Nelumbo nucifera*	929	中国科学院武汉植物园	GenomeBiol,2014
芝麻	*Sesamum indicum*	274	中国农业科学院油料作物研究所	GenomeBiol,2014
川桑	*Morus notabilis*	357	中国西南大学	NatCommun,2013
大麻	*Cannabis sativa*	683.5	多伦多大学	GenomeBiol,2011
蓖麻	*Ricinus communis*	350.6	美国克雷格·文特尔研究所	NatBiotecnol,2010

(二) 药用植物叶绿体基因组研究

叶绿体是与光合作用直接相关的细胞器，其基因组的功能也必定与光合作用有关。叶绿体作为植物细胞中的一个独立细胞器，拥有自己的一套完整的基因组。1986年，烟草*Nicotiana tabacum* L.和地钱*Marchantia polymorpha* L.的叶绿体全基因组序列测序完成，这是最早报道的叶绿体全基因组序列。但由于测序费用及其他种种原因，叶绿体基因组研究发展缓慢。近年来，随着分子生物学尤其是大规模测序技术的不断发展，叶绿体基因组的研究得到极大的推动。基于叶绿体基因组结构和序列保守型的特点，分类学家应用叶绿体基因组深入开展植物的系统发育研究。目前，在贝母、铁皮石斛、丹参等药用植物上已开展相关的叶绿体基因组测序研究。

叶绿体基因组一般为共价闭合环状DNA，在细胞中以多拷贝的形式存在，高等植物的叶绿体基因组具有高度保守的四分体结构，即由两个反向重复序列(inverted repeat sequence，IR)将整个环状的叶绿体基因组分为大单拷贝区(large single copy，LSC)和小单拷贝区(small single copy，

SSC)。叶绿体基因组大小一般在115~165kb范围内，基因组大小变异主要受反向重复区长度变异影响。叶绿体中绝大多数蛋白复合体是由核基因组和叶绿体基因组共同编码的。叶绿体基因组约编码110~130个基因，这些基因主要可分为三大类：第一类是那些涉及叶绿体基因表达的基因，包括编码叶绿体RNA聚合酶三个亚基、核糖体RNA、转运RNA、核蛋白体蛋白及翻译起始蛋白等产物的基因；第二类是那些与光合作用有关的基因，如Rubisco大亚基基因，光合电子传递链中各蛋白复合体（PS Ⅰ、PS Ⅱ、细胞色素复合体、ATP合成酶等）的几个亚基基因等；第三类包括据推测为NADH脱氢酶各个亚基的基因和开放阅读框架，它们的功能目前尚待阐明。

（三）药用植物线粒体基因组研究

线粒体是真核生物细胞中参与能量生产、代谢和体内平衡的半自主细胞器，在植物发育、适应环境和生殖方面扮演着重要角色。高等植物的线粒体与α-变形菌纲的紫细菌（purple bacteria）序列存在同源性，推测同叶绿体一样是来源于细菌的内共生起源。

植物线粒体基因组通常类似于叶绿体基因组，为环状分子结构。研究显示，植物线粒体基因组是由多种不同形态的DNA分子组成的混合体。一般由双链主环分子（master circular chromosome）以及重复序列之间重组生成的多个亚环分子（subgenomic circular chromosome）组成。例如，丹参的线粒体基因组序列全长为499 236bp，共编码44个蛋白质编码基因，其中有11个起源于叶绿体基因组；灵芝线粒体基因组全长60 630bp，是一个典型的环状DNA分子，其中有两个特殊片段表现出核基因组和线粒体基因组序列的高度相似性。

相对于其他基因组来讲，叶绿体基因组进化较慢，单一条形码可能提供不了足够的变异，可以选择复合序列进行植物物种鉴定。2009年，国际条形码联盟（the consortium for the barcode of life，CBOL）在第三届国际条形码会议上决定将叶绿体*mat*K和*rbc*L组合作为植物的核心条形码，建议叶绿体*psb*A-*trn*H片段和核基因片段*ITS*/*ITS*2为植物DNA条形码的补充条形码。目前植物DNA条形码研究的发展趋势正由植物DNA标准条形码的筛选向分层次（如科、属、种和种下等级）寻找最合适的条形码、以居群为基础的条形码分析与系统学的比较、不同产地样品的条形码分析与生态学结合等方向发展。利用通用引物扩增短的DNA叶绿体条形码序列可以实现药用植物物种的快速鉴定，这不仅能弥补经典鉴定方法的不足，而且能推动传统形态分类工作的深入发展，是传统鉴定方法的有效补充。

第三节　药用植物功能基因组学研究基础

一、功能基因组学概述

功能基因组学（functional genomics）是一门利用结构基因组学提供的信息和产物，发展和应用新的实验手段，通过在基因组或系统水平上全面分析基因的功能，使生物学研究从对单一基因或蛋白质的研究转向多个基因或蛋白质同时进行系统研究的科学，又往往被称为后基因组学（postgenomics）。功能基因组学代表基因组分析的新阶段，以高通量、大规模试验方法、统计与计算机分析为主要特征。功能基因组学的近期目标是采用高通量、大规模、自动化的方法揭示基因组的功能及调控机制，其长远目标是避开传统遗传分析的局限性，采用系统化的途径及数据采集方法阐明复杂的生物学现象。目前，功能基因组学已成为国际研究的前沿，也是最热门的研究领域之一。

二、功能基因组学研究内容

功能基因组学研究的主要内容一个是鉴定基因的功能。基因在不同个体、不同组织和不同器官的表达存在差异，这种基因表达差异性是进行基因分析的基础。利用单核苷酸多态性(SNPs)分析、表达序列标签(ESTs)分析、基因表达的序列分析(serial analysis of gene expression, SAGE)、DNA 芯片和 RNA 干扰(RNA interference, RNAi)等功能基因组方法发掘和了解基因功能。

功能基因组学的另一个主要研究内容就是全方位地研究生物体的基因在不同条件、不同状态下的表达水平及形成这种特定的表达状况的调控机制。近年来发展起来的 DNA 芯片和 cDNA 微阵列技术能够在细胞水平上检测基因组的表达情况，通过比较不同生理条件下、不同发育阶段的基因组表达水平，可以从宏观上研究基因组的表达和调控规律。另外，生物多样性是普遍存在的自然现象。植物是具有多态性的生物群体，不同群体或个体在对疾病的易感性、抗性及其他生物性状方面的差别是进化过程中基因组与内外环境相互作用的结果。因此基因组多样性的研究对了解植物的起源、进化等具有重要意义。

中药活性成分的主要来源是药用植物的次级代谢产物，如生物碱、黄酮、萜类等，这些成分在药用植物体内的生物合成都是一系列的酶促反应过程。因此，药用植物功能基因组学的研究对象主要是与有效成分生物合成密切相关的功能基因，即编码次级代谢途径中酶的相关基因，从而有利于阐明中药活性成分生物合成的途径和调控策略，以便利用现代生物技术进行活性成分的大规模工业化生产。

三、功能基因组学研究方法

目前植物功能基因组研究中应用较多的有 EST、SAGE、基因芯片、蛋白质组技术、反向遗传学技术及生物信息技术等。药用植物功能基因组研究方法逐渐成熟，获取基因功能信息的途径也越来越多。

(一) 表达序列标签分析法

表达序列标签(EST)是从一个随机选择的 cDNA 克隆，进行 5′端和 3′端单一次测序挑选出来获得的短的 cDNA 部分序列，代表一个完整基因的一小部分，这样可用 EST 或多个 EST 序列组装的基因序列与公共数据库的基因进行“电子杂交”，进而可以从理论上推测其所代表的基因功能。EST 技术最常见的用途是基因识别，传统的全基因组测序并不是发现基因最有效率的方法，因为基因组中只有 2% 的序列编码蛋白质，因此一部分科学家支持首先对基因的转录产物进行大规模测序，即从真正编码蛋白质的mRNA出发，构建各种cDNA文库，并对库中的克隆进行大规模测序。EST来源于一定环境下一个组织mRNA所构建的cDNA文库，因此EST也能说明该组织中各基因的表达水平，是基因定位、基因克隆、基因表达序列分析的有力工具。

（二）基因表达系列分析法

基因表达系列分析（SAGE）是通过快速和详细分析成千上万个EST来寻找出表达丰富度不同的SAGE标签序列，通过限制性酶切可以产生非常短的cDNA（10~14bp）标签，并通过PCR扩增和连接，随后对连接体进行测序。SAGE大大简化和加快了3′端表达序列标签的收集和测序，能够全面分析特定组织或细胞表达的基因，并得到这些基因表达丰度的数量信息，还可以比较不同组织、不同时空条件下基因表达的差异。

1. SAGE的原理　SAGE技术的建立基于两个基本原理：①短序列标签包含了用于鉴定其特异转录物的足够信息，一个9~10碱基的短核苷酸序列标签能够唯一确认一种转录物。例如，一个9碱基顺序能够分辨262 144个不同的转录物（4^9），而人类基因组估计仅能编码80 000种转录物，所以理论上每一个9碱基标签能够代表一种转录物的特征序列。②每种标签在全部标签中所占的比例可以反映它所代表的转录物的表达丰度。这些标签可以通过连接串联在一起，形成大量串联体，克隆到载体，对每个克隆到载体的串联体进行测序并应用SAGE软件分析，即可获得特定标签出现的频率，确定表达的基因种类，从而确定基因的表达丰度。

2. SAGE的技术流程　SAGE的主要步骤可分为两大步骤：在磁珠上进行的步骤以及脱离磁珠进行的步骤。

吸附在磁珠上进行的步骤：①将总RNA样品与oligo（dT）磁珠混合，吸附mRNA，由oligo（dT）引导反转录合成第一条cDNA链，并在这基础上合成双链cDNA（吸附在磁珠上进行）。②用普通的*Nla* Ⅲ内切酶消化，形成标签的一个末端。利用磁珠回收双链cDNA的3′端（cDNA的3′-P端仍吸附在磁珠上）。③将回收到的cDNA分成两部分，分别连接不同的接头A和B。④分别用*Bsm* FⅠ消化连接了接头A和B的cDNA。*Bsm*FⅠ结合到接头中的识别位点，并从下游14bp处切断cDNA。被切下来的标签片段长54bp，离开磁珠进入反应溶液。

接下来的步骤脱离磁珠而进行：⑤回收纯化两组54bp标签，并混合在一起，通过黏性连接形成100bp的双标签，然后PCR扩增。⑥使用*Nla* Ⅲ裂解100bp的双标签，通过胶电泳从接头中纯化出来，然后连接形成串联体。⑦串联体进行大小分离、胶纯化，然后克隆载体，测序，通过独特的序列标签鉴定和定量每一个转录物。

（三）基因芯片法

基因芯片（gene chip）或cDNA微阵列（microarrays）是把成千上万个代表不同待检测基因的cDNA或特异的寡聚核苷酸固定在固相支持物上，并与来自不同细胞、组织或不同状态下的同一细胞用不同荧光标记的DNA探针或cDNA探针进行杂交，然后用特殊的检测系统对每个杂交点的信号进行定量分析，杂交信号的有无或强弱反映了其所代表的基因在不同细胞、组织或器官中的表达情况。基因芯片技术由于同时将大量探针固定于支持物上，所以可以一次性对样品大量序列进行检测和分析，从而解决了传统核酸印迹杂交（Southern Blotting和Northern Blotting等）技术操作繁杂、自动化程度低、操作序列数量少、检测效率低等不足。而且，通过设计不同的探针阵列、使用特定的分析方法可使该技术具有多种不同的应用价值，如基因表达谱测定、突变检测、多态性分析、基因组文库作图及杂交测序等。

同任何新技术一样，生物芯片技术也存在着不足，主要是技术及设备比较复杂、成本高、研究及应用有限等问题。目前，芯片技术研究的焦点仍在如何提高芯片的特异性、简化样品制备和标记的操作、增加信号的强度及加大集成量等。由于这两种办法具有规模检测的作用，在对功能基因组的研究中将日趋广泛。

（四）反向遗传学法

反向遗传学是相对于经典遗传学而言的，经典遗传学是从生物的性状、表型到遗传物质来研究生命的发生与发展规律；而反向遗传学直接从基因出发，研究基因缺失或过表达后的生物性状，从而反推基因功能，相互印证，相得益彰。

突变体是研究基因功能的最有效的方法。传统上获得突变体的方法包括自然突变和人工诱变。自然诱变由于其突变频率低、筛选工作量大，迫使人们发展人工诱变的方法筛选突变体。人工诱变是通过物理或化学方法处理，在处理后代中选择具有新特性的生物体，然后克隆有关基因并对其进行功能分析。诱发突变的物理因素主要指某些射线，如γ射线、X射线和中子流等。化学诱变剂主要指某些烷化剂、碱基类似物、抗生素等化学药物。物理、化学诱变比较容易得到饱和突变体库，但突变基因的克隆要用较复杂的图位克隆法，难以在获得全基因组测序信息的基础上进行基因功能的研究。

目前，T-DNA插入突变技术被广泛地应用到许多植物功能基因组研究中，可以根据插入的已知序列和目的基因序列设计PCR反应引物，通过PCR技术从突变体库中筛选目的基因的插入突变体。虽然该方法存在工作量大、插入位点随机性的缺点，但仍不失为当前最有效的方法。人为获得基因插入突变的方法主要有三种，即接头插入突变法、T-DNA标签法和转座子诱变法。通过这些方法可大大提高突变频率，简化传统方法中对基因所有突变体的鉴定和分离工作。尤其是它可在找不到天然存在的突变体表型的情况下对某一特定区段的DNA的功能进行更为详细的研究。突变技术虽然已经被广泛地运用到植物基因的功能鉴定上，并且有许多成功的例子，但这一技术却有着一个明显的缺陷，那就是基因突变的随机性。这主要表现在突变必须被测序或者作图以证明它们的位置，并且突变材料的大规模收集必须要通过对整个基因组进行筛选。这些限制也就意味着该方法技术含量低，工作量过大。而且突变具有很大的随机性，经常给实验带来不便。因此，尽管随机插入突变在突变体表型上展现了高效性，但是在植物高通量的反向遗传学分析应用上却受到很大的限制。突变体并不能用于所有基因的功能分析，主要有两个方面的原因：①每种生物都有自己的必需基因，是完成生命活动所必需的，例如，拟南芥有1 000~2 000个必需基因，它们在细胞生长和分裂中发挥作用。敲除这些基因会造成配子体或早期胚的致死，因而无法获得必需基因的纯合突变体，更不用说对必需基因的纯合突变体的表型进行评价。②许多基因在功能上是冗余的，敲除掉一个在功能上冗余的基因，基因家族的其他成员可以提供同样的功能，所以并不能出现容易鉴别的表型。

反义mRNA技术是通过向细胞导入一段与特定编码mRNA互补的非编码RNA链，使其与该段 mRNA 特异性结合而定向阻抑靶基因表达的技术。这一技术的成熟，为功能基因组学的研究提供了新的思路。在反义 mRNA 技术的研究过程中，科学家们意外发现导入正义 mRNA 与导入反义 mRNA 具有等效的阻抑效应。而更令人吃惊的是如果导入相应双链 RNA（dsRNA），其阻抑效应比导入任一单链 RNA 强十倍以上，dsRNA 若经纯化则阻抑效应更强。这种 dsRNA 特异性地作用于与其序列配对的基因而抑制其表达的现象称为 RNA 干扰（RNAi）。RNAi 技术作为一种新的定点基因敲落（gene knockdown）技术，赋予了功能基因组学研究全新的思路。对于具有成熟遗传转化体系的植物，可以通过基因删除或基因表达抑制来干扰全部或部分酶的功能，然后检测植物体内各种次级代谢产物含量的变化，进一步验证酶在原植物体内的生物活性。目前用于基因功能缺失最常用的是 RNAi 和病毒诱导的基因沉默技术（virus-induced gene silencing，VIGS），RNAi 和 VIGS 均属于转录后基因沉默。

（五）大肠埃希菌表达系统

原核表达系统（大肠埃希菌表达系统）是基因表达技术中发展最早、应用最广泛的经典表达系统。近几十年，大肠埃希菌表达系统也不断得到发展和完善，被科研及工业用户大量用于各种重组蛋白表达。与其他表达系统相比，具有目的基因表达水平高、培养周期短、抗污染能力强、成本相对低等特点。但对于有些必须经过翻译后修饰（如糖基化、磷酸化、豆蔻酰化）才具有完整活性的真核生物的蛋白质，则只能选择真核细胞表达系统。

（六）植物细胞瞬时表达系统

瞬时表达是近年来发展的一种快速、高效的检测蛋白质表达的方法，并逐渐被应用到生物学各方面的研究中。植物细胞瞬时表达系统的建立为方便、快捷地研究启动子活性、基因功能和蛋白质定位等开辟了新途径。与稳定转化方法相比，植物细胞瞬间表达系统导入拷贝数高，表达效率高，没有位置效应；无须受体细胞的培养和再生过程，方法简单且表达快速；瞬时表达的实现无须选择标记基因，因而载体可以更小，较大片段和多个基因的转化更容易。瞬间表达系统中外源基因导入方法大多与基因稳定转化方法形同（见第九章第五节），有 PEG 介导法、基因枪法、农杆菌介导法及植物病毒介导法等。

（七）生物信息学

伴随着各种基因组测序计划的展开和分子结构测定技术的突破，生物学研究相关的数据以惊人的速度迅速涌现。大量的基因测定获得的数据蕴含着大量的生物信息和规律。随着对生物学数据搜索、管理、处理和分析能力的要求迅速提升，人们开始借助计算机强大的计算功能，对研究获得的大量数据进行整理、计算、挖掘和开发，建立了各种不同计算方法和模型，产生了一门由生物学、计算机科学以及应用数学等交叉形成的新兴学科，即生物信息学。目前的生物信息学只是分子生物学与信息技术的结合体。生物信息学的研究材料和结果就是各种各样的生物学数据，其研究工具是计算机，研究方法包括对生物学数据的搜索（收集和筛选）、处理（编辑、整理、管理和显示）及利用（计算、模拟）（详见第十二章）。

高通量测序和生物信息学的发展使得药用植物基因组和转录组等数据信息的获取更加方便，

基因功能的注释、差异基因的比较和基因表达情况的分析都能给基因功能的研究提供极大的便利。第二代测序技术的快速发展使用于短序列拼接的生物信息学软件大量涌现，常用软件包括Velvet、Euler、SOAPdenovo2、CAP3等。基因组草图组装完成后，可利用生物信息学方法对基因组进行分析和注释，为后续功能基因组研究提供丰富的资源。例如，可以通过GeneScan、FgeneSH等工具发现和预测基因；利用BLAST同源序列比对或InterProScan结构域搜索等方法对基因进行注释；利用GO分析对基因进行功能分类；利用KEGG对代谢途径进行分析等。

四、药用植物功能基因组学研究

根据药用植物的特点，药用植物功能基因组研究内容主要集中在模式药用植物研究平台的构建、次级代谢产物合成和调控机制的解析，以及抗病、抗逆等性状筛选和遗传机制研究等方面。

（一）模式药用植物突变体库的建立

突变体库技术是利用基因标签技术（gene tagging），由T-DNA或转座子（transposon）等已知序列DNA片段的插入导致目标基因失活或激活等功能性变化。拟南芥、水稻等重要模式植物均具有大规模的T-DNA插入突变体库，利用这些突变体库发掘了大量与生长发育、抗逆性、代谢相关的重要基因。丹参等模式药用植物全基因组序列的测定和大规模突变体库的建立将为药用植物研究提供丰富的资源和材料，并大大推动药用植物功能基因，尤其是次级代谢相关基因的发掘进程（图10-2）。目前丹参突变体库的构建工作正在进行中。

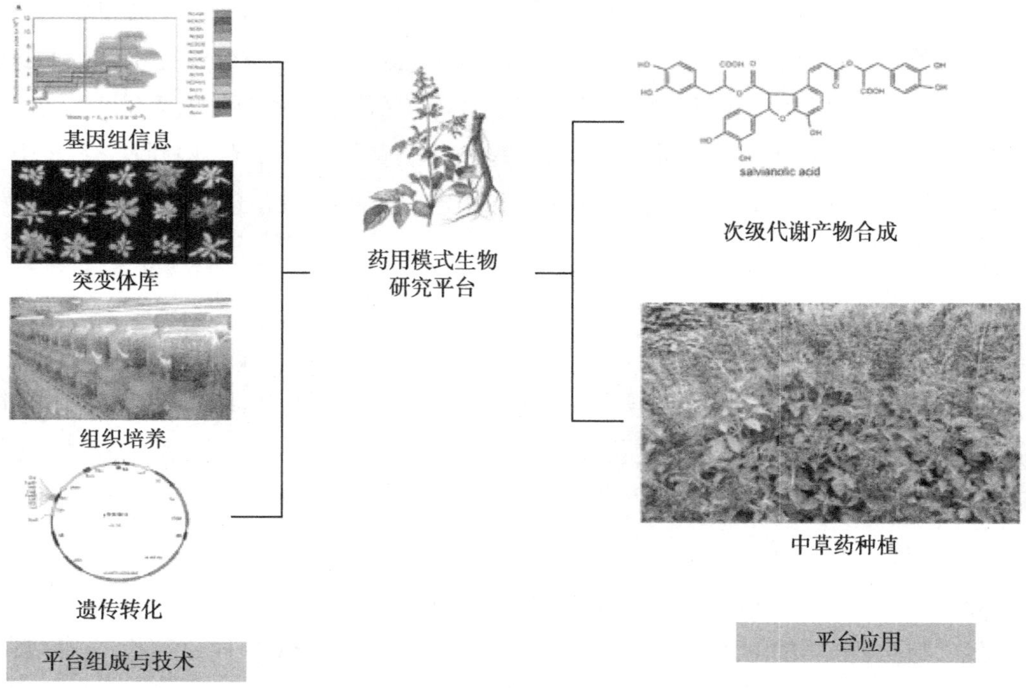

● 图10-2 模式药用植物研究与应用

（二）药用植物有效成分的合成及其调控研究

虽然药用植物有效成分的化学和药理学研究已经具有良好的基础，但是其生物合成途径和调控方面的研究还很薄弱。目前该领域的研究主要集中在长春花、青蒿和甘草等少数物种。例如，将侯选细胞色素 *P-450* 基因转化长春花的悬浮细胞，验证了其具有 10- 香叶醇羟化酶的催化功能；利用昆虫异源体内共表达方法和酵母体外表达检验酶活力的方法对甘草中的三萜甘草酸合成关键酶进行了鉴定。这些研究多采用单基因研究策略。本草基因组计划将推动转录组学、蛋白质组学和代谢组学等组学方法在药用植物次级代谢途径和次级代谢调控研究中的应用，为次级代谢相关基因的大规模发掘奠定基础。研究成果将对次级代谢产物的生物合成及代谢工程、高药效成分种质资源的选育等应用领域产生直接影响。

（三）药用植物遗传育种研究

控制药用植物重要农艺性状的基因，尤其是与生长发育、抗逆、抗病、重要遗传性状及种质性状控制相关的基因是本草基因组计划的重要研究内容。随着测序成本的降低，研究人员已陆续在中草药中开展了转录组、全基因组测序，大量数据提供了有效的植物遗传信息资源，为发掘植物抗逆及参与有效成分合成途径的新基因提供了许多线索和启迪。首先，序列信息提供大量的 SNP、SSR 等遗传分子标记（genetic molecular marker，GMM），大大提高了分子标记发现的效率和准确性。其次，序列信息有利于高密度遗传图谱的构建，从而加速遗传分子标记和优良性状的遗传连锁研究，快速发现药用植物的表型、生理特征与基因型的关系，提高育种工作的效率。

第四节　系统生物学研究基础

系统生物学（systems biology）是研究生物系统组成成分的构成与相互关系的结构、动态与发生，以系统论和实验、计算方法整合研究为特征的生物学。20 世纪中期，L.V.Bertalanffy 定义“机体生物学”的“机体”为“整体”或“系统”概念，并阐述以开放系统论研究生物学的理论、数学模型与应用计算机方法等。系统生物学不同于以往侧重于关心个别的基因和蛋白质的分子生物学，其更重于研究细胞信号转导和基因调控网路、生物系统组成之间相互关系的结构和系统功能的涌现。

一、系统生物学研究现状

系统生物学中的“系统”有不同层次的含义，它可以指分子、细胞、器官、个体、人群甚至是整个生态系统。鉴于中医药传统理论的核心思想与系统生物学的研究思路不谋而合，系统生物学技术的积极引入，有可能成为实现中医药现代化的突破点。近年来系统生物学已经运用到中医证候、中药药效、中药毒性、针灸效应等多方面的研究，试图以系统的、复杂的观点诠释中医药。例如，针对与类风湿关节炎相关的典型寒热证进行系统生物学结合生物信息学研究，利用微阵列技术对 $CD4^{+}T$ 细胞中的基因表达进行了基因组学研究，发现寒证与 Tool 样受体信号通路有关，而热证与钙信号通路、细胞黏附因子、脂肪酸代谢通路等有关。此外，还有很多研究选择其他常见证型进行系统生物学研究，如肝郁脾虚证、血瘀证及痰瘀证等。

系统生物学也逐渐被运用到中药研究其他领域，如在中药资源稀缺的问题以及药材中有效成分含量甚微的问题都使研究者试图通过功能基因组和蛋白组研究，在了解有效成分作用靶点、调控规律的基础上，对有效成分合成的关键基因进行调控，提高药材有效成分含量，降低毒性成分和非有效成分含量。例如，采用双向电泳技术对不同时期的罗汉果进行蛋白质组学研究，发现罗汉果生长、发育和成熟的不同阶段受特定基因的表达调控，可为罗汉果的开发和品种改良提供启示。

中药基因、蛋白和代谢指纹图谱还被应用于中药鉴定中，指纹图谱可以提供大量复杂物质基础信息，同时还能提供量效的相关信息，起到鉴定和研发的双重作用，比较不同蛋白质指纹图谱体现的不同药效结果，就可确定哪种组成是制剂的最佳方式，这对于中成药的二次开发和中药新药的研制有重要的意义。例如，基于 SELDI-TOF-MS 的蛋白组学技术对传统中药龟甲胶、阿胶蛋白/肽成分进行蛋白质组初步分析，分别获得有意义的蛋白质和肽共有 6 个和 9 个，通过分析建立龟甲胶、阿胶蛋白质和肽成分质量指纹图，为两者的鉴别提供数字化质控标准。

二、系统生物学研究内容

系统生物学的研究对象是生物体内具有生物学意义和功能的系统。具体来讲，系统生物学主要致力于实体系统（如生物个体、器官、组织和细胞）的建模与仿真、生化代谢途径的动态分析、各种信号转导途径的相互作用以及基因调控网络分析等研究。

系统生物学的研究可分为 2 个方面内容：①众多组学（omics）研究，尤其是基因组学、蛋白质组学、代谢组学等，采用高通量实验技术，在整体和动态研究水平上积累数据并在挖掘数据时发现新规律、新知识，提出新概念。科学家称这些实验室内的研究为“湿”（wet）实验部分。②利用计算生物学建立生物模型。由于一个真实系统很复杂，将系统的内在联系和它与外界的关系抽象为数学模型是当今使用最广泛的系统描述方法，根据被研究的真实系统的模型，利用计算机进行实验研究。这是一种建立在系统科学、系统识别、控制理论和计算机等属于控制工程基础上的综合性实验科学技术。科学家把计算机模拟和理论分析称为“干”（dry）实验部分。这 2 个研究内容紧密整合成为真正的系统生物学。这 2 个内容具体分为 4 个方面，即系统结构的确定、系统行为的分析、系统的控制方法和系统的设计。

系统生物学研究中，网络模型是应用得最为广泛的，构建全基因组水平的生物网络模型已成为分析转录调控的重要手段。一个成功的网络模型应该可以描述细胞中各个成分之间的相互关系，它们可以从不同的角度来展示成分之间的作用关系。在各种网络模型中，一般网络中的节点表示基因、蛋白质或代谢物，边则表示节点之间的相互关系。通常生物网络可分为蛋白质相互作用网络、代谢网络及调控网络这三种。其中蛋白质相互作用网络主要包括细胞中各种蛋白质之间的相互作用关系；代谢网络则主要显示了细胞内的各种代谢物之间的化学反应；调控网络则是映射了所有基因之间的一种抽象的相互作用关系。目前研究较多的是蛋白质相互作用网络和代谢网络。

（一）蛋白质相互作用网络

蛋白质相互作用（protein protein interaction，PPI）是所有细胞程序的核心。生物体内的 PPI 可以帮助理解生物化学及生物医学等基本内涵，而且还将有助于了解细胞程序的调节机制、疾病的致病机制、生物个体标志物、药物靶向发现和药物开发等。近几年来，已经有许多检测 PPI 的方法在应用，这些方法可以大致分体内方法和体外方法，每一组方法都包含许多不同的技术。体内方法包括酵母双杂交技术（yeast-two-hybrid，Y2H）、噬菌体展示技术、荧光共振能量转移（fluorescence resonance energy transfer，FRET）、免疫共沉淀技术（Co-Immunoprecipitation，Co-IP）、蛋白质片段互补法（protein-fragment complementation assay，PCA）等，这些方法都可以在活的生物体内进行。体外方法如串联亲和纯化质谱（tandem affinity purification-mass spectroscopy，TAP-MS）等是在生物体外受控的环境中进行的。

所有的检测方法都有自己的优势和劣势。因此，在检测 PPI 时，最好是同时使用多种方法进行确认，以避免假阳性结果。由于检测 PPI 的实验方法实现起来非常有限，因此基于已有的实验 PPI 数据，应用 In silico 方法是有效解决这一问题的好途径。In silico 方法包括文本挖掘和计算分析，通常由计算机模拟进行。这些方法能够系统地分析实验的数据，还能预测新的 PPI 以及为后期实验研究提供一定的参考信息。文本挖掘可以很好地被用来收集文献中报道的比较低通量的 PPIs。这种方法可以基于文献摘要中的基因同时出现、蛋白质名称或更加复杂的名称语义算法等标准来手动或者自动检索 PPIs。目前，存储 PPI 的数据库主要包括 BioGRID（http://thebiogrid.org/）、IntAct（http://www.ebi.ac.uk）、DIP（http://dip.doe-mbi.ucla.edu/dip/Main.cgi）及 MINT（http://cbm.bio.uniroma2.it/mint/index.html）等。除了文本挖掘法，许多计算方法也迅速发展起来了，这些方法具有成本低、耗时少、通量高和方便操作等优点。理论预测方法主要可以分为 3 类，即基于直系同源、结构及协同进化的方法。

（二）代谢网络

代谢网络是一系列代谢及生理过程的总和，它能够决定一个细胞的生理及生化性质，主要由生化反应、代谢路径及代谢物构成。基因测序技术的不断发展使得研究学者能够从全基因组水平上构建细菌到人等物种的代谢网络。代谢网络主要是基于物种基因组序列和相应的注释信息构建的，通过基因、代谢物和反应之间的关系来模拟生物体的代谢情况。全基因组水平的代谢网络是系统生物学的重要方法和手段，结合实验数据和计算机模拟，可以从系统的角度分析生物的代谢系统。目前已有多种细菌的代谢网络构建完成，如枯草芽孢杆菌 *B.subilis* 及大肠埃希菌 *E.coli* 等。

构建一个完整的代谢网络需要整合收集不同的数据，网络的重构主要包括以下 4 个步骤：

（1）基于基因组的自动重构：重构的初始步骤就是对一个物种的基因组信息进行注释，基因组注释信息可以为重建后的代谢网络提供唯一标识符，可以列出目标物种中存在的代谢酶，显示基因产物（如亚基、蛋白复合体或者异构酶是如何形成活性酶来催化代谢反应的）。下一步就是确认这些酶催化哪些生化反应，这一步骤可以通过手动或者自动化工具实现。目前已有许多代谢相关数据库，如 KEGG（https://www.kegg.jp/）、BRANDA（https://www.brenda-enzymes.org/）、MetaCyc（https://metacyc.org/） 和 Transport DB（http://www.membranetransport.org/transportDB2/index.html）等，这些数据库收集整合了不同物种中的代谢和转运相关反应，其中信息均可以用来构建代谢网络。

（2）校正初始的代谢网络草图：虽然来自于数据库中的一些代谢反应可以提供一些补充信息，但是它们不能提供物种特有的一些特征信息，如底物或辅因子及亚细胞定位，因此代谢网络草图需要生物学专家进行手动校正。一个自动化重建的代谢网络一般都是不完善的，它们通常会有一些 gaps 或错误信息，包括一些不存在目标物种的反应等。手动校正是非常必需的，可以通过加入或校正相关反应等信息来提高代谢网络的准确性，通常物种特异性数据库、教科书、出版物及文献资料等都可以为校正提供参考信息，提供反应的方向及所处的位置信息，而这些信息通常在一般性数据库中是没有的。一个高质量的代谢网络应该是结合了基因组注释信息及基于文献等细致的手动校正来构建完成的。

（3）将基因组尺度的代谢网络转化成计算模型：在将构建的代谢网络用于模拟生物体内真实的代谢情况前，必须要将代谢网络转化成数学模型。将网络转化成数学模型可以使得网络属性能够被一系列的计算工具来分析。这些计算工具可以评估网络的系统化属性及网络对于细胞可执行哪些功能。基于数学模型和计算平台，对于计算网络是否能支撑细胞生长来说，生成生物量目标函数是非常必要的。在确定生物量目标函数后，就需要进行 gap-filling，gap-filling 可以补充完善漏掉的代谢路径及反应或者移除那些不准确的信息。当 gap-filling 这一步完成后，物种特异性参数及模型模拟非代谢活性也是非常必要的。在这一阶段，生长数据对于理解和定量这些关键的生理参数很重要，且有两方面的因素需要考虑，即易位反应学计量和固定参数。完成此步后，网络模型则可以用来研究模拟特定条件下的物种体内的一些代谢情况。

（4）代谢网络的应用及高通量数据的整合：那些通过不同生长条件或遗传条件来评估的相互作用的高通量数据集可以被用来改进和扩展代谢网络。这些类型的比较和分析有可能真正评估基因组集成的组学数据。目前已有多个成功的研究例子，它们有些用重建的网络来研究网络的拓扑属性，有些基于约束的建模方式来定量或定性分析数据。

三、系统生物学研究方法

系统生物学的方法论属于整体论范畴，它以整体的、多学科交叉的研究方式，为研究生命活动提供了新的思路和方法，同时以生物信息学的手段对相关数据进行分析和整合，建立模型、模拟相关的生命活动，以期从系统水平研究、理解和阐明生物学系统，实现对生命系统的有效控制和设计，见图 10-3 所示。

（一）系统生物学主要研究思路

1. 第一步　对选定的某一生物系统的所有组分进行了解和确定，描绘出该系统的结构，包括基因相互作用网络和代谢途径，以及细胞内和细胞间的作用机制，以此构造出一个初步的系

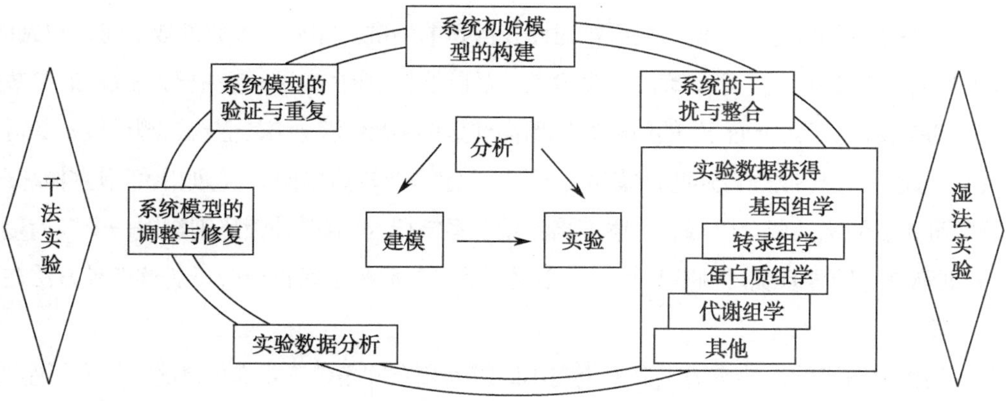

● 图 10-3 系统生物学研究思路

统模型。

2. 第二步　系统地改变研究对象的内部组成成分（如基因突变）或外部生长条件，观测在这些情况下系统组分或结构所发生的相应变化，包括基因表达、蛋白质表达和相互作用、代谢途径等的变化，并把得到的有关信息进行整合。

3. 第三步　将通过实验得到的数据与根据模型预测的情况进行比较，并对初始模型进行修订。

4. 第四步　根据修正后模型的预测或假设，重新设计实验，重复第二步和第三步，不断地通过实验数据对模型进行修订。

系统生物学的目标就是要得到一个理想的模型，使其理论预测能够反映出生物系统的真实性。

（二）系统生物学主要研究方法

系统生物学研究生命系统，在具体方法上是分析与综合相结合。分析是从整体上认识问题的基础，也是认识局部的基础，在从整体到局部的认识过程中发挥重要的作用；综合就是从整体出发，由部分重构整体，要从认识局部过渡到认识整体，综合就更加重要。因此，系统生物学研究方法不是单纯的分析方法，将整体从环境中孤立出来加以研究，而是将其放在环境中（更大的整体中）研究其地位与作用、发展与演化；不仅研究其组成部分，还必须研究各组成部分之间的联系，进而从中探讨涌现出的整体特性。坚持从整体到局部，再到整体；从分析到综合，到再分析再综合的方法，以接近研究对象的本质。

1. 整合与干涉手段　系统生物学要研究生物体内各种构成要素，从分子到分子间相互作用构成的途径、网络、模块，再到细胞、组织、器官和个体，最基本的研究手段是“整合”（incorporation）。系统生物学与各种“组学”的不同之处在于，它要把系统内不同性质的构成要素（DNA、RNA、蛋白质和生物小分子等）或不同层次的构成要素整合在一起进行研究。此外，系统生物学还必须多学科交叉研究，离开了多学科研究的整合，系统生物学也就难以体现出它的价值。

整合的策略有“自下而上”“自上而下”和“混合”等方法。“自下而上”的方法尝试用独立的试验数据，大多数情况下由文献搜索获得或者由专门设计的试验来提供特殊的网络信息。这种方法适用于大多数基因和它们的调控关系相对比较清楚的情况。如果大多数参数是可以得到的，那么研究的主要目的是构建一个精确的仿真模型，以便通过改变在实际系统中无法改变的参数来分析系统的动态特性。“自上而下”的策略则利用高通量的 DNA 芯片和其他新的测试技术获得的数据来研究。此外，还可以分另外两种策略：一种是选定一个较简单的系统，如单细胞生物酵母，然后分析尽可能多的构成成分以揭示代谢网络和整个系统行为；另一种策略则是以一个较为复杂的系统（如细胞信号转导系统）为研究对象，采用尽可能多的研究手段进行分析。这两种方法在文献中均有报道。

系统生物学研究的是特定的生命系统在不同时间和空间条件下具有的动力学特征，因此可以人为地设定某种或某些条件去作用于被实验的对象，从而达到实验目的，这在系统生物学中被称为“干涉”（perturbation），它是系统生物学研究的主要方法，这种干涉必须是有系统性的，采用系统定向突变技术。例如，对酵母代谢网络研究，就是把已知参与果糖代谢的 9 个基因逐一进行突变，研究在每个基因突变下的系统变化。此外，还要有高通量的干涉能力，目前已能将酵母的全部 6 000 多个基因逐一进行突变。

2. 数学建模和模拟　建模和模拟是现代科学技术的重要工具，研究一个系统的目的是解析系统各个组成部分之间的关系或者预测系统在另一些新情况下的执行情况。由于许多系统不具有实际试验的可能性，这时就需要按实际系统建立系统模型（如数学模型或物理模型）进行研究，然后利用模型试验研究的结果来推断实际系统工作。模型是系统的一种表示，是为了研究系统而开发的，是系统内在联系及它与外界关系的一种描述。这种使用模型来研究系统的方法叫作系统模拟或系统仿真，简称“仿真”，数学模型是用数学方法来描述实际系统的结构和性能的模型。若模型中不含时间因素，称为静态模型；若模型与时间有关，则称为动态模型。数学模型是当今使用最广泛的系统描述方法。

（三）组学技术在系统生物学中的应用

对于药用植物来说，由于基因组序列信息及其相关数据库、功能基因组学研究工具的缺乏，其次级代谢产物相关基因的全面研究鲜有报道。利用系统生物学的研究策略，整合转录组学、蛋白质组学和代谢组学的功能基因组学方法是该研究领域的一个突破口。整合转录组学和代谢组学，构建从基因到代谢的网络，将促进包含多种层面（包括基因表达、酶活性和代谢物水平）相互作用的生物体系之间的信息的整合，发现关键调节成分从而阐明基因功能，进而确定与药用植物次级代谢产物生物合成、转运、调节、修饰相关的新基因及其调控机制。

1. 转录组学　转录组的概念由 V.E.Velculescu 等首先提出，指特定细胞在某一功能状态下全部表达的基因总和，即从一个细胞或组织的全部 mRNA 水平研究基因表达情况，提供全部基因的表达特点和蛋白质可能的功能信息。同一细胞在不同生长环境或生长时期，基因表达情况不完全相同，具有特定的空间性和实践性，且转录组信息受外源因子和内源因子的共同调控。因此，转录组是物种基因组和外部环境的动态联系，可以用来比较不同组织和不同发育阶段、正常状态与疾病状态，以及体外培养的细胞等样品中基因表达模式的差异，通过如 RT-PCR、EST、SAGE、DNA 芯片等分析方法，描绘特定细胞或组织在特定状态下的基因表达的种类和丰度的信息，编制成基因表达的数据，发现与特定生理功能相关的基因，推测未知基因功能。

药用植物转录组学是药用植物功能基因组学的重要研究内容之一，在整体水平上反映药用植物某一生长阶段特定组织或细胞中全部转录物的种类、结构、功能及基因转录调控规律。随着中药现代化的逐步推进，以转录组为研究基础的药用植物功能基因组学研究成为新的研究热点。

长期以来，绝大部分药用植物遗传信息的匮乏严重制约着药用植物生物学的研究进展，尤其阻碍了重要药效活性成分生物合成机制的研究。而新一代高通量测序技术为药用植物转录组学研究提供了一种快速、高通量、全面解读药用植物基因组信息的技术手段，为功能基因的挖掘、药用植物活性成分的生物合成与调控、药用植物种植资源的评估与改良、药材道地性分子机制的研究等提供了崭新的思路和方法。2010 年，陈士林等提出了针对中草药遗传信息研究的“本草基因组计划”，探讨了利用高通量测序技术对中草药基因组进行解析的可能性和研究策略。这项计划的启动将为中国药用植物基因组 / 转录组的整体研究和重要基因的功能发现提供大量遗传信息，从而促进中草药药效活性成分生物合成及调控机制研究水平提升。

2. 蛋白质组学　基因是遗传信息的携带者，而全部生物学功能的执行者却是蛋白质，它有自身的活动规律，因而仅从基因的角度来研究是远远不够的，必须研究由基因转录和翻译出蛋白质的过程，才能真正揭示生命现象的本质和规律，由此产生了旨在阐明生物体全部蛋白质的表达模式（或蛋白质组成）及功能模式（目前集中在蛋白质相互作用网络关系）的新兴学科——蛋白质组学（proteomics）。蛋白质组的概念是由澳大利亚的 Wilkins 和 Williams 于 1994 年首先提出的，它是指由一个基因组编码的全部蛋白质。但是，从基因表达的角度来看，蛋白质组的蛋白质数目总是少于基因组中的开放阅读框（ORF）的数目。从蛋白质修饰的角度来看，蛋白质组的蛋白质数目却多于其相应的 ORF 数目，因为 mRNA 的剪切和编辑可使一个 ORF 产生数种蛋白质，蛋白质翻译后的修饰，如糖基化、磷酸化同样增加蛋白质的种类，氨基酸序列一致的一级结构在一定条件下可以形成功能完全不一样的具有不同空间结构的蛋白质，如朊病毒。

蛋白质组内蛋白质数目要多于基因组内的基因数目，蛋白质组的概念也被定义为在一种细胞内存在的全部蛋白质。基因组基本上是固定不变的，然而蛋白质组则是动态的，具有时空性和可调节性，蛋白质组学的研究能反映出特定基因的表达时间、表达量以及蛋白质翻译后的加工修饰和亚细胞分布等。所以蛋白质组学的研究基础是基因 DNA 序列与基因功能之间的桥梁。

3. 代谢组学　生物体从环境中摄取各种物质作为原料合成其自身的物质，也摄取大量营养物质进行降解，把营养物质的化学键能转变成生物体所需的能量形式，此过程是一系列的生物化学过程，被称为代谢（metabolism）。像 *E.coli* 这样小的微生物细胞内也有上千种代谢化学反应，代谢反应数量虽多，但种类有限，有 100 多种分子在所有生命形式中起着核心作用。生物体的代谢过程受基因和环境因素作用的调控，是基因组表达过程最下游的结果，它最接近表型。代谢组学的中心任务可概括为：①对内源性代谢物质的整体及其动态变化规律进行检测、量化和编制目录、绘制图谱；②确定此变化规律和生物过程的有机联系。

四、系统生物学的特征

系统生物学是系统理论与分析实验、理论生物学与实验生物学的结合，是计算生物学、分子生物学、纳米生物学、合成生物学等基因检索、同源分析、全基因合成等分子生物技术和生物信息技术的方法整合。系统生物学的特征主要体现在以下几方面：

（一）"整合"是系统生物学的基本特征

系统生物学是一种整合型大科学。系统生物学是整合系统理论和实验生物技术、计算机数学模型等方法的生物系统研究方法。

1. "整合"表现在要把系统内不同性质的构成要素整合到一起进行研究。对多细胞生物，则要实现从基因到细胞、到组织、到个体等各层次的整合。系统生物学要解决的根本是理解系统的整体特性，而正是由于不同组分、不同层次间的相互作用，"涌现"出的这些组分都不具有的性质，即是系统的整体特性。

2. "整合"指研究思路和技术方法的整合。这种整合是基于分子生物学和各种组学方法的继承发展，具体表现在系统生物学的方法运用上，是整合了分子生物学所采用的多种手段研究个别的基因(或蛋白质)的"水平型研究"方法，以及运用的单一手段同时研究大量基因(或蛋白质)的"垂直型研究"方法两种研究思路。这种整合需要各种学科理论和平台技术的支持，因而系统生物学也属于交叉学科。

3. "整合"体现在系统科学方法论上，即整合了整体论和还原论，是一种超越还原论和整体论的方法论。20 世纪下半叶，系统科学和复杂性科学的产生和发展为探索生命系统的复杂性提供了新的科学思想和科学方法。在"整体"（系统）上理解和运用"还原"的方法，在"还原"的基础上突出"整体"特性，即从整体与部分相互结合、相互依存、相互制约的关系中揭示系统的整体特性，这种"整合"的方法论超越古代的整体论和还原论。

系统生物学强调整体性，需将系统分析与系统综合相结合、将局部描述与整体描述相结合。采用在系统的整体论指导下进行还原、分解与分析，建立局部描述，综合局部描述，整合对部分的认识，建立系统的整体描述，从而获得对整体的认识。

（二）信息是系统生物学的基础

系统生物学被视为一门信息科学，从理论来源上说，系统生物学更多地继承了分子生物学和基因研究（包括各种组学、基因研究技术）的成果，而这些正是以生物信息学理论、技术与数据库作为基础支撑的。因而，系统生物学研究中涉及大量数据的获取，关键在于包括提供生物数据的各种组学平台技术和信息技术手段。

（三）干涉是系统生物学的基本手段

系统生物学除了揭示系统结构组成外，还要能理解系统的动力学特征，这就需要在人为控制的状态下进行研究。系统生物学最重要的研究手段是外部干涉，正是由于对生物系统的干扰手段不断进步促进了系统生物学的发展。

（四）采用建模分析的方法

系统生物学中的“系统”，在实际研究和应用中通常体现为借助建立模型的方式模拟系统。基于已知的研究成果，针对研究对象建立适合的模型，人为进行干涉，模拟实现系统在真实环境中的各种功能特性、各组成部分之间的相互作用，并根据实验不断调整和优化这种动力学模型，使人们更好地理解系统整体特性。

第五节　药用植物功能基因组学与系统生物学的应用

目前各种“组学”研究方法和技术平台得到建立和迅速发展，药用植物的基因组、转录组、代谢组等数据已经逐步积累起来，要全面理解药用植物及其所在的系统，单靠这些零散的数据显然不能成功，系统生物学要实现从基因到细胞、到组织、到个体的各个层次的整合。通过系统生物学可实现从药用生物体内各种分子（核酸、蛋白质、小分子化合物等）的鉴别及其相互作用研究到途径、网络、模块以及整个生命活动的路线图，为更深层次了解生命的普遍规律提供了新的思路和方法。功能基因组学方法，尤其是 cDNA-AFLP 转录轮廓分析和代谢组学的整合运用，将次级代谢产物的变化与相关基因的表达相关联，在挖掘次级代谢产物生物合成相关基因、探索次级代谢途径方面展现出广阔的应用前景。

一、药用植物资源鉴定研究

中药作为一种临床应用的治疗药物，必须符合一般药物“安全、有效、稳定、可控”的基本要求，而药用植物资源的准确鉴定是其安全性和有效性的前提和基础。对中药基源植物鉴定和种内变异认识不清，是造成中药疗效不稳定性和不确定性的主要原因。因此，研究药用植物品种鉴定及其变异规律，对于中药的使用规范和质量控制均具有十分重要的意义。

基因组学已经广泛应用于中药品种鉴定中。与传统的中药鉴定方法相比，从基因水平进行中药品种鉴定有一定的优势。DNA 分子作为遗传信息的直接载体，信息含量大，在同种或同品种内具有高度的遗传稳定性，且不受外界因素、植物生长发育水平或器官组织差异的影响，而从基因水平提供一种鉴别的依据，非常适用于近缘品种、易混淆品种、珍稀品种、陈旧药材、破碎药材、腐烂药材及样品量极少的模式药材标本等珍贵样品的鉴定。在中药材真伪鉴定方面，有学者用 *mat*K 基因的测序法为杜仲正品鉴定提供了有效手段；在基源鉴定方面，利用基因芯片技术对中药复方中单味药材石斛的不同种属进行了鉴别研究，可检测出 5 种已被载入《中国药典》（2020 年版）的石斛，为植物种属的验证与质量提供了一种快速、高通量的检测工具。

当前国际上被受关注的 DNA 条形码技术，已经构建标准操作流程以及数据库、鉴定软件，可广泛应用于中药企业、药房、研究院所和大专院校等。中药材 DNA 条形码分子鉴定指导原则已被纳入《中国药典》（2020 年版），植物药以 *ITS2* 序列为主、*psb*A-*trn*H 为辅助序列，动物药材以

COI 序列为主、*ITS2* 为辅助序列，在此基础上，进一步开发了质体基因组作为超级条形码对近缘物种或栽培品种进行鉴定。该体系可广泛应用于中药材种子种苗、中药材、中药超微破壁饮片、中成药等鉴定。目前，已出版专著《中国药典中药材 DNA 条列》和《中药 DNA 条形码分子鉴定》，同时建立了中药材 DNA 条形码分子鉴定网络查询系统和中药材 DNA 条形码分子鉴定标准操作流程。该体系为中药材建立了"基因身份证"，从基因层面解决中草药与混伪品的物种识别问题，推动了中药材鉴定迈入了规模化、标准化基因鉴定时代。

除基因组学以外，蛋白质组学、代谢组学等其他组学技术在中药品种鉴定方面的应用也在逐渐增加。例如，蛋白质电泳图谱可用于桔梗的真伪鉴别与品质评价；采用金属组学的 ICP-MS 技术，成功地区分了不同产地（中国、日本等）、不同基因型（包括白芍药和红芍药）的芍药。随着组学技术的不断发展，其在中药品种鉴定方面的应用也将越来越广泛。

二、药用植物基因组辅助育种研究

本草基因组和功能基因组研究为开发药材分子标记提供了丰富基因资源。中草药基因组辅助育种是分子育种在高通量测序时代的产物，利用分子生物学和生物技术促进新品种的培育，以提高选择效率、加快育种进程。该方法结合基因型数据相关信息和表现型数据，同时对个性状进行选择和有效设计，实现分子标记辅助育种。基于基因组的分子标记有 AFLP、简单重复序列区间（inter-simple sequence repeat，ISSR）、SNP 等，基于转录组的分子标记有 SSR 等，已广泛应用于药用植物分子育种、系统进化、种质资源鉴定等领域，有利于高密度遗传图谱和物理图谱的构建，高密度图谱则加速了分子标记与优良性状之间的连锁研究，提高了选择效率。利用该技术可以筛选抗病植株的特异 SNP 位点，例如建立筛选三七抗病品种的遗传标记，辅助系统选育，有效地缩短育种年限；通过系统选育方法获得的抗病群体，并采用基于酶切的简化基因组测序（RAD-seq）技术筛选抗病株的 SNP 位点，为基因组辅助育种提供传标记，进而有效缩短三七的育种年限，加快育种进程。

随着高通量测序技术的快速发展和测序成本的降低，研究学者已经陆续在中草药中开展了转录组、全基因组测序，大量数据提供了有效的植物遗传信息资源，为发掘植物抗逆及参与有效成分合成途径的新基因提供了许多线索和启示。首先，序列信息提供大量的 SNP、SSR 等标记，大大提高了分子标记发现的效率及准确性。其次，序列信息有利于高密度遗传图谱的构建，从而加速了分子标记与优良性状之间的连锁研究。结构基因组主要是研究基因组的序列图谱、遗传图谱和物理图谱，即通过遗传作图和核苷酸序列测定确定基因在染色体上的位置和顺序。在辅助中草药育种研究中，通过对环境抗逆或高产优质相关表型的植物进行分析，可得到中草药相关基因的目标位点。

通过构建缺水情况下黄芩的根和叶的 cDNA 文库，共获得 6 491 个 EST 和 659 个 Unigene，并预测了与黄芩活性成分相关的 78 个功能性 SSR，为研究黄芩分子遗传学和功能基因组的研究提供支撑。基于简化基因组测序技术对不同品系芝麻及其杂交子代进行了测序，检测到了 1 000 多个 SNP 位点，构建了芝麻目前最高密度的遗传图谱以及与产量相关的数量性状位点，为以后研究芝麻的重要农艺性状提供了坚实的基础。基因组与转录组海量的数据为中草药育种提供大量的 SSR 和 SNP 位点，通过与农艺性状的关联分析，加快了选育的进程。

三、道地药材形成机制研究

道地药材的遗传学特征及“道地性”的本质至今尚未有充分的科学依据。生物的遗传多样性是产生道地药材的原因，但这种遗传多样性的产生机制还不清楚。因此寻找其“道地基因”，揭示“道地”的本质，进而评价其“道地性”是研究道地药材的可行之路。如以丹参为研究对象，开发相关道地药材的 cDNA 芯片，为丹参功能基因组的研究提供了强有力的工具。

现行的中药质量控制模式主要是有效（指标）成分的测定和指纹图谱技术，单个或几个指标成分的测定只能反映个别成分量的差异，不能从整体上反映药材之间的质量差异状况。在道地药材的质量控制研究中，代谢组学作为整体性的分析技术，也将发挥重要的作用。目前，柴胡、款冬花、远志等山西道地药材，已应用代谢组学技术在不同产地、不同发育阶段、掺伪品等方面进行了质量评价。

在中药质量控制方面，以环境样品中所有微生物群体基因组为研究对象的元基因组学更多考察的是环境因素对药材的影响。道地药材不同生态型根际微生物种群结构存在差异，而不同微生物类群的生物学功能不同，从而影响药用植物次级代谢。该组学技术可以研究不同生态型土壤微环境对道地药材形成的影响，但是此类研究仍处于探索阶段。基于高通量测序技术，运用元基因组的研究手段，对道地药材生长的土壤微生物群落和结构进行研究，对两种来源的微生物基因组进行比较，对基因组结构进行分析，寻找编码分泌蛋白及与道地药材次级代谢产物合成相关的基因，探索这些微生物对于道地药材的生长、次级代谢产物的合成等方面的影响，为道地药材形成的土壤微环境研究开辟了新的道路。

无机元素的分布及含量的差异是影响道地药材品质的因素之一。因此，无机元素也是道地药材质量控制不可或缺的特征参数，中药材中的矿质元素，有些是人体必需的无机元素，是中药物质基础的组成部分。

长期以来，研究人员对道地药材质优效佳的物质基础及质量控制进行了深入研究，主要集中于成分定性及定量分析等方面，但其多以单一或者某几个成分指标来评估道地药材的质量，不能全面反映中药多成分的特点，亦不能真正揭示道地药材区别非道地药材的本质内涵。另外，越来越多的研究显示，相对于非道地药材，道地药材中的化学成分并不含有某一特有成分，也不是某一成分含量越高越好，而是在组分与组分之间、组分内各成分之间具有稳定有序的整体特征。也就是说，道地药材不一定“有效成分”含量高，其可能存在药效组分的黄金比例，道地药材应该具有最合适的有效成分含量范围和最佳的成分间的比例关系。系统生物学的各组学技术在同时研究多个成分方面具有明显的优势，因此，在今后的研究中，应充分发挥组学和系统生物学技术的优势，不仅要注意考察药效成分的质与量，更要注重药效组分间的比例关系，这样才能为道地药材制定出合理的质量标准。

四、药用植物次级代谢产物研究

植物在长期进化过程中与环境相互作用，产生大量不同种类的小分子有机化合物——次级代谢产物。次级代谢产物在植物适应特殊生态环境、对抗生物或非生物压力等方面发挥着重要作用，如抵御病虫害、适应生态环境变化、诱导授粉或防紫外线灼伤等。很多次级代谢产物化学结构复杂而独特，具有特殊的生物活性，是药用植物的主要活性成分。

药用植物遗传背景基础资料缺乏，对其次级代谢途径及其调控机制的认识不够深入，阻碍了植物细胞或组织培养、代谢工程等在获取高价值次级代谢产物上的广泛应用。

功能基因组学方法尤其是 cDNA-AFLP 转录轮廓分析和代谢组学的整合运用，将次级代谢产物的变化与相关基因的表达相关联，在挖掘次级代谢产物生物合成相关基因、探索次级代谢途径方面展现出广阔的应用前景，是植物次级代谢产物研究的新趋势和重要手段之一，将有力地促进药用植物资源更好地被开发利用。

cDNA-AFLP 与基于杂交的转录图谱技术 cDNA 微阵列和基因芯片相比，显著的优点为不需要事先知道基因组序列信息、灵敏度高、特异性高、重复性好、启动成本相对较低，在基因表达研究方面可有效替代后两者。对于药用植物来说，由于基因组序列信息及其相关数据库、功能基因组学研究工具的缺乏，其次级代谢产物相关基因的全面研究鲜见报道。

整合转录组学与代谢组学的功能基因组学方法是该研究领域的一个突破口。运用 cDNA-AFLP 转录轮廓分析和代谢轮廓分析相结合的方法，分析茉莉酸甲酯诱导的长春花细胞培养物，得到一系列已知或未知的基因标签以及与二萜类吲哚生物碱（terpenoid indole alkaloids，TIAs）相关的代谢物；通过搜索 417 个差异性表达基因标签和 178 个代谢峰的累积轮廓之间的关联，首次描画了从基因到基因（gene-to-gene）以及从基因到代谢物（gene-to-metabolite）的网络，这些代谢网络揭示了二萜类吲哚生物碱具有不同的代谢分支，且不同的代谢途径受到不同的植物激素调节，也揭示了与二萜类吲哚生物碱生物合成相关的一系列基因和代谢物。

目前，对于药用植物各“组学”的研究工作已经积累了丰富的生物数据，系统生物学可以将孤立的基因水平和蛋白质水平的各种相互作用、各种代谢途径及调控途径等融合起来，从已知组分推测整体功能，用以说明生物整体。例如，利用系统生物学策略，转录组可为药用植物活性成分分析提供有用信息。在金银花活性成分基因调控网络研究中，以金银花绿原酸、木犀草苷等活性成分为导向，利用转录组分别对金银花花蕾、盛花、败花基因表达谱进行分析，构建了金银花酚酸类、黄酮类、萜类、脂肪酸类化合物的生物合成网络，并依据“基因表达 - 成分含量”相关性分析筛选与活性成分积累密切相关的关键酶基因，获得用于评价金银花化学质量的酶库，为阐释金银花不同物种、不同器官活性成分分化的分子机制提供研究基础。

利用系统生物学研究策略，整合转录组学、蛋白质组学和代谢组学，构建从基因到代谢的网络，将促进包含多种层面（包括基因表达、酶活性和代谢物水平）相互作用的生物体系之间的信息进行整合，发现关键调节成分，从而阐明基因功能，进一步确定与药用植物次级代谢产物生物合成、转运、调节、修饰相关的新基因及其调控机制。

思考题

1. 系统生物学与分子生物学有何区别和联系？

2. 植物真核细胞中除细胞核之外，还有哪些细胞器含有 DNA，其基因组的结构和功能是什么？

3. 第三代基因组测序的技术原理是什么？相比于第二代测序，第三代测序具有哪些优点和缺点？

4. 如何利用“组学”和系统生物学技术对药材的“道地性”进行评价？

5. 通过查阅相关文献，请举出 1~2 个系统生物学应用于药用植物次级代谢研究。

（范慧艳　开国银）

ER-10 章　同步练习

第十一章　中药活性成分合成生物学

ER-11章　课件

学习要求

掌握：中药合成生物学的概念、研究关键环节和意义。

熟悉：中药合成生物学的研究对象和主要任务，基因元件的克隆、底盘细胞的选择和代谢途径构建的方法。

了解：合成生物学的发展，黄酮类、生物碱类活性成分的异源合成进展，中药合成生物学在中药资源可持续利用中的应用策略。

第一节　概述

一、合成生物学的概念和发展

合成生物学是一门新兴的交叉型学科，是生物学、化学、计算机科学、工程学和物理学等多个学科的融合。20世纪早期，法国物理化学家Stephane Leduc在其著作《生命的机理》(*The Mechanism of Life*)一书中就曾提出"生命可以简化成化学反应"的观点，由于当时人们的认识停留在早期生物学研究阶段，没有上升到分子生物学高度，合成生物学发展迟缓。直到1962年，Francois Jacob和Jacques Monod提出了大肠埃希菌基因表达的操纵子模型，合成生物学因其精准的调控才开始受到科研人员的青睐。随着20世纪70年代重组DNA技术以及80年代高通量组学生物技术的快速发展，构建人工生物系统逐渐由想法变为现实，人们对合成生物学的认识逐渐加深，研究成果日益显现。1980年德国科学家Barbara Hobom在其发表的长篇论文《基因外科手术：合成生物学的开始》(*Gene surgery on the threshold of synthetic biology*)中，将合成生物学定义为利用重组DNA技术对细菌进行基因工程改造。2000年1月*Nature*杂志上发表了两篇关于在大肠埃希菌中构建第一个人工双稳态基因调控网络和人工合成基因振荡器的研究成果，至此，合成生物学作为一个新的领域正式产生。同年Eric Kool在美国化学学会上又将"合成生物学"这一概念重新提出，将合成生物学定义为基于系统生物学的遗传工程，从人工碱基DNA分子、基因片段、基因调控网络与信号转导路径到细胞的人工设计与合成。关于合成生物学的定义众说纷纭，目前国内外学者普遍认可的定义是：利用工程理念理性地合成复杂、具有生物意义的不同层次系统，即从单个生物分子到整个细胞、组织、器官，而这些合成的生物系统能执行自然界所没有的功能。

21 世纪以来，人们开始借助工程学方法对细胞系统进行透彻的研究，合成生物学得到飞速发展。D.Ewen Cameron 在《合成生物学简史》(*A brief history of synthetic biology*)一书中将合成生物学的发展历程分为三个阶段：第一个阶段，基础发展时期(2000—2003 年)，建立了合成生物学领域的经典实验与学科特色；第二个阶段，快速发展时期(2004—2007 年)，合成生物学研究领域急速膨胀；第三个阶段，加速创新和转变实践的新时期(2008—2013 年)，新的技术和基因工程的方法的出现，使合成生物学朝着生物医药实际应用方向快步前进。

近年来，合成生物学研究技术日渐成熟，发展速度和质量都有了较大的飞跃。高通量 DNA 组装技术(high-throughput DNA-assembly methods)以及基因合成成本的降低，推动了基因合成工作的发展。翻译后控制系统的出现，将人工合成的蛋白质骨架植入人工反馈回路中，对酵母细胞中天然的有丝分裂原活化蛋白激酶(MAPK)信号通路(mitogen-activated proteinkinase pathway)的动态行为进行有选择地调控。在多个独立进行的大肠埃希菌实验中，这些人工合成的蛋白骨架也被用于重建两个不同组分构成的信号通路。另外，也可用于共定位与甲羟戊酸生物合成通路(mevalonate pathway)相关的酶，提高葡糖二酸(glucaric acid)的产量，减少有毒中间代谢产物的生成等。同时，合成生物学家们开始使用网络化工程学技术(network engineering techniques)解决诸如自然网络的形成、功能或进化可塑性等方面的基础问题。随着合成生物学的不断发展，基因组数据爆炸式增长，DNA 合成成本的不断降低，代谢工程学(metabolic engineering)也获得了飞速的发展，在开发合成通路预测模型，寻找合适的代谢通路时，不仅可以借助宿主本身的代谢系统，还可以利用已知的或者预测出的蛋白功能进行研究。2013 年初，合成生物学开始应用于抗疟药青蒿素(artemisin)的工业化大规模生产，其在应用方面取得了里程碑式的进展。美国加州大学伯克利分校的 Jay Keasling 教授和 Amyris 生物技术公司合作，人工设计了一条青蒿素合成前体——青蒿酸(artemisinic acid)的合成通路，通过该通路在酵母细胞里就能够生物合成青蒿酸。值得关注的是，CRISPR-Cas 系统介导的基因组编辑技术(Clustered regularly interspaced short palindromic repeats-Cas-mediated genome editing)等新技术的诞生，使合成生物学家们能够从全基因组的层面去改造人工系统。

二、中药合成生物学的提出

中药发挥疗效的成分多来源于药用植物的次级代谢产物，如麻黄中有发汗平喘作用的麻黄素(ephedrine)、黄花蒿的抗疟成分青蒿素、红豆杉中的抗癌成分紫杉醇(taxol)等。当前中药活性成分的获取主要依赖化学提取的方法，从药用植物(野生或栽培品)中直接提取分离。例如，在栽培的长春花中提取长春新碱(vincristine，含量约为干重的 0.000 3%)，在野生或栽培的红豆杉树皮中提取分离紫杉醇(其含量约为干重的 0.02%)，甘草甜素(glycyrrhizin)的获得基本完全依靠野生甘草中提取(含量约为干重的 2%~8%)。传统活性成分获取的方法存在诸多弊端，如植物生长周期长、次级代谢产物在植物中含量低、化合物纯化困难等，特别是大量获取会对生物资源尤其是野生植物资源造成严重破坏。目前，少数结构简单的活性成分，如奎宁(quinine)、肉桂酸(cinnamic acid)

等可以通过全化学合成的方法直接进行合成，如此不仅显著降低了生产成本，而且保护了中药资源，促进了中药资源的可持续利用。然而大多数活性成分因其具有的较多的活性中心结构复杂，化学全合成难以达到目的。为提高合成效率，科研人员也开始尝试以中间体为反应底物的半合成方法。如 Wuts 等从 10- 脱乙酰基巴亭Ⅲ出发合成紫杉醇，虽然在一定程度上解决了红豆杉资源短缺的问题，但化学全合成或半合成法成本高、收率低、毒性大、工艺流程复杂并且会造成严重的环境污染等问题，也难以解决根本问题。替代原植物的植物组织培养法极大缓解了对植物的需求，同时避免了化学合成法的弊端，但是如何简化操作、缩短周期、降低生产成本、快速实现工业化等问题都需要更好的解决办法。如美国 Phyton Biotech 公司用红豆杉植物细胞系培养，用于生产紫杉醇。

1995 年黄璐琦发表《展望分子生物技术在生药学中的应用》一文，在国内率先提出分子生药学这一概念，将分子生物学技术引入中药领域，结合合成生物学的研究设计，为中药活性成分的获取带来新思路。近年来，通过挖掘中药活性成分生物合成途径关键基因，依据合成生物学的策略，设计和改造微生物菌株用以生产天然活性成分，已被国际公认为一种最有潜力的资源获取途径，国内外学者在研究中取得了很多成果。例如，2006 年 *Nature* 杂志发表了 Keasling 教授和其团队运用合成生物学的策略，根据大肠埃希菌的密码子偏好，合成紫穗槐二烯合酶（ADS）的编码基因，并克隆青蒿的细胞色素 P-450 氧化还原酶 CYP71AV1/CPR，引入异源的酵母菌甲羟戊酸途径，获得更加经济、环保、高产、稳定的青蒿酸，其产量可达 115mg/L。后期经过发酵优化，可将酵母中青蒿酸的产量提高到 2.5g/L，并经加氢还原、酯化、氧化、Hock 裂解和重排四步反应即可合成青蒿素。麻省理工学院 Gregory Stephanopoulos 教授课题组在大肠埃希菌中生产紫杉醇前体紫杉二烯产量达到 1 020mg/L。国内学者通过"模块途径工程"策略在酿酒酵母中获得了高产的丹参酮类活性成分前体物质次丹参酮二烯，并经过条件优化，次丹参酮二烯产量可达 365mg/L。

三、中药合成生物学研究对象和主要任务

从中药资源可持续利用出发，中药合成生物学是通过阐明并模拟生物体中药用活性成分生物合成的基本规律，人工设计并构建新的具有特定生理功能的生物系统（植物或微生物系统），实现中药活性成分的定向、高效培育或生产。中药合成生物学生产中药活性成分，其具有生产周期短、易于调控、发酵产物成分较单一、不受原料的限制、易于分离纯化等优点，并且比较容易实现大规模工业化生产，特别是对于珍稀濒危药用植物中药用成分可持续利用具有重要意义。目前，中药合成生物学已经成为中药生物技术重点发展领域之一，而通过中药合成生物学策略获取药用活性成分将是中药资源可持续利用的重要途径。

中药合成生物学以有明确活性成分的中药原植物为研究对象，以提高药用活性成分产量为目的，发掘活性成分生物合成相关的基因元件，研究其在原植物中的生物合成途径及调控机制，人工改造或重构合成途径，为中药新药研究和工业化生产提供原料，从而保障中药饮片和中成药的临床供应以及中药资源的可持续利用。

中药合成生物学为中药资源可持续利用服务，其主要研究任务可包括以下五点：①中药活性

成分生物合成基因元件克隆与鉴定；②中药活性成分生物合成途径解析与调控；③人工设计中药活性成分生物合成途径策略与关键技术；④中药活性成分底盘细胞的应用和开发；⑤中药活性成分合成生物学生产。

第二节　中药活性成分的合成生物学研究

近年来随着分子生物学、生物化学、测序分析和生物信息学等技术的不断发展，中药活性成分生物合成途径逐渐被揭开神秘的面纱。通过挖掘中药活性成分生物合成的基因元件，利用合成生物学方法对药用植物中天然的、现有的生物系统进行重新构建，培育高产目标活性成分的药用植物或工程菌，已成为国内外学者研究的主要方向。本节将系统介绍合成生物学在萜类、黄酮类、生物碱类等中药活性成分生产中的研究案例。

一、萜类活性成分

青蒿素的半合成是合成生物学技术在中药领域研究的最成功案例。青蒿素是从药用植物黄花蒿茎叶中提取的有过氧基团的倍半萜内酯药物，是治疗疟疾最有效的天然药物，青蒿素的发现挽救了全球尤其是发展中国家数百万疟疾患者的生命。我国科学家屠呦呦研究员于1972年成功提取分离得到青蒿素，因其发现的青蒿素能有效降低疟疾患者的死亡率而获得2015年诺贝尔生理学或医学奖。在合成生物学方面，美国加州大学学者将紫穗槐二烯合酶和酿酒酵母甲羟戊酸途径（MVA pathway）引入大肠埃希菌中，通过异源表达酿酒酵母MVA途径，克服了大肠埃希菌中萜类前体物合成的技术障碍，从而得到青蒿素前体紫穗槐二烯24mg/L，率先实现了青蒿素前体微生物合成。2004年比尔-梅琳达盖茨基金资助4 250万美元，用于加州大学伯克利分校、Amyris生物技术公司与普世健康研究所进行青蒿素半合成研究。在多方力量的共同努力下，研究人员将金黄色葡萄球菌来源的3-羟基-3-甲基戊二酰辅酶A合酶（HMG-CoA synthase）和3-羟基-3-甲基戊二酸单酰辅酶A还原酶（HMG-CoA reductase）替换酵母基因，经发酵体系优化，使紫穗槐二烯产量达到27.4g/L。大肠埃希菌虽然遗传操作简单，适合作为萜烯类生物合成的宿主，但由于细胞结构差异，不能表达细胞色素P-450等修饰酶，因而难以完成复杂萜类结构的后续修饰。而酿酒酵母作为真核生物，能耐受工业发酵条件，被认为是更理想的宿主。在前期研究的基础上，2006年Keasling教授等研究人员对酵母中的MVA途径代谢基因进行优化，结合氧化酶CYP71AV1的表达，引入紫穗槐二烯合酶，表明了从紫穗槐二烯到青蒿酸的三步氧化反应，并成功构建产青蒿酸的酵母工程菌，产量达到115mg/L。随后对酵母合成体系进行了一系列优化，包括更换表达菌株CEN.PK2、强化MVA途径基因表达、敲除半乳糖代谢基因等，同时对发酵过程进行优化，使紫穗槐二烯的产量达到40g/L。通过进一步的基因挖掘，他们发现了细胞色素b5基因、青蒿醇脱氢酶基因*ADH1*、青蒿醛脱氢酶基因，在合成紫穗槐二烯的酵母菌株中表达这三个基因，同时优化CYP71AV1还原酶CPR1，青蒿酸产量可提高到25g/L。确立了加氢还原、酯化、氧化、Hock裂解和重排四步化学转化策略将青蒿酸转化为青蒿素，总收率达到了 40%~45%。2013 年，赛诺菲（Sanofi）公司宣布开始应用 Amyris 开发的青蒿素生产工艺工业化生产青蒿素，2014 年产出 35 吨青蒿素原料药，可供 7 000 万患者用药。可以说，合成生物学用于青蒿素的生产，对于疟疾的治疗和药物价格的降低都是具有划时代的意义。

丹参酮是中药丹参中的有效成分，具有很好的心脑血管疾病预防和治疗效果。丹参酮类化合物共同的前体物质是次丹参酮二烯（miltiradiene）。通过设计模块组合方式，综合考虑前体供给、限速步骤、底物传输和代谢流分配等问题，例如可以高表达甲羟戊酸还原酶（tHMG1）和 FPPS-GGPPS 融合蛋白，融合催化次丹参酮二烯合成的柯巴基焦磷酸合酶（SmCPS）及类贝壳杉烯合酶（SmKSL），获得了次丹参酮二烯 365mg/L 的高产酿酒酵母细胞工厂。将 CYP76AH1 与 SmCPR1 共转化到生产次丹参酮二烯的酵母菌株中，构建出能合成铁锈醇（ferruginol）的酵母工程菌，铁锈醇经摇瓶发酵产量可以达到 10.5mg/L。另外，还可以将次丹参酮二烯合酶 SmCPS 和 SmKSL 整合到酵母基因组上，通过萜类合成途径的功能模块（tHMGR-upc2.1 和 ERG20-BTS1-SaGGPS）的组合调控，提高前体 FPP 和 GGPP 的供应，从而提高次丹参酮二烯的合成高达 488mg/L。研究中发现两个新型 CYP-450：CYP76AH3 和 CYP76AK1，能够催化铁锈醇生成 11，20- 二羟基铁锈醇和 11，20- 二羟基柳杉酚，为丹参酮合成生物学模块构建提供了宝贵的基因元件。

雷公藤因其具有抗炎、免疫抑制、抗肿瘤等药理活性受到广泛关注，其萜类化合物是主要活性成分，如雷公藤甲素、雷公藤红素等。国内学者通过克隆鉴定雷公藤新颖二萜合酶 TwTPS，解析了雷公藤甲素二萜烯母核前体关键环化过程，并实现了代谢途径的重构。克隆鉴定雷公藤新颖木栓酮合酶 TwOSC，证实该酶参与雷公藤红素生物合成，并通过定向突变和合成生物学策略构建高产雷公藤红素前体木栓酮的酵母工程菌，首次实现异源生产木栓酮，其摇瓶产量可达 37.07mg/L。此外，发现雷公藤倍半萜合酶 TwCS 催化（*E*，*E*）-farnesyl pyrophosphate（FPP）生成柳杉二醇，并利用基因编辑技术 CRISPR-Cas9 和合成生物学模块化策略优化改造酿酒酵母，经摇瓶培养最终实现 19.73mg/L 的产量。

二、黄酮类活性成分

成功的案例是通过引入拟南芥来源的对羟基肉桂酸羟化酶（C4H）、欧芹来源的辅酶连接酶（4CL）、矮牵牛来源的查耳酮异构酶（CHI）和查耳酮合酶（CHS），在酵母中构建出柚皮素生物合成途径，实现了酵母中柚皮素的合成生物学生产。通过添加底物 4- 香豆酸，使柚皮素产量达到 28.3mg/L。染料木素、山柰酚和槲皮素也通过相似策略实现了在酵母中的生物合成。通过过表达红三叶来源的异黄酮合酶（IFS）以及亚洲水稻来源的 CPR，在酵母中构建出由柚皮素到染料木黄酮的合成途径，可得到染料木黄酮 20mg/L 的产量。在酵母中引入黄酮醇类化合物（山柰酚和槲皮素）合成所需的 8 个植物来源基因，已实现了酵母中山柰酚和槲皮素的生产，通过添加 0.5mmol/L 的柚皮素，使山柰酚和槲皮素的产量分别为 4.6mg/L 和 0.38mg/L。为节约发酵体系成本，研究学者在酪氨酸高产大肠埃希菌中构建了柚皮素生物合成途径，随后增加另一前体丙二单酰 CoA 供应，以及平衡相关代谢，实现了柚皮素由葡萄糖的从头合成，产量达 29mg/L。

三、生物碱类活性成分

由于生物碱类生物合成途径极其复杂，且大多数生物合成途径未得到解析，异源生物合成目标生物碱类的报道较少，目前主要集中在苄基异喹啉类生物碱的异源微生物合成。目前在酿酒酵母中构建了多步催化途径，实现了以(*R*,*S*)-norlaudanosoline 合成一系列苄基异喹啉类生物碱或其中间体(*R*,*S*)-reticuline、(*S*)-scoulerine、(*S*)-tetrahydrocolumbamine 和(*S*)-canadine。随后，Fossati 等在酿酒酵母中构建了超过十个基因的代谢途径，实现了以(*R*,*S*) -norlaudanosoline 为底物合成抗肿瘤药物血根碱(sanguinarine)及其前体二氢血根碱(dihydrosanguinarine)的生物合成，该研究完成了在酿酒酵母中构建出最长的生物碱类异源生物合成途径，并且均为复杂反应过程，为微生物合成生物碱类中药活性成分提供了参考。由于酿酒酵母中苄基异喹啉类生物碱前体酪氨酸的生物合成效率较低，难以实现生物碱类的从头合成，而大肠埃希菌可以解决酪氨酸合成效率低的问题，代谢工程改造的大肠埃希菌酪氨酸产量能达 14g/L。在大肠埃希菌酪氨酸高产菌株中，构建(*S*)-reticuline 生物合成途径，优化培养条件后，(*S*)-reticuline 产量可以达到 46mg/L，实现了生物碱类的从头合成。对于涉及复杂后修饰的生物碱类的异源合成，大肠埃希菌并不是理想宿主，因为其难以表达诸如细胞色素 P-450 等的修饰酶。若将来酿酒酵母能实现酪氨酸高效生物合成，将有利于功能生物碱类化合物的经济异源合成，研究空间很大。

第三节　中药合成生物学研究的关键环节

中药合成生物学研究的关键环节包括基因元件的克隆、底盘细胞的选择与改造、代谢途径构建策略、合成工艺系统优化，同时也是合成生物学研究的策略核心和技术手段。

一、基因元件的克隆

基因元件的筛选、鉴定和标准化是中药合成生物学研究的首要任务。基因元件是指具有特定功能的氨基酸或核苷酸序列，其包括基础生物元件和核心生物元件。基础生物元件是遗传系统中最简单、最基本的生物积块(biobrick)，主要包括启动子、终止子、转座子、酶编码基因、核糖体结合位点、转录调控蛋白因子等。核心生物元件指编码特定酶或蛋白功能的序列，往往是构成代谢途径或基因回路的功能基因。基础生物元件可以在重建或制造生物反应系统或代谢途径的设计中，与核心生物元件进一步组合成具有特定生物学功能的生物学装置。例如在青蒿素前体合成路径中的 ADS 基因、丹参酮异源合成途径中的二萜合酶基因 *SmCPS* 和 *SmKSL*。

基础生物元件可以通过 DNA 克隆或直接化学合成获得，也可以基于对天然元件的改造、修饰和重组得到人工突变元件。基础生物元件启动子是基因起始转录的地方，启动子的强度和类型可以控制基因的表达量、表达时间和空间。对启动子进行工程化改造可以构建一系列不同用途的人工启动子，实现对基因表达的准确调控。例如，通过改造毕赤酵母诱导型启动子 *AOX1* 的转录因子结合位点，从而得到 *AOX1* 人工突变启动子，提高了异源蛋白的质量和产量。人工终止子元件同样具有序列多样性，因而终止强度不同。另外，核糖体结合位点是翻译的起始位点，使用不同序列的核糖体结合位点，能够在翻译层次对基因进行调控。由于其自身的限制，目前收集和整理的基因元件中，基础生物原件仍局限于模式生物来源的典型元件，如大肠埃希菌来源的启动子、报告基因、核糖体结合位点序列等。

与中药合成生物学相关的核心生物原件的获得处于起步阶段，目前青蒿素、紫杉醇、丹参酮、人参皂苷等中药活性成分的生化代谢路径中的功能基因已获得解析，萜类、黄酮类、生物碱类家族异源合成路径的重建已陆续展开。中药基因组学、转录组学及相关研究的开展为中药活性成分元件获得提供了大量的候选元件和模块，如通过对药用模式物种赤芝 *Ganoderma lucidum* 进行全基因组测序和组装，发现了所有参与灵芝酸骨架合成的基因。

二、底盘细胞的选择与改造

异源合成是指在非来源物种或细胞中合成基因、蛋白或天然产物。异源合成底盘细胞具备生长迅速、遗传背景清楚、营养要求简单、操作简便可靠、易进行大规模培养等优势。因此，通过异源合成获得中药活性成分，在质量控制和产量提高上，均具有显而易见的优势。以抗疟药物青蒿素为例，其来源物种为菊科植物黄花蒿，目前可以通过发酵培养大肠埃希菌工程菌株工业化生产青蒿素，大肠埃希菌即为青蒿素异源合成的底盘细胞。常见的底盘细胞有：

1. 大肠埃希菌　大肠埃希菌（*Escherichia coli*）是革兰氏阴性短杆菌，因其良好的可操作性、遗传背景清楚、技术操作简单、大规模发酵经济，是目前使用最为广泛的天然产物异源合成宿主菌，几乎各大类天然产物都有大肠埃希菌异源合成的成功报道。事实上，大肠埃希菌自身所能提供的内源性前体数量较少，若作为底盘细胞合成复杂天然产物，需重新构建某些代谢途径。

与真核宿主相比，大肠埃希菌缺乏转录后修饰及内质网辅助的 P-450 还原酶，使其难以功能性的表达植物来源的一些蛋白（例如细胞色素 P-450 还原酶，CYP-450），而且大肠埃希菌在密码子使用的偏好性上与真核生物有很大不同。

2. 酵母　酵母（*Saccharomyces*）属于低等的单细胞真核生物，它具有原核生物易培养、繁殖快、易于基因工程操作等特点，同时又具有真核生物的蛋白质加工、翻译后修饰等功能，较大肠埃希菌更适用于植物 CYP-450 蛋白的功能性表达。用作异源合成宿主菌的酵母主要有毕赤酵母 *Pichia pastoris*、酿酒酵母 *S.cescerevisia* 等。酿酒酵母是最早发展起来的真核表达系统，目前已完成全基因组测序，其遗传背景较清晰，遗传操作也已经系统化和标准化，容易进行异源合成的操作。

3. 枯草芽孢杆菌　枯草芽孢杆菌（*Bacillus subtilis*）作为天然产物异源合成的底盘细胞，枯草芽孢杆菌具有三大优势：①拥有合成某些类别天然产物关键前体的代谢网络，有效减少了重构合成路径的工作量；②其具有革兰氏阳性菌细胞壁的特点，能将外源天然产物分子分泌到胞外，有利于目标产物的回收；③枯草芽孢杆菌无密码子偏好性，能更好地表达来自真核生物的基因。目前已发现枯草芽孢杆菌能产生包括萜类、聚酮类和非核糖体多肽类等天然产物。

然而，作为异源宿主的枯草芽孢杆菌由于缺乏稳定的质粒载体，只能将天然产物合成相关基因直接整合到染色体上，使基因拷贝数较少，从而影响产物合成的水平。此外，枯草杆菌具有显著的蛋白酶背景，可能会造成天然产物合成酶的快速降解。

4. 其他异源宿主　除上述三种微生物底盘细胞外，蓝藻（最古老的原核生物）和链霉菌（发育最高等的放线菌）因其自身优势，同样可作为底盘细胞供研究使用。除了微生物底盘细胞合成系统，植物细胞如亚麻荠 *Camilina suneson* 也已被开发用于药用活性成分的异源合成。亚麻荠是一种古老的油籽作物，具有生长期短、水肥要求低、有抗病虫等特性。另外，其在遗传上类似于模式植物拟南芥，基因组和转录组数据丰富，而且可以用简便的浸花法进行农杆菌侵染转化。因此，亚麻荠是理想的代谢工程平台，现在已成功利用其作为异源寄主在种子中合成出单萜、倍半萜、生物碱等中药活性成分。在重构合成路径过程中，将 *DsRed* 基因（编码红色荧光蛋白）同时构建在载体中并导入植物种子，即可直接通过荧光检测出转基因种子。

现阶段用于中药活性成分异源合成的宿主主要是细菌及真菌类微生物，尽管使用密码子优化合成基因和各种各样的蛋白质工程方法可以部分促进异源生物合成路径的有效性，但在微生物宿主中功能性表达药用植物基因仍然是一个充满挑战性的任务，蛋白质的翻译后修饰、亚细胞器定位和植物基因表达优化等问题依然存在。而且微生物的生长均需要营养物质、能量和发酵设备来维系。为满足中药活性成分的未来需求，建立更高效、适宜的异源合成植物细胞平台迫在眉睫。一旦获得稳定的纯合系，就可以利用种子一代代进行繁殖，大大降低了合成成本。当然，与微生物作为异源寄主相比，植物细胞需要的繁殖时间较长，有效成分检测需等植物完全成熟收获种子后方能进行，同时也存在代谢路径基因的细胞内定位问题。

三、代谢途径构建策略

现阶段在不同的底盘细胞中构建中药活性成分代谢途径的策略主要分为两种。

第一种是中药合成生物学研究的主要构建策略，其是建立在深刻解析代谢途径的基础上，对中药活性成分固有代谢途径进行转移、重构与工程化。依据构建思路又可分为 3 个层次：①基于基因工程的原理，只导入中药活性成分生物合成特异途径基因，利用底盘细胞中固有的前体供应制备药用活性成分；②基于基因工程原理和模块化设计理念，导入底物调控模块和中药活性成分生物合成模块，通过调控底物的合成，提高目的产物的产量；③基于基因工程原理、模块化设计理念及工程化思想，同时导入底物合成模块、底物调控模块及中药活性成分生物合成模块，这 3 个模块都由一些可拆卸的“即插即用”的基因元件构成。因此，既可以方便地对模块中的元件进行优化，也能便捷地将这些模块用于其他代谢路径的构建，将众多复杂的生物合成途径演变成可随时拆卸的工程化生物系统。

第二种是根据中药活性成分的化学结构设计的一条合成路线，设计、筛选、组装与程序化的全新中药活性成分合成途径的构建策略。根据这条合成路线，从基因数据库中筛选出能参与已设计好的合成路线的酶基因，并将这些酶基因导入底盘细胞中，在底盘细胞中新组装成一条中药活性成分的生物合成路线。

代谢途径的构建是中药合成生物学的关键环节。无论哪种构建策略都需要将不同的基因元件(甚至是来源完全不同物种的序列),按照目的中药活性成分的生物合成路径有序地组装起来,实现预期的生物功能。代谢途径构建中,一方面要发挥主观能动性,能够像拼接电路一样随意拼接不同来源的基因元件;另一方面要实现基因元件的可重复性,标准化可以令所有的基因元件在任何情况下都能够正常使用。下面介绍几种常用基因元件组装方法。

1. 传统组装方法　传统组装方法是依托载体质粒上的多克隆位点(multiple cloning site,MCS),实现单个基因元件的插入,利用基因元件与载体形成的相同黏性末端连接成环从而得到新质粒的方法。该法适用于组装单个或少数基因元件,当待转移的基因元件数目很大时,难于选择合适的限制性内切酶。

重叠延伸 PCR(gene of splicing by overlap extension PCR,SOEPCR)是传统组装方法的改进,利用同源序列,使用 SOEPCR(见图 11-1)将待转移的两个或多个基因元件连接起来,之后再用传统方法与载体相连。SOEPCR 需要进行两轮 PCR。第一轮扩增采用具有互补末端的引物(引物 b,c),在第一轮扩增后两 PCR 产物产生重叠区,随后在第二轮扩增反应中重叠区互补结合,通过末端引物(引物 a,d)扩增缺失片段(图中虚线表示),将不同来源的扩增片段拼接起来得到嵌合体 AD。SOEPCR 的优势在于用同源序列互补配对来代替限制性内切酶的作用,不仅能用于单个基因元件的组装,也具有组装整个质粒的能力。其缺点是不够灵活,每进行一次组装,都需要重新设计元件的引物。因此,该方法适用于在一段已经构建完整的代谢途径中临时加上一小段基因调控元件的微调过程。

2. 生物积块组装法(BioBrick Assembly)　在各个独立元件的序列两端加入标准的侧翼序列(*Bam*HI 和 *Bgl*II 两种限制性内切酶酶切位点),可以利用统一的标准化酶切连接法将各基因元件有序的组装起来(图 11-2)。利用两种内切酶识别及切割位点的特殊性,将酶切产物通过一个 6bp 的"疤痕"序列连接在一起,形成"基因元件 A+6bp 疤痕 + 基因元件 B"的新序列,同时新生成的疤痕序列不能再被 *Bam*HI 或 *Bgl*II 所识别。

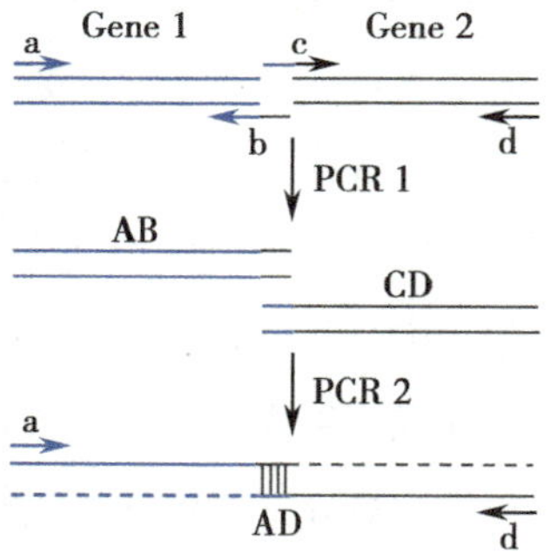

a,b,c,d- 引物;AB,CD,AD-DNA 片段;以不同颜色表示不同序列。

● 图 11-1　SOEPCR 原理

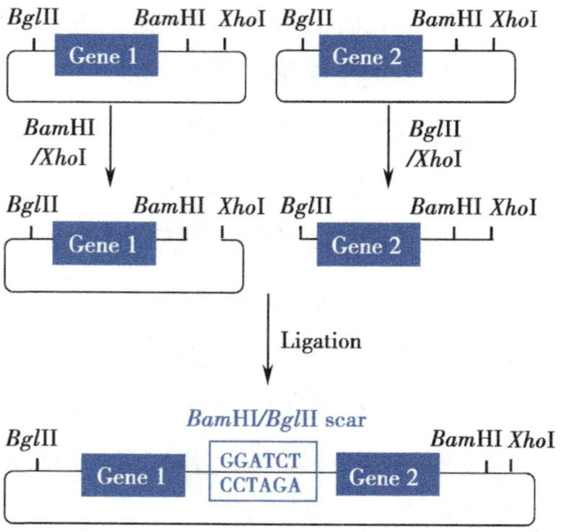

● 图 11-2　BioBrick Assembly 原理

相对于传统组装方法,BioBrick Assembly 使基因元件结构统一,可以快速实现重复利用。同时减少了所使用的限制酶种类,几乎所有的基因元件都可以 BioBrick 化。然而 BioBrick Assembly 也具有一定缺点:①元件之间疤痕的存在构成刚性结构,不能随意改变各个基因元件之间的顺序;

②组装是在已有生物砖的基础上进行，如果库中没有需要的合成路径模块，则只能重新构建；③疤痕序列对基因元件功能的影响暂不明确。

3. 金门组装法(Golden Gate Assembly) 基于特殊的Ⅱ型限制性内切酶的作用，能够在其DNA识别位点相邻位置进行切割，即内切酶的识别位点和切割位点是分开的。经过人为设计识别位点不同的相邻序列，可以利用同种限制酶产生不同的黏性末端，从而一次组装多个片段(图11-3)。该法能够克服传统多片段组装时限制酶种类的限制，而且可进行无缝连接。同时，该法还可用于重复序列的组装，例如基因组编辑工具TALEN核酸酶(transcription activator-like effector nucleases)，该蛋白的DNA结合结构域是由多个序列差异很小的模块组成，可以使用Golden Gate Assembly进行人工设计组装。虽然该方法也依赖内切酶产生的黏性末端，但由于可产生更长的重叠区，也可用于多基因环路的构建。

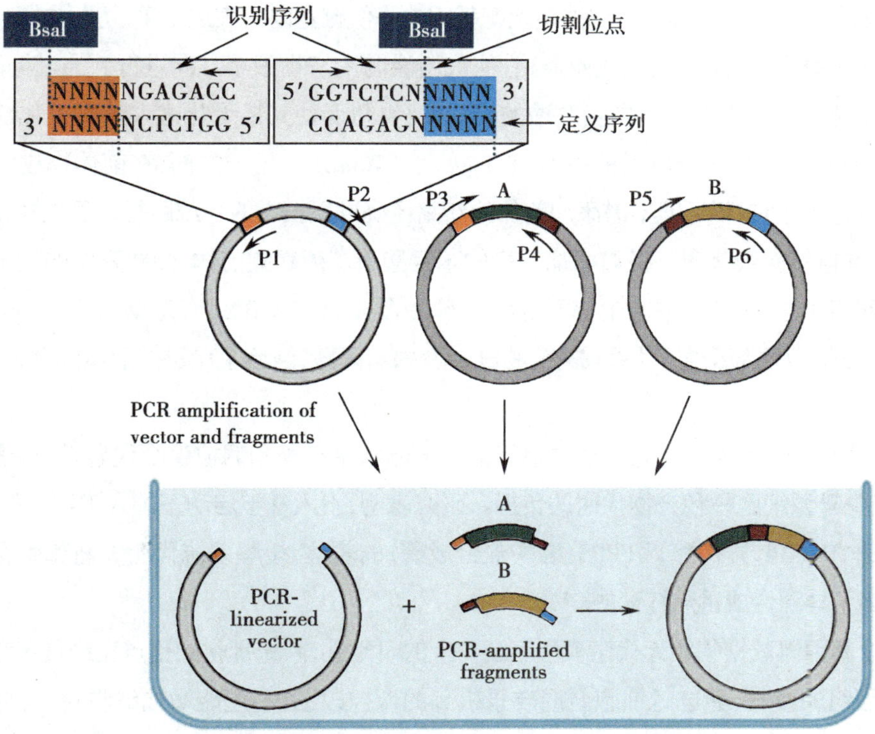

● 图11-3 Golden Gate Assembly原理

四、合成工艺系统优化

为提高目标产物产量，通常需对目标产物的生物合成途径或生物合成代谢流进行合成工艺系统的优化，可以依据层次分为局部水平、合成路径水平和基因组与群体水平三个层次。

1. 局部水平优化 通常是指对整个合成体系中某一个限制性因素进行优化。可以对编码限速酶基因进行启动子修饰、基因替换、密码子优化、增加基因拷贝数等方法，从而提高底物进入中药活性成分生物合成途径的绝对总量，例如在黄酮类化合物生物合成途径中过表达来自于发光杆菌的乙酰 CoA 羧化酶（ACC），从而增加细胞内丙二酰 CoA 含量，可使宿主大肠埃希菌中柚皮素和乔松素的产量分别从 0.45mg/L 和 0.75mg/L 提高到 119mg/L 和 429mg/L。另外可以通过蛋白融合、酶的细胞器定位、构建人工蛋白支架等方法，优化蛋白作用距离从而提高目标产物的合成效率。在酵母寄主中融合芪合酶和 4- 香豆酰 -CoA 连接酶，可使白藜芦醇产量提高 15 倍。对于多个酶催化的顺序反应，则可以通过构建 DNA 支架、RNA 支架或蛋白支架组装异源蛋白、改善酶浓度或利用环境优势提高异源代谢的效率。

2. 合成路径水平优化　生物体内的代谢通常是相互联系、错综复杂又协调统一的网状结构，生化合成路径往往具有多个分支。通常将目的代谢产物称为主产物，而将分支合成代谢路径的产物称为副产物，合成副产物的路径称为竞争代谢路径。在一定转化率下，主副产物之和是一个定数，副产物合成的增加会必然带来主产物的减少。合成路径水平优化一方面通过优化或平衡多基因调控的代谢途径从而抑制副产物竞争，促进主产物合成。将竞争代谢途径中的基因作为靶基因，利用基因敲除、RNA 干涉等技术方法敲除靶基因或降低靶基因的表达水平，切断支路代谢途径或降低支路产物的产生，从而改变代谢通路，使代谢流向主产物积累方向进行。通过抑制 *Fab*B 和 *Fab*F 基因，减少丙二酰 CoA 流向脂肪酸的合成路径，从而使其最大化进入黄酮类化合物合成路径，柚皮素和乔松素的产量可以提高到 186mg/L 和 710mg/L。另一方面，在前体物过于昂贵或无法获得的情况下，则需要另辟不需添加前体的新路径绕过原植物的合成路径。例如在异源合成类黄酮时，按其自然次级代谢路径需添加昂贵的苯丙酸或苯丙氨酸前体，而新开发的大肠埃希菌寄主系统则利用 3- 脱氧 -D- 阿拉伯庚酮糖酸 -7- 磷酸合成酶（DAHPS）、预苯酸脱水酶（PDT）和分支酸变位酶（CM），以葡萄糖为前体添加物，将其转变为苯丙酸，回避了昂贵的前体问题，大大降低了成本。

3. 基因组或群体水平优化　通过基因组或群体水平平衡和调控整个代谢系统，增加目标产物合成，减少异源细胞酶和产物代谢的负担。研究表明，引入基于启动子的人工调节子 glnAp2 控制两个限速 IDI（IPP 异构酶）和 PPS（磷酸盐合成酶）的表达，缓解系统代谢失衡和生长迟滞的同时大大提高了异源合成番茄红素的产量。

随着全基因组数据集和大代谢模型不断扩大的可用性，系统优化的重点已经从单基因操作转移到全基因组的改变，通过对细胞全局转录机制的调控改造，不但能增加细胞对产物耐受性（中药活性成分大多对细胞有一定毒性），还有利于整个细胞网络的协调，增加目标产物的合成。如在紫杉醇生物合成途径中，利用全基因组转录相应阵列技术在大肠埃希菌中筛选到法呢烯焦磷酸（FPP）诱导型启动子，降低了 FPP 的毒性，同时实现了 FPP 前体供应和生物合成的平衡，显著提高了紫穗槐二烯的产量。

由于中药活性成分的生物合成过程受许多理化因素的影响，如温度、pH、氧气浓度和养分供应等，因此在工业发酵中可通过控制和优化理化因素，达到提高活性成分产量的目的。另外，合成工艺的系统优化还可以利用生物信息学进行代谢流控制分析，从而提高底盘细胞次级代谢合成工艺。

第四节　合成生物学在中药资源可持续利用中的应用

资源的可持续利用(sustainable utilization)指的是充分、合理、节约、高效利用现有资源,不断开发新的替代资源,以保证人类对资源的永续利用,满足当代与后代发展的需要,是人类开发利用资源的一种新型价值观念。中药资源作为一种重要的生物资源,不仅是人们防治疾病的重要物质基础,也是我国生态环境的重要组成部分。优质、丰富的中药资源是中医药研究、中药材开发和中成药生产的前提和保障。近年来,科研人员围绕如何保护我国中药资源,开展中药资源的可持续利用进行了一系列的研究工作。

一、中药资源可持续利用研究方法

中药产业的快速发展导致我国中药资源的需求量、蕴藏量及分布情况等发生了巨大的变化,而对中药资源的过度开发利用将导致野生资源枯竭、生态环境恶化、药用珍稀濒危物种数急剧增加、药材质量难以保证等严重问题。相关领域研究人员利用多种方法,开展了一系列的工作,为中药资源可持续开发利用提供了理论和实践基础。

1. 中药资源的调查与监测　目前我国现有常用商品药材 1 000 余种,仅占全部中药资源的10%。为了深入了解我国现有中药资源的分布及贮藏情况,已开展全国第四次中药资源普查。以加强中药资源监测和信息网络建设、促进中药资源监测和信息网络建设、全面掌握我国中药材资源基本状况为目的,不仅有利于中药资源的适时、适度、合理保护与开发,促进中药资源可持续发展,也为中药材资源的科学管理,中药资源的保护、研究、开发和合理利用等的重大战略决策制定提供依据。

2. 中药资源多维评价体系建立　中药资源品质的影响因素与中药的品种、品质和中药的药效密切相关。气候因子、土壤因子、大气因子和灌溉水因子等因素,都会对中药材的品质造成影响。研究人员发现,药用植物产地、生长年限、采收季节、生长过程中的光照和温度及其栽培种的水肥管理等因素对药用植物中皂苷类成分的产生具有较大的影响;而运用中药资源化学的研究思路与方法,通过对不同产地、不同采收期的系统评价,不仅建立了客观表征植物生长发育与环境条件的物候关系和药材品质形成与药用部位生物产量相互关联的多指标综合评价模式,还从药材生产过程中的时空关系与物质动态积累规律方面,探讨了确定药材适宜采收期和建立客观评价的方法,为中药材的质量保障和规范化生产提供了理论指导和方法学支撑。

3. 中药资源品种选育　从中药资源遗传多样性与优良种质资源的角度研究药用植物栽培是保护、扩大、再生利用中药资源的最直接、最有效的手段。作为中药生产的源头,药用植物的“优良品种”对药材生产具有着重要的影响。近 10 年来,研究人员在中药材新品种选育与评价、药用植物遗传多样性研究等方面取得了显著的成果。例如,对于不同来源地、不同品种的吴茱萸属植物种质资源遗传多样性 ISSR(inter-simple sequence repeat)分析和 DNA 条形码 ITS2 区段分析的实验结果表明，吴茱萸药材 3 个基源品种中，石虎和疏毛吴茱萸的亲缘关系较为接近，但还是受到环境、产地和繁殖方式的影响而有所分化；吴茱萸药材 3 个基源品种群的遗传多样性最高的是吴茱萸，其次是石虎和疏毛吴茱萸。又如针对温郁金、姜黄和蓬莪术三种姜黄属药用植物开展了育种新材料的跟踪选育与评价研究，为开发利用优质的药用植物育种材料提供了科学参考，从源头上保证中药材郁金和莪术的药材质量。

4. 运用合成生物学改造或生产中药活性成分　随着合成生物学技术在青蒿素、紫杉醇、丹参酮等中药活性成分生物合成研究中的应用，其用于缓解中药资源可持续利用中天然药物资源供给的约束已受到广泛关注。作为一种采用绿色、可持续发展方式规模化制备中药活性成分的生物合成技术，代表着未来天然药物制备的发展方向之一。应用合成生物学可以改造天然宿主或者异源宿主，实现大规模生产中药活性成分，为中药资源可持续利用提供了一个新思路和新方向。

二、中药资源可持续利用存在的问题

中药资源可持续利用存在的问题主要是供给与需求、保护与开发和投入与产出等问题，中药资源的可持续利用长期以来都将面临巨大挑战。

1. 药用植物物种资源自身遗传多样性　中药材的种质资源显示了其长期进化过程中形成的各种基因，这些不仅是研究其起源、进化、遗传和分类的基本材料，也是药用植物物种选育的物质基础。中药材的种质资源是遗传基因的载体，其遗传多样性的研究不仅为评估基因资源的开发提供重要的信息，也是资源保护和引种栽培的基础，为药用植物的育种提供原始材料。对于珍稀濒危药用资源，由于其自身的生物学特性和遗传变异性差异，导致物种丰度不足、自我更新困难，因此在进行有效的迁地保护时，必须保留尽可能多的遗传多样性，避免因遗传变异低引起的环境适应能力弱，进而导致进化潜力变小甚至丧失。

2. 生态环境的破坏与过度无序的开发利用　随着社会的不断发展，大范围的森林砍伐、开山修路、植被破坏等行为使生态资源的蕴含量锐减，生态遭到严重破坏；工业化生产的“三废”的大量排放以及农药化肥过量、不合理的使用也使得自然生态环境受到污染。生态环境的破坏、资源的退化使得中药材生物资源数量不断减少、品质下降，珍稀濒危物种数量不断增加，例如当归、三七等具有长期栽培历史的药材现已很难找到野生资源分布。而社会经济的高速发展使得人们对自然资源的需求日益增加，中药材的产量远远不能满足巨大的市场需求；同时，中药资源市场的开放、中药材资源的价格波动巨大，一些名贵中药材资源在利益的驱动下受到无序的掠夺式开发，物种资源受到严重的威胁，野生药材资源濒临枯竭，尤其是一些临床常用的野生药材几乎面临灭绝的危险。现在野生甘草资源在其传统产地新疆维吾尔自治区、内蒙古自治区等地已经很难找到，野生石斛等珍稀资源的野生蕴藏量也日益锐减。

三、中药合成生物学是中药资源可持续利用的新途径

如何有效解决上面提到的中药资源可持续利用存在的问题？探究中药资源可持续利用新

途径对中药资源的保护和药材品质至关重要。随着分子生物学、植物生理学、生物化学等学科的快速发展，药用植物基因工程逐渐成为中药资源研究的新方向之一。采用分子生物学和微生物遗传学的现代研究技术和方法，不仅可以改变传统中药的遗传性状、培育优良品种，提高有效成分的含量，有利于珍稀濒危中药资源的保护和繁殖；还可以利用基因工程培育出具有抗虫、抗病等性能的药用植物新品种。其中利用转基因药用植物或植物组织作为"生物反应器"可以获取大量原本植物含量极低的次级代谢产物，为工业化、规模化生产中药活性成分奠定了良好的基础。

随着中药活性成分生物合成的相关元件不断被挖掘，药用植物活性成分生物合成途径不断得以解析，利用合成生物学方法对植物中天然的、现有的生物系统进行重新设计，实现药用植物的定向遗传育种。通过培育高产目标活性成分的药用植物，能有效缓解对药用植物资源的压力，降低中药制药生产过程的提取成本。同时，在微生物体内利用生物系统整合优化重建中药活性成分生物合成模块，可以实现珍稀活性成分的异源、高效合成，缓解中药资源的压力以及中医临床用药需求紧张。

合成生物学的出现，让天然产物研究获得了全新机遇，尤其是对具有明确药理活性的单体化合物。利用合成生物学方法合成前体青蒿酸生产青蒿素的研究，实现了青蒿酸低成本工业化生产。利用合成生物学方法构建微生物细胞工厂，人工合成紫杉醇、人参皂苷及长春花碱等高附加值化合物的研究亦取得了突破性进展。越来越多的研究人员投身中药合成生物学相关研究，中药合成生物学为中药资源的可持续利用提供了新途径。

四、中药合成生物学在中药资源可持续利用中的应用策略

中药资源可持续利用的发展，是中药材及其饮片以"道地"为基础的定点栽培、中成药工业原料以"有效成分"为目标的定向培育以及合成生物学"不种而获"的协同发展。"不种而获"是合成生物学在中药资源研究领域最具代表性的特色。利用合成生物学可以定向、高效地异源合成结构复杂多样的中药活性成分，不仅为中药资源可持续利用提供新策略和技术，也将为传统中药领域的发展注入新的活力，对保持我国在国际中药研究中的领先地位具有极其重要的科学意义和应用价值。

合成生物学应用于中药资源可持续利用研究的基本策略可分为 3 点：①从药用植物中克隆中药活性成分生物合成途径关键基因，通过基因功能研究解析中药活性成分生物合成途径；②参考植物生源途径设计并整合异源生物合成途径，将人工设计的途径装载到底盘细胞基因组上，从而构建微生物细胞工厂；③优化发酵条件实现中药活性成分及其中间体的高效发酵生产。其成功运用的关键是在基因和蛋白质功能水平上解析复杂天然产物的生物合成机制，以生物、化学知识为指导，通过合理设计在发酵友好的微生物中实现生物合成途径的重构，进而通过系统优化实现目标化合物的高效生物合成。

针对药用植物次级代谢途径及其调控的相关研究，合成生物学需要解决的问题包括基因的表达、产物自身与宿主的适配性以及产物的分离纯化。这需要多学科共同合作，并以应用需求和引领性需求为切入点，不局限于目前紧缺的药用植物资源，更应该着眼于未来可能稀缺或有重要作

用的资源；同时将合成生物学与新药发现相结合，着眼于创造新的、有自主知识产权的原创药。

综上所述，利用现代合成生物学技术解决中药资源紧缺问题、有效成分含量低的问题等，其每个研究成果都具有时代意义。

思考题

1. 简述中药合成生物学的提出和意义。
2. 简述合成生物学生产中药活性成分的策略与方法。
3. 简述中药资源可持续利用面临的难点及利用合成生物学解决其难点的优势。

（高　伟）

ER-11章　同步练习

第十二章　生物信息学和化学信息学常用数据库和软件的应用

ER-12章　课件

学习要求

掌握：常用核酸、蛋白质、代谢数据库的检索和基本使用方法；常规核酸和蛋白质分析的工具及使用方法；化学信息学数据库；利用在线找靶工具开展反向找靶。

熟悉：核酸和蛋白质分析结果的解读；反向找靶的原理，分子对接、分子动力学、量子化学等计算化学的常用软件和使用范围。

了解：各大数据库存储数据的类型；生物信息学在中药资源学发展中的应用前景；分子对接等计算化学方法对中药化学成分与生物大分子之间结合模式、反应机制的研究。

第一节　概述

“生物信息学是一门交叉科学，它包含生物科学领域的信息获取、加工、储存、分析、解释在内的所有方面，综合运用数学、计算机科学、生命科学技术理论和工具，阐明高通量生物数据所包含的生物学意义。”这是1995年人类基因组计划第一个五年报告中给出的生物信息学的定义，是目前最广为接受的生物信息学定义。根据研究对象的不同，生物信息学又有广义和狭义之分，广义生物信息学是研究整个生命过程的相关信息；狭义生物信息学是研究生物大分子（主要是核酸和蛋白质）所包含的生物信息，有时也称为分子生物信息学。目前生物信息学研究的主要对象是核酸和蛋白质。

生物信息学的主要任务包括：生物数据库的设计、建立和优化，从数据库中提取有效信息的算法，为用户设计查询信息的界面，开发数据可视化的有效方法，与多种资源和信息建立有效连接，开发数据分析的新方法，发展预测的算法等。其研究平台一般由数据库、计算机网络和分析软件三大部分组成。生物信息学的研究内容日益丰富，已经从最初的以数据收集和检索为主，发展到以功能与相互作用关系的预测和从系统生物学的高度研究生物体大分子复杂网络的数据处理为主。

从研究对象来看，生物信息学主要集中在蛋白质和核酸（DNA包括基因组DNA、线粒体DNA、叶绿体DNA和cDNA等，RNA包括mRNA、tRNA、rRNA、miRNA、lncRNA等）。从数据类型来看，主要包括序列信息、结构信息、表达信息、定位信息、相互作用信息等。随着高通量测序技术的快速发展，紧随人类基因组计划，不少国家级基因组测序计划已经启动（表 12-1），并已取得了海量数据。此外，还有很多关于微生物、动植物资源的基因组测序计划，如 2017 年我国联合十二个国家开展的“全球微生物模式菌株基因组和微生物组测序合作计划”，2016 年美国启动的“国家微生物组计划（NMI）”，美国联合欧盟启动的“人体微生物组计划”等。药用植物的基因组和转录组测序工作也在如火如荼地开展，2016 年我国国家基因库也已经建成运营（https://db.cngb.org/）。

表 12-1　有关国家的部分人类基因组计划

国家	人类基因组计划名称	启动年度 / 年
英国	十万人基因组计划（100 000 Genomes Project）	2012
日本	罕见病和未确诊疾病计划（IRUD）	2015
法国	法国基因组医疗 2025（France Génomique）	2016
中国	十万人基因组计划	2017
美国	我们所有人（All of Us）（约 100 万人）	2018
澳大利亚	澳大利亚基因组学健康未来使命（Australian Genomics Health Futures Mission）	2018

从上面这些信息和进展可以看出，各国对生物信息资源高度重视，由此产生的海量数据需要专门的分析解读，生物信息学的重要性不言而喻。随着序列和功能数据的飞速增长、超级计算机计算速度的不断提高、算法的不断优化，生物信息学的发展会对人类将来的日常生活、疾病诊断和治疗、工业化产品的生产、农业品种的改良、生命规律的揭示等方面发挥越来越重要的作用。生物信息学的内容极为庞杂，本章仅将中药资源学研究中常用的核酸、蛋白质、代谢数据库和相关分析工具进行简要介绍，此外还介绍部分化学信息学常用数据库和软件的使用。

第二节　核酸数据库与序列分析

一、核酸数据库简介

世界上最著名的核酸数据库主要有三个：1988 年由美国国立生物技术信息中心（NCBI）建立并维护的综合性序列数据库美国国立卫生研究院（NIH）GenBank 数据库（https://www.ncbi.nlm.nih.gov/genbank/）、1974 年欧洲生物信息学研究所（European Bioinformatics Institute，EBI）建立的 EMBL 数据库（http://www.ebi.ac.uk）和 1986 年日本国立遗传研究所（National Institute of Genetics，NIG）建立的 DDBJ 数据库（http://www.ddbj.ac.jp），三大数据库于 1998 年建立了合作关系，共同成立了国际核酸序列联合数据库（International Nucleotide Sequence Database Collaboration，INSDC）。这三个数据库分别收集所在区域的有关实验室和测序机构发布的核酸序列信息，每天共享并更新各自收到的数据，以确保数据同步。因此三大数据库中的数据几乎是一样的，在任意一个数据库内都可找到相同的数据信息。本节主要介绍 GenBank 数据库。该数据库包括超过 260 000 个物种的综合性核苷酸数据，每条数据记录包括了对序列的简要描述、科学命名及物种分类名等，数据资源由测序工作者提交的序列数据和测序中心提供的大量表达序列标签（EST）、基因组考察序列（genome survey sequence，GSS）、全基因组鸟枪法测序结果（whole genome shot-gun sequence）、其他测序数据以及与其他数据机构协作交换的数据集合而成，这些数据均可从 NCBI 的 FTP 服务器（http://www.ncbi.nlm.nih.gov/guide/all/#downloads）上免费下载。此外，NCBI 还提供数据查询、序列相似性搜索以及其他分析服务等。

二、GenBank 数据库主要功能介绍

1. 序列的查找　数据库的重要功能之一就是存储信息以供检索。例如，根据肉苁蓉中编码苯丙氨酸解氨酶的基因序列获取号：GU434100.1，在 GenBank 数据库中查找该基因的步骤和基因信息存储中的信息说明。首先打开 NCBI 网页（图 12-1），在 1 处的下拉菜单中选“Nucleotide”，在 2 处输入核酸序列获取号，点击 3 处的“Search”，即可得到检索结果，在检索结果中可在 GenBank 处的下拉菜单中选择显示结果的方式。图 12-1 中的页面显示的就是 GenBank 存储基因序列的常见格式。

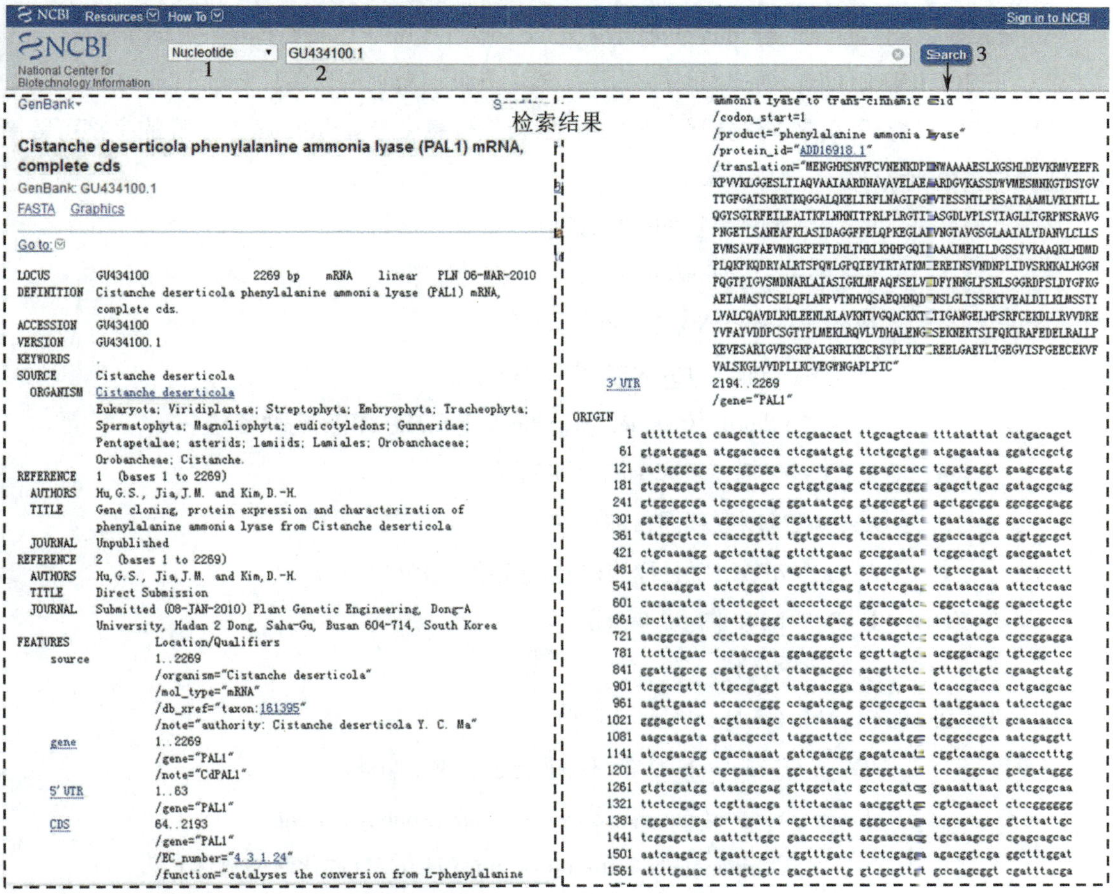

● 图 12-1　在 GenBank/NCBI-Nucleotide 数据库中检索基因步骤示意图

各部分的详细内容如下：

LOCUS（序列的条目名称） GU434100（获取号） 2269 bp（碱基长度） mRNA linear（线型mRNA） PLN（GenBank 中的植物，真菌藻类序列子库缩写） 06-MAR-2010（提交时间）

DEFINITION（说明） Cistanche deserticola phenylalanine ammonia lyase（PAL1）mRNA，complete cds.

ACCESSION（获取号） GU434100

VERSION（获取号 + 版本号） GU434100.1

KEYWORDS（关键词） .

SOURCE（来源） Cistanchedeserticola

ORGANISM（物种及分类学属性） Cistanche deserticola

Eukaryota; Viridiplantae; Streptophyta; Embryophyta; Tracheophyta; Spermatophyta; Magnoliophyta; eudicotyledons; Gunneridae; Pentapetalae; asterids; lamiids; Lamiales; Orobanchaceae; Orobancheae; Cistanche.

REFERENCE（参考文献） 1 （bases 1 to 2269）

AUTHORS（作者） Hu, G.S., Jia, J.M.and Kim, D.-H.

TITLE（参考文献题目，可能与最终发表的论文题目不同，也可能本来没有参考文献，但该序列之后被引用，此处还是维持提交序列时的描述，不会更新。） Gene cloning, protein expression and characterization of phenylalanine ammonia lyase from Cistanchedeserticola

JOURNAL（期刊，若提交时序列已经发表，在此可看到期刊名） Unpublished

FEATURES（特征，用来详细描述序列的特征，特征信息中带有“/db_xref”字样的字符可链接到其他相关数据库）Location/Qualifiers

source 1..2269（描述特征的起止碱基）

/organism="Cistanchedeserticola"（物种）

/mol_type="mRNA"（序列类型）

/db_xref="taxon:161395"（物种编号）

/note="authority:Cistanchedeserticola Y.C.Ma"（权威物种名）

gene 1..2269（包括在基因中的序列范围）

/gene="PAL1"（基因名称）

/note="CdPAL1"（名称的说明，通常加上物种缩写）

5′UTR 1..63（5′-UTR 的起止碱基）

/gene= "PAL1"

CDS 64..2193（cDNA 的起止碱基）

/EC_number="4.3.1.24" （编码蛋白的 EC 编号）

/function= "catalyses the conversion from L-phenylalanine ammonia lyase to trans-cinnamic acid"（催化活性描述）

/codon_start=1（起始密码子）

/product= "phenylalanine ammonia lyase"（产物名称）

/protein_id= "ADD16918.1"(编码蛋白质在 GenBank 中的编号)

/translation="MENGHHSNVFCVNENKDPLNWAAAAESLKGSHLDEVKRMVEE

……(略)

EECEKVFVALSKGLVVDPLLKCVEGWNGAPLPIC"(翻译成蛋白质的序列)

3'UTR2194..2269(3'-UTR 的起止碱基)

ORIGIN(该提交基因的碱基序列,起始密码子和终止密码子用黑框标出)

1 attttctcacaagcattccctcgaacactttgcagtcaatttatattatcatgacagct

61 gtgatggagaatggacaccactcgaatgtgttctgcgtgaatgagaataaggatccgctg

121 aactgggcggcggcggcggagtccctgaaggggagccacctcgatgaggtgaagcggatg

……(略)

2161 ggttggaatggtgctcctcttccaatatgctagttgttgtctatatattgtgagatggga

2221 catgtttcttggttgtaagttaacatataaaaaaaaaaaaaaaaaaaaa

//

2. 向 GenBank 数据库提交序列 当得到一个基因的序列,并进行了相应的序列验证后,可将该基因信息向 GenBank 提交,获得一个获取号(accession number),在科研论文的撰写中可直接引用,且目前发表 SCI 论文的过程中,使用序列时大多需要引用获取号。由于三大数据库每天都会互换数据,因此在提交数据库时,只要提交到三大数据库中的任何一个即可,以 GenBank 为例(图 12-2)。

在 NCBI 主页点击 1 处的"Submit",进入 Submit 页面,在图 12-2 中的 2 处、3 处点击下拉菜单,选择适合待提交序列的类型,点击 4 处"GO"跳转到下一个页面,其中有明确的提交方法和提交工具介绍,在此选择"BankIt"(https://www.ncbi.nlm.nih.gov/WebSub/?tool=genbank)在线工具进行后续提交工作(图 12-3)。根据序列类型勾选序列种类,点击 Start 开始序列提交过程,共需填报联系信息(contact)、参考文献(reference)、测序技术(sequencing technology)、核酸(nucleotide)、提交类别(submission category)、来源修改(source modifier)、特征(features)、审核与更改(review and correct)共 8 项内容,见表 12-2。

表 12-2 BankIt 提交序列时需要提供的信息项及说明

项目		内容
1	contact	序列联系人、单位、地址、邮箱等信息
2	reference	序列作者和涉及该序列的发表或未发表的文献
3	sequencing technology	测序技术的种类,序列是否经过两次以上测序验证后拼接得到
4	nucleotide	核酸序列公布的时间、序列命名、物种和序列
5	submission category	Original 结果还是 Thirty Party Annotation 拼接结果
6	source modifier	样品的来源、细胞系、采集信息、细胞器等信息
7	features	序列编码蛋白信息
8	review and correct	审核提交信息有无错误并更改

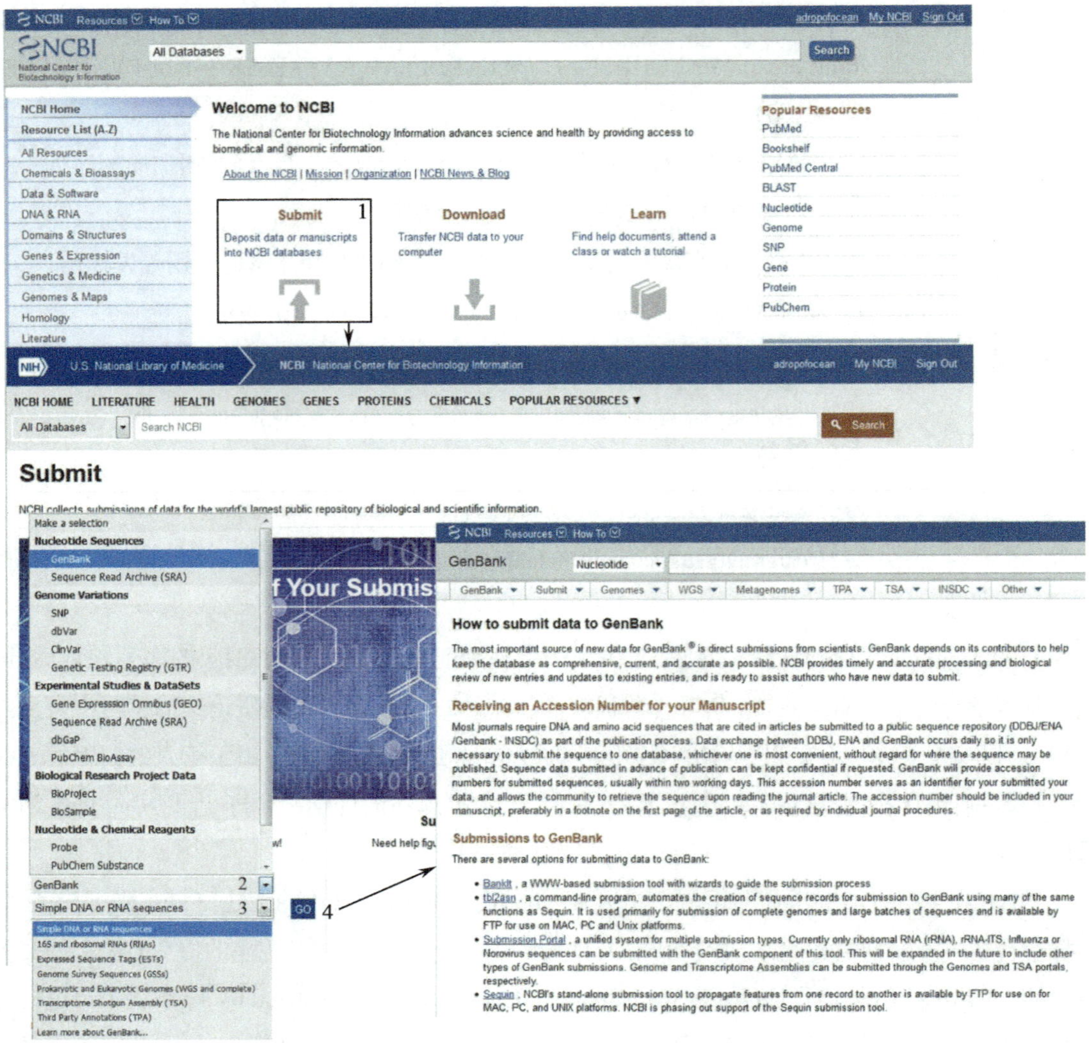

● 图 12-2 通过 NCBI 数据库主页进入提交页面过程截图

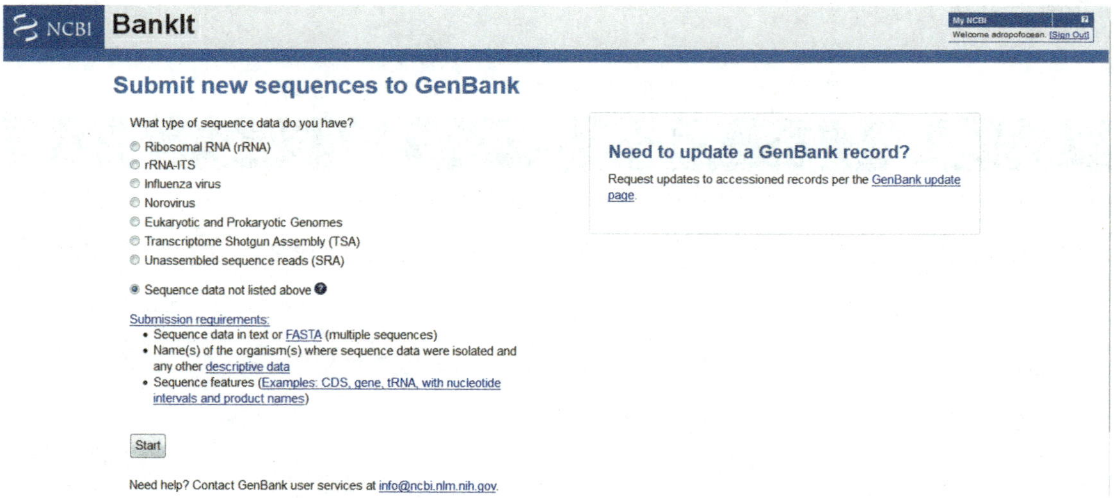

● 图 12-3 BankIt 序列提交工具页面截图

在填报上述信息时，需要对提交的序列进行 BLASTX 功能预测，并判断其可能的编码区域和编码蛋白的氨基酸序列、编码蛋白的 EC 编号等信息，填完上述信息后，点击完成提交，获取号(accession number)会发送到在联系信息中填写的个人信箱里。

三、核酸序列分析

核酸序列分析内容主要包括序列的读取和拼接、碱基组成分析、序列酶切位点分析、转录因子预测、基因功能预测、开放阅读框的查找等方面，限于篇幅不能一一介绍，仅以功能预测中的重要算法 BLAST、开放阅读框的查找和酶切位的分析为例进行介绍。

1. 序列的 BLAST 分析　BLAST(basic local alignment search tool)即“基于局部比对算法的搜索工具”，由 Altschul 等人在 1990 年发布，BLAST 能够比较两段核酸或者蛋白序列之间的同源性，快速找到两段序列之间的同源序列并对比，对区域进行打分以确定同源性的高低。NCBI 数据库中提供的 BLAST 在线分析工具网址为：https://blast.ncbi.nlm.nih.gov/blast.cgi(图 12-4)。

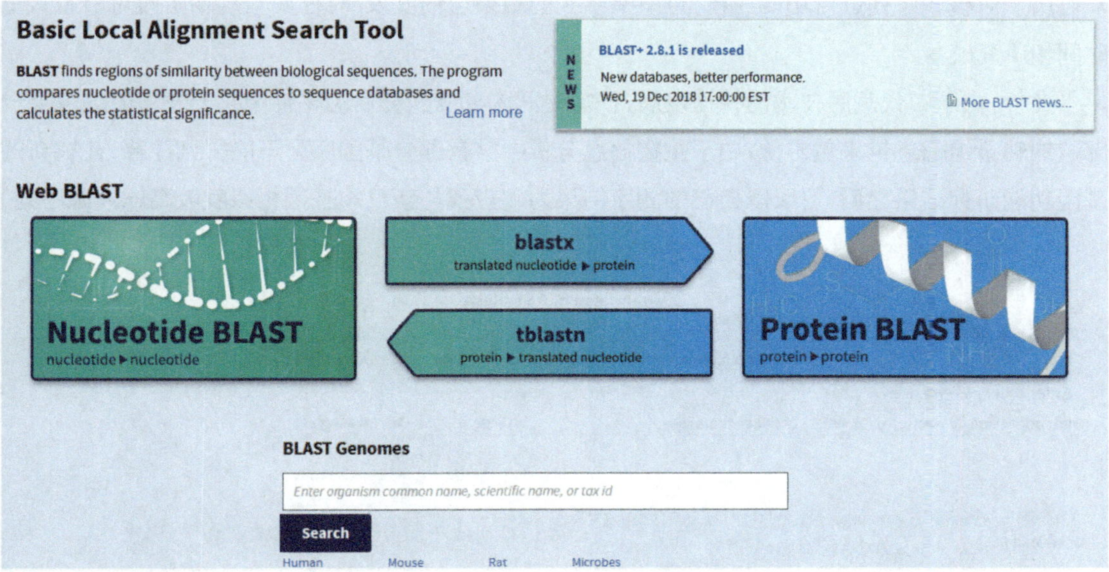

● 图 12-4　BLAST 工具页面截图

打开该页面，可看到五种主要的 BLAST 工具，其适用范围如表 12-3 所示。

表 12-3　五种 BLAST 工具特点说明

程序	序列类型	数据库类型	说明
BLASTN	核酸	核酸	比较核酸序列和核酸数据库
BLASTX	核酸	蛋白质	比较核酸双链序列理论上 6 框翻译结果和蛋白质数据库，用于新 DNA 序列和 EST 的功能注释
BLASTP	蛋白质	蛋白质	比较氨基酸序列和蛋白质数据库
tBLASTX	核酸	核酸	主要用于 EST 分析
tBLASTN	蛋白质	核酸	在核酸序列数据库中查找目标蛋白质序列，动态转化为 6 框结果，主要用于寻找数据库中没有标注的编码区

在上述五种 BLAST 工具中，BLASTX 常用于未知核酸序列的功能预测，BLASTN 常用于物种鉴别（如鉴别植物和真菌时用的 ITS 序列，鉴别动物时用的 12SrRNA 序列和 *cytb* 基因，鉴别细菌时用的 16SrRNA 序列等），BLASTP 常用于蛋白质组学结果中肽段序列的功能注释。其他两种 BLAST 工具应用较少。几种 BLAST 工具的使用方法较类似，在上图页面中点击所需的 BLAST 工具种类，在打开的页面中输入核酸或蛋白序列，选择适当的库即可进行比对。由于比对的操作过程类似，在此仅以 BLASTX 为例演示操作过程，仍以从肉苁蓉中编码苯丙氨酸解氨酶的基因序列（获取号：GU434100.1）为实验对象。

将上述序列直接复制粘贴在相应位置（图 12-5），可进行简单设置，正常情况下，Genetic code 选 Standard（1），数据库选 Non-redundant protein sequences（nr）数据库，点击 BLAST 按钮即可开始分析。结果如图 12-6、12-7 所示，颜色分为五个等级，红色表示得分最高，即比对到的基因序列相似度较高，需要重点关注得分高，E-value 低和相似度高的的比对结果。由预测结果可知，该基因编码苯丙氨酸解氨酶（phenylalanine ammonia lyase，PAL）。点击图 12-7 中的基因名称，可进入该基因的 GenBank 存储页面，得到该基因丰富的序列、物种、提交信息、参考文献等信息。可见，BLAST X 可用于对核酸序列进行功能注释，且所检索到的结果可信度较高，在实验初期阶段可节省大量时间和研究成本。

此外，由于二代测序技术的快速发展，在短时间内批量获得目的物种中某一发育时期或某一部位的转录组信息越来越方便，由于生物信息分析中常有部分基因序列不能得到注释，在有新的基因功能研究结果之后，可以以自己的测序结果为库查找与新已知基因相似度较高的同源序列，

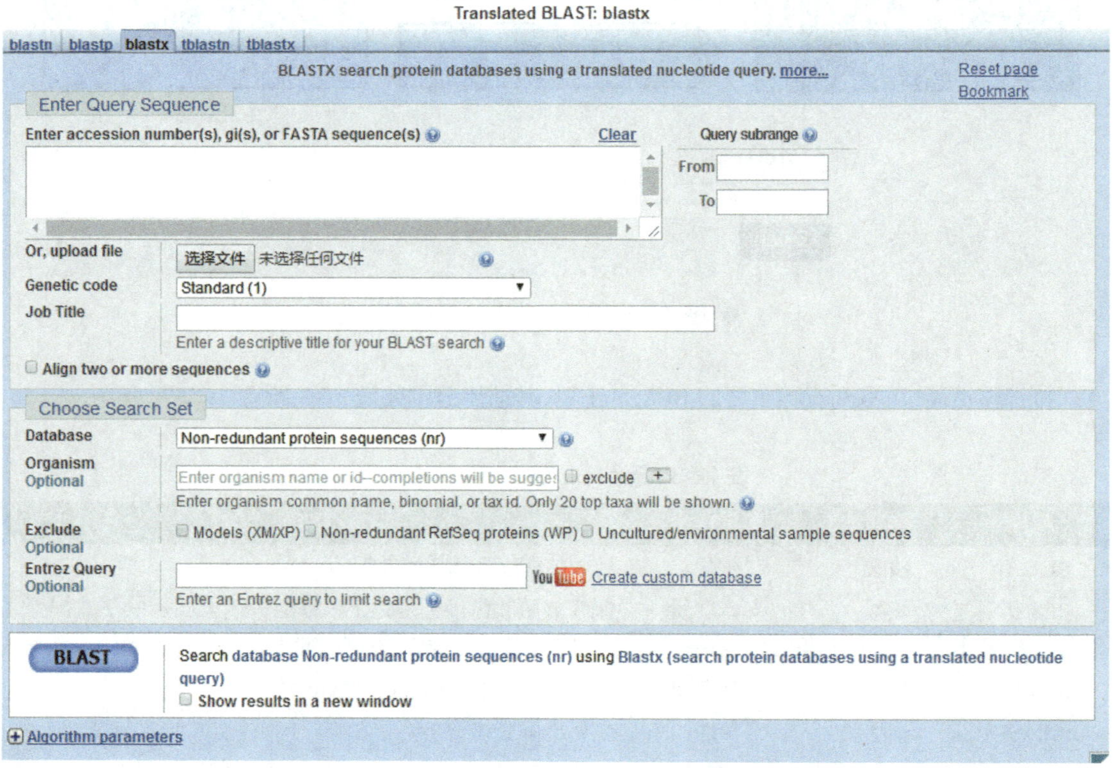

图 12-5　BLASTX 提交序列和参数设置界面截图

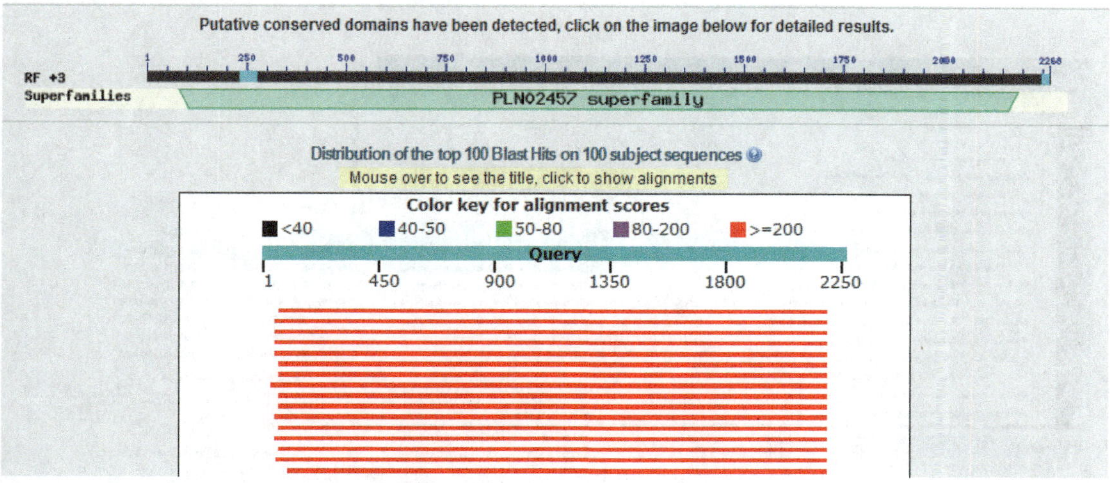

● 图 12-6　BLAST X 分析结果页面截图 1

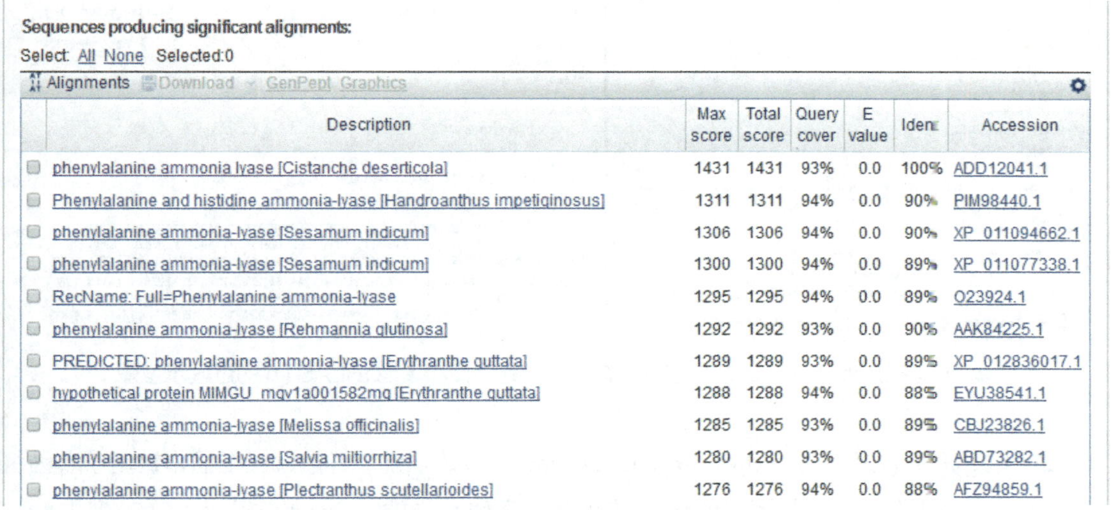

Sequences producing significant alignments:

Select: All None Selected:0

Alignments Download GenPept Graphics

	Description	Max score	Total score	Query cover	E value	Ident	Accession
☐	phenylalanine ammonia lyase [Cistanche deserticola]	1431	1431	93%	0.0	100%	ADD12041.1
☐	Phenylalanine and histidine ammonia-lyase [Handroanthus impetiginosus]	1311	1311	94%	0.0	90%	PIM98440.1
☐	phenylalanine ammonia-lyase [Sesamum indicum]	1306	1306	94%	0.0	90%	XP_011094662.1
☐	phenylalanine ammonia-lyase [Sesamum indicum]	1300	1300	94%	0.0	89%	XP_011077338.1
☐	RecName: Full=Phenylalanine ammonia-lyase	1295	1295	94%	0.0	89%	O23924.1
☐	phenylalanine ammonia-lyase [Rehmannia glutinosa]	1292	1292	93%	0.0	90%	AAK84225.1
☐	PREDICTED: phenylalanine ammonia-lyase [Erythranthe guttata]	1289	1289	93%	0.0	89%	XP_012836017.1
☐	hypothetical protein MIMGU_mgv1a001582mg [Erythranthe guttata]	1288	1288	94%	0.0	88%	EYU38541.1
☐	phenylalanine ammonia-lyase [Melissa officinalis]	1285	1285	93%	0.0	89%	CBJ23826.1
☐	phenylalanine ammonia-lyase [Salvia miltiorrhiza]	1280	1280	93%	0.0	89%	ABD73282.1
☐	phenylalanine ammonia-lyase [Plectranthus scutellarioides]	1276	1276	94%	0.0	88%	AFZ94859.1

● 图 12-7　BLAST X 分析结果页面截图 2

这一应用可以方便地用 BioEdit 软件来实现，BioEdit 软件下载页面为 http://www.mbio.ncsu.edu/bioedit/bioedit.html. 下载安装到电脑后，打开软件，点击“Accesory Application”打开下拉菜单，选择 BLAST 中的“Creat a local nucleotide database file”（图 12-8A)。选择合适的文档，在此选择肉苁蓉三代测序拼接结果中的“Unigene.fa”格式文件进行建库(图 12-8B)，打开后，以该文件名命名的核酸数据库库很快便建好，重新点击“Accesory Application”打开下拉菜单，选择“BLAST”中的“Local BLAST”，打开图 12-8C 图所示页面，本案例中以一个找到的感兴趣的蛋白质序列为比对对象，将其序列粘贴如图 12-8C 图中相应位置，因为是用蛋白检索核酸库，因此根据各 BLAST 工具特性，选择 tBLASTN 程序，选择数据库文件，点击检索，结果如图 12-8D 所示，共找到三个同源核酸序列，可分别查看各自序列的编号、相似度、得分、基因长度等信息。

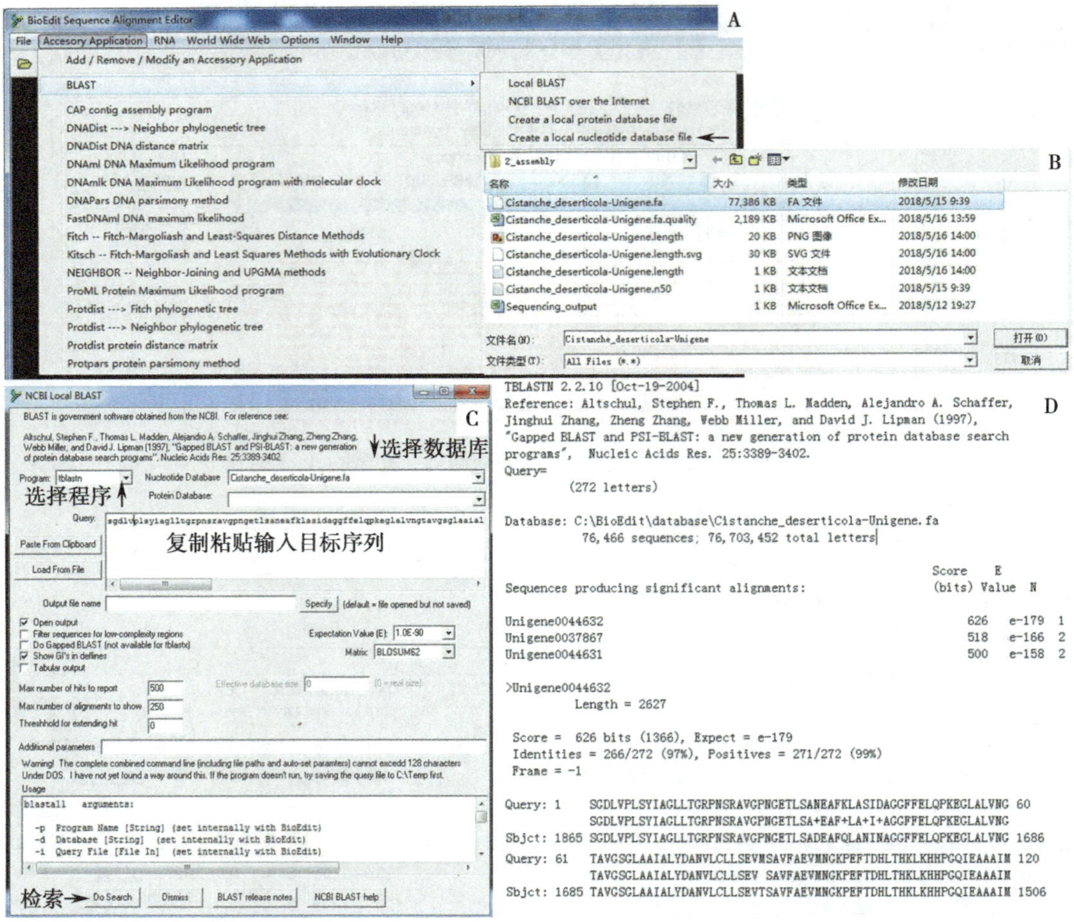

● 图 12-8　用 BioEdit 软件进行自有核酸序列建库和本地 tBLASTn 的过程示意图

2. 核酸序列开放阅读框(Open Reading Frame,ORF)的识别　开放阅读框通常被用于基因组或 DNA 片段中蛋白质编码基因的识别,它指的是从序列 5′ 端的一个起始密码子(ATG)到 3′ 端的一个终止密码子(TTA、TAG、TGA)之间的片段。每个编码基因序列都有 6 个可能的开放阅读框,其中 3 个开始于第 1、2、3 个碱基位点并沿着给定序列的 5′ → 3′ 的方向延伸,而另外的 3 个则始于反向互补序列的第 1、2、3 个碱基位点沿着 5′ → 3′ 的方向延伸。ORF finder 是用于原核生物或真核 cDNA 序列 ORF 分析的常用工具,是 NCBI 的在线分析工具,网址为 https://www.ncbi.nlm.nih.gov/orffinder/。该程序返回每个 ORF 的范围及其所对应的翻译蛋白。ORF finder 可用新开发的 SMART BLAST 或常规的 BLASTP 功能来检索新测序核酸序列中可能存在的蛋白编码片段,确定预测蛋白。该工具的使用方法如图 12-9、12-10 所示。

3. 核酸序列中限制性内切酶酶切位点的分析　早期限制性内切酶酶切位点是通过实验确定的,随着核酸序列数据及限制性内切酶酶切位点信息的不断积累,依据内切酶所识别的序列特征,通过生物信息学方法对限制性内切酶酶切位点进行识别和分析,已成为简单有效的途径。常用内切酶的资源是来自由美国新英格兰生物实验室建立和维护的限制酶数据库 REBASE(Restriction Enzymedata Base,rebase.neb.com/rebase/rebase.html),REBASE 收录了内切酶的各种信息,其中包括内切酶识别序列和切割位点、甲基化酶、甲基化特异性、酶类产品的商业来源及相关参考文献等信

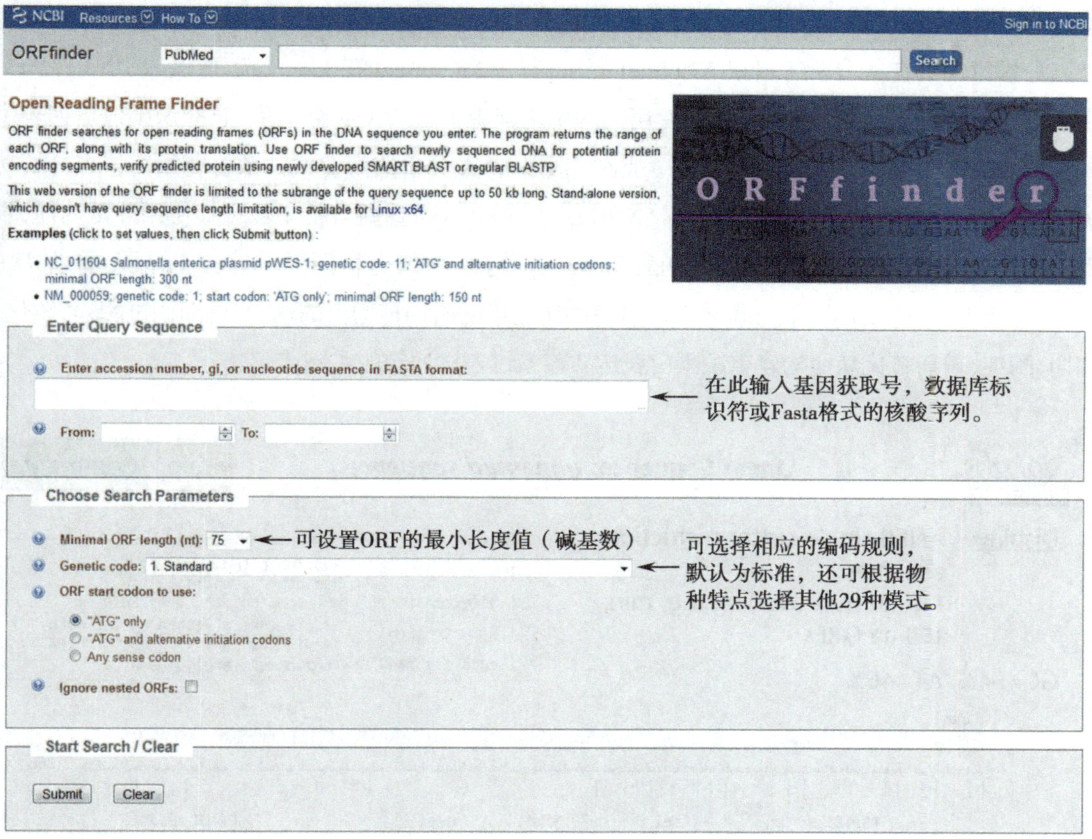

图 12-9 ORF Finder 界面示意图

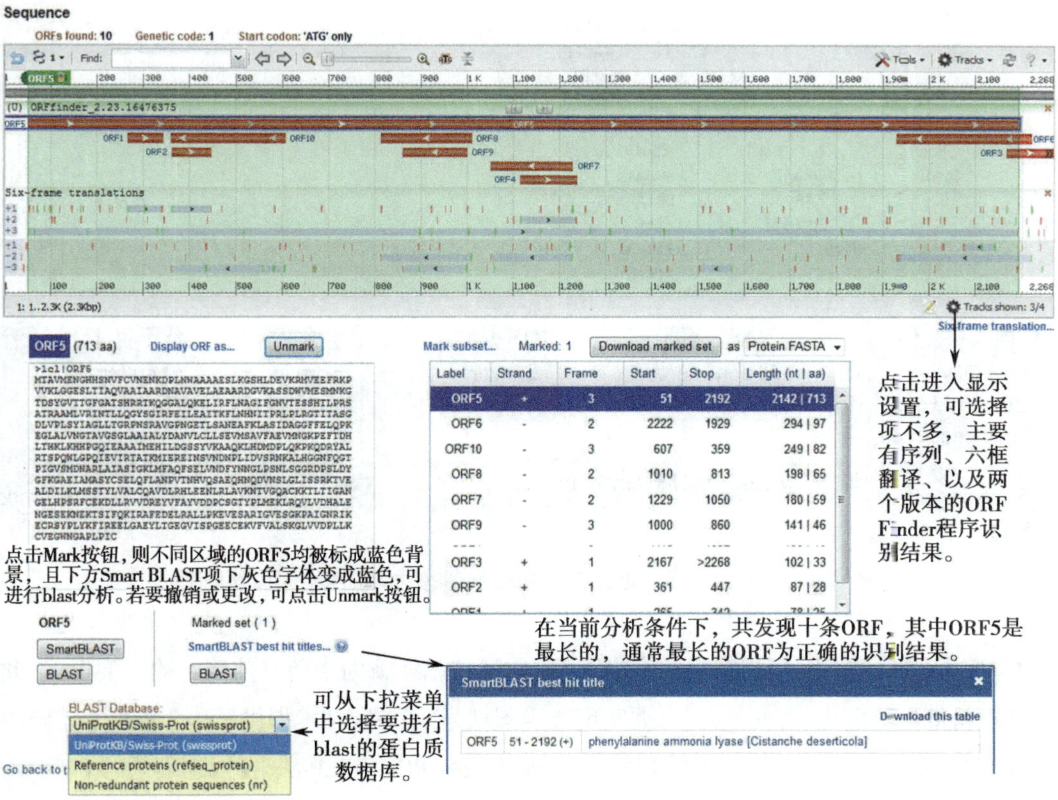

图 12-10 ORF Finder 检索结果及结果解读

息，提供了内切酶的查询工具、识别位点序列信息及内切酶酶切双链的三维结构，限制性内切酶位点分析常用的在线分析工具是 NEB cutter（http://nc2.neb.com/NEBcutter2/），可接收 DNA 序列并产生酶切位点分析结果。NEB cutter 使用的内切酶来源于 REBASE 数据库，它的识别位点列表每天根据 REBASE 数据库数据同步更新。此外，很多 DNA 分析的商业软件都含有酶切位点分析功能，如集成化分析软件 BioEdit、DNAMAN 和 DNASTAR 等。这些分析工具一般使用非常简便，步骤一般为输入要分析的序列、选择内切酶库、导入内切酶清单、分析即可。图 12-11 展示的是 NEB cutter 在线工具分析结果。该分析是设计具有酶切位点的引物扩增目的基因，进而通过酶连、转化、酶切、酶连、重新转化从而构建重组蛋白表达质粒或过表达质粒的关键步骤。

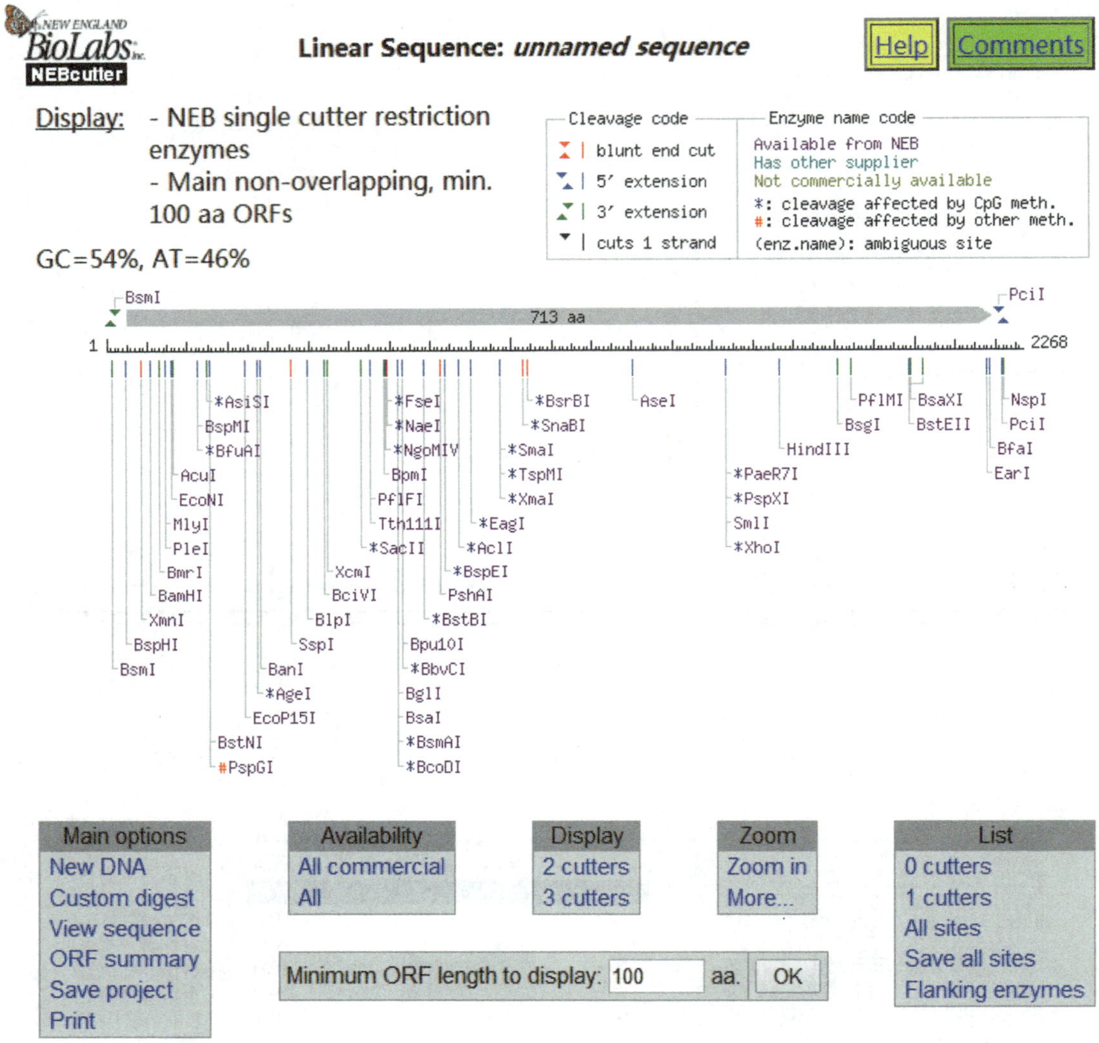

● 图 12-11　NEB cutter 分析核酸序列的酶切位点结果页面截图

4. 通过序列比对设计特异性鉴别引物　配方颗粒已经成为中药材使用中的重要形式，此时药材外观特征多已消失，在此条件下，要实现准确鉴别，分子鉴定技术提供了一个较现实的解决方案，目前分子鉴定过程中的主要方法是特异性 PCR 法和 PCR-RFLP 法，要找到理想的 PCR-RFLP 片段难度较大，但是特异性 PCR 法在很多药材中均已建立。因此，特异性 PCR 仍然是目前分子鉴定的主要手段。要建立一个兼具灵敏和特异性的 PCR 鉴别方法，特异性引物的设计至关重要，而要设计特异性引物，就不得不用到多序列比对。下面以第一个收载到2010年版《中国药典》中的分子鉴定药材乌梢蛇为例，展示如何用多序列比对技术辅助设计特异性引物。

（1）序列的准备：要实现特异性PCR的鉴别，首先要搜集实验样品，在中药材的分子鉴别过程中，伪品及易混同科属物种的样品收集尤为重要，样品的覆盖度决定了设计的特异性引物的鲁棒性。此外，选定用于进行引物序列比对和引物设计的基因序列也同等重要，因为所举例子中的方法已经比较成熟，故跳过序列考察的过程，直接选定12SrRNA序列作为研究对象。在GenBank数据库中使用本节介绍的方法查找并下载以下序列：乌梢蛇（AF236676）、黑眉锦蛇（AF233940）、红点锦蛇（AF236675）、灰鼠蛇（AF236680）、眼镜蛇（AF236683）、赤链蛇（AF233939）、玉斑锦蛇（AF236670）、赤链华游蛇（AF236677）、王锦蛇（AF236674）、滑鼠蛇（AY122828），在记事本中以fasta格式保存。

（2）下载BioEdit软件，并安装。

（3）用BioEdit软件进行多序列比对：打开软件，File>New Alignment，在新打开的New Alignment窗口中，File>Import>Sequence alignment file，在打开的对话框中选定（1）中保存的序列文件，可得到图12-12中所示结果。继续选定所有序列，点击Accessory Application>ClustalW Multiple alignment，在弹出的对话框中勾选Full Multiple alignment和Bootstrap NJ tree，设置Number of Bootstraps为1 000，点击Run ClustalW，即可得到多序列比对结果，可在界面中设置shading使不同相似度的序列变为同一背景色，保存该比对结果为fasta格式文件，可用于后期绘制进化树以探讨不同物种之间的进化关系，计算遗传距离；还可将fasta格式文件的基础上点击File>Graphic view得到图形化的结果，如图12-13所示。

（4）引物设计：通过上述多序列比对，可以直观地看出乌梢蛇（第一条序列）与其他品种蛇12SrRNA序列的差异，要设计特异性引物，并通过PCR扩增产物的有无确定待检样品是否为乌梢蛇，就要设计足够特异的PCR引物对，从图12-13中可以看出乌梢蛇序列与其他几种蛇序列差异较大的区域，理论上这些区域均可以设计出特异性引物，但要筛选到合适的引物对，还需要用PCR实验验证，通过调整退火温度提高特异性，最终使乌梢蛇能扩增出条带，而其他样品扩增不出条带。

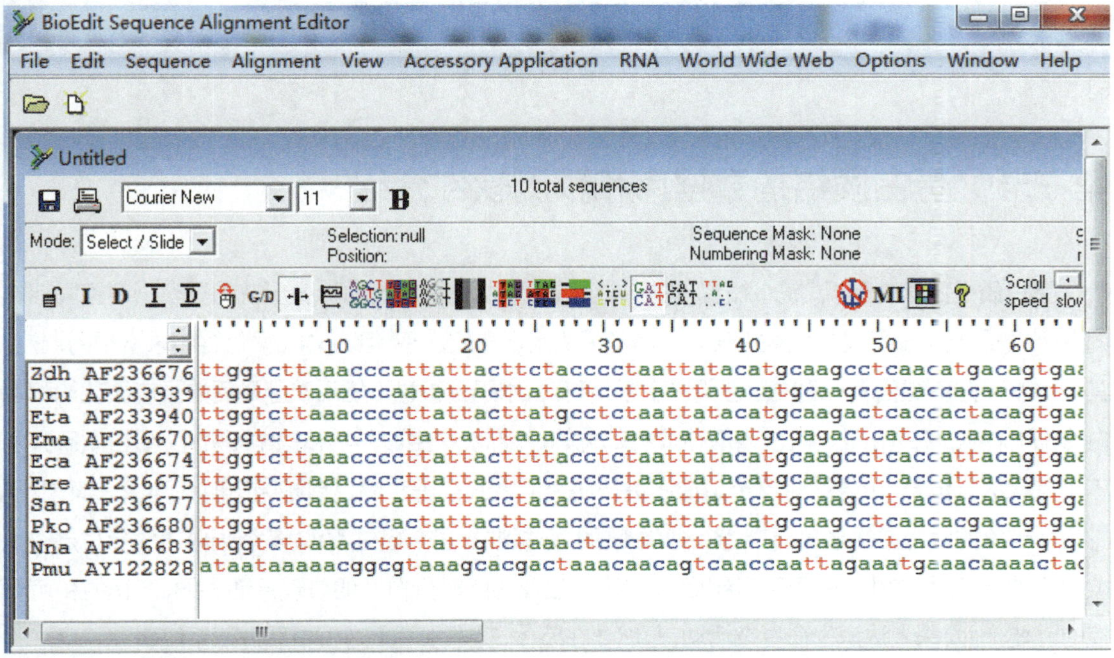

图12-12　BioEdit得到的多序列比对结果

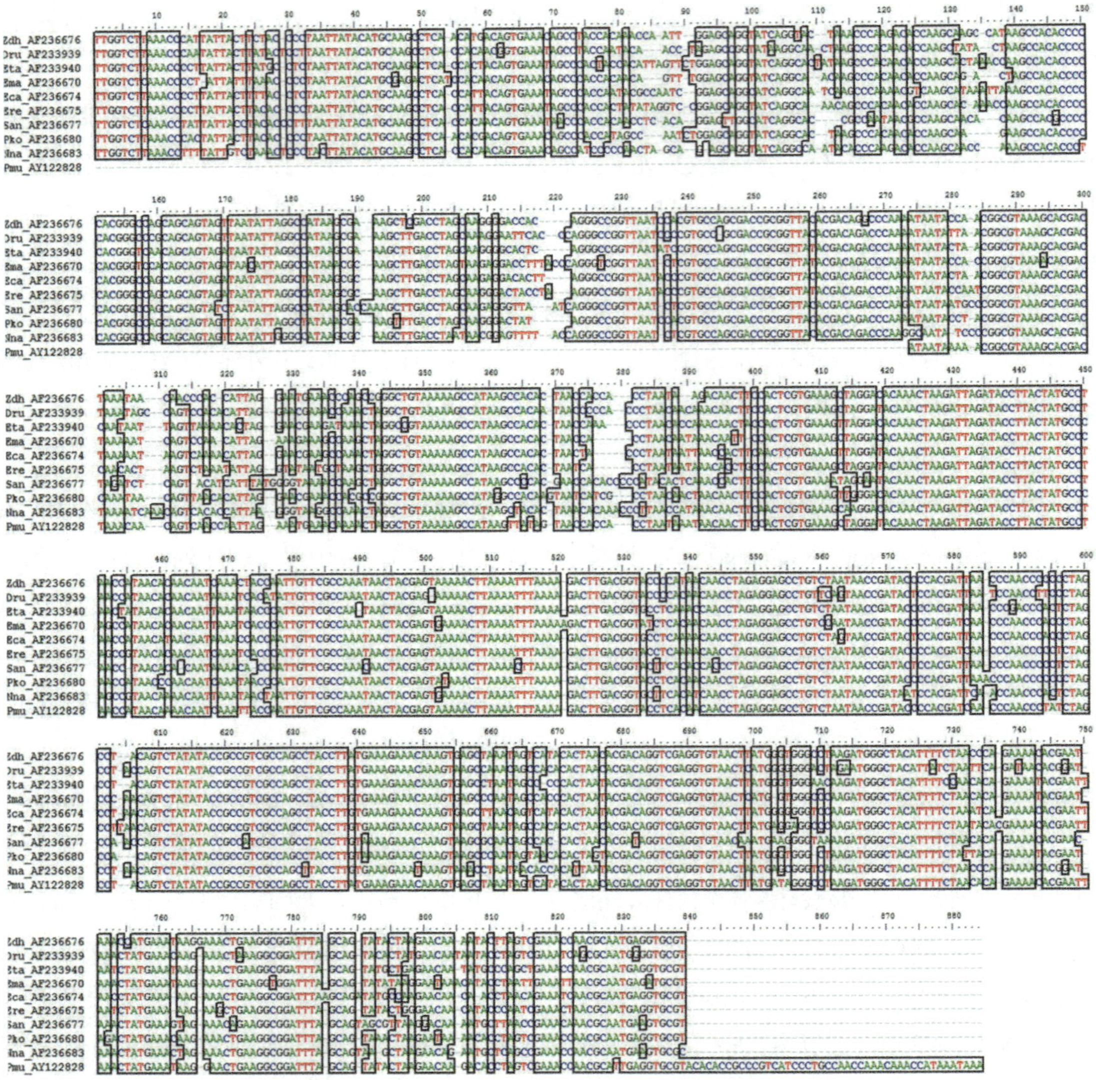

● 图 12-13　多序列比对结果的图形化展示

第三节　蛋白质结构数据库和预测软件介绍

蛋白质是由氨基酸以“脱水缩合”的方式组成的多肽链经过盘曲折叠形成的具有一定空间结构的有机物质，是生命活动的物质基础。虽然基因决定蛋白质水平，但 mRNA 只包含转录水平的调控，其表达水平并不能代表细胞内活性蛋白水平，且转录水平分析也不能反映翻译后的蛋白质功能和蛋白修饰过程，如酰基化、泛素化、磷酸化或糖基化等。因此，在生命科学和医学研究中，蛋白质研究是不可替代的。但是，传统的对单个蛋白质进行研究的方式已无法满足后基因组时代要求。原因是：①生命现象的发生往往是多因素、多水平影响的，必然涉及多个蛋白质；②多个蛋白质的参与是交织成网络的，或平行发生，或呈级联因果；③在执行生理功能时蛋白质的表现是动态的、多样的和可调控的。要全面、深入认识生命复杂活动，必然要在整体、动态水平上对蛋白质进行系统研究。

蛋白质结构预测是结构基因组学的重要内容，是后基因组时代的主要研究任务之一。通过测定或预测获得的蛋白质结构三维模型，在研究蛋白质结构特征、其生物学功能的分子机制、与其他蛋白质或配体分子之间的相互作用等多方面有着广泛应用，如点突变作用分析、酶促反应机制研究、蛋白质复合物和活性位点的界面相互作用分析、晶体衍射数据的定向、相近家族的归类、配体类药化合物的设计和虚拟筛选等都离不开蛋白质三维结构。同时大多数药物作用的靶点是蛋白质，因此获得那些与重要疾病相关的蛋白质三维结构对于设计新药、阐明中药活性成分的作用机制都具有非常重要的指导意义。

蛋白质三维结构的重要性，使其成为近50年来众多科学家争先研究的领域，目前已有技术如低温电子显微镜和核磁共振等，但都依赖于大量实验与误差反馈，并且耗时长、难度大、成本高昂，随着基因测序成本快速降低，通过第二代或第三代转录组、基因组测序技术获取研究目标的基因序列数据已经成为常规实验手段。依赖于基因组学数据的蛋白质结构预测问题正越来越多地借助深度学习方法，进行预测。除此之外，基于质谱分析结果的蛋白质组学途径也是获取目的蛋白质的重要手段。

根据蛋白质序列来源数据的方式，主要可分为基于基因克隆策略和蛋白质组学策略两大类。①基于基因克隆策略的数据：主要来自各种PCR结合第一代测序技术、第二代或第三代转录组测序、基因组测序和文库构建等技术，从这些技术路线中得到的数据往往是基因的核酸序列，并根据生物信息学分析结果确定的全部或部分ORF序列，得到这些ORF序列后，就可以确定该蛋白的全部或部分一级结构序列，虽然蛋白质所处的溶液环境对其结构也会有影响，但一级结构对于蛋白质的结构域、二级、超二级、三级、四级等结构的决定性意义是不可否认的。②基于蛋白质组学策略的数据：该部分数据主要来自蛋白质二维电泳下的特异性表达胶点切割洗脱产物，或蛋白质分离纯化产物的质谱数据。与基于基因克隆策略的数据不同的是，这部分数据是蛋白质或多肽片段的质谱数据，通过这组数据的精确分子量可判断其氨基酸组成，通过其碎片离子可判断其连接顺序，从而确定该多肽片段的氨基酸序列，通过多序列比对后可找到其同源蛋白，若为未知蛋白，还可根据该多肽序列进行简并引物设计，从而扩增其他区域。

一、蛋白质综合数据库 UniProt 介绍

20世纪90年代起，伴随着蛋白质序列数据的增多和核酸测序及功能研究的不断发展，多个研究机构开始建立蛋白质数据资源库，其中最著名的是EBI（欧洲生物信息学研究所）与SIB（瑞士生物信息学研究所）共同维护的Swiss-Prot（蛋白质专家注释系统）、EMBL（核酸序列翻译数据库），和蛋白质信息资源PIR维护的PIR-PSD（蛋白质序列数据库）。在多年共同维护蛋白质数据信息，合作进行数据库管理和软件开发基础上，2002年，三家机构进行了资源整合，并组建了UniProt蛋白质序列与注释数据综合资源（https://www.uniprot.org/），该数据库是目前世界上最权威的蛋白质信息数据库，且所有数据均支持免费批量下载（https://www.uniprot.org/downloads）。UniProt数据库包括UniProtKnowledgebase（UniProKB）、UniProtReference Clusters（UniRef）、UniProt Archive（UniParc）三个主要部分，及专门用于存放元基因组和环境基因组（指宿主基因组机器体内共生的全部微生物基因组序列的总和，或特定生态环境中共同生存的微生物基因组序列的集合）数据信息的UniProt Metagenomic 和 Environmental Sequences（UniProtKB）（UNIMES）数据库，数据库基本上每月都会更新新开放数据。

打开 UniProt 网页(https://www.uniprot.org/)(图 12-14-A),在检索框内输入感兴趣的蛋白质名称,以苯丙素类成分生物合成途径中的关键酶——苯丙氨酸解氨酶(phenylalanine ammonia lyase)为例,点击检索,即可得到图 12-14-B 页面,本次检索共得到经过人工复核的结果 72 条,未复核的结果 12 235 条,在页面图 12-14-B,可勾选感兴趣的蛋白质,点击"download"按钮,选择下载序列格式(一般选被最多生物信息学软件和数据库识别的 fasta 格式),下载所选蛋白质序列。点击感兴趣的蛋白质,以红豆杉中的 PAL 蛋白质(编号:Q68G84)为例,点击该编号,可得到图 12-14-C 图所示结果。

若要在图 12-14-B 中显示的结果中显示不同蛋白质的多方面信息从而筛选得到更合适的蛋白质,可点击页面中的"Column"按钮,即可对结果中显示的数据种类进行选择,如图 12-14-D 中所示,包括蛋白质的各种属性,每一项下都有多个详细参数可供勾选。如 Function 项下包括活性位点、活性的调控、结合位点、钙离子结合、催化活性、辅助因子、DNA 结合、EM 酶号、功能、动力学、金属结合、核酸结合、所属途径、pH 依赖性、氧化还原潜力、位点和温度依赖性等选项;Expression 项下目前包括发育阶段、诱导和组织特异性三个选项;Subcellular location 项下包括膜内、亚细胞定位、拓扑学功能域和跨膜等选项,保存后即可在检索页面得到关于该蛋白的更多层面的信息。而且还可对上述参数的数据库进行选择。由此可见,Swiss-Prot 数据库包罗万象,集中了检索蛋白的绝大多数权威已发表的信息,可让使用者在短时间内迅速获取该蛋白的各层面关键信息和数据库资源。

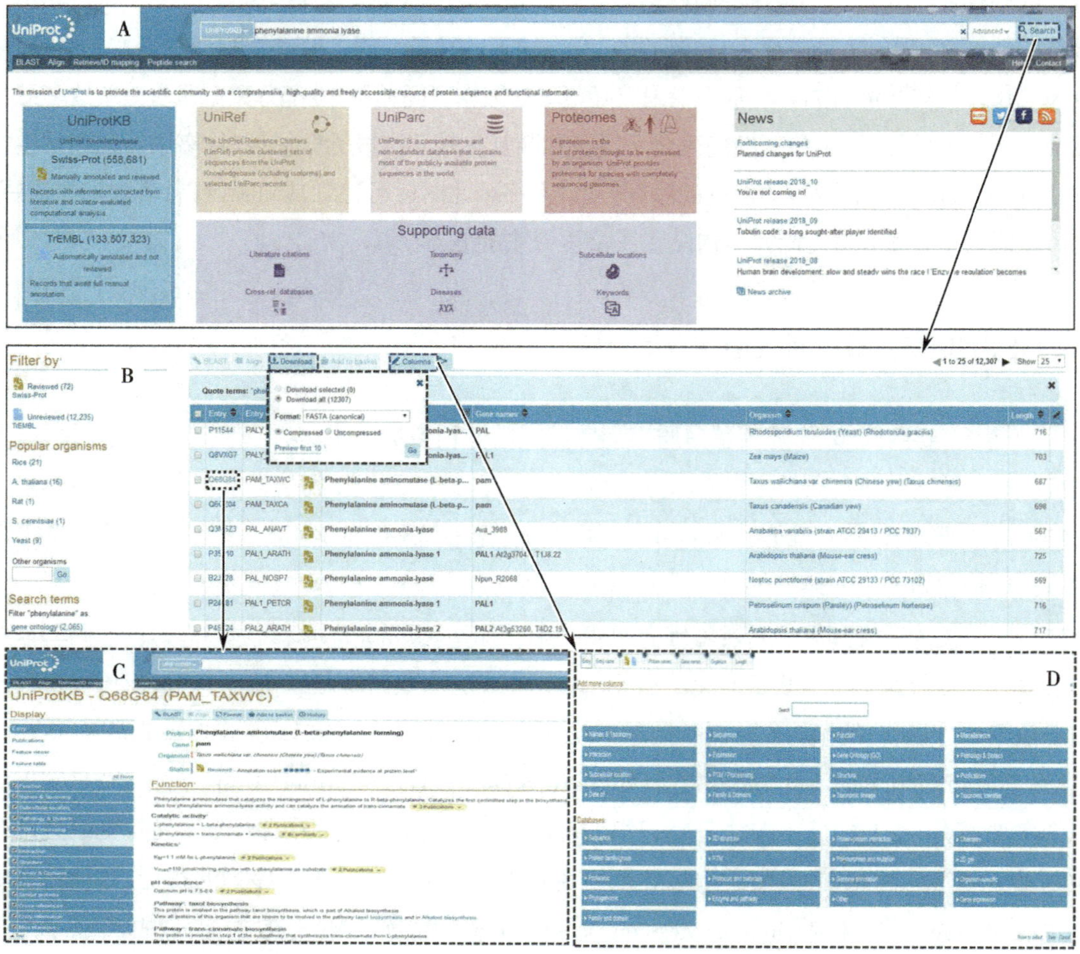

● 图 12-14 UniProt 数据库的检索与结果页面示意图

除了在短时间内就可查找到感兴趣的蛋白质相关的大量信息，Uniprot 还可对检索到的蛋白质进行勾选，勾选之后就可看到图 12-15-A 中的状态，Align 按钮被激活，点击后就可得到下一页面，包括 Alignment（多序列比对），Tree（进化树）和 Result info（序列信息）三部分，分别对应图 12-15-B、12-15-C、12-15-D。值得说明的是，在 Alignment 结果中，页面左侧有 Annotation（注释）和 Amino acid properties（氨基酸性质）两大类选项，勾选后则会发现多序列比对结果中相应区域

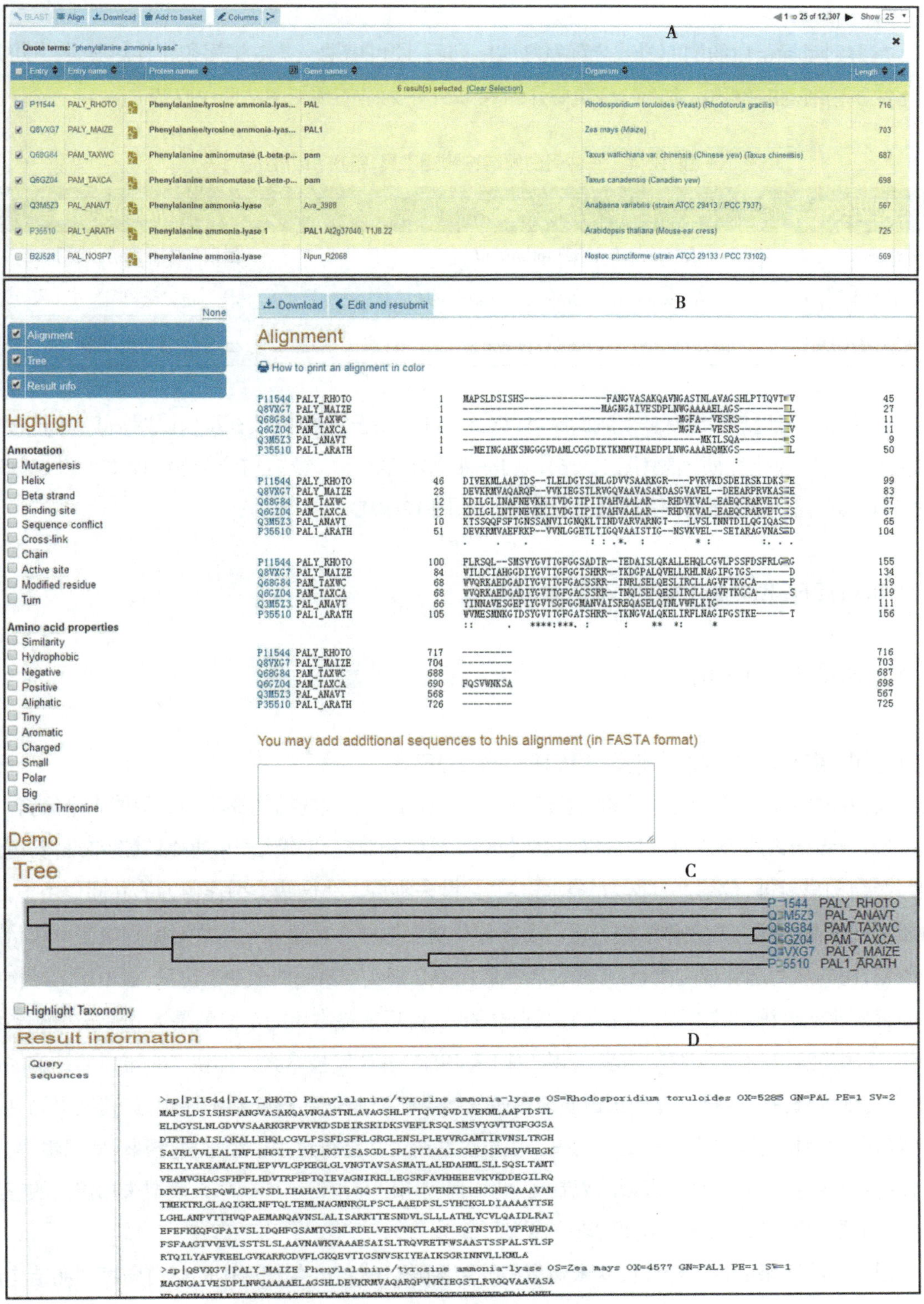

● 图 12-15　Uniprot 数据库中自带多序列比对结果示例

发生了对应的背景颜色变化，即可突出显示所勾选的注释或氨基酸信息。对于快速了解该蛋白质中的特性非常方便。在比对结果后面，还有一个可添加自己已有序列与上述选定序列进行同时比对的输入框。

二、蛋白质结构预测工具和简要使用方法介绍

在得到目标蛋白质的部分或全部氨基酸序列后，即可借助一些数据库和软件对其进行功能、理化性质和结构的预测。本部分将简要介绍表 12-4 中列举的预测网站使用方法。

表 12-4　三种蛋白质结构预测工具、链接和功能说明

网站名称	网址	预测功能侧重
ProtParam	https://web.expasy.org/protparam/	蛋白质理化性质预测
JPred4	http://www.compbio.dundee.ac.uk/jpred4	蛋白质二级结构
SWISS-MODEL	https://www.swissmodel.expasy.org/	三维结构同源建模

目前每种预测方法都有多个数据库可供在线分析，限于篇幅原因，在次仅以网站 ProtParam 为例演示蛋白质理化性质预测（图 12-16），以 Jpred 4 网站演示二级结构分析（图 12-17），以 SWISS-MODEL 演示蛋白质三维结构同源建模（图 12-18、图 12-19）。

（一）蛋白质理化性质分析（ProtParam）

（二）二级结构分析（Jpred 4）

（三）蛋白质三维结构同源建模（SWISS-MODEL）

蛋白质的结构是其实现功能的重要特征，蛋白质不同层次的结构靠不同类型的力来维持，具体来说，一级结构的维持力是共价键，主要包括二硫键和肽键；二级结构主要靠氢键来维持；三级和四级结构靠氢键、范德瓦耳斯力、疏水作用、盐键来维持。在这些类型作用力的共同作用下，蛋白质呈现出高度复杂的立体结构。蛋白质的催化功能的核心就是催化口袋对底物电子分布状态的改变，使其从初态变成过渡态，并通过活性催化中心来实现基团的改变。可见，蛋白质的结构对于理解催化的过程至关重要，为了研究蛋白质的结构，目前最常用的手段就是 X 单晶衍射和多维 NMR 技术，随着技术和仪器的进步，结构生物学中的冷冻电镜技术大大加快了对蛋白质结构的研究，目前绝大部分有数据支撑的蛋白质结构研究结果都被提交到 PDB 数据库中，这些结果为其他类似蛋白的结构研究提供了关键的支撑。由于这些研究在进行过程中经常要受到仪器昂贵、实验条件苛刻和蛋白结晶困难等因素的限制，因此如何利用已有蛋白结构信息来模拟未知蛋白的三维结构（同源建模方法）就具有重要的现实意义了。

但其预测结果能否较好地反映未知蛋白的结构呢？对 PDB 数据库中的蛋白质序列和结构进行分析可以得到以下结论：①任何两个蛋白质的氨基酸序列的等同部分超过 30%（序列比对长度

大于 80 个氨基酸)，则它们就会具有相似的三维结构，即两个蛋白的基本折叠相同 只是在非螺旋和非折叠区域的一些细节部分有所不同;②蛋白质的结构比蛋白质的序列更保守 如果两个蛋白质的氨基酸序列有 50% 以上相同，那么约有 90% 的碳原子的位置偏差不超过 3Å。以上两条结论是同源建模方法在结构预测方面成功的重要保证。

SWISS-MODEL 工具就是实现这一目的的常用平台，它提供基于网络的致力于蛋白结构同源建模的服务，可引导用户进行不同复杂程度蛋白同源建模。通常同源建模包括四个主要步骤:①确定结构模板;②比对目标序列和模板序列;③建模;④建模质量评价。这些步骤需要特定软件并整合最新的蛋白序列和结构数据库。上述每个步骤都可以重复直至获得满意的建模结果。下面就来介绍一下 SWISS-MODEL 进行未知蛋白的同源建模操作方法。

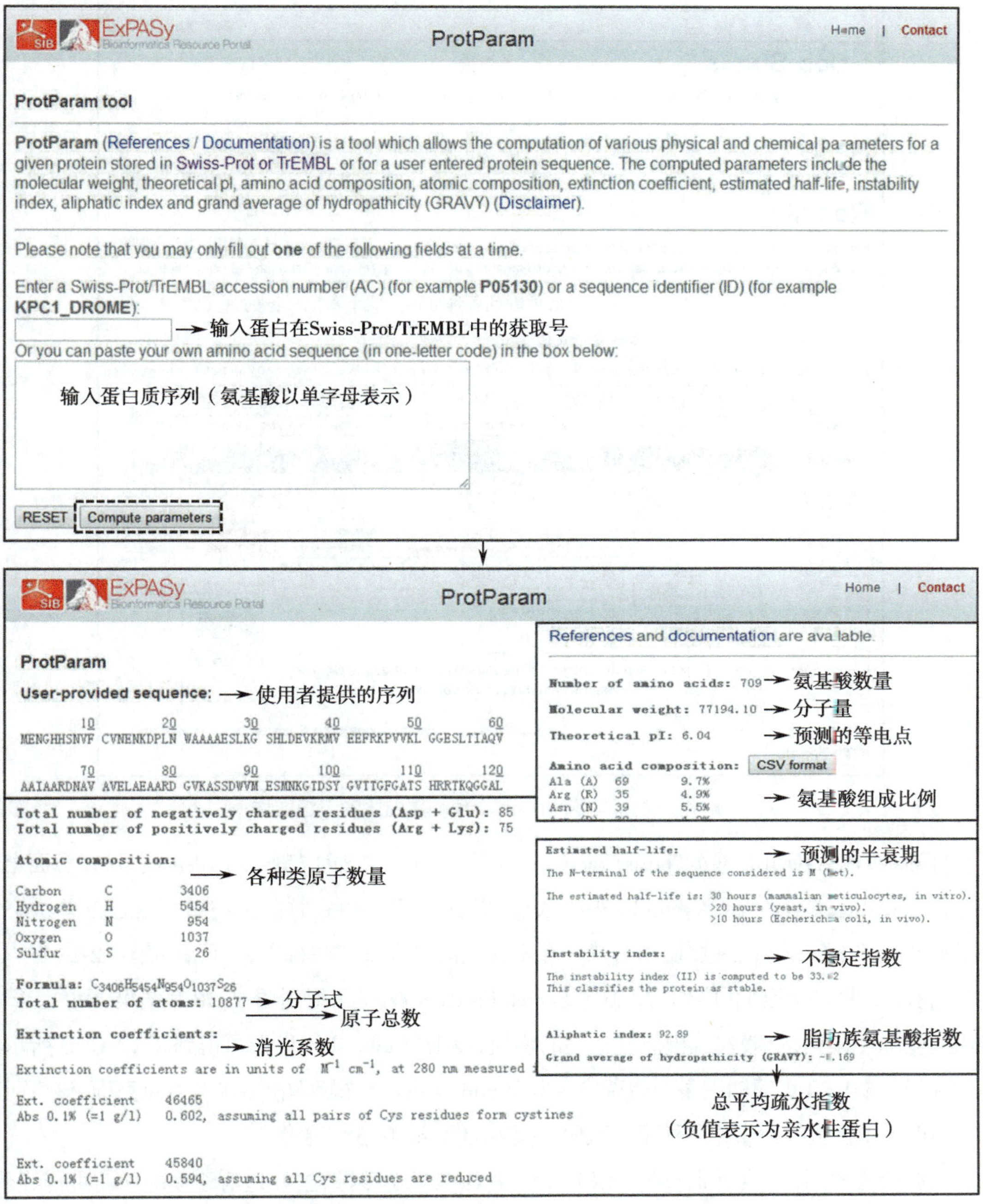

● 图 12-16 用 ProtParam 分析蛋白质的理化性质

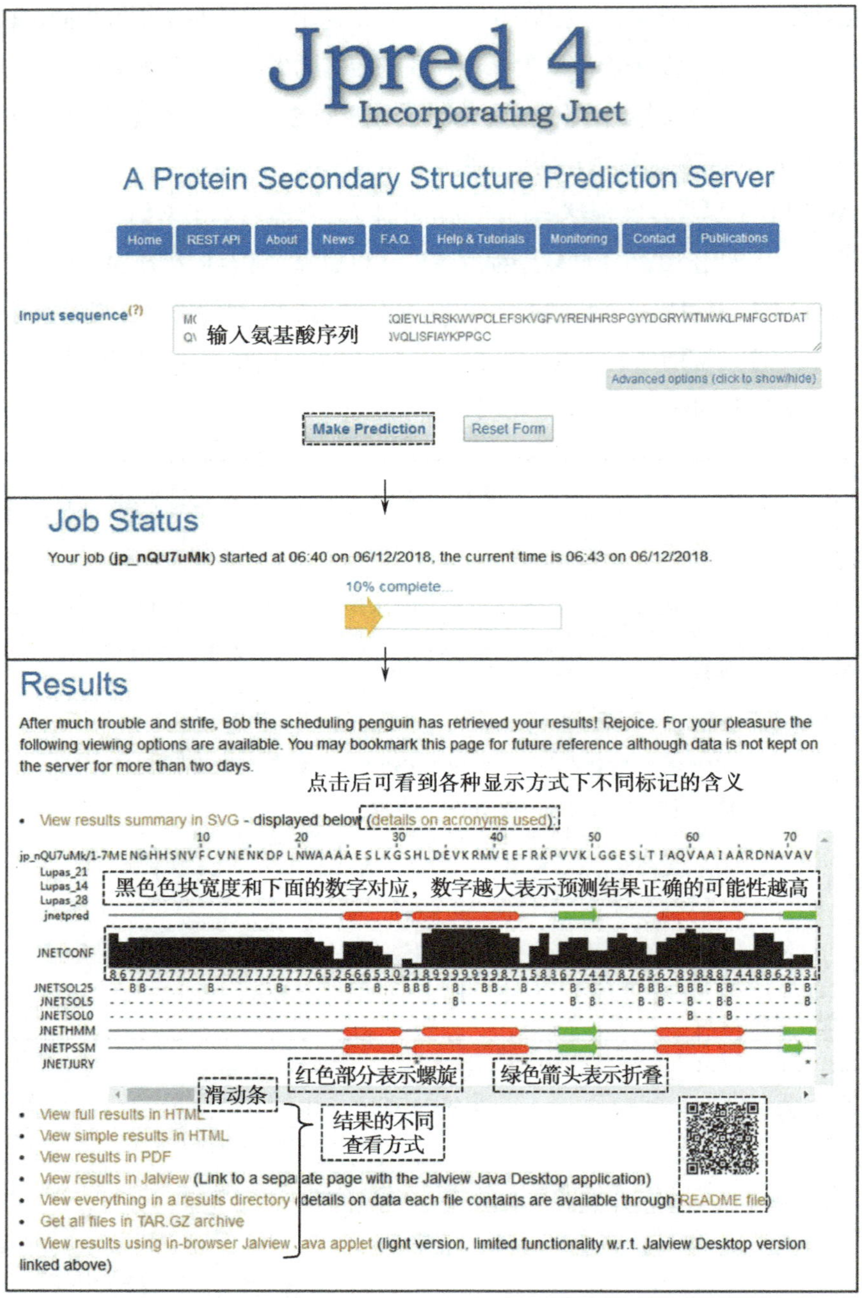

● 图 12-17　用 Jpred 4 预测蛋白质的二级结构

打开 SWISS-MODEL 网页(https://www.swissmodel.expasy.org/)，如图 12-18-A 所示，在页面上方的 documentation 选项中包含 youtube 视频教程、蛋白质结构教程等学习文件，可通过这些讲解快速了解 SWISS-MODEL 的主要使用方法。点击该页面的"Start Modelling"，可看到图 12-18-B 所示页面，输入要建模的蛋白质序列后，点击"Search For Template"可得到图 12-18-C 结果，命中结果根据相似度降序排列，一般勾选相似度最高的模板，点击"Build Model"即可得到图 12-18-D 所示页面；若在图 12-18-B 页面输入序列后直接点击"Build Model"可得到图 12-18-E 所示页面，该页面直接自动进行了模板的检索和名称不同蛋白质模板的选取，并进行建模。

在进行建模后，经典页面如图 12-19 所示，其中有多个参数，主要是对建模的质量进行评价，图中标出了绝大多数符号和图示的含义，详细的参数说明可点击参数旁的"？"调出。检索结果可以压缩文件和报告的方式下载，压缩文件中包含模板蛋白信息、质量评价参数和图片、建模报告以及建模蛋白的 PDB 文件，方便进行后续的分子对接分析。

随着超高性能计算机的发展，蛋白质三维结构预测所能达到的准确度已大大超越现有的其他技术。Google 旗下 DeepMind 团队又发布一款新的人工智能 AlphaFold，该系统参加了 2018 年 12 月 2 日在墨西哥坎昆举办的国际蛋白质结构预测竞赛(CASP)，并力压其他 97 位参赛者，通过基因序列精准预测了蛋白质的 3D 结构。从这一例子中可以看出，已有蛋白质结构数据库对于开发强有力的蛋白质结构预测系统具有重要意义，人工智能的快速发展也将为更快、更低成本地预测蛋白质的准确三维结构提供有力手段。

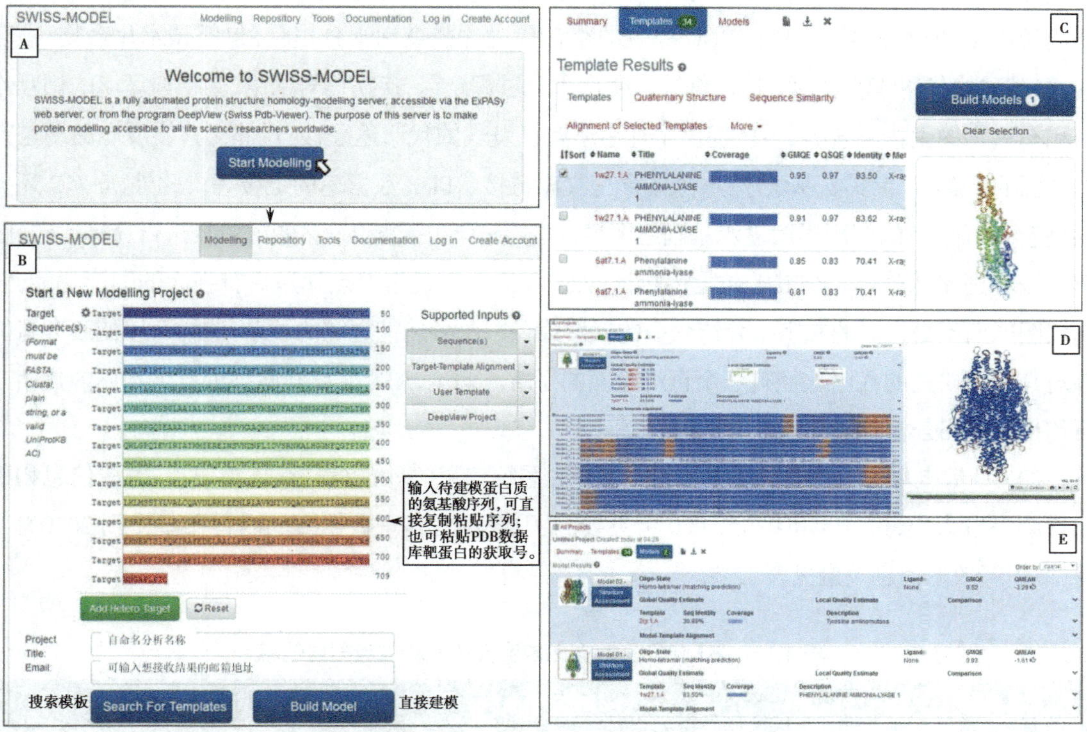

● 图 12-18　Swiss Model 同源建模操作流程示意图

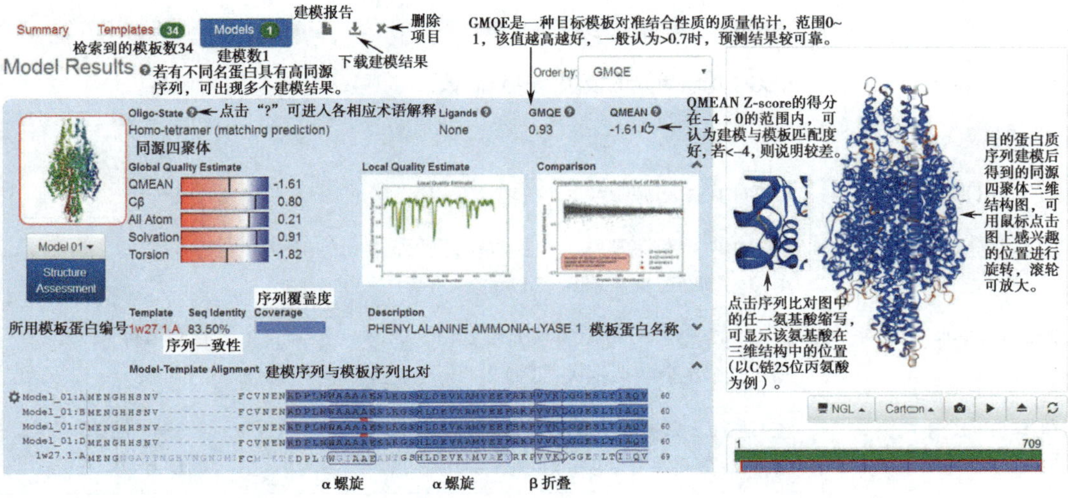

● 图 12-19　常规蛋白质同源建模结果页面各部分信息解读示意图

第四节　代谢数据库 KEGG 的使用

一、概述

京都基因与基因组百科全书数据库(Kyoto Encyclopedia of Genes and Genomes,KEGG)是一个从分子层面的信息,特别是基因组测序和其他高通量实验技术生成的大规模分子数据集,用于了解细胞、有机体和生态系统等生物系统的高级功能和用途的数据库资源。它整合了基因组学、生物化学以及功能组学的信息,KEGG 提供的整合代谢途径查询十分出色,包括碳水化合物、核苷酸、氨基酸的代谢,药物代谢开发,细胞内生理生化过程路径,疾病信号网络,生物与环境的相互作用和有机物的生物降解等,不仅提供了几乎所有已发表的代谢途径,还对催化各步反应的酶进行了全面的注解,包括其氨基酸序列、原始参考文献链接、PDB 数据库的链接等。此外,KEGG 还提供基于 Java 语言的图形界面显示基因组图谱,比较基因组图谱和表达图谱以及进行序列比较、图形比较和通路计算等。与其他数据库相比,KEGG 的一个显著特点就是具有强大的图形功能,它利用图形而不是大量的文字来介绍众多的代谢途径以及各途径之间的关系,这样可以使研究者能够对其所要研究的代谢途径有一个直观全面的了解。综上,KEGG 数据库是进行生物体内代谢分析和代谢网络分析等研究的有力工具之一。

KEGG 数据库是一个综合数据库,大致分为系统信息、基因组信息、化学信息、健康信息和药物说明书五大类,进一步可细分为 20 个主要的子数据库,各子数据库的内容和截止到 2020 年 4 月 12 日释放的信息数量见表 12-5。

表 12-5　KEGG 子数据库内容介绍和释放数据量信息

子数据库名称	数据库内容	数量(2020.4.12)
系统信息		
KEGG PATHWAY	通路图,参考通路图(总数)	537(699 292)
KEGG BRITE	功能层次,参考功能层次(总数)	200(246 782)
KEGG MODULE	KEGG 功能单元的模块,参考(总数)	394
基因组信息		
KEGG ORTHOLOGY	KEGG 直系同源组	23 301
KEGG GENOME	KEGG 中带有完整基因组的物种基因组信息(536 种真核生物,5 624 种细菌,317 种古细菌)	6 477
KEGG GENES	在上述完整基因组中的基因信息(包括 4 553 个附录和 372 625 个病毒相关基因)	31 347 147
KEGG SSDB	在 GENES 数据库中的最佳命中关系, GENES 数据库中的内双向最佳命中关系	374 672 760 352/ 18 680 466 980

续表

子数据库名称	数据库内容	数量(2020.4.12)
化学信息		
KEGG COMPOUND	代谢物及其他小分子化合物	18 700
KEGG GLYCAN	多糖	11 039
KEGG REACTION	生化反应过程	11 414
KEGG RCLASS	反应类别	3 165
KEGG ENZYME	酶的命名	7 736
健康信息		
KEGG NETWORK	疾病相关网络元件	1 011
	网络变异图	114
KEGG VARIANT	人类基因变异	416
KEGG DISEASE	人类疾病	2 403
KEGG DRUG	药物	11 255
	药物类别	2 276
KEGG ENVIRON	药材、挥发油、药用植物和健康相关物质	864
药物标签		
KEGG MEDICUS	日本处方药物说明书(来自 JAPIC) 日本 OTC 药物说明书(来自 JAPIC)	14 526 11 113
KEGG MEDICUS	链接至 DailyMed 的 FDA 处方药说明书 链接至 DailyMed 的 FDA 非处方药说明书	27 989 33 943

由于该数据库的内容极为丰富,且数据量庞大,下面将只以 KEGG PATHWAY 子数据库为例进行内容讲解和对如何对高通量测序数据进行 KEGG 注释的过程这两个方面进行简要介绍,数据库内还有很丰富的其他内容,要想熟练使用该数据库,需要进行大量的自觉学习。

二、KEGG PATHWAY 数据库介绍

KEGG PATHWAY 子数据库存储包括碳水化合物、核苷酸、氨基酸等代谢和遗传信息处理、环境信息处理、细胞进程、物种系统、人类疾病、药物开发等在内的详细通路信息,不仅提供生化物质相互转化所有可能的代谢途径,还包含对催化各步反应酶的全面注解。其中的人工绘制通路图代表了目前在分子相互作用、反应和关系网络方面的知识,是一个随着研究内容增多、水平提高而不断更新的数据库。

在浏览器地址栏输入 https://www.kegg.jp/,即可打开 KEGG 主页,如图 12-20 所示。以酪氨酸代谢途径为例,在搜索框中输入"tyrosine metabolism",点击"search",即可得到图 12-21 的检索结果,点击 KEGG PATHWAY 项下的 map00350,即可打开图 12-22 的结果,在图中可以看到关于该途径多层次的丰富注释链接,主要包括分类层级(图 12-23)、直系同源表(图 12-24)、反应步骤模块(图 12-25)、相关疾病(图 12-26)、GO 数据库链接(图 12-27)、以及参考文献信息。

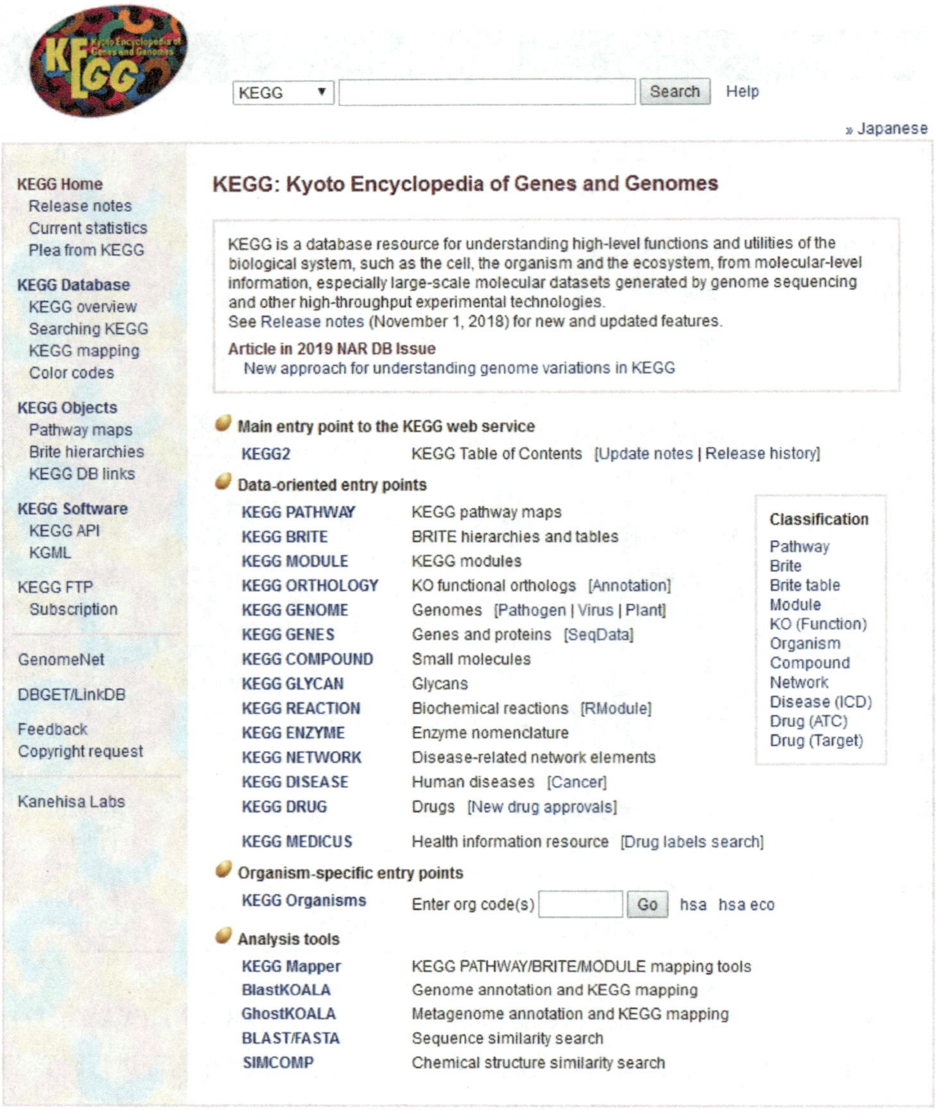

● 图 12-20 KEGG 主页截图

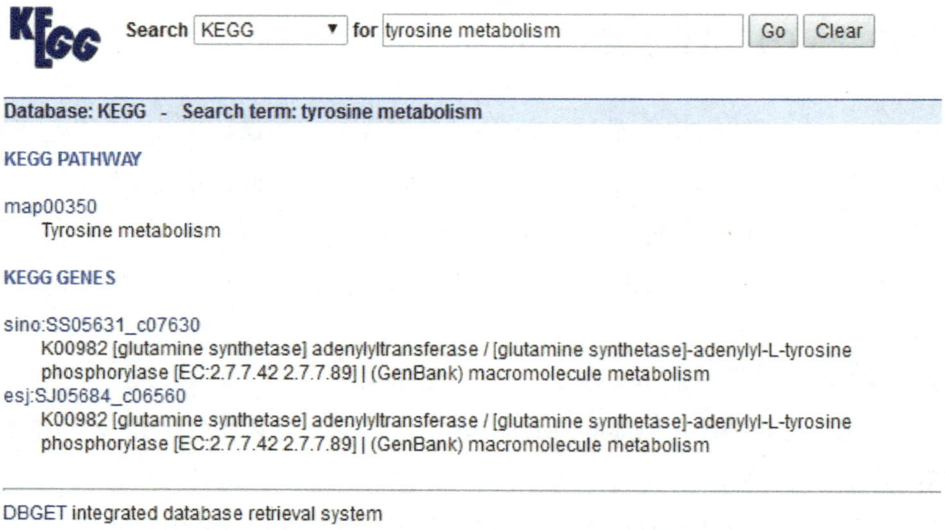

● 图 12-21 Tyrosine metabolism 搜索结果截图

KEGG PATHWAY: map00350 通路编号

Help

Entry	map00350 Pathway
Name	Tyrosine metabolism 通路名称
Class 分类	Metabolism; Amino acid metabolism 代谢; 氨基酸代谢 BRITE hierarchy → 点开后会看到该途径的分类层级，图12-23。
Pathway map 通路图	map00350 Tyrosine metabolism ↓ 点开后会看到该途径的放大视图，图12-28。 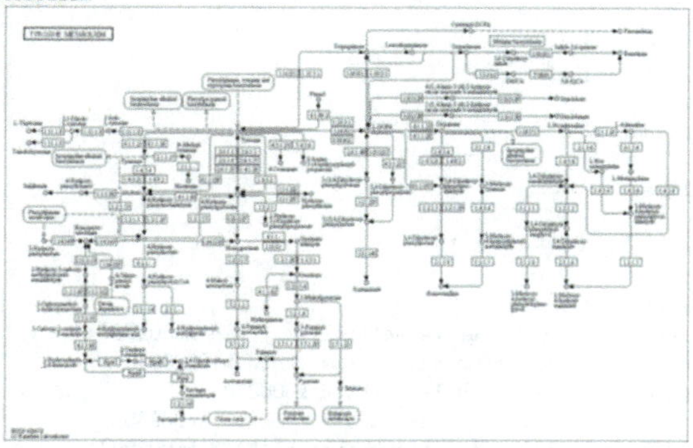 Ortholog table → 直系同源表：点开后会看到本途径中基因在收录物种中的直系同源基因情况，图12-24。
Module 模块	M00042 Catecholamine biosynthesis, tyrosine => dopamine => noradrenaline => adrenaline [PATH:map00350] M00043 Th… hyronine/thyroxine [PATH:map00350] M00044 Ty… [PATH:map00350] M00533 Homoprotocatechuate degradation, homoprotocatechuate => 2-oxohept-3-enedioate [PATH:map00350] 点开后会看到部分反应步骤，见图12-25。
Disease 相关疾病	H00163 Alkaptonuria H00165→Tyrosinemia 点击后会打开该疾病的说明及通路，图12-26。 H00168 Oculocutaneous albinism H00251 Thyroid dyshormonogenesis H00548 Brunner syndrome H00831 Primary dystonia H01005 Dopamine beta-hydroxylase deficiency H01161 Aromatic L-amino acid decarboxylase deficiency
Other DBs	GO: 0006570→点开后会链接到GO数据库中的该代谢通路说明，见图12-27。
Reference	PMID:8550403 在PubMed数据库中的文献编号，点击会链接到PubMed数据库。
Authors	Prieto MA, Diaz E, Garcia JL.→ 作者(姓+名首字母缩写)
Title	Molecular characterization of the 4-hydroxyphenylacetate catabolic pathway of Escherichia coli W: engineering a mobile aromatic degradative cluster. → 参考文献题目
Journal	J Bacteriol 178:111-20 (1996) → 期刊缩写卷：页（年） DOI:10.1128/JB.178.1.111-120.1996 → 参考文献全文链接
Reference	PMID:1194238
Authors	Sparnins VL, Dagley S.
Title	Alternative routes of aromatic catabolism in Pseudomonas acidovorans and Pseudomonas putida: gallic acid as a substrate and inhibitor of dioxygenases.
Journal	J Bacteriol 124:1374-81 (1975)
Reference	PMID:18435614
Authors	Ito S, Wakamatsu K
Title	Chemistry of mixed melanogenesis--pivotal roles of dopaquinone.
Journal	Photochem Photobiol 84:582-92 (2008) DOI:10.1111/j.1751-1097.2007.00238.x
Reference	PMID:11171088
Authors	Olivares C, Jimenez-Cervantes C, Lozano JA, Solano F, Garcia-Borron JC
Title	The 5,6-dihydroxyindole-2-carboxylic acid (DHICA) oxidase activity of human tyrosinase.
Journal	Biochem J 354:131-9 (2001) DOI:10.1042/bj3540131
KO pathway	ko00350
LinkDB	All DBs

报道该途径的参考文献信息

DBGET integrated database retrieval system

● 图 12-22　Tyrosine metabolism 代谢通路页面截图

KEGG Orthology (KO)

[Brite menu | Organism menu | Download htext | Download json]

Reference hierarchy (KO) ▼ Go ko00350

▼ ▼ ▼ ▼ One-click mode

▼ 09100 Metabolism

▶ 09101 Carbohydrate metabolism

▶ 09102 Energy metabolism

▶ 09103 Lipid metabolism

▶ 09104 Nucleotide metabolism

▼ 09105 Amino acid metabolism
▶ 00250 Alanine, aspartate and glutamate metabolism [PATH:ko00250]
▶ 00260 Glycine, serine and threonine metabolism [PATH:ko00260]
▶ 00270 Cysteine and methionine metabolism [PATH:ko00270]
▶ 00280 Valine, leucine and isoleucine degradation [PATH:ko00280]
▶ 00290 Valine, leucine and isoleucine biosynthesis [PATH:ko00290]
▶ 00300 Lysine biosynthesis [PATH:ko00300]
▶ 00310 Lysine degradation [PATH:ko00310]
▶ 00220 Arginine biosynthesis [PATH:ko00220]
▶ 00330 Arginine and proline metabolism [PATH:ko00330]
▶ 00340 Histidine metabolism [PATH:ko00340]
▶ 00350 Tyrosine metabolism [PATH:ko00350]
▶ 00360 Phenylalanine metabolism [PATH:ko00360]
▶ 00380 Tryptophan metabolism [PATH:ko00380]
▶ 00400 Phenylalanine, tyrosine and tryptophan biosynthesis [PATH:ko00400]

▶ 09106 Metabolism of other amino acids

● 图 12-23 Tyrosine metabolism 通路的分类层级页面截图

Ortholog table

All ▼

Grp	Genus	Organism	K14454 (GOT1)[694]	K14455 (GOT2)[565]	K00811 (ASP5)[120]	K00812 (aspB)[3580]	K00813 (aspC)[853]	K11358 (yhdR)[346]	K15849 (PAT)[154]	K00815 (TAT)[621]
E.Ani	Homo	hsa	2805	2806						6898
E.Ani	Pan	ptr	450664	467989						454227
E.Ani	Pan	pps	100991554	100992238						100987430
E.Ani	Gorilla	ggo	101131156	101150932						101140743
E.Ani	Pongo	pon	100173864	100171753						100446283
E.Ani	Nomascus	nle	100596785	100593319 100590519						100583147
E.Ani	Macaca	mcc	708434	707896						708005

● 图 12-24 Tyrosine metabolism 相关基因的直系同源表部分页面截图

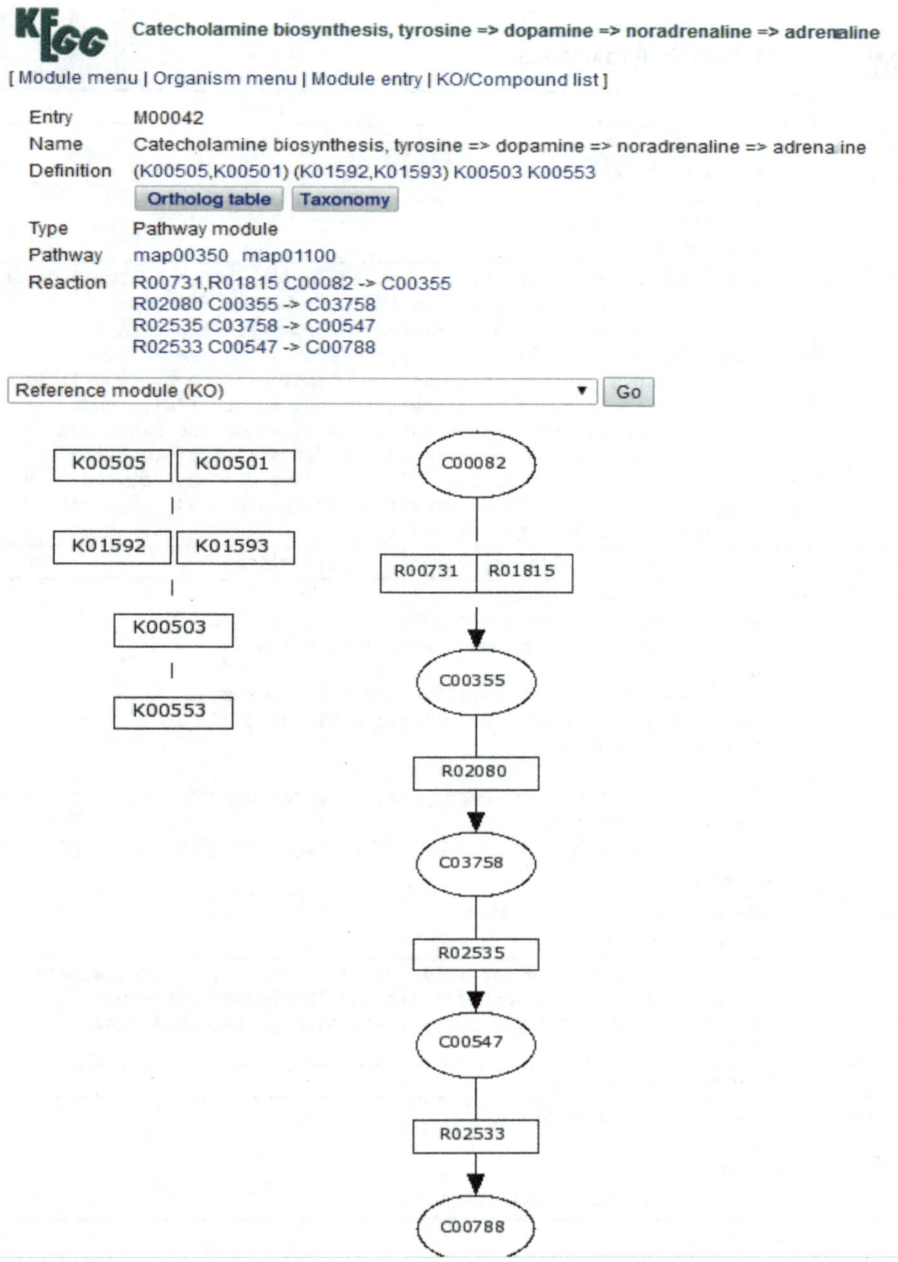

● 图 12-25 Tyrosine metabolism 通路 Module 内容中 M00042 页面截图

KEGG **DISEASE: Tyrosinemia** Help

Entry	H00165 Disease
Name	Tyrosinemia
Subgroup	Tyrosinemia, type I Tyrosinemia, type II Tyrosinemia, type III Hawkinsinuria
Description	The tyrosinemias are characterized by the accumulation of tyrosine in body fluids and tissues. Type I is the most severe form of tyrosinemia, is caused by a deficiency of fumarylacetoacetate hydrolase (FAH). This disorder is associated with liver failure, painful neurologic crises, rickets, and hepatocarcinoma. Type II is caused by a deficiency of tyrosine aminotransferase (TAT), and clinically presents with hyperkeratotic plaques on the hands and soles of the feet and photophobia due to deposition of tyrosine crystals within the cornea. Type III is a rare disorder caused by a deficiency of 4-hydroxyphenylpyruvate dioxygenase, that is associated with ataxia and mild mental retardation.
Category	Inherited metabolic disease; Nervous system disease
Brite	Human diseases [BR:br08402] Congenital disorders of metabolism Congenital disorders of amino acid metabolism H00165 Tyrosinemia Human diseases in ICD-11 classification [BR:br08403] 05 Endocrine, nutritional or metabolic diseases Metabolic disorders Inborn errors of metabolism 5C50 Inborn errors of amino acid or other organic acid metabolisı H00165 Tyrosinemia BRITE hierarchy
Pathway	hsa00350 Tyrosine metabolism hsa00360 Phenylalanine metabolism
Gene	(Type I) FAH; fumarylacetoacetate hydrolase [HSA:2184] [KO:K01555] (Type II) TAT; tyrosine aminotransferase [HSA:6898] [KO:K00815] (Type III) HPD; 4-hydroxyphenylpyruvate dioxygenase [HSA:3242] [KO:K00457]
Drug	Nitisinone [DR:D05177]
Other DBs	ICD-11: 5C50.11 5C50.12 ICD-10: E70.2 MeSH: D020176 OMIM: 276700 276600 276710 140350
Reference	PMID:16602095
Authors	Scott CR
Title	The genetic tyrosinemias.
Journal	Am J Med Genet C Semin Med Genet 142C:121-6 (2006) DOI:10.1002/ajmg.c.30092

● 图 12-26　Tyrosine metabolism 相关疾病内容中 Tyrosinemia 页面截图

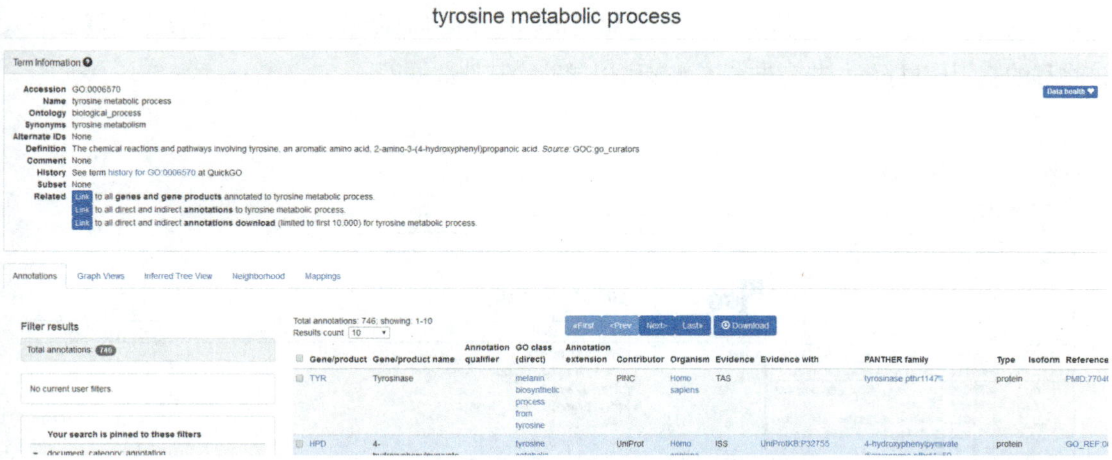

● 图 12-27　Tyrosine metabolism 通路中 GO 数据库部分页面截图

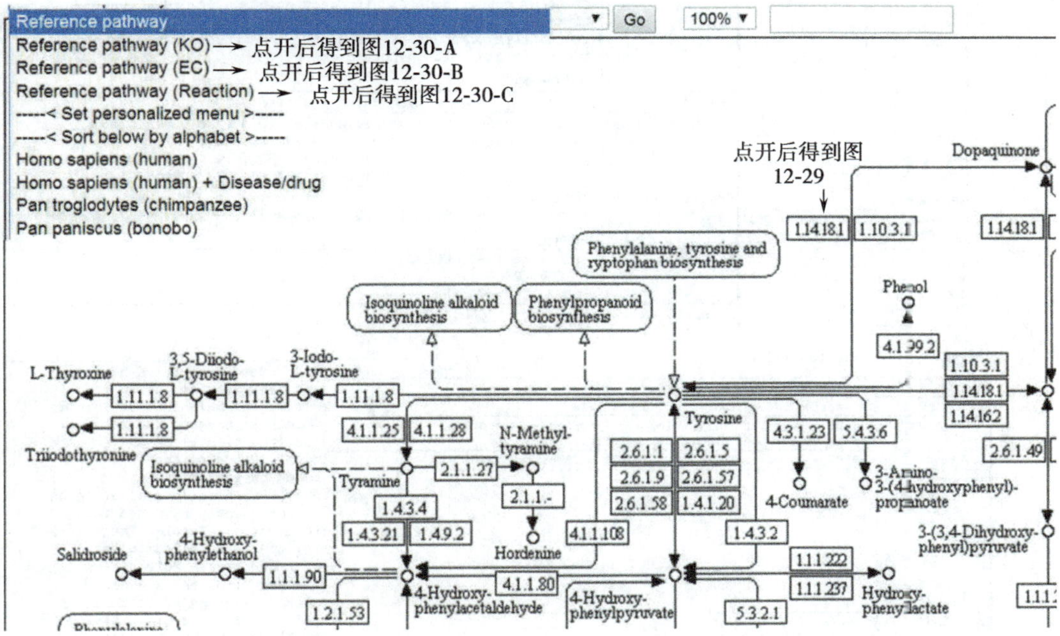

● 图 12-28　Tyrosine metabolism 通路部分页面截图

如图 12-28 所示的酪氨酸代谢通路的放大图局部，通路的显示方式主要有五种类型，当以参考路径方式显示时，点击方框，将得到包括 Orthology、Enzyme 和 Reaction 三个子数据库中的信息，点击圆圈，则会得到该化合物的相关信息，如结构式、化学式、分子量、参与的反应、参与的通路等，如图 12-29 所示。其他四种显示方式依次为 Reference pathway（KO）、Reference pathway（EC）、Reference pathway（Reaction）以及物种特异性 Reference pathway，其中前三种方式的途径显示页面相同（图 12-30-A），但是点击表示酶的方框后进入的数据库不一样，点击方框会出现各自对应的数据库内容，如 KO 方式出现 Orthology 信息，EC 出现 Enzyme 信息，Reaction 出现 Reaction 和 RCLASS 信息，这三种方式显示时，方框的背景色实际操作中均为紫色，印刷时显示了蓝色，而物种特异性途径显示如图 12-30-B，此时通路中的方框背景色在实际操作中会出现白色和绿色两种，绿色背景的方框就是在选定的物种中已经鉴定的基因，印刷时显示了蓝色，点击该方框就会进入该物种的基因信息页面，并有丰富的链接可以导航到其他数据库。

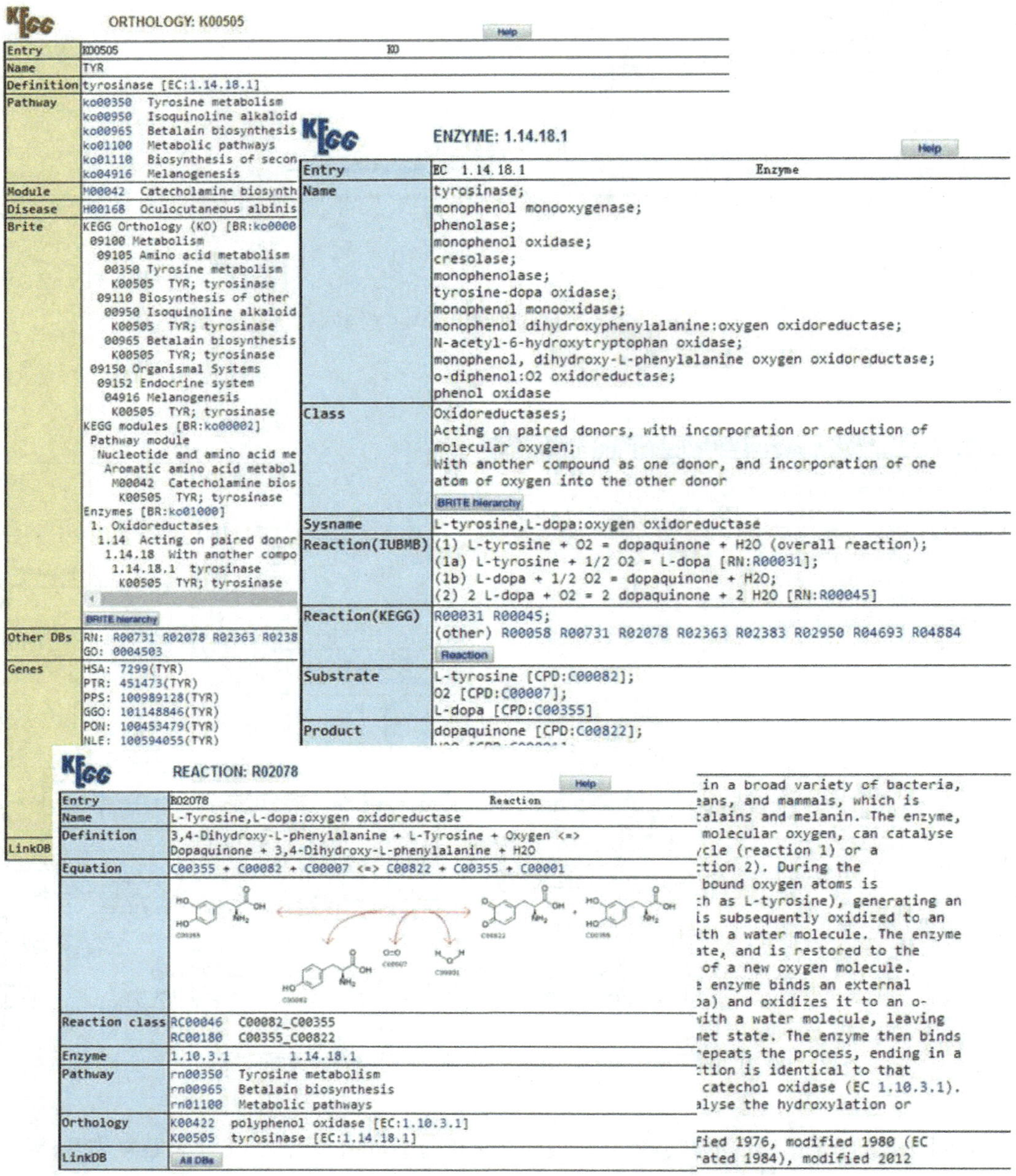

● 图 12-29　在 Reference pathway 模式下点击方框后得到的其他数据库信息截图

要看懂这种复杂的代谢通路图，首先要知道其中的各种形状和符号代表的意义，图 12-31 中总结了在 KEGG 代谢通路中出现的各种箭头、圆圈、方框等形状所代表的意义。

除了化合物的代谢之外，KEGG PATHWAY 数据库中还有一大类信号转导通路，对于快速了解特定信号转导过程并找到相关的信息是一个十分有用的参考。本教材主要涉及药用植物的中药生物技术，其中的核心内容就是有效成分的生物合成途径，而有效成分多属于次级代谢产物，该类成分的产生往往是植物对于外界胁迫的响应。从植物受到胁迫，到产生次级代谢产物为人类所用，中间的过程对了解有效成分产生机制、有目的地选择代谢调控手段、选择特定药材的道地产区都具有重要的潜在意义。图 12-32 中列举了模式植物拟南芥中已经发现的植物 - 病原菌相互作用（PLANT-PATHOGEN INTERACTION）的信号转导通路图（有色背景框内为拟南芥中确定的步骤）。

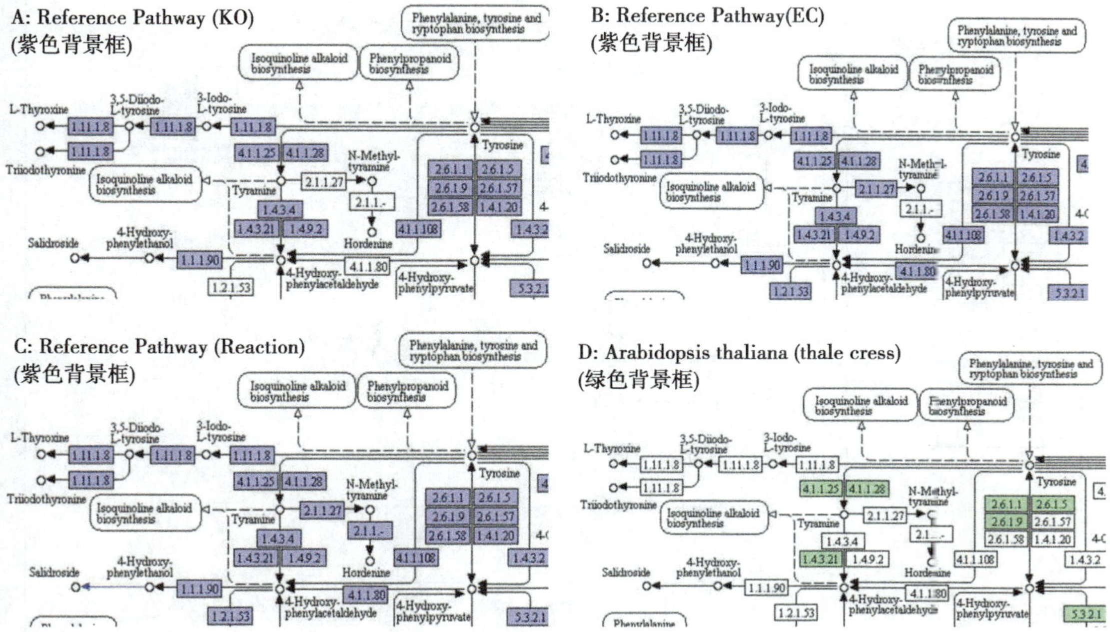

● 图 12-30　显示参考通路的其他两种方式

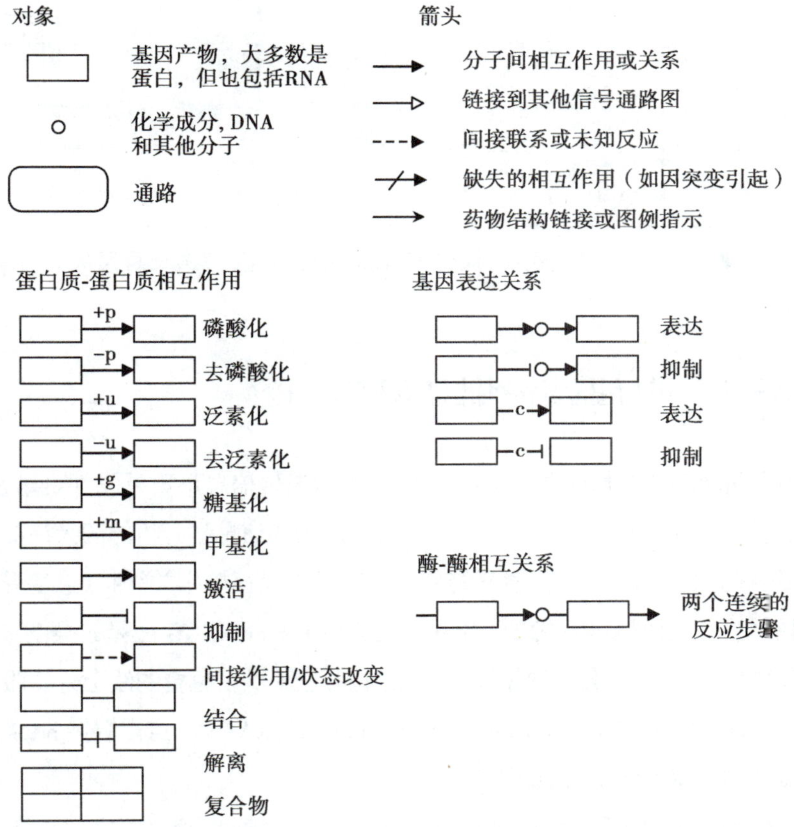

● 图 12-31　代谢通路图中各种形状和符号的意义

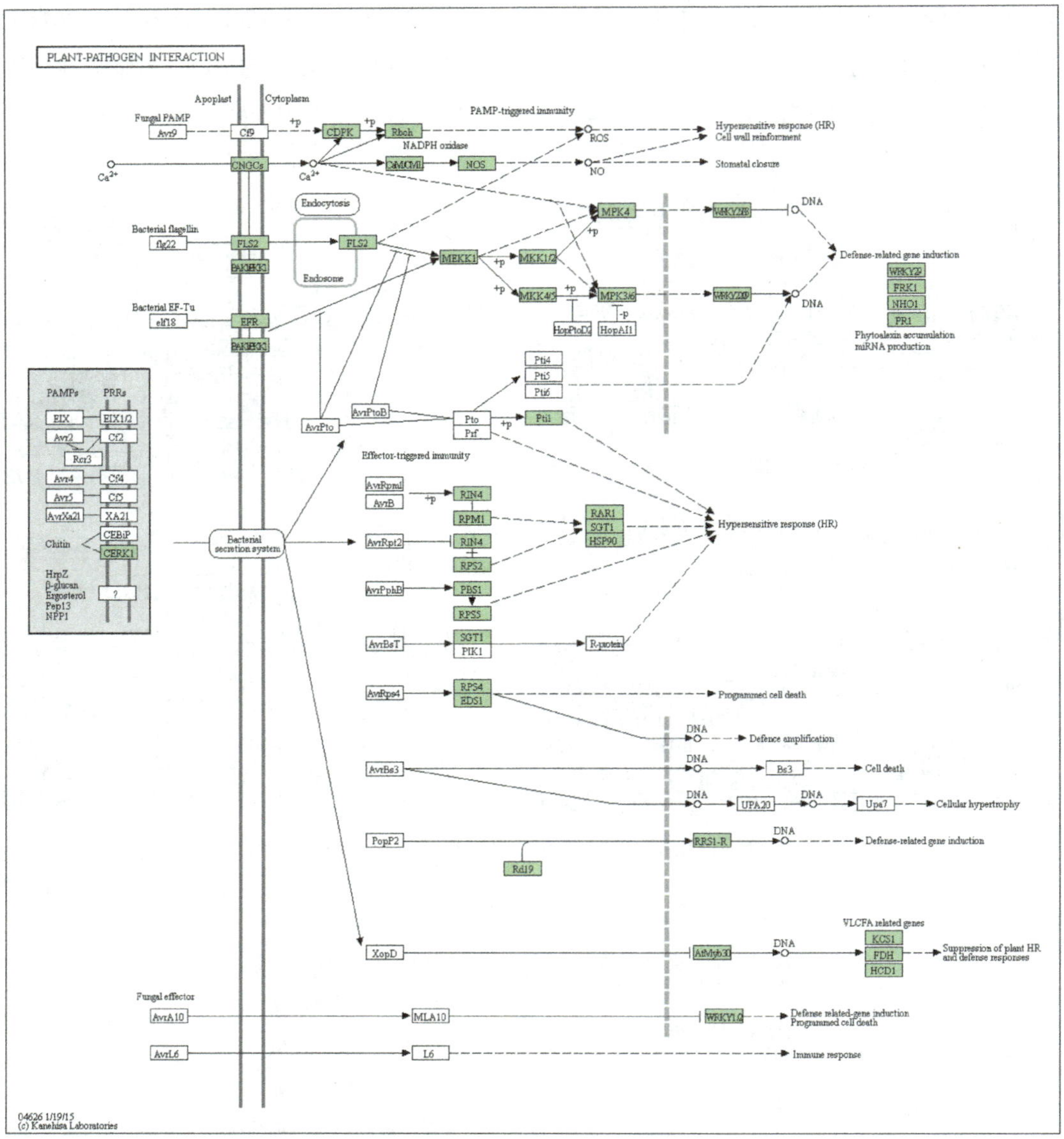

● 图 12-32　拟南芥中植物－病原菌相互作用的信号转导通路图

三、用 KAAS 工具进行基因序列批量 KEGG 注释

随着高通量核酸测序技术的快速发展，获取大量的遗传信息不再是一件难事，但是如何对这些海量的数据进行注释和差异分析成了当务之急，常规生物信息学分析的四大注释内容里，KEGG 数据库的注释结果以其形象化、与代谢产物和信号转导途径直接相关等特点，备受中药生物技术领域研究人员的关注。因此有必要在此介绍批量进行 Unigene KEGG 注释的操作方法。

KEGG 不仅提供了系统的各子数据库的丰富内容，还提供了免费的线上分析服务工具：KEGG 数据库的自动注释服务（KEGG Automatic Annotation Server，KAAS）。点击链接 https://www.genome.jp/tools/kaas/，即可进入 KAAS 页面，如图 12-33。

在完成测序和拼装工作后，会得到数以万计的 Unigene 序列，将这些序列转换为 fasta 格式文件，即可在 KAAS 工具中的 KAAS job request（BBH method）或 KAAS job request（SBH method）进

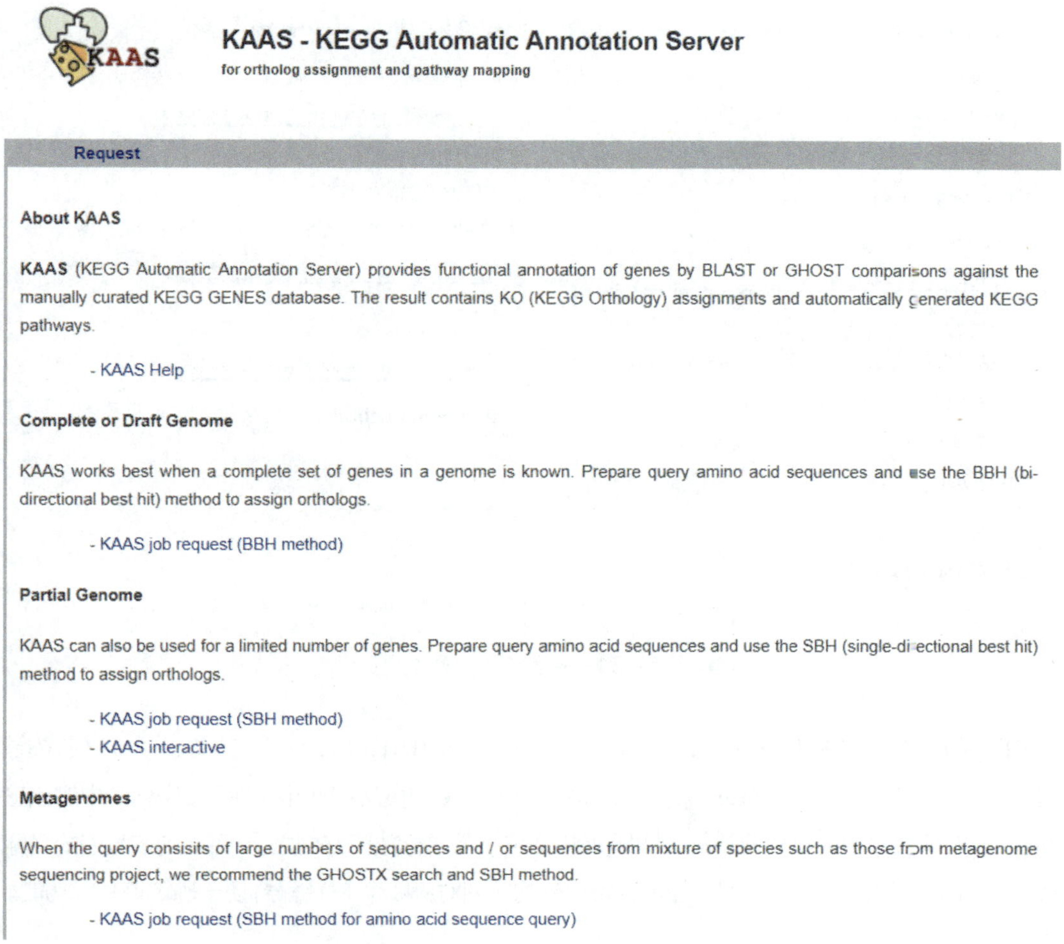

● 图 12-33　KAAS 主页截图

行提交和计算，点击 SBH（single-directional best hit）链接，会看到如下序列提交页面（图 12-34）。其中在 Search program 中有三个选项，BLAST 序列可用于核酸和氨基酸序列，其他两种 GHOSTX 和 GHOSTZ 方法都是针对氨基酸序列，三种方法中，以 BLAST 方法的准确度最高，运行速度也最慢，在进行 BLAST 分析时，相似度的默认临界值为 60%，若结果不理想可自行上调或下调。在 Query sequences 文件中，可将序列文件粘贴到对话框中，也可选择上传文件，但是两种情况中，序列都需要用 fasta 格式来表示，即如下格式：

>基因名或编号

AAGTCGCGCGTAGTTTTGGCTTCCCGAAGGAAGCCGTGATGGATTTTTTTTTTTTTTGTTGGTCCAGC

AGGCACATCCATGCAAGCTTGCAAGAACGACGACATGCAAAGGAACTTATTTCCTGCAATGCTGTA

GCCCTTTGCATGTATCCTTGGAACAGGACCACTAAGATTGTTAAATGATAAATCCAGGAATGAAAG

ACCTGTGAGATTAGCAACAACTCCCGG

输入或上传序列后，给本次注释任务命名，并提供准确真实的电子邮箱地址，根据分析的目的性，来选择代表性数据集，并添加物种名缩写（最多可添加 40 个物种），选 Assignment method，点击屏幕右侧的 Compute 按钮（图 12-34），则服务器会自动发给所提供邮箱一份电子邮件来确认，点击确认链接，任务就正式开始计算了，结束后会收到一封任务完成的邮件，其中有链接可以打开分析结果。

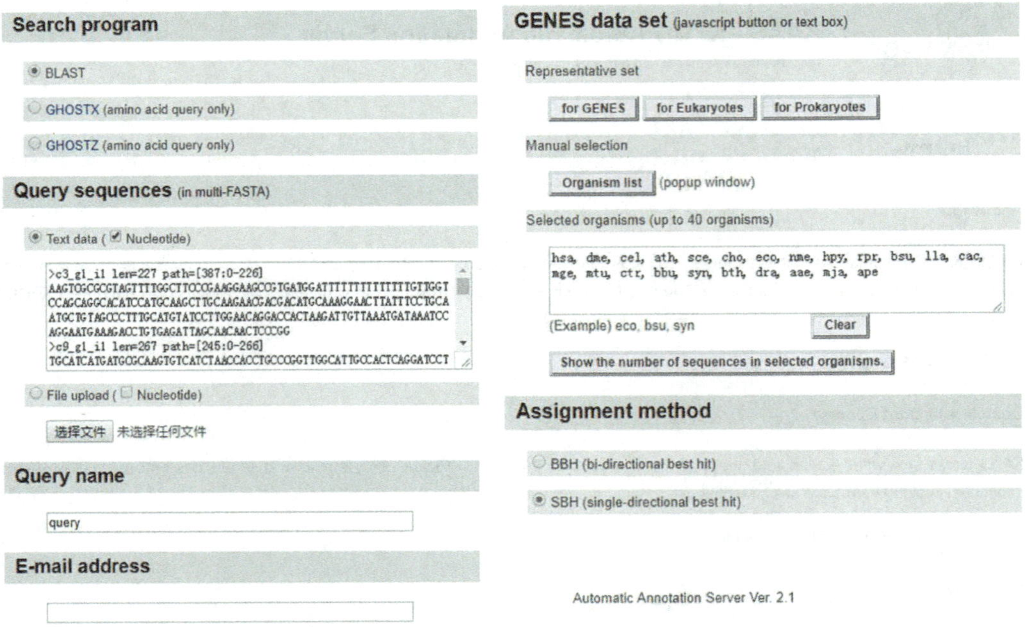

● 图 12-34　基因注释序列提交页面

相同邮箱地址提供的分析结果都会显示在同一个页面中(图 12-35),点击相应的 html 格式链接,即可打开提交序列的 Pathway Mapping 分析结果,点击感兴趣的链接,即可看到提交序列命中的该途径中的步骤(实际操作中为绿色背景框,此处印刷为蓝色),将鼠标放于方框之上,可看到该基因的名称和 KO 编号,结果页面中的 KO list,即可显示哪条提交的序列对应哪个 KO 编号,便于确定该基因功能。

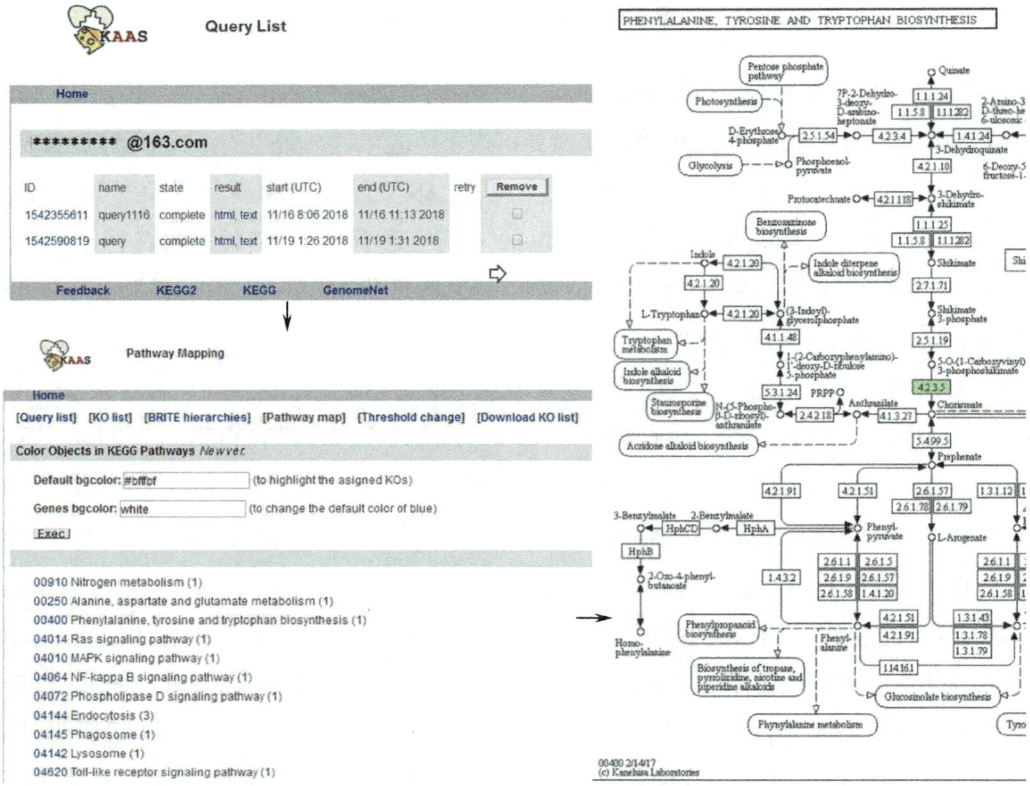

● 图 12-35　KAAS 任务分析结果链接页面

第五节　常用的化学信息学数据库和应用

随着现代计算方法和高性能计算的快速发展，化学信息学和计算化学在中药学等学科中的应用越来越广泛和深入。例如，通过反向找靶技术可以为中药化学成分辅助确定其有效的靶点，如通过分子对接方法则可以明确化学成分同靶点的结合模式，或选择潜在的同工酶用于探索其可能的生物合成路径。借助化学信息学数据库和计算化学方法，还可显著提高包括中药化学成分绝对构型的确定、作用靶点或在植物体内催化合成该产物的同工酶的筛查、生物合成路径解析及相关研究等的研究效率。下面将以反向找靶技术为例，简要介绍化学信息学在中药生物技术相关研究中的常用数据库、软件及应用。

近年来，基因表达、药物 - 靶点相互作用、蛋白网络、临床研究、药物副作用等数据的快速积累，极大丰富了化学信息学数据库的内容和数据的多样性。目前常用的化学信息学数据库有 PubChem、ChEMBL、DrugBank、BindingDB、ZINC 等。表 12-6 中罗列了这些常用数据库的简介及访问地址。

表 12-6　常用化学信息学数据库

数据库名称	简介	网址
PubChem	有机小分子生物活性数据，包含化合物结构及生物活性数据，由美国国家生物技术信息中心负责维护。目前收录了 9 600 多万种化合物，2 亿多个生物活性数据	https://pubchem.ncbi.nlm.nih.gov/
ChEMBL	人工收集的数据库，包含类药化合物的结构、理化性质、生物活性等信息。目前收录了 200 万个化合物信息、1 万多靶标的信息、1 000 多万生物活性数据	https://www.ebi.ac.uk/chembl/ws
DrugBank	药物与靶标数据库，收录药物与靶标的详细信息，包括药物的结构、药理学、药剂学等信息；靶标的序列、结构、信号通路等信息，是可以作为药物百科全书的数据库。目前包含超过 1 万多个药物的信息	http://www.drugbank.ca/
BindingDB	药物与靶标数据库，主要关注作为药物靶标的蛋白质与类药小分子的相互作用。目前包含 7 000 多个药物靶标与 65 万个小分子的近 150 万结合数据	https://www.bindingdb.org
ZINC	收录超过 2 亿小分子的数据库，分子经由商业软件 OpenEye 生成有化合物的 3D 结构。提供商业公司的购买链接	http://zinc.docking.org/ 或 http://zinc15.docking.org/

这些海量的化学信息学数据最初主要用于虚拟药物筛选，即针对靶标寻找有潜力的抑制剂、激动剂或拮抗剂等。随着数据的积累及算法的发展，利用这些数据库开展反向找靶越来越成为可

能，即针对化合物寻找其潜在的作用靶点。要了解中药化学成分如何发挥功效，首先需要找到其作为配体时的作用靶点。因此，基于这些化学信息学数据库发展起来的反向找靶技术在这方面发挥着越来越重要的作用。这里“反向”是相对虚拟药物筛选而言的，也就是说反向找靶和虚拟药物筛选所采用的核心技术基本相同，只是筛选的目标正好彼此相反。与虚拟药物筛选方法一样，反向找靶方法也分为基于配体和基于结构这两种找靶方法。

1. 基于配体的反向找靶方法　表 12-7 中所列的数据库如 BindingDB、ChEMBL、PubChem 等除了收录化合物分子的结构和理化性质以外，还收录了它们在高通量筛选实验中获得的与各种靶标作用的生物活性数据。基于配体的反向找靶方法即是将待查询的化合物分子与数据库中这些有生物活性数据的分子进行比较，根据“结果越相似的分子其作用效果也越相似”的原理，筛选得到数据库中相似度高的分子所对应的靶标即为查询分子的靶标。显然，相似性的评判标准是这类方法的关键，这也是各种基于配体的反向找靶方法的核心区别。目前，分子的相似性评价主要通过分子描述符进行。分子描述方法可分为 1 维、2 维或 3 维（即 1D、2D、3D）。1D 方法主要包括分子的物理化学全局参数，例如分子体积、氢键供体、受体数量等。2D 方法是用 2 维化学结构的性质来描述化学相似性，其相似性数值通常由 Tanimoto 系数给出，其数值在 0 到 1 之间，越接近 1 则分子越相似，反之则分子差异越大。3D 方法主要考虑了分子的三维几何构象，包括药效团识别和形状相似性。

尽管 2D 描述符看起来过于简单，但它计算快，在构效关系及生物活性预测上的表现也很好。目前反向找靶的在线服务网站大多仅支持 2D 描述符，或者采用简化方法进行 3D 描述符的计算。表 12-7 列出了一部分提供在线反向找靶服务的网站。这些网站基本都支持 SMILES 格式的分子查询。SMILES 是简化分子线性输入规范（simplified molecular input line entry specification）的简称，是一种用 ASCII 字符串明确描述分子结构的规范。大多数分子结构软件都支持 SMILES 格式，例如 ChemDraw、ChemAxon Marvin、Openbabel 等。在实际使用在线的反向找靶服务器时，只需将化合物分子转换为 SMILE 格式提交到在线服务器上，很快即可获得预测的靶标。

近几年出现的一个研究热点是利用机器学习方法处理尽可能多的分子描述符，通过大量已知信息来训练预测模型，并以该模型为相似性的评判标准。例如 Lewis Mervin 等人从 ChEMBL 和 PubChem 中提取分析了近 2 亿生物活性数据，以此建立反向找靶训练集，并用贝叶斯算法训练模型用于预测化合物的靶点。该模型命名为 PIDGIN，可以从 https://github.com/lhm30/PIDGINv2 下载使用。

表 12-7　在线反向找靶服务器

名称	特点	网址
Similarity ensemble approach（SEA）	基于化学相似性的找靶方法，需要用户输入分子的 SMILES 数据进行搜索	http://sea.bkslab.org/
HitPick	基于朴素贝叶斯模型的机器学习方法的找靶方法，支持上传多个分子的 SMILES 数据或名称进行搜索	http://mips.helmholtz-muenchen.de/proj/hitpick

续表

名称	特点	网址
PASS ONLINE	在总结了超过 26 万个化合物构效关系基础的分子相似性方法，商业服务器。查询分子要求 MOLfile 格式	http://www.pharmaexpert.ru/PASSOnline/
PharmMapper	基于药效团的找靶服务器。查询分子要求具有 3D 结构的 Mol2 或 SDF 格式	http://lilab.ecust.edu.cn/pharmmapper/
Binding DB	基于相似性搜索方法，用户自定义相似度数值、子结构、活性数据范围等进行搜索。网站提供分子结构绘图工具，支持上传分子 SMILES 数据进行搜索	http://www.bindingdb.org/bind/chemsearch/marvin/FMCT.jsp
SwissTargetPrediction	将 2D 与 3D 相似性结合的搜索方法。网站提供分子绘图工具，支持上传分子的 SMILES 数据进行搜索	http://www.swisstargetprediction.ch/
Superpred	根据查询分子在数据库中的相似性数据的分布信息进行查询的方法，网站提供分子绘图工具，支持上次 SMILES 数据，或根据 PubChem 的分子名称进行搜索	http://prediction.charite.de/

2. 基于结构的反向找靶方法　这类方法需要有靶标的三维结构，这通常由 X 射线衍射、NMR、冷冻电镜或同源建模方法得到。随着高质量的生物大分子三维结构越来越多，基于结构的反向找靶方法起着越来越重要的作用。Protein Data Bank（PDB）是最著名的生物大分子三维结构数据库。该数据库始建于 1971 年，截至 2020 年 4 月已经收录了超过 16 万个包括蛋白质、DNA、RNA 等生物大分子的三维结构。PDBbind 数据库是基于 PDB 数据库发展的受体-配体数据库，收录了生物大分子与小分子化合物结合的结构、生物大分子与生物大分子结合的结构，以及对应的 Kd、Ki、IC_{50} 等结合常数相关的实验数据。基于结构的反向找靶方法的一般步骤是，先利用 PDB 或者 PDBbind 这类数据库构建靶标搜索库，然后通过分子对接方法确定可以同查询分子结合的靶标，最后根据预测的结合常数进行打分排序，得到查询的分子的潜在靶标。

基于配体的方法和基于结构的方法可以联合使用，可以提高反向找靶的效率。这个联用方法的基本思路是，先进行基于配体的反向找靶，然后根据其预测结果构建有三维结构的靶标搜索库，最后开展基于结构的反向找靶。具体步骤如图 12-36 所示。

下面以利用 SwissTargetPrediction 数据库预测亮甲菌素（armillarsin A）的作用靶点为例。

（1）登录网址 http://www.swisstargetprediction.ch/，如图 12-37。

（2）在右侧框内画出亮甲菌素的结构式[CC(=O) C1=CC2=C(CO) C=C(O) C=C2OC1=O]，自动生成 SMILES 文件，如图 12-38。

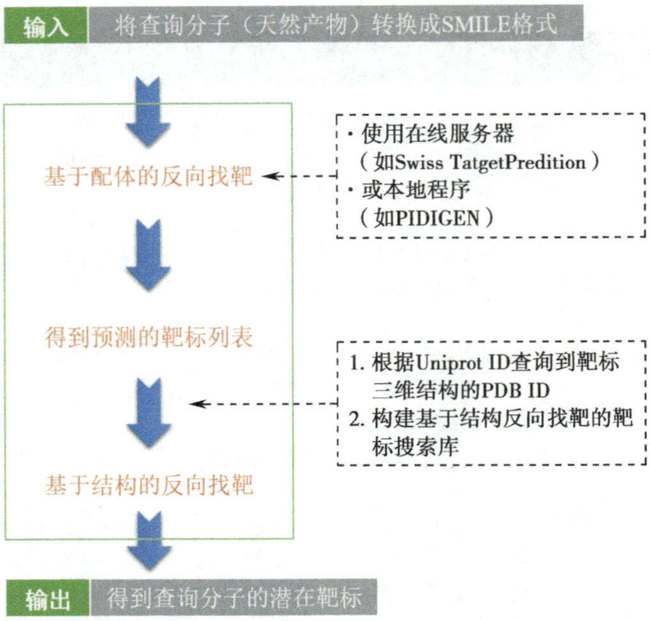

图 12-36　基于配体和基于结构联用的反向找靶方法

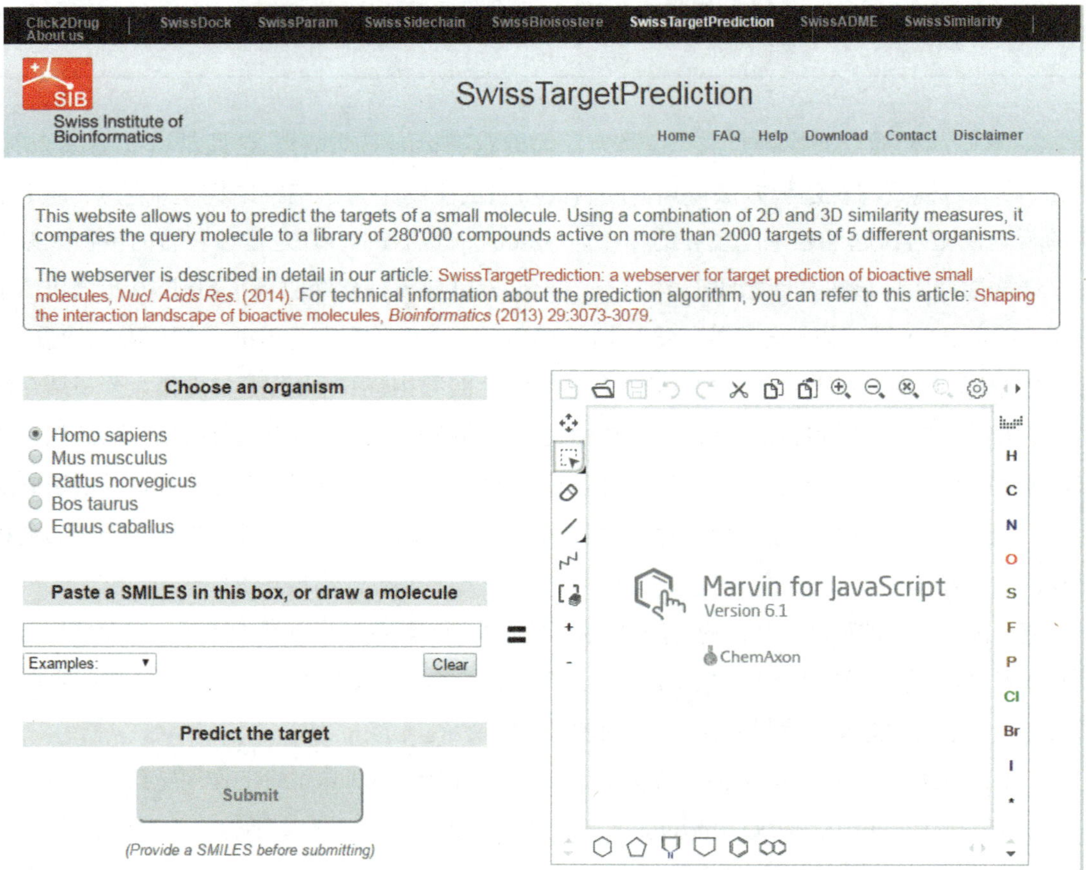

图 12-37　SwissTargetPrediction 数据库登录界面截图

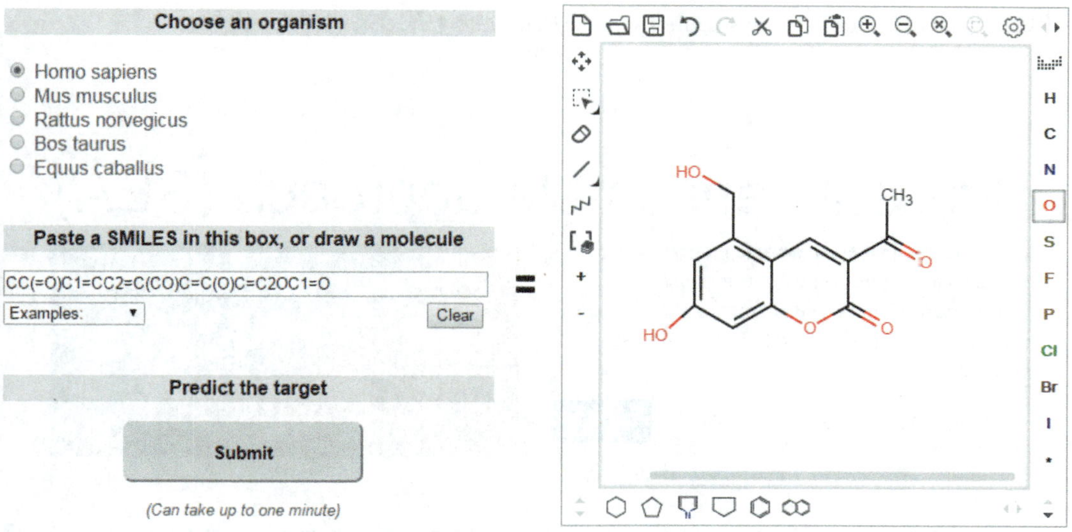

图 12-38　亮甲菌素结构式绘制和 SMILES 格式文件生成页面截图

(3)提交后得到靶酶预测结果，如图 12-39。

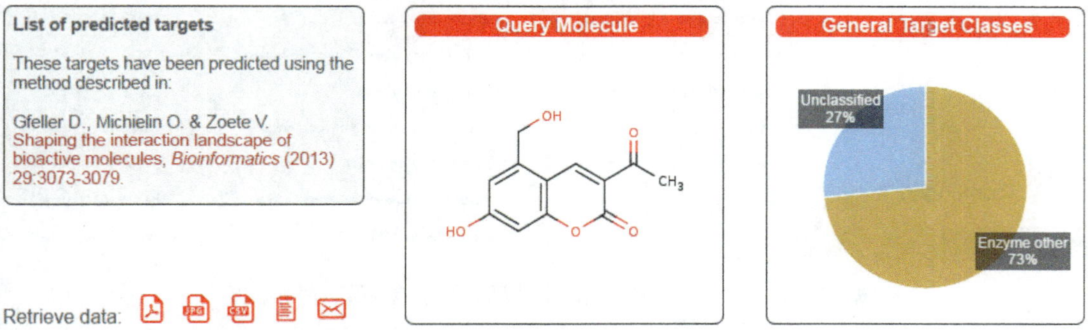

Target	Common name	Uniprot ID	ChEMBL ID	Probability*	# sim. cmpds (3D / 2D)	Target Class
NAD(P)H dehydrogenase [quinone] 1	NQO1	P15559	CHEMBL3623		6 / 54	Enzyme
Ribosyldihydronicotinamide dehydrogenase [quinone] *(by homology)*	NQO2	P16083	CHEMBL3959		6 / 54	Enzyme
Carbonic anhydrase 9	CA9	Q16790	CHEMBL3594		15 / 34	Enzyme
Muscleblind-like protein 1	MBNL1	Q9NR56	CHEMBL1293317		15 / 60	Unclassified
Muscleblind-like protein 2 *(by homology)*	MBNL2	Q5VZF2			15 / 60	Unclassified
Muscleblind-like protein 3 *(by homology)*	MBNL3	Q9NUK0			15 / 60	Unclassified
Microtubule-associated protein tau	MAPT	P10636	CHEMBL1293224		34 / 73	Unclassified
Testosterone 17-beta-dehydrogenase 3	HSD17B3	P37058	CHEMBL4234		1 / 20	Enzyme
Estradiol 17-beta-dehydrogenase 12 *(by homology)*	HSD17B12	Q53GQ0	CHEMBL5998		1 / 20	Enzyme
Carbonic anhydrase 12	CA12	O43570	CHEMBL3242		11 / 18	Enzyme
Carbonic anhydrase 1	CA1	P00915	CHEMBL261		36 / 21	Enzyme
Carbonic anhydrase 2	CA2	P00918	CHEMBL205		36 / 21	Enzyme
Carbonic anhydrase 3	CA3	P07451	CHEMBL2885		36 / 21	Enzyme

图 12-39　亮甲菌素靶酶预测结果页面截图

将 SMILES 文件[CC(=O)C1=CC2=C(CO)C=C(O)C=C2OC1=O]输入其他服务器可以比较靶

酶计算结果。如在 Similarity ensemble approach（SEA）中计算结果如图 12-40 所示。

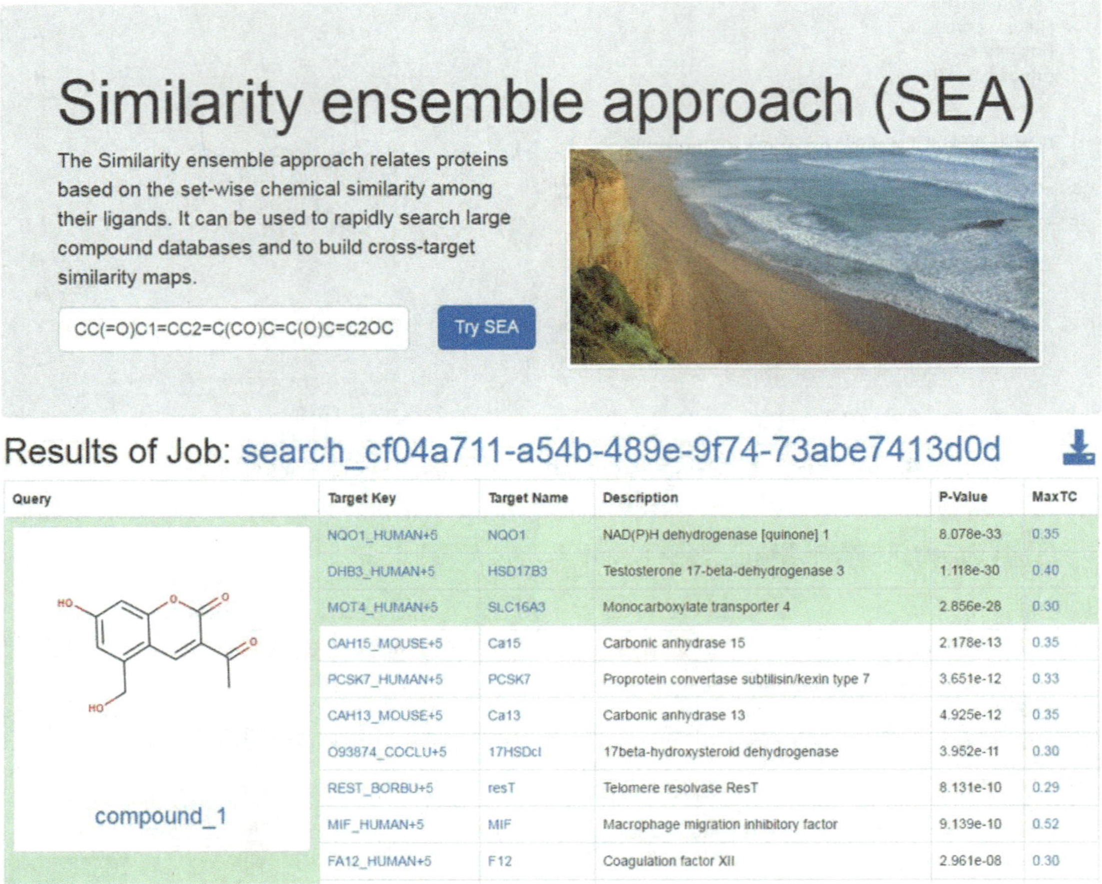

● 图 12-40　SEA 服务器提交计算页面和结果展示页面截图

第六节　常用的计算化学软件及其应用

在利用反向找靶确定天然产物的作用靶点、选择潜在的同工酶之后，明确它们之间的作用模式，对于后续开展生物合成等相关的研究有着非常显著的促进作用。而这需要利用分子对接、分子动力学模拟、量子力学与分子力学联用（hybrid quantum mechanics and molecular mechanics，QM/MM）等方法对中药化学成分与生物大分子之间的结合模式进行可靠的研究。下面将对三种方法进行简单介绍。

1. 分子对接　分子对接主要可以分为三种，即刚性对接、柔性对接以及半柔性对接。刚性对接是指对接的两个分子的构象均不发生变化的分子对接模式，只考虑分子之间包括平动和转动的相对位置。基于此的软件有 Hex、SoftDock、OpenEye Fred 等。半柔性对接是指在对接过程中，受体固定不动而仅允许配体变化的方法。大部分现有的分子对接软件一般都使用这种方法。柔性对接是指受体和配体的分子构象均可以产生变化的方法。这种方法更接近于诱导契合学说。但是现有工具（如 GOLD、Autodock 等）在实现过程中，基于柔性对接的方法相对于其他方法上来说，计算量增大了，但结果并无非常明显的优势，反而在一些情况下表现出不如基于半柔性对接方法的工具。目前，研究学者已开发了60多种互不相同的对接工具和程序，用于学术和商业使用，其中较为常见的有DOCK、AutoDock、AutoDock Vina、FlexX、Surflex、GOLD、ICM、Glide、MOE-Dock等。

利用分子对接方法，可获得化合物同靶标的结合模式，明确同靶标的重要结合位点，进而合理化设计生物合成中的反应底物，在保证反向效率和产率的前提下丰富中药化学成分的结构多样性。

2. 分子动力学模拟　分子动力学模拟最早在20世纪50年代由物理学家提出，如今广泛应用于物理、化学、生物体系的理论研究中。它通过对分子、原子在一定时间内运动状态的模拟，即数值求解牛顿运动方程，动态地考察系统随时间演化的行为。其基本步骤为：①确定始构型，即依据实验数据或者能量最小化获得一个能量较低的起始构型，这是进行分子模拟的基础；②进入平衡相，即从上一步确定的起始构型出发构建平衡相，通过对温度等参数逐渐调控，使体系最终处于稳定的状态；③进入生产相，即体系总能量不变，状态稳定的阶段，计算分析所用样本正是从这个阶段中抽取的。

利用分子动力学模拟，可以在分子对接的基础之上更为可靠地判断天然产物同靶标的结合模式。目前主要的分子动力学软件包括Amber、CHARMM、Gromacs、NAMD等。

3. QM/MM方法　量子力学与分子力学联用的方法即Hybrid Quantum Mechanics and Molecular Mechanics，简称QM/MM方法。这方面的工作最早由AriehWarshel和Michael Levitt开展，他们因此项工作同Martin Karplus共同获得了2013年的诺贝尔化学奖。

量子力学（quantum mechanics，QM）方法可用于研究化学反应，精度高但计算耗时。分子力学（molecular mechanics，MM）方法基于经验的分子力场计算能量，计算速度快但不能用于研究化学反应。QM/MM方法结合了QM方法精确性特点和MM方法计算速度快的特点，从而可以从理论上研究酶催化反应等涉及电子分布发生变化的生物大分子体系。该方法的基本思想是将涉及化学反应的原子或基团用QM方法处理，剩下的原子当作化学反应的环境部分用MM方法处理。目前的各种QM/MM方法主要在计算QM和MM之间相互作用上存在理论上的差异。支持QM/MM方法的软件主要有Gaussian、NWChem、Amber等。不过使用更多的是将众多QM软件和MM软件结合起来的接口（interface）软件，例如PUPIL、Amber QM/MM interface等。

通过QM/MM计算，特别是基于QM/MM的自由能计算，能清楚地揭示生物合成中很关键的酶催化反应的基本机制，包括生物合成反应的决速步骤、及酶中关键氨基酸残基的重要作用也能明确地阐明，从而为提高生物合成的效率和产率提供理论指导。

4. 计算化学软件在生物合成中的应用举例　紫杉二烯是合成抗癌药紫杉醇的关键前体。利用生物合成的方法获得紫杉二烯，不仅可以降低紫杉醇的生产成本，还能促进研发更高效的抗癌药物。在用酿酒酵母研究紫杉二烯的生物合成途径中，Mingzhu Ding等人利用分子对接方法对6种香叶基香叶基二磷酸合成酶（GGPPS）的催化性能进行了预测。GGPPS是甲戊酸（MVA）途径中催化二磷酸甲酯（FPP）合成香叶基香叶基二磷酸酯（GGPP）的关键酶，广泛存在于各种植物、动物和微生物中，具有催化DMAPP或FPP合成GGPP的功能。提高酵母中GGPPS的含量能显著提高紫杉二烯的产率。但不同的GGPPS其催化效率有差异，因此选择催化效率高的GGPPS同工酶非常重要。若采用常规的方法，需要经过几轮的随机筛选，既费时又费力，而基于分子对接方法则可显著提高选择同工酶的效率。通过对来源于曼地亚红豆杉(Taxus baccata x Taxus cuspidate，GGPPSbc)、银杏(Ginkgo biloba，GGPPSgb)、牛蛙(Rana catesbeiana，GGPPSrc)、欧文草(Erwinia.icola，GGPPSeh)、莱茵衣原体(Chlamydomonas reinhardtii，GGPPScr)和酿酒酵母(S.cerevisiae，GGPPSsc)等6种不同的GGPPS开展分子对接研究，确定GGPPSbc为催化效率最高的GGPPS同工酶。实验结果表明，经GGPPSbc改造的工程酵母具有最高的紫杉二烯产率。显然，分子对接方法可用于指导选择合适的同工酶，指导合理设计萜类生物合成细胞。除了GGPPS之外，基于计算机辅助的分子对接的选择策略还可用于辅助预测该生物合成途径上许多其他酶(如HMGR)中更有效的同工酶。

思考题

1. 如何用序列比对方法辅助设计中药材分子鉴定中的特异性引物？

2. 五种BLAST工具的适用范围各是什么？

3. 三大核酸与三大蛋白质数据库都有哪些？

4. 如何用KAAS工具进行高通量测序数据的批量代谢途径注释？

5. SMILES格式的分子文件是三维结构文件吗？它的优势在哪里？有哪些方法可以生成分子的SMILES格式文件？

6. 柔性对接方法考虑了更多的影响因素，按道理应该比其他对接方法要好，可是为什么在实际使用中并没有表现出非常明显的优势？

（胡高升　方进波　刘俊军）

ER-12章　同步练习

参考文献

1. 郑彩霞．植物生理学．北京：中国林业出版社，2013.
2. 刘文英．植物逆境与基因．北京：北京理工大学出版社，2015.
3. 刘春生．药用植物学．北京：中国中医药出版社，2016.
4. 黄璐琦，刘昌孝．分子生药学.3版．北京：科学出版社，2015.
5. 陈士林．本草基因组．北京：科学出版社，2016.
6. 贾景明．中药生物技术．北京：化学工业出版社，2008.
7. 姚文兵．生物化学.8版．北京：人民卫生出版社，2016.
8. 张景海．药学分子生物学.5版．北京：人民卫生出版社，2017.
9. LI Q，LI Y，SONG J，et al.High-accuracy de novo assembly and SNP detection of chloroplast genomes using a SMRT circular consensus sequencing strategy.New Phytologist，2015，204(4)：1041-1049.
10. ZHAO M，SHI Y，LAN W，et al.Rapid authentication of the precious herb saffron by loop-mediated isothermal amplification（LAMP）based on internal transcribed spacer 2（ITS2）sequence.Scientific Reports，2016，6：25370.
11. PADDON CJ，KEASLING JD.Semisynthetic artemisinin：a model for the use of synthetic biology in pharmaceutical development.Nature Reviews Microbiology，2014，12(5)：355-367.
12. 胡之璧．中药现代生物技术．北京：人民卫生出版社，2009.
13. 贾景明，刘春生．分子生药学专论．北京：人民卫生出版社，2017.
14. 魏建和，陈建伟．中药生物技术．北京：中国中医药出版社，2017.
15. 刘吉华．中药生物技术．北京：中国医药科技出版社，2015.
16. 黄璐琦．中药分子鉴定操作指南．上海：上海科学出版社，2015.
17. 徐红，王峥涛，胡之璧．中药DNA分子鉴定技术的发展与应用．世界科学技术-中医药现代化，2003，5(2)：24-30.
18. 柳俊，谢从华．植物细胞工程．北京：高等教育出版社，2016.
19. 胡颂平，刘选明．植物细胞组织培养技术．北京：中国农业大学出版社，2014.
20. 袁学军．植物组织培养技术．北京：中国农业科学技术出版社，2016.
21. ALI M，ABBASI BH，ALI GS.Elicitation of antioxidant secondary metabolites with jasmonates and gibberellic acid in cell suspension cultures of Artemisia absinthium L.Plant Cell Tiss Organ Cult，2015，120(4)：1099-1106.
22. LI PQ，LUO HY，MENG JJ，et al.Effects of oligosaccharides from endophytic Fusarium oxysporum Dzf17 on activities of defense-related enzymes in Dioscorea zingiberensis suspension cell and seedling cultures.Electronic Journal of Biotechnology，2014，17(1)：156-161.
23. LU，CHAO，ZHAO，et al.Functional regulation of a UDP-glucosyltransferase gene（Pq3-O-UGT1）by RNA interference and overexpression in Panax quinquefolius.Plant Cell，Tissue and Organ Culture（PCTOC），2017，129(3)：445-456.
24. LU，CHAO，ZHAO，et al.Functional regulation of ginsenoside biosynthesis by RNA interferences of a UDP-glycosyltransferase gene in Panax ginseng and Panax quinquefolius.Plant Physiol Biochem，2017，111：67-76.

25. MA YN, HAN C, CHEN JY, et al.Fungal cellulase is an elicitor but its enzymatic activity is not required for its elicitor activity.Molecular Plant Pathology, 2015, 16(1): 14-26.
26. MOU Y, ZHOU KY, XU D, et al.Enhancement of Diosgenin Production in Plantlet and Cell Cultures of Dioscorea zingiberensis by Palmarumycin C13 from the Endophytic fungus, Berkleasmium sp.Tropical Journal of Pharmaceutical Research, 2015, 14(2): 241-248.
27. SAIKAT D, MOUMITA G, URMI D, et al.Signal transducer and oxidative stress mediated modulation of phenylpropanoid pathway to enhance rosmarinic acid biosynthesisin fungi elicited whole plant culture of Solenostemon scutellarioides.Enzyme and Microbial Technology, 2014, 66(1): 1-9.
28. XU A, ZHAN JC, HUANG WD.Effects of ultraviolet C, methyl jasmonate and salicylic acid, alone or in combination, on stilbene biosynthesis in cell suspension cultures of Vitis vinifera L.cv.Cabernet Sauvignon.Plant Cell Tissue Organ Cult, 2015, 122(1): 197-211.
29. XU G., CAI W., GAO W., et al. A novel glucuronosyltransferase has an unprecedented ability to catalyse continuous two-step glucuronosylation of glycyrrhetinic acid to yield glycyrrhizin.New Phytol, 2016, 212(1): 123-135.
30. 杨海龙，肖彩霞，章方龙．药用真菌深层发酵生产技术．北京：化学工业出版社，2009.
31. 余龙江．发酵工程原理与技术．北京：高等教育出版社，2016.
32. 王锐，张诗悦，穆青．蜜环菌的化学成分及生物活性研究进展．中草药，2016，47(11)：1992-1999.
33. 余伯阳．中药生物技术．北京：中国医药科技出版社，2005.
34. 高文远．中药生物工程．上海：上海科学技术出版社，2014.
35. 陈士林，宋经元．本草基因组学．中国中药杂志，2016，41(21)：3881-3889.
36. ZHOU W, HUANG Q, WU X, et al.Comprehensive transcriptome profiling of Salvia miltiorrhiza for discovery of genes associated with the biosynthesis of tanshinones and phenolic acids.Scientific Reports, 2017, 7(1): 10554.
37. WEN L, YUN X, ZHENG X, et al.Transcriptomic Comparison Reveals Candidate Genes for Triterpenoid Biosynthesis in Two Closely Related Ilex Species.Frontiers in Plant Science, 2017, 8 : 634.
38. MA D, LI G, ZHU Y, et al.Overexpression and Suppression of Artemisia annua 4-Hydroxy-3-Methylbut-2-enyl Diphosphate Reductase 1 Gene (AaHDR1) Differentially Regulate Artemisinin and Terpenoid Biosynthesis. Frontiers in Plant Science, 2017, 8 : 77.
39. 匡雪君，王彩霞，邹丽秋，等．紫杉醇生物合成途径及合成生物学研究进展．中国中药杂志，2016，41(22)：4144-4149.
40. 张岗，刘思思，杨新杰，等．一个全新的铁皮石斛 DoSWEET1 基因的分子克隆与特性分析．药学学报，2016，51(06)：991-997.
41. 梁从莲，蒲高斌，刘谦，等．DNA 分子标记在丹参药材质量控制中的应用．中国现代中药，2016，18(07)：923-928.
42. HONGYU GUAN, YUJUN ZHAO, PING SU, et al.Molecular cloning and functional identification of sterol C24-methyltransferase gene from Tripterygium wilfordii.Acta Pharmaceutica Sinica B, 2017, 7(5): 603-609.
43. MIAOMIAO LIU, XIQIANG WANG, DENGKE YIN, et al.Molecular cloning and expression analysis of two lectin genes in Sophora flavescens.Gene Reports, 2017, 7 : 91-97.
44. 张永煜，张玮，杨永清．系统生物学在中医药研究中的应用．北京：科学出版社，2014.
45. 陈士林．中药 DNA 条形码分子鉴定．北京：人民卫生出版社，2012.
46. 陆佳妮，赵志礼，倪梁红，等．线粒体基因在药用植物 DNA 分子鉴定中的应用．中草药，2016，47(10)：1791-1796.
47. ZHANG GQ, XU Q, BIAN C, et al.The Dendrobiumcatenatum Lindl.genome sequence provides insights into polysaccharide synthase, floral development and adaptive evolution.Sci Rep, 2016, 6(19029): 19029.
48. CAMERON DE, BASHOR CJ, COLLINS JJ.A brief history of synthetic biology.Nat Rev Microbiol, 2014, 12 : 381-390.

49. DAI Z, WANG B, LIU Y, et al.Producing aglycons of ginsenosides in bakers' yeast.Sci Rep, 2014, 4 :3698.
50. MOSES T, POLLIER J, ALMAGRO L, et al.Combinatorial biosynthesis of sapogenins and saponins in Saccharomycescerevisiae using a C-16alpha hydroxylase from Bupleurum falcatum.Proceedings of the National Academy of Sciences of the United States of America, 2014, 111 :1634-1639.
51. SONG MC, KIM EJ, KIM E, et al.Microbial biosynthesis of medicinally important plant secondary metabolites.Nat Prod Rep.2014, 31 (11): 1497-1509.
52. HUIHUA SUN, ZIHE LIU, HUIMIN ZHAO, et al.Recent advances in combinatorial biosynthesis for drug discovery.Dove Press journal, 2015, 9 :823-833.
53. BANSAL S, DURRETT TP.Camelina sativa: An ideal platform for the metabolic engineering and field production of industrial lipids.Biochimie, 2016, 120 :9-16.
54. 黄璐琦，高伟，周雍进 . 合成生物学在中药资源可持续利用研究中的应用 . 药学学报，2014，49 (1): 37-43.
55. 李霞，雷健波 . 生物信息学 . 北京：人民卫生出版社，2015.
56. 陈铭 . 生物信息学 . 北京：科学出版社，2015.
57. 袁媛，黄璐琦 . 中药资源转录组分析操作指南 . 上海：上海科学技术出版社，2016.
58. 薛庆中 .DNA 和蛋白质序列数据分析 . 北京：科学出版社，2012.
59. MERVIN LH, AFZAL AM, DRAKAKIS G, et al.Target prediction utilising negative bioactivity data covering large chemical space.J Cheminform, 2015, 7, 51.
60. DING MZ, YAN HF, LI LF, et al.Biosynthesis of Taxadiene in Saccharomyces cerevisiae: selection of geranylgeranyl diphosphate synthase directed by a computer-aided docking strategy.PLoS One, 2014, 9 (10), e109348.

缩　略　语

2,4-D:2,4-dichlorophenoxyacetic acid,2,4- 二氯苯氧乙酸

2DE:Two dimensional electrophoresis,双向电泳

4-Cl-IAA:4-chlorlindole acetic acid,4- 氯吲哚乙酸

4CLs:4-Coumaric acid-CoA-Ligase,4- 香豆酸辅酶 A 连接酶

6-BA:6-Benzylaminopurine,6- 苄氨基腺嘌呤

AACT:Acetyl-CoA acetyltransferase,乙酰辅酶 A 乙酰基转移酶

AA-MA pathway:acetate-malonate pathway,乙酸 - 丙二酸途径

ANN:Artificial Neural Network,人工神经网络

BBE:Berberine bridge enzyme,小檗碱桥酶

CAF:Caffeic acid,咖啡酸

cDNA:Complementary DNA,互补链 DNA

CIN:trans-Cinnamic acid,反式肉桂酸

COU:p-Coumaric Acid,对香豆酸

CPR:Cytochrome P-450 oxidoreductase,细胞色素 P-450 氧化还原酶

CRISPR:Clustered Regularly Interspaced Short Palindromic Repeats,成簇的、规律间隔的、短回文、重复序列

crRNA:CRISPR-derived RNA,CRISPR 衍生 RNA

CYP:Cytochrome P-450,细胞色素 P-450

DCMU:3-(3,4-dichlorophenyl)-1,1-dimethylurea,3-(3,4- 二氯苯基)-1,1- 二甲基脲

DMAPP:Dimethylallyl pyrophosphate,焦磷酸二甲基烯丙酯

DPGA:1,3-diphosphoglyceric acid,1,3- 二磷酸甘油酸

dsRNA:Double-stranded RNA,双链 RNA

FER:Ferulic acid,阿魏酸

GA:Gibberellin,赤霉素

GPP:Geranylpyrophosphate,焦磷酸香叶酯

HMGR:Hydroxymethyl glutaryl-CoA reductase,羟甲基戊二酰 - 辅酶 A 还原酶

HMGS:Hydroxymethylglutaryl-CoA synthase,羟甲基戊二酰 - 辅酶 A 合酶

hnRNA:heterogeneous nuclear RNA,核内不均一 RNA

IAA:Indole-3-acetic acid,吲哚 -3- 乙酸

IBA：Indole-3-butyric acid，吲哚 -3- 丁酸

IPA：Indolepropionicacid，吲哚丙酸

IPP：Isopentene pyrophosphate，焦磷酸异戊烯酯

JA：Jasmonic acid，茉莉酸

KT：Kinetin，激动素

m7G：7-Methylguanosine，7- 甲基鸟苷

MJ：Methyl jasmonate，茉莉酮酸甲酯

mRNA：Messenger RNA，信使 RNA

MS：Murashige and Skoog Media，MS 培养基

MVA：Mevalonicacid，甲戊二羟酸

NAA：α-naphthalene acitic acid，α- 萘乙酸

ncRNA：Non-coding RNA，非编码 RNA

NCS：Norcoclaurinesynthase，去甲乌药碱合酶

NHEJ：Non-homologous end joining，非同源末端连接

NMT：*N*-methyltransferase，*N*- 甲基转移酶

OMT：*O*-methyltransferase，*O*- 甲基转移酶

Ori：Origin of replication，复制起始点

OSC：Oxide squalene cyclase，氧化角鲨烯环化酶

PCR：Polymerase chain reaction，聚合酶链式反应

PDA：Potato Dextrose Agar，马铃薯葡萄糖琼脂培养基

PGA：3-phosphoglyceric acid，3- 磷酸甘油

PMF：Proton motive force，质子动力

PS Ⅰ：Photosystem Ⅰ，光系统 Ⅰ

PS Ⅱ：Photosystem Ⅱ，光系统 Ⅱ

PTGS：Post-transcriptional gene silencing，转录后基因沉默

RdRP：RNA-dependent RNA polymerase，RNA 依赖性 RNA 聚合酶

RISC：RNA-induced silencing complex，RNA 诱导复合体

RNAi：RNA interference，RNA 干扰

ROS：Reactive oxygen species，活性氧簇

RPPP：Reductive pentose phosphate pathway，还原戊糖磷酸途径

rRNA：ribosomal RNA，核糖体 RNA

RSM：Response Surface Methodology，响应面法

RT-PCR：Reverse transcription-polymerase chain reaction，反转录 PCR

RT-qPCR：Real-time quantitative PCR，实时荧光定量 PCR

Ru-5-PK：Ribulose-5-phosphate kinase，核酮糖 -5- 磷酸激酶

RuBP：Ribulose-1，5-bisphosphate，核酮糖 -1，5- 二磷酸

RuBPC：RuBP carboxylase，核酮糖 -1，5- 二磷酸羧化酶

SA：Salicylic acid，水杨酸

sgRNA：single guide RNA，单链向导 RNA

SIN：Sinapicacid，芥子酸

siRNA：small interference RNA，小干扰 RNA

STOX：Tetrahydroberberine Oxidase，四氢小檗碱氧化酶

Ter：Terminator，终止子

TF：Transcription factor，转录因子

THBS：Tetrahydroberberine synthase，四氢小檗碱合酶

tracrRNA：transactivating CRISPR RNA，反式活化 CRISPR RNA

tRNA：transfer RNA，转运 RNA

Tus：Terminus utilization substance，Tus 终止蛋白

UGT：UDP-glycosyltransferase，UDP- 糖基转移酶

VIGS：Virus induction for gene silencing，病毒诱导的基因沉默

ZT：Zeatin，玉米素

（胡高升）